中国皮肤病性病图鉴

吴阶平

（第3版）

主　编：朱学骏　涂　平　李若瑜　李　航

编　委：（以姓氏笔画为序）

王明悦　王晓雯　王爱平　仲少敏　刘玲玲　杨淑霞

吴　艳　余　进　汪　旸　陈喜雪　林志淼　赵作涛

人民卫生出版社

图书在版编目(CIP)数据

中国皮肤病性病图鉴/朱学骏等主编. —3 版. —
北京:人民卫生出版社,2019
　ISBN 978-7-117-28786-9

　Ⅰ.①中⋯　Ⅱ.①朱⋯　Ⅲ.①皮肤病-图谱②性病-
图谱　Ⅳ.①R75-64

　中国版本图书馆 CIP 数据核字(2019)第 170071 号

人卫智网　www. ipmph. com	医学教育、学术、考试、健康,	
	购书智慧智能综合服务平台	
人卫官网　www. pmph. com	人卫官方资讯发布平台	

中国皮肤病性病图鉴

（第 3 版）

主　　编:朱学骏　涂　平　李若瑜　李　航
出版发行:人民卫生出版社(中继线 010-59780011)
地　　址:北京市朝阳区潘家园南里 19 号
邮　　编:100021
E - mail:pmph @ pmph. com
购书热线:010-59787592　010-59787584　010-65264830
印　　刷:人卫印务（北京）有限公司
经　　销:新华书店
开　　本:889×1194　1/16　印张:36
字　　数:1244 千字
版　　次:1998 年 4 月第 1 版　2019 年 9 月第 3 版
　　　　　2023 年 8 月第 3 版第 3 次印刷(总第20次印刷)
标准书号:ISBN 978-7-117-28786-9
定　　价:320. 00 元

打击盗版举报电话:010-59787491　E-mail:WQ @ pmph. com
(凡属印装质量问题请与本社市场营销中心联系退换)

中国皮肤病性病图鉴

（第 3 版）

主　编：朱学骏　涂　平　李若瑜　李　航

编　委：（以姓氏笔画为序）

王明悦　王晓雯　王爱平　仲少敏　刘玲玲　杨淑霞

吴　艳　余　进　汪　旸　陈喜雪　林志淼　赵作涛

致谢

　　向曾经参与编写或提供了照片的兄弟院校同仁们表示由衷的感谢。

　　第一、二版的主编们：赵辨、虞瑞尧、孙建方、王宝玺、郑志忠。

　　提供照片的单位：复旦大学附属上海华山医院、中国医学科学院皮肤病医院、中国医学科学院北京协和医院、江苏省人民医院、中国人民解放军总医院、首都医科大学附属北京儿童医院、西安交通大学第二附属医院、空军军医大学西京医院、陆军军医大学第一附属医院、浙江大学附属第一医院、昆明医科大学第一附属医院、武汉市第一医院、杭州市第三人民医院、山西大医院、北京医院、首都医科大学附属北京地坛医院、北京大学人民医院、北京大学第三医院。

第 3 版序言

相隔十二年,第 3 版终于面世了。

科学发展日新月异,各种诊断手段不断推陈出新,但皮肤科学作为一门以病变发生在体表为特点的临床学科,形态学的观察与描述仍然是诊断的基础。图鉴作为学习皮肤科学的"活教材",深受同道们,尤其是低年制医生们的欢迎。全书编写风格与前二版相同,以图为主,配以简要文字。全书共有图片 1 919 张,其中新图 1 363 张,更新了 71%。

本版图鉴由北京大学第一医院编写,感谢全科同仁的付出与努力;感谢兄弟院校提供的珍贵照片;感谢人民卫生出版社精心编辑,特别是周永进编审的辛勤付出。

主编 朱学骏 涂 平 李若瑜 李 航
2019 年 3 月

第 2 版前言

七年时间,三次重印,累计万册,均已售罄。说明本书第 1 版深受广大读者的欢迎。

本次修订保持了第 1 版的基本形式不变,仍以大量的图片为主,辅以简明扼要的诊疗文字描述。

第 2 版的变化之处主要在以下方面:(1)图片数量增加了近 50%,达 2 200 余幅,病种增至近 500 种,较上一版更为丰富,更为翔实。本版的作者组成有所变化,主编单位有北京大学第一医院、中国医学科学院北京协和医院、中国医学科学院皮肤病医院及复旦大学华山医院。本书在第 1 版的基础上又汇集了这几家医院近年来新摄制的照片。另外,还有 10 多家单位为本图谱提供了不少珍贵的照片。(2)由于图像处理技术的发展和经验的积累,本版的图片清晰度更高、色彩更逼真、裁剪修饰更合理,更加方便读者掌握每种疾病的特征。(3)增加了组织病理图片。在皮肤肿瘤方面,孙建方教授精心挑选了 300 余张皮肤组织病理的照片,使图谱更为充实。

本图鉴的编写得到了北京大学人民医院、北京儿童医院、北京大学第三医院、西安交通大学第二医院、第四军医大学西京医院、第三军医大学西南医院、昆明医学院第一附属医院、武汉市第一医院等单位的大力支持,他们慷慨惠赠了大量图片。赵邑博士花费了大量的时间与精力,参与了本书后期汇总整理。人民卫生出版社十分重视本书的出版,他们在人力、财力、技术等方面给予了全方位的保障。总之,本书历时 1 年有余的编写出版是集体努力的成果,在此,要一并向大家表示衷心的感谢。

与上版一样,本版也同时制作出版了《中国皮肤病性病图鉴》(第 2 版)光盘版,业已公开发行。光盘版更加适合随身携带、教学使用及永久珍藏。

本次修订,虽对文图多次修改筛选,但不妥之处定难避免,悬请同道多提批评意见,以使本书更臻完善。

主编 朱学骏 孙建方 涂 平 王宝玺 郑志忠
2006 年 9 月

第 1 版序言

　　皮肤病性病的临床诊断主要以临床皮肤损害的特征为基础。所以，一部较好的皮肤性病图鉴可认为是皮肤性病教学、防治及研究工作中有重要价值的资料。

　　本图鉴是从北京医科大学第一临床医学院、解放军总医院、中国医学科学院中国协和医科大学皮肤病研究所及南京医科大学第一附属医院等单位皮肤科，以及一些著名皮肤科专家提供的数万张彩色临床照片精选出来的。其中不仅包括了常见病、多发病，而且还刊出了不少罕见而重要的少见病。此外，每一病种还配以简明扼要的文字说明，使本书成为医学院校师生教学、防治工作及科学研究工作中的一本内容丰富、水平较高的参考书。

　　本书的编辑和出版集中了我国皮肤科专家们的宝贵经验，体现了人民卫生出版社有关部门及有关人员的热心支持。本书能早日与读者见面，为我国皮肤性病学的发展和更好地在皮肤病和性病防治方面作出贡献，提供了更好的学习材料。我们衷心地期望广大读者为提高本书的质量，多多给我们提些宝贵的批评和意见，不胜感谢。

王光超

1998 年 2 月

第1版前言

数次审校，诸多心血，《中国皮肤病性病图鉴》终于与读者见面了。

《中国皮肤病性病图鉴》的图像资料是从北京医科大学第一临床医学院皮肤科、南京医科大学第一附属医院皮肤科、中国人民解放军总医院皮肤科及中国医学科学院中国协和医科大学皮肤病研究所数十年间积累的数万张图片中精选出来的。本图鉴收载近 1 500 张图片，除皮肤病性病的常见病、多发病外，还包括了许多少见及疑难病例，共 420 余个病种，每个病有典型的临床图像，同时配以包括概要、诊断要点、治疗要点等文字说明。本图鉴可满足不同层次读者的需要，既能满足医学生、基层医务人员的教学或培训需要，也适于皮肤性病科专业医师的提高。

与以往的同类图谱相比，该图鉴有两大特点。其一是本图鉴的制作采用了当今世界最先进的计算机图像扫描和数字化处理技术，对每一张图片在制版前和制版时均进行必要的剪裁和校色，以保证印制后图鉴中的每一张图片图像逼真、色彩自然、栩栩如生，使读者更好地掌握各种皮肤病的临床特征。其二是图文并茂，集丰富的图片和恰当的文字于一书，以图为主，佐以简明扼要的文字说明，通过计算机排版和版式的精心设计，该图鉴版式新颖、活泼，阅读方便。

本图鉴的出版始终得到了人民卫生出版社领导的大力支持及热情鼓励，在音像部组织了精兵强将，他们以一丝不苟、精益求精的工作态度完成了本图鉴。编写过程中，也得到了国内同行的热情支持，在此我们特别要向第三军医大学西南医院刘荣卿教授、青岛医学院秦士德教授、上海医科大学华山医院邱丙森教授、中国协和医科大学北京协和医院王家璧教授、王宝玺医师等致谢。

我国著名医学教育家、外科学界泰斗、中科院院士吴阶平教授特为本图鉴题名，我们深感荣幸，并对我们所作的支持表示深深的感谢。

与这本图鉴相配套人民卫生出版社还同时制作、出版了《中国皮肤病性病图鉴》CD-ROM 光盘版，业已公开发行。光盘版特别适合教学使用或作为珍贵资料永久保存。

本图鉴从构思到组稿，虽然反复挑选、几易其稿，但仍有不尽人意之处，希望国内同道不吝赐教。我们更热切地希望国内同道能继续向我们提供高质量的图片（包括照片、负片或幻灯片），以便在再版时修改、充实，使之日臻完善。

主编　朱学骏　赵　辨　虞瑞尧　孙建方　涂　平

1998 年 2 月

ontents 目 录

第三章　杆菌性皮肤病　Bacillus Skin Infections

第四章　真菌性皮肤病　Fungal Skin Infections

第五章　性传播疾病　Sexually Transmitted Infections　(STI)

第六章　寄生虫、昆虫、动物性皮肤病　Dermatoses Caused by Parasites, Insects and Animals

第七章　物理性皮肤病　Dermatoses due to Physical Factors

第八章　皮炎及湿疹　Dermatitis and Eczema

第九章　红斑性皮肤病、药疹及荨麻疹　Erythematous Dermatoses, Drug Eruption and Urticaria

第十章　结缔组织病　Connective Tissue Diseases

第十一章　大疱性皮肤病　Bullous Dermatoses

第十二章　神经精神性皮肤病　Neurological and Psychogenic Dermatoses

第十三章　角化性皮肤病　Keratoses

第十四章　丘疹鳞屑性皮肤病（1）Papulosquamous Dermatoses（1）

第十五章　丘疹鳞屑性皮肤病（2）Papulosquamous Dermatoses（2）

第十六章　真皮弹性纤维性疾病　Dermal Elastosis

第十七章　萎缩性皮肤病　Atrophic Dermatoses

第十八章　皮肤血管炎　Cutaneous Vasculitis

第十九章　皮肤脉管性疾病　Cutaneous Vascular Diseases

第二十章　非感染性肉芽肿　Noninfectious Granuloma

第二十一章　皮肤附属器疾病（1）　Diseases of the Skin Appendages（1）

第二十二章　皮肤附属器疾病（2）　Diseases of the Skin Appendages（2）

第二十三章　内分泌代谢及营养障碍性皮肤病　Endocrine, Metabolic and Dysnutritional Dermatoses

第二十四章　色素性皮肤病　Disturbances of Pigmentation

第二十五章　遗传性皮肤病　Genodermatoses

第二十六章　黏膜疾病　Diseases of the Mucous Membranes

第二十七章　皮肤囊肿　Skin Cysts

第二十八章　表皮肿瘤　Epidermal Tumors

第二十九章　附属器肿瘤　Tumors of the Skin Appendages

第三十章 结缔组织肿瘤 Tumors of Connective Tissue

第三十一章 脉管组织肿瘤 Tumors of Vascular Tissue

第三十二章　恶性黑素瘤　Malignant Melanoma

第三十三章　淋巴细胞及组织细胞肿瘤　Maligmant Lymphoma and Histiocytosis

第三十四章　肥大细胞增生病、白血病及转移癌　Mastocytosis, Leukemia and Metastatic Carcinoma

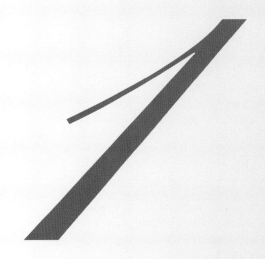

第一章　病毒性皮肤病
Virus Skin Infections

单纯疱疹

Herpes Simplex

是由人类单纯疱疹病毒(HSV)引起。HSV I 型引起面部、口唇部疱疹,可反复发作。HSV Ⅱ 型主要引起生殖器疱疹,可以通过性接触传播。

诊断要点:典型损害为红斑基础上簇集的粟粒至绿豆大水疱,壁薄,内容清,破溃后结痂,愈后可遗留暂时性色素沉着。自觉症状轻微,1~2 周可自愈。原发性单纯疱疹是初次感染 HSV 后出现的皮疹,常较重,可泛发。发生在手指的(可因咬手指或外伤而感染)称为疱疹性瘭疽。

治疗要点:局部治疗可外用抗病毒药物如阿昔洛韦软膏、碘苷滴眼液等。反复发作或严重感染者,可内服核苷类抗病毒药如阿昔洛韦。继发细菌感染者,酌情选用抗生素。

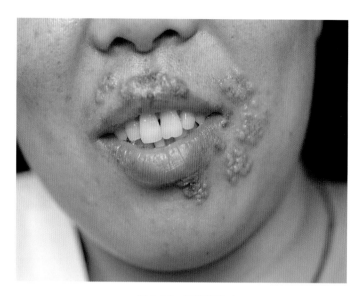

图 1-1-3 单纯疱疹

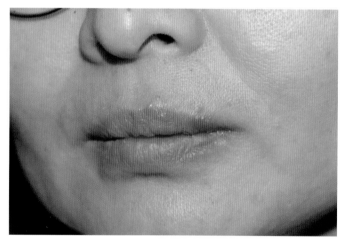

图 1-1-1 单纯疱疹

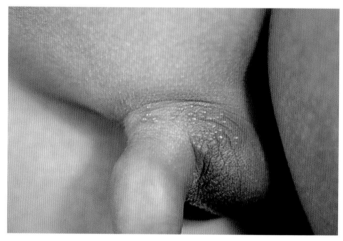

图 1-1-4 生殖器疱疹

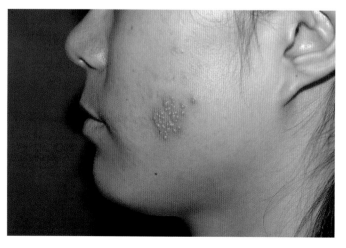

图 1-1-2 单纯疱疹

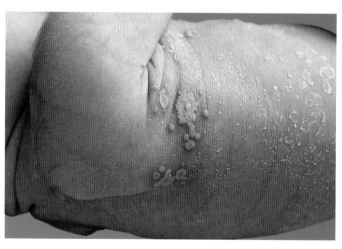

图 1-1-5 单纯疱疹

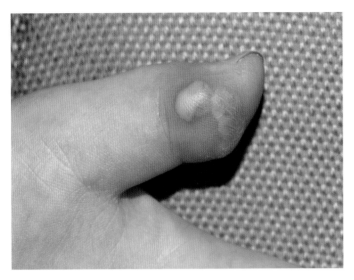

图 1-1-6　疱疹性瘭疽

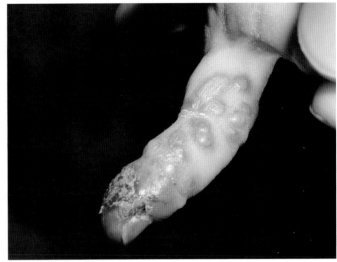

图 1-1-7　疱疹性瘭疽

疱疹样湿疹

Eczema Herpeticum

又称 Kaposi 水痘样疹（Kaposi's varicelliform eruption），是在特应性皮炎或湿疹基础上感染单纯疱疹病毒而发生。

诊断要点： 好发于患湿疹的婴幼儿，也可见于中青年。为在原有皮损上突然发生的多数密集扁平水疱，很快变为脓疱，疱中央有脐凹，周围有红晕，约 1～2 周后干燥结痂。可伴有高热等全身症状，伴局部淋巴结肿大。大多数患者预后良好，极少数可并发脑炎及内脏损害。

治疗要点： 系统性抗病毒药物，支持疗法，对症处理，加强护理。损害广泛者可用丙种球蛋白，有细菌感染者可用抗生素。局部治疗以抗炎、收敛、防止继发感染为原则。单纯疱疹患者应注意避免与湿疹或特应性皮炎患者接触。

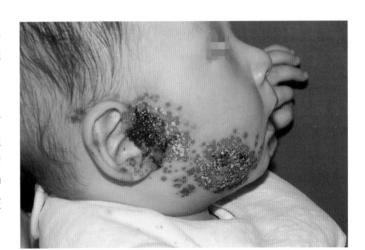

图 1-2-2　疱疹样湿疹

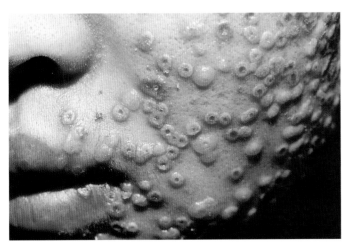

图 1-2-1　疱疹样湿疹

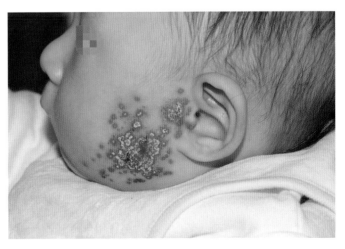

图 1-2-3　疱疹样湿疹

水痘

Varicella

由水痘-带状疱疹病毒引起,传染性强。好发于儿童,近年来青壮年发病也不少见。经呼吸道传染,也可直接接触传染,潜伏期约2周。

诊断要点:典型皮损为绿豆大小水疱,中心可有脐凹,周围绕有红晕,结痂脱落后一般不留瘢痕。特点是不同阶段皮损如红斑、丘疹、水疱及结痂同时在面部、躯干呈向心性分布。口唇及口腔黏膜也可发疹。自觉微痒,病程为2~3周。

治疗要点:局部治疗以止痒和预防感染为主,可外搽炉甘石洗剂,外用抗生素软膏。皮损严重或伴发热者可口服核苷类抗病毒药。必要时可肌内注射丙种球蛋白。

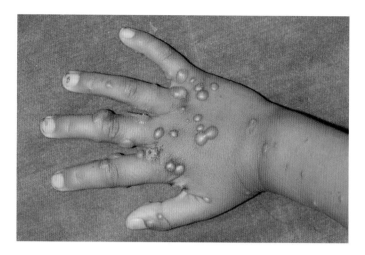

图 1-3-3　水痘

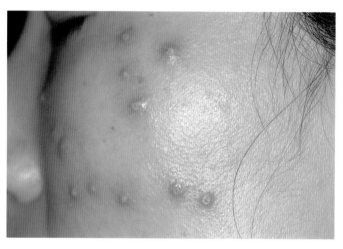

图 1-3-1　水痘

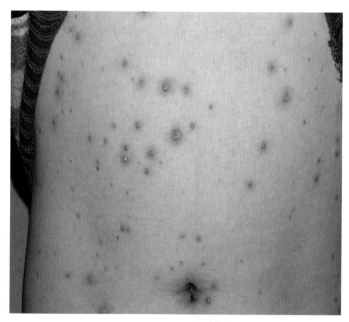

图 1-3-4　成人水痘

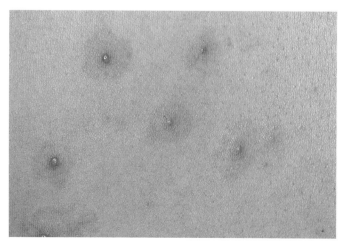

图 1-3-2　水痘

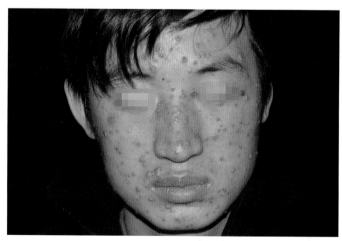

图 1-3-5　成人水痘

带状疱疹

Herpes Zoster

由水痘-带状疱疹病毒引起。初次感染表现为水痘，当病毒再活动时，沿周围神经而侵及皮肤，出现皮疹，即带状疱疹。

诊断要点：中老年患者高发。皮损为群集性水疱，粟粒至绿豆大小，有的中央可有脐窝。疱内容物清，严重时呈血性，可发生坏死溃疡。皮疹单侧呈带状分布。侵犯三叉神经支配区域的应注意眼损害。耳带状疱疹可出现面瘫、耳痛及外耳道疱疹三联症，称 Ramsay-Hunt 综合征（图 1-4-9，图 1-4-10）。长期服用糖皮质激素或免疫抑制剂、HIV 感染者，发病年龄轻，并可发生播散性带状疱疹。本病有自限性，病程一般为 1~2 周。自觉疼痛，有的患者在皮疹消退后 3 个月以上，神经痛持续不缓解，成为后遗神经痛。

治疗要点：早期系统给予核苷类抗病毒药物如阿昔洛韦、泛昔洛韦、伐昔洛韦等。口服维生素 B_1 及 B_{12}。疼痛明显者可服用止痛镇静药。后遗神经痛可服用加巴喷丁、普瑞巴林、曲马多等，并配合理疗。外用治疗同单纯疱疹。紫外线照射可缩短病程。出现眼损害等合并症应及时请相关科室诊治。

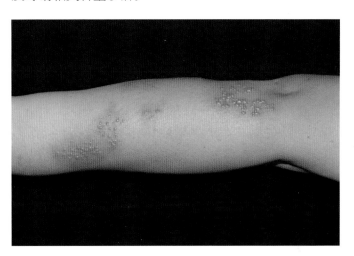

图 1-4-3　带状疱疹

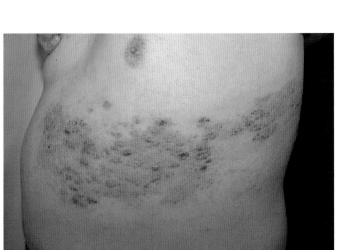

图 1-4-1　带状疱疹

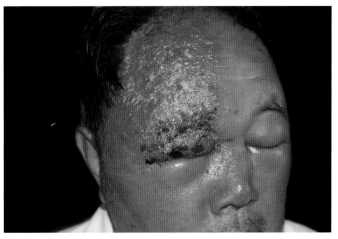

图 1-4-4　带状疱疹

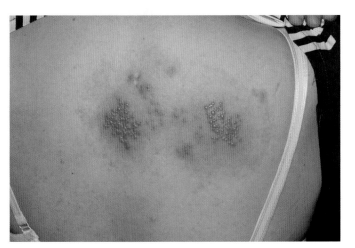

图 1-4-2　带状疱疹

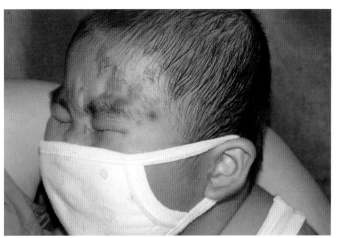

图 1-4-5　带状疱疹

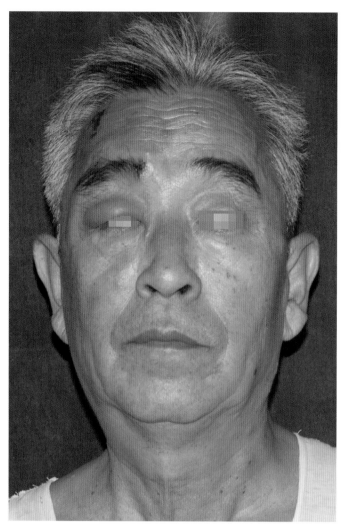

图 1-4-6　播散性带状疱疹

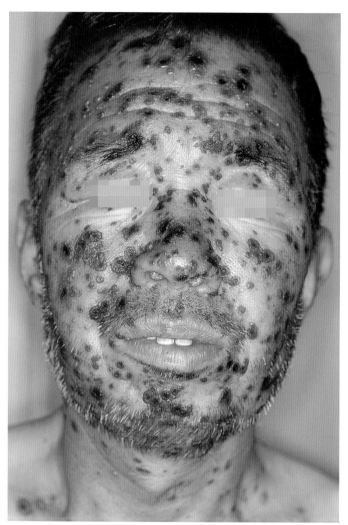

图 1-4-8　播散性带状疱疹

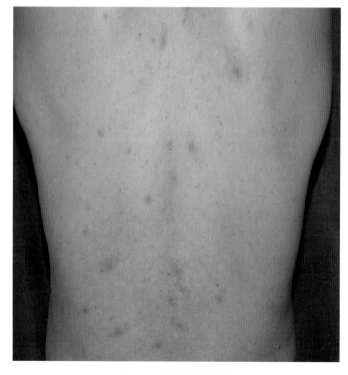

图 1-4-7　播散性带状疱疹

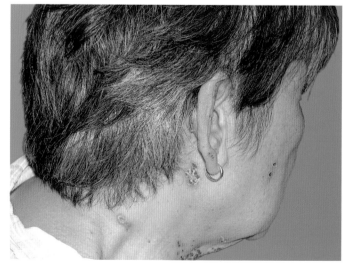

图 1-4-9　Ramsay-Hunt 综合征

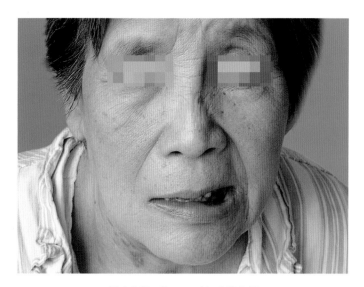

图 1-4-10　Ramsay-Hunt 综合征

传染性软疣

Molluscum Contagiosum

　　由传染性软疣病毒所致。好发于儿童和青年女性，常通过直接接触和接触污染的用具（如浴巾）而传染。

　　诊断要点：典型损害为米粒至豌豆大小的半球形丘疹，表面呈蜡样光泽，中心有脐凹，可挤出白色乳酪状物（软疣小体）。好发于躯干、四肢，可因搔抓而自行接种，皮损呈线状（同形现象）。因性接触而传染的皮损可见于外阴部。

　　治疗要点：消毒皮肤后，用消毒镊夹住疣体，将内部软疣小体全部挤出，用 2.5% 碘酊充分涂抹，压迫止血。挤出的软疣小体应消毒处理。

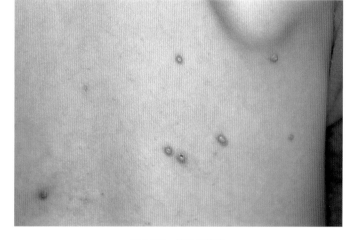

图 1-5-2　传染性软疣

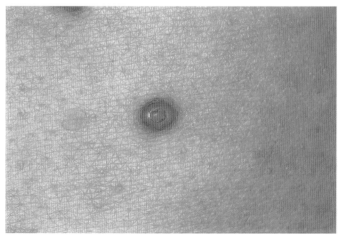

图 1-5-1　传染性软疣

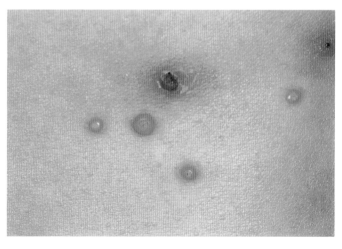

图 1-5-3　传染性软疣

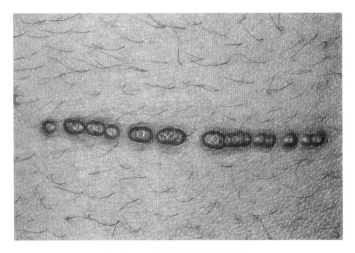

图 1-5-4　传染性软疣　同形现象

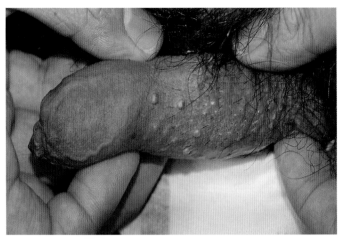

图 1-5-5　传染性软疣

扁平疣

Verrucae Planae

通常由人类乳头瘤病毒（HPV）2、3、10 型引起，好发于青少年。

诊断要点： 好发于面部及手背，损害为正常皮色或淡褐色扁平丘疹，米粒到绿豆大，圆形或多角形。皮疹散在或密集分布，常见自体接种现象，即皮疹沿抓痕呈串珠状排列。无自觉症状。病程慢性，疣体可自然消退。

治疗要点： 方法很多，但疗效都不肯定。局部治疗可选用 2.5%～5% 氟尿嘧啶霜、5% 咪喹莫特乳膏、0.1% 维 A 酸霜等。也可采用光动力治疗、液氮冷冻、电灼或激光治疗。

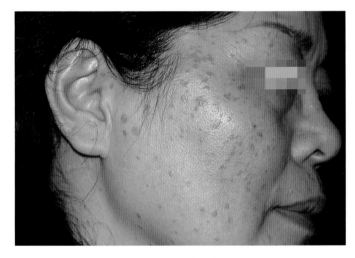

图 1-6-2　扁平疣

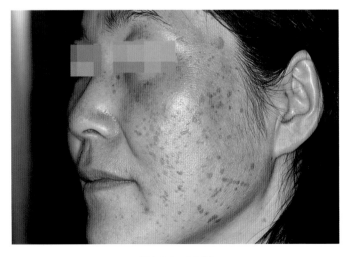

图 1-6-1　扁平疣

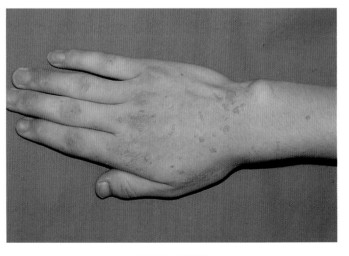

图 1-6-3　扁平疣

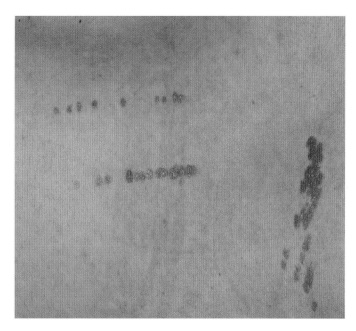

图 1-6-4 扁平疣 同形现象

寻常疣

Verrucae Vulgaris

主要由人类乳头瘤病毒（HPV）1、2、4 型所致。

诊断要点： 典型损害为黄豆大、表面角化粗糙、坚硬的丘疹，呈灰黄或污褐色。好发于手背、手指及足缘等处，发生于甲周者称甲周疣，在甲床者称甲下疣。当免疫功能低下时，疣体可泛发。

治疗要点： 首选冷冻或激光，还可用鸦胆子仁捣碎后外敷局部。

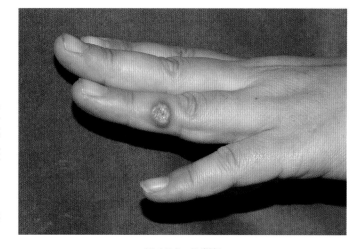

图 1-7-2 寻常疣

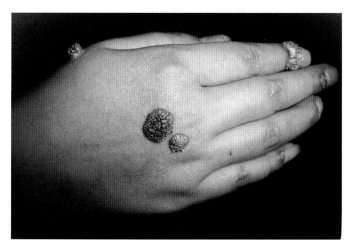

图 1-7-1 寻常疣

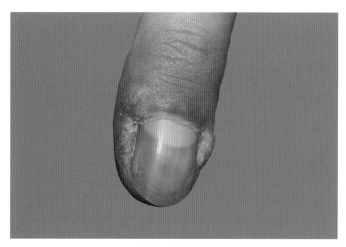

图 1-7-3 甲周疣

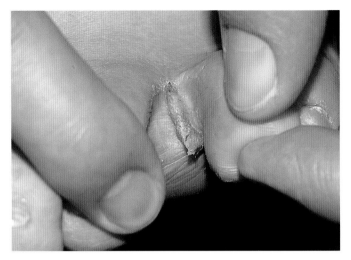

图 1-7-4 寻常疣

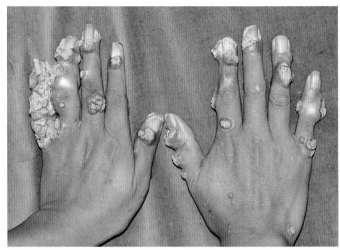

图 1-7-5 免疫功能低下者寻常疣

跖疣

Verrucae Plantares

是发生在足底部的寻常疣。大多由 HPV-1 引起。

诊断要点：典型损害为绿豆大小、表面角化粗糙、灰黄或污灰色的丘疹，境界清楚。如用小刀将表面角质刮去，可见出血点。有时损害可互相融合成片，称镶嵌疣（mosaic warts）。

治疗要点：数目少时采用冷冻、激光治疗。也可采用手术挖除，也可局部外用 5% 氟尿嘧啶软膏或 4% 甲醛溶液浸泡。对镶嵌疣可采用光动力治疗。

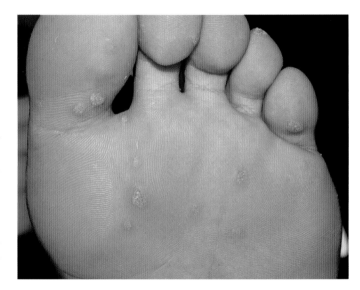

图 1-8-2 跖疣

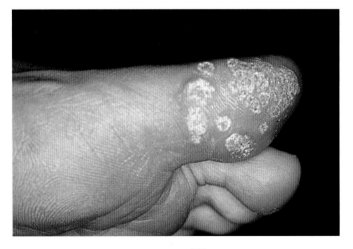

图 1-8-1 跖疣

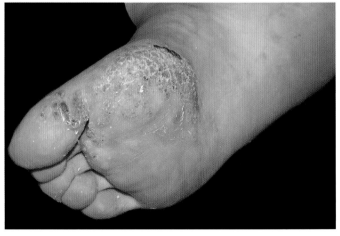

图 1-8-3 跖疣 镶嵌疣

疣状表皮发育不良
Epidermodysplasia Verruciformis

由人类乳头瘤病毒感染引起，患者对 HPV 存在遗传性易感性，可有家族发病史。发病与先天性细胞免疫缺陷有关。由 HPV-5、8 型所致皮损易发生癌变。

诊断要点： 典型皮损为扁平疣样丘疹，暗红、紫红或褐色，上附少许鳞屑。好发于面、颈、手背及前臂，对称分布，严重者可泛发全身，多幼年发病。不少患者暴露部位皮损早年发生日光性角化症，之后逐渐演变为鳞状细胞癌。

治疗要点： 尚无满意疗法。可外用 5% 氟尿嘧啶软膏、5% 咪喹莫特乳膏、0.1% 维 A 酸霜，或液氮冷冻、激光等。皮损较多的病例，可采用光动力治疗，系统治疗可应用干扰素、阿维 A 等。患者应注意避免日晒等预防癌变。一旦发生恶变，应早期切除。

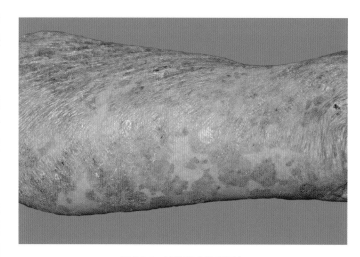

图 1-9-2　疣状表皮发育不良

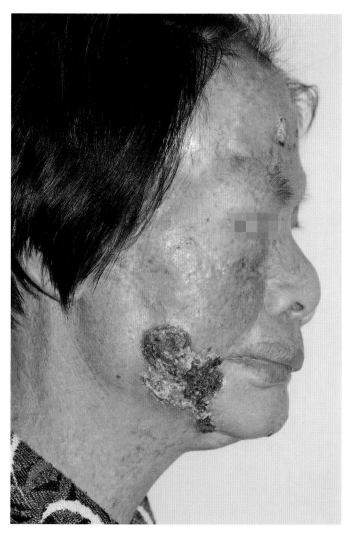

图 1-9-1　疣状表皮发育不良

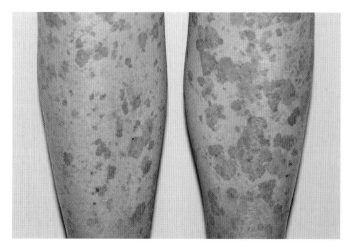

图 1-9-3　疣状表皮发育不良

图 1-9-4　疣状表皮发育不良

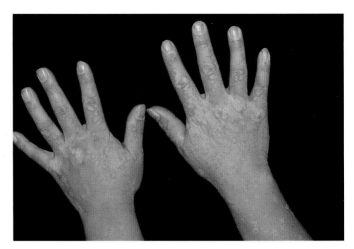

图 1-9-6　疣状表皮发育不良

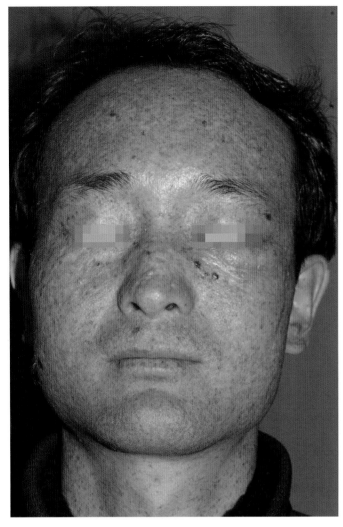

图 1-9-5　疣状表皮发育不良

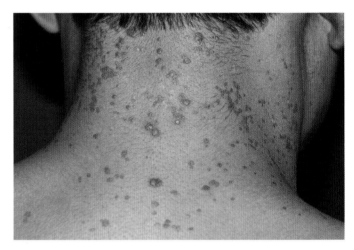

图 1-9-7　疣状表皮发育不良

麻疹

Measles

由麻疹病毒引起。主要经飞沫通过呼吸道而传染。愈后有终生免疫。本病好发于冬春季。麻疹疫苗的注射可有效预防麻疹。偶可见青壮年时发病的麻疹。

诊断要点： 潜伏期 9～11 天。发病之初表现为高热，眼结膜充血等。第 2～3 天在颊黏膜上出现 Koplik 斑。第 4 天开始发疹，全身陆续出现充血性斑丘疹。出疹 5～7 天后，体温下降，皮疹消退，留有色素沉着斑，并有细小的糠秕状脱屑。病程约 2 周。

治疗要点： 卧床休息，对症治疗。

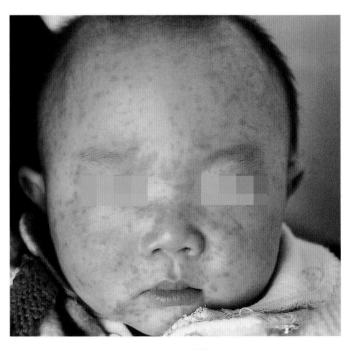

图 1-10-1　麻疹

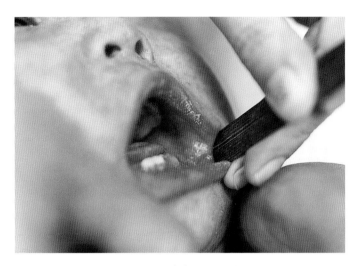

图 1-10-2　麻疹　Koplik 斑

手足口病

Hand Foot and Mouth Disease

由肠道病毒所致的传染病，以柯萨奇病毒 A16 和肠道病毒 71 型为常见。以手、足、口出现水疱为特征。好发于婴幼儿，也可见于儿童及青壮年。

诊断要点：潜伏期 3~5 天。可有低热、全身不适、腹痛等全身症状。继而在口腔、手掌、足跖、臀部出现绕以红晕的小水疱，薄壁。本病症状轻微，有自限性，一般 7~10 天可自愈。

治疗要点：无有效药物，只需对症治疗，加强护理。

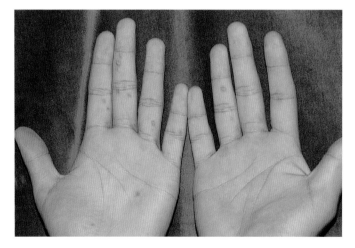

图 1-11-2　手足口病

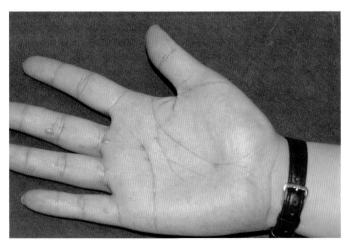

图 1-11-1　手足口病

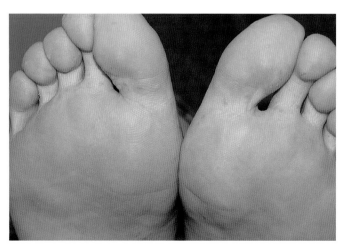

图 1-11-3　手足口病

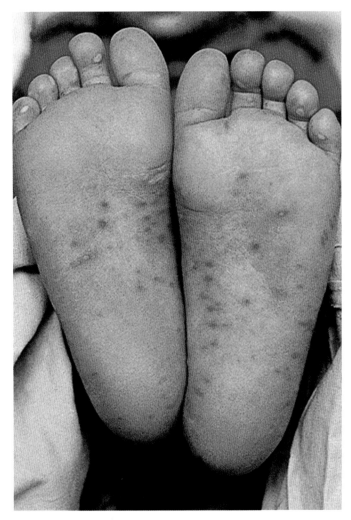

图 1-11-4　手足口病

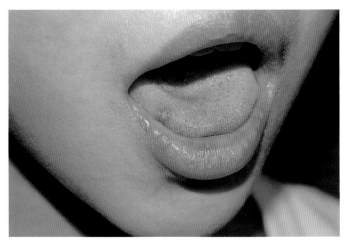

图 1-11-5　手足口病

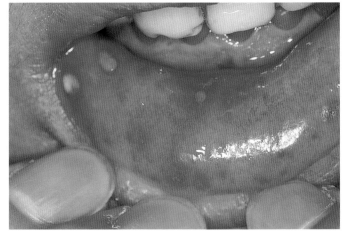

图 1-11-6　手足口病

传染性红斑

Erythema Infectiosum

由人类细小病毒 B19 感染引起,好发于 4~12 岁的儿童,好发于冬春季。

诊断要点: 潜伏期 1~2 周。皮疹首发于面颊部,为水肿性融合成片的红斑,呈蝶形分布,无鳞屑。1~2 天后可扩展到手足和躯干,6~10 天后开始消退。全身症状轻微,少数可出现关节症状。

治疗要点: 以对症治疗为主。

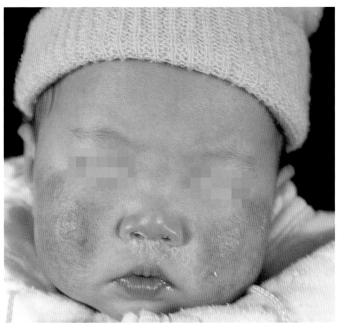

图 1-12-1　传染性红斑

风疹

Rubella

　　是由风疹病毒引起的呼吸道传染病,好发于儿童,冬春两季多见。妊娠早期妇女感染后可导致婴儿先天性缺陷。疫苗的注射已使风疹发病率大大下降。

　　诊断要点:潜伏期 2~3 周。前驱症状轻微,可出现枕骨下、耳后、颈部淋巴结肿大,口腔黏膜可见玫瑰色斑疹或出血点。1~2 天后自头面部、颈部、躯干和四肢依次出疹,为粉红色斑及斑丘疹。2~3 天后皮疹逐渐消退,不留痕迹。

　　治疗要点:对症治疗,卧床休息,多饮水。妊娠早期接触风疹者,应查血特异性 IgM 及 IgG,可在 1 周内注射丙种球蛋白,并定期做相应检查,以排除致畸可能。

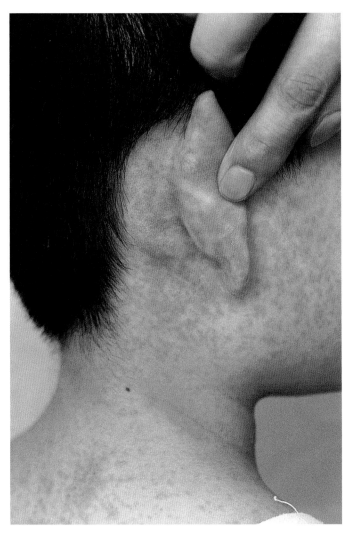

图 1-13-1　风疹

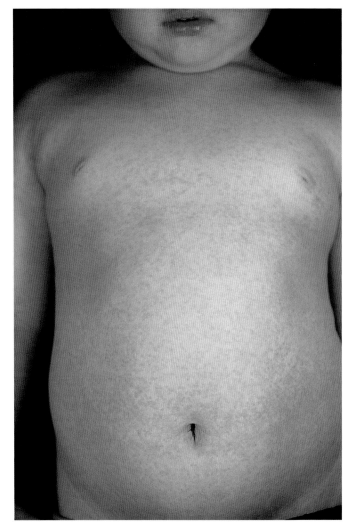

图 1-13-2　风疹

幼儿急疹
Roseola Infantum/Exanthem Subitum

是由人类疱疹病毒 6、7 型感染引起。常见于婴幼儿。春季多见，通过呼吸道传染。

诊断要点：特点是在发热 3~5 天后退热，之后躯干、四肢皮肤出现玫瑰红色的斑疹及丘疹，口腔软腭也可见发疹。1~2 天后皮疹消退，不留任何痕迹。

治疗要点：本病症状轻微，加强护理，对症处理即可。

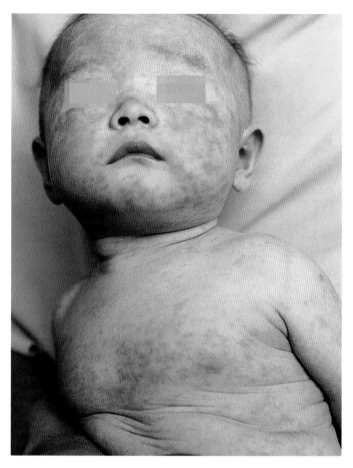

图 1-14-1　幼儿急疹

传染性单核细胞增多症
Infectious Mononucleosis

是由 EB 病毒引起的一种急性传染病。唾液中含病毒，通过飞沫或直接接触传染。

诊断要点：以发热、咽喉炎、肝肿大、全身浅表淋巴结肿大为特点。体温 38~39℃，持续 1~2 周。皮疹好发于躯干、四肢，为斑疹或斑丘疹，上腭黏膜可有出血点。可出现肝功能异常，末梢血中有大量异常淋巴细胞，血清嗜异凝集反应阳性，在病程第 2~3 周达到高峰。EB 病毒及特异性 IgM 抗体检测也是重要的诊断依据。

治疗要点：系统应用抗病毒药如阿昔洛韦；加强支持疗法，肝功能受损者给予保肝药物。

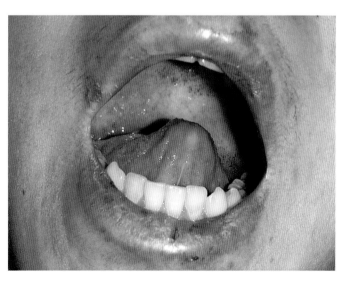

图 1-15-1　传染性单核细胞增多症

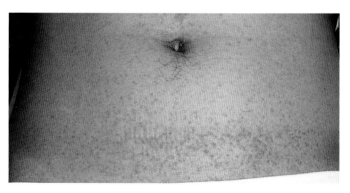

图 1-15-2　传染性单核细胞增多症

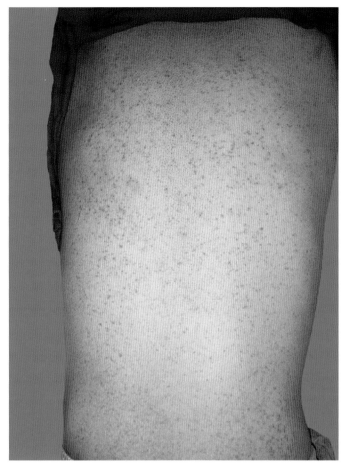

图 1-15-3　传染性单核细胞增多症

挤奶人结节

Milker's Nodules

由副牛痘病毒感染所致。多发生在挤奶者或屠宰场的工人，接触了病牛的乳房而感染。

诊断要点：潜伏期 5～14 天。随后在手或前臂出现约 2～5 个红色丘疹，逐渐变成结节。以后损害中央结痂，与化脓性肉芽肿相似。双手及前臂远端可出现红色丘疹及斑丘疹。损害在 4～6 周后逐渐消退，不留瘢痕。

治疗要点：本病有自限性。对症处理，局部清洁，预防继发感染。

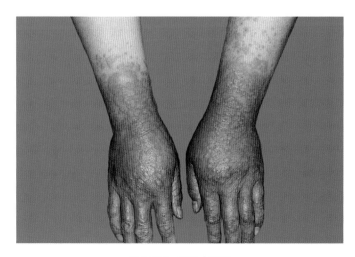

图 1-16-1　挤奶人结节

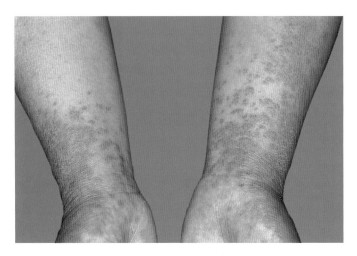

图 1-16-2　挤奶人结节

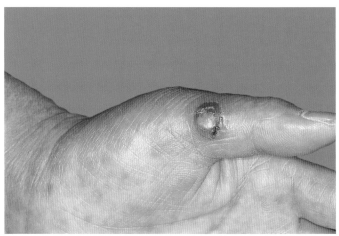

图 1-16-3　挤奶人结节

羊痘

Orf

又称传染性脓疱性皮炎,是由接触感染羊痘病毒的病羊后发生的感染。

诊断要点: 临床表现与挤奶人结节相似,好发于手指等暴露部位。初起为单个红色或紫红色丘疹,逐渐扩大为出血性脓疱,有黑色结痂,周围有特征性晕,可形成乳头瘤样结节,3~6周自然病程。本例患者有肝移植史,长期服用免疫抑制剂,皮损增生明显,易误诊。通过电镜检查和分子诊断而确诊。

治疗要点: 轻者可自行消退不留痕迹,也可采用系统抗病毒药阿昔洛韦及外用抗病毒药。

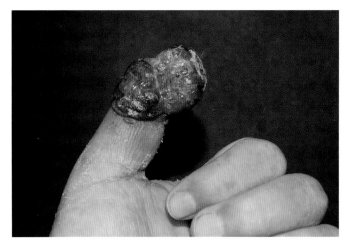

图 1-17-1　羊痘

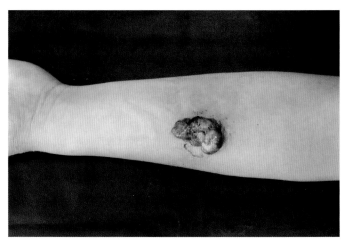

图 1-17-2　羊痘

第二章　球菌性皮肤病
Coccobacteria Skin Infections

脓疱疮

Impetigo

俗称"黄水疮"。主要由金黄色葡萄球菌或溶血性链球菌引起，也可见两者混合感染。多见于夏秋季，好发于儿童。本病有传染性，主要通过接触传染。

诊断要点：为黄豆大脓疱，疱壁薄，易破溃，成为糜烂面，脓液干燥后形成蜜黄色结痂。周围不断有新疹出现，使痂互相融合。好发于口周、鼻孔周围及四肢。个别病例可引起急性肾炎。

治疗要点：原则是清洁消毒，抗菌消炎。以 0.05% 小檗碱（黄连素）溶液或 0.02% 高锰酸钾溶液清洗患部，去除结痂。外用抗菌药物如莫匹罗星、夫西地酸软膏等。皮损泛发，全身症状明显者，应系统应用抗生素。

在集体单位，患儿应隔离，用过的毛巾、用具等应消毒，避免接触传染。

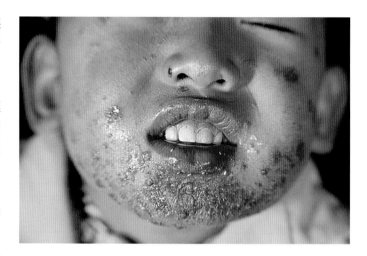

图 2-1-2 脓疱疮

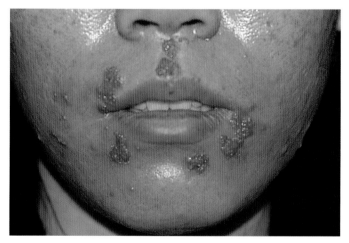

图 2-1-3 脓疱疮

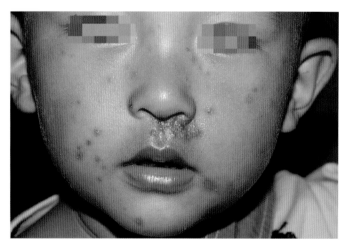

图 2-1-1 脓疱疮

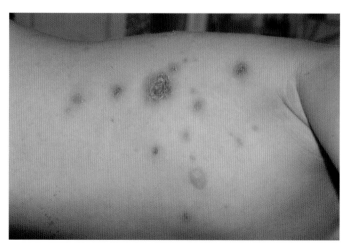

图 2-1-4 脓疱疮

臁疮
Ecthyma

即深在性脓疱疮,由溶血性链球菌引起的溃疡性脓疱疮。

诊断要点: 主要发生在小腿或臀部,早期为脓疱,损害向深部发展,表面坏死、有黑色厚痂,去除结痂,可见边缘陡峭的碟状溃疡,愈后留下瘢痕。

治疗要点: 同脓疱疮,应去除厚痂。

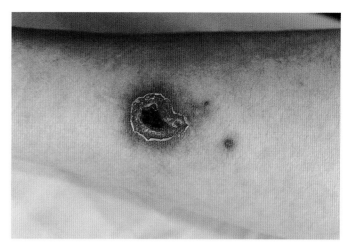

图 2-2-1 臁疮

金黄色葡萄球菌烫伤样皮肤综合征
Staphylococcal Scalded Skin Syndrome,SSSS

是主要由凝固酶阳性、噬菌体Ⅱ组71型金黄色葡萄球菌所致的一种严重皮肤感染。

诊断要点: 好发于出生后1~5周的婴儿。发病急骤,初为口周充血,24~48小时累及全身,为弥漫水肿性红斑,有压痛。很快出现松弛性大疱,表皮剥脱,成为糜烂面。尼氏征阳性。可伴有发热、厌食、呕吐等全身症状,有时合并败血症和蜂窝织炎,病情严重者可导致死亡。

治疗要点: 应及早应用抗生素,最好参照药敏试验结果,可选用头孢类或大环内酯类等。注意水电解质平衡,加强支持疗法如输注静脉丙种球蛋白等。加强护理,注意保暖。注意口腔和眼部的护理。局部用0.05%小檗碱(黄连素)溶液湿敷,清洁换药。

在新生儿病房,一旦发现这样的病例,应严格隔离。医务人员要注意消毒隔离,避免交叉感染。

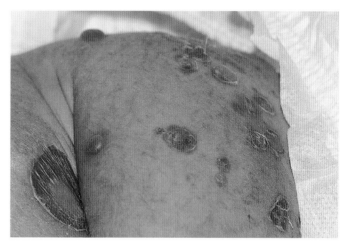

图 2-3-2 金黄色葡萄球菌烫伤样皮肤综合征

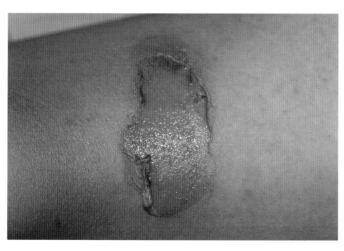

图 2-3-1 金黄色葡萄球菌烫伤样皮肤综合征

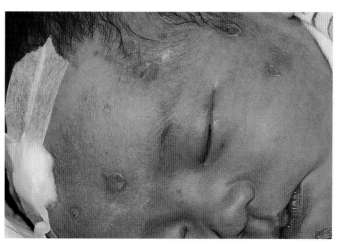

图 2-3-3 金黄色葡萄球菌烫伤样皮肤综合征

毛囊炎
Folliculitis

是由金黄色葡萄球菌等感染毛囊引起的炎症。

诊断要点：初起为粟粒大红色毛囊性丘疹,顶端化脓形成小脓疱,自觉痒痛。易复发,愈后不留瘢痕。好发于头面、四肢及会阴部等处。

治疗要点：外用消毒抗菌的药物,如聚维酮碘溶液、克林霉素溶液、莫匹罗星软膏等。局部可作紫外线照射。对于反复发作病例应寻找有无糖尿病、贫血等全身疾病,予以相应治疗。

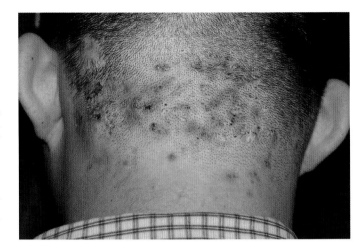

图 2-4-2 毛囊炎

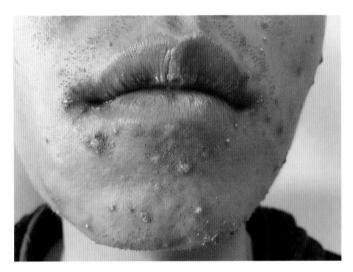

图 2-4-1 毛囊炎

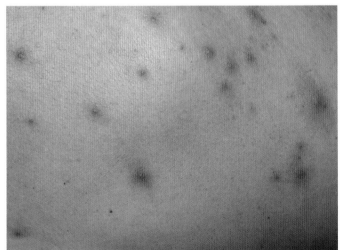

图 2-4-3 毛囊炎

须疮
Sycosis

是发生于胡须部位的毛囊炎。

诊断要点：损害为毛囊炎性丘疹或脓疱,中心有须毛贯穿。皮损可孤立亦可簇集。多见于中青年男性,好发于上唇及下颌胡须处。自觉痒、烧灼感或疼痛。

治疗要点：同毛囊炎。平时注意避免剃须时的损伤。

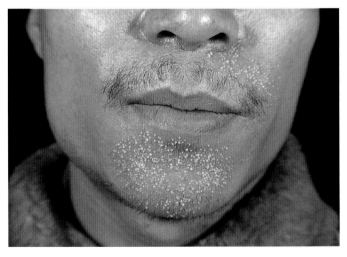

图 2-5-1 须疮

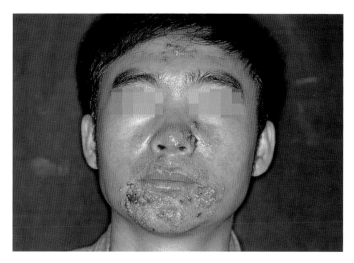

图 2-5-2 须疮

瘢痕性毛囊炎
Folliculitis Cicatricial

是一种破坏性、留有永久性瘢痕的毛囊炎,脓液中可培养出金黄色葡萄球菌等细菌。

诊断要点:初起为毛囊性丘疹,后演变为脓疱,炎症较深,愈后留有瘢痕性秃发。病程慢性,常反复发作。多发生于青壮年男性。除发生于头皮外,尚可发生于胡须部、腋毛及阴毛等处。

治疗要点:对局限性皮损可外用消毒抗菌药物,紫外线照射。若损害广泛,则需全身使用抗生素。

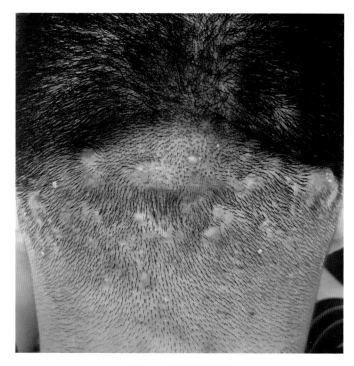

图 2-6-1 瘢痕性毛囊炎

项部瘢痕疙瘩性毛囊炎
Folliculitis Keloidalis Nuchae

又称头部乳头状皮炎。病原菌主要是金黄色葡萄球菌。多发生在有瘢痕疙瘩体质的中年男性。

诊断要点:在后颈项发缘处或后枕部散在针头大毛囊性丘疹和脓疱,互相融合,渐形成不规则的瘢痕性硬结或硬块。无全身症状,病程慢性,可迁延多年。

治疗要点:外用消毒抗菌药物,如聚维酮碘溶液或0.1%依沙吖啶(利凡诺)溶液。口服广谱抗生素。瘢痕可局部注射糖皮质激素,亦可使用浅层 X 线放射治疗。对顽固难治者,可切除后植皮。

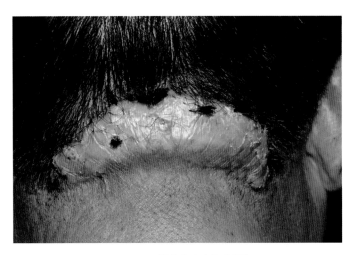

图 2-7-1 项部瘢痕疙瘩性毛囊炎

疖

Furuncle

是金黄色葡萄球菌等细菌侵犯毛囊和毛囊深部及周围组织引起的急性化脓性感染。如多个损害反复发生称为疖病（furunculosis）。

诊断要点：损害为毛囊性炎性结节，中心可化脓形成脓栓，脓栓脱去后可排出血性脓液。好发于头面、四肢及臀部。自觉灼痛及压痛。附属淋巴结肿大。面部疖肿如受挤压可导致海绵窦血栓性静脉炎，甚至脑脓肿。对慢性疖病应查尿糖和血糖，以排除易感因素。

治疗要点：早期、足量应用有效抗生素。必要时结合脓培养及药敏结果选用合适的抗生素。局部治疗早期外搽鱼石脂软膏、2.5%碘酊、莫匹罗星、夫西地酸及复方多粘菌素 B 等软膏，成熟损害可切开排脓。物理疗法如紫外线、红外线、超短波等有助于缓解炎症。

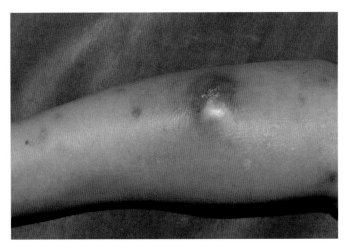

图 2-8-1 疖

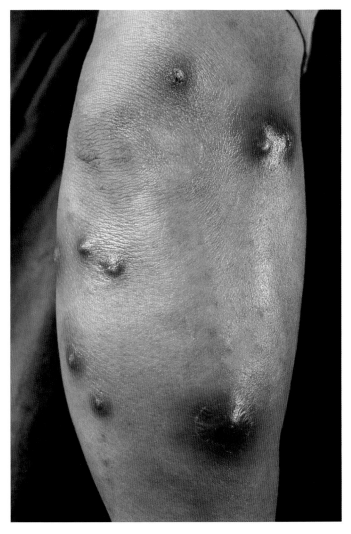

图 2-8-2 疖病

痈
Carbuncle

是指由两个以上的疖融合形成的深在软组织感染。

诊断要点：初起为红肿性斑块，表面紧张发亮，境界不清，疼痛明显。继而表面出现多个脓头，严重时表面呈蜂窝状，有波动感。可发生于颈项部、背部、臀部等。患者多伴有高热、局部淋巴结肿大，严重时发生败血症。

治疗要点：全身治疗早期使用敏感抗生素，如头孢类、大环内酯类或喹诺酮类抗生素；支持治疗。局部早期可作物理治疗，外用抗菌软膏同疖，损害成熟时可行十字切开引流。

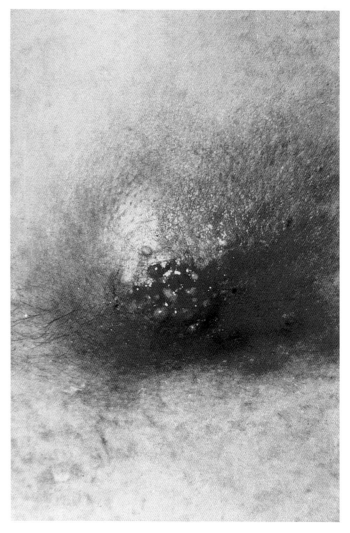

图 2-9-1 痈

丹毒
Erysipelas

主要是 β 型溶血性链球菌所致的急性皮肤炎症。病原菌大多经过皮肤黏膜的微细损伤，如抠鼻、掏耳引起的及破损处而侵入。

诊断要点：发病之初常有高热、畏寒、全身不适等症状。皮损为略高出皮面的鲜红色水肿性斑，表面紧张发亮，边界较清楚，严重者皮损呈出血性，其上可出现水疱。好发于小腿、颜面部。复发性丹毒引起慢性淋巴水肿，在下肢可导致象皮肿。乳腺癌病人腋窝淋巴结清扫术后由于淋巴淤滞，易在上肢反复罹患丹毒。

治疗要点：原则为积极抗菌，早期、足量有效的抗生素治疗，防止复发。首选青霉素，疗程 10~14 天。过敏者可用头孢类、大环内酯类或喹诺酮类。局部可用冷湿敷，配合物理治疗。治疗局部病灶，如足癣、鼻炎等。

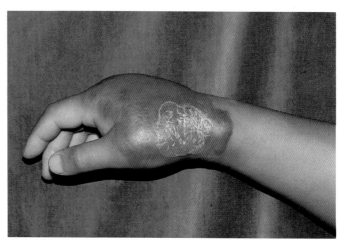

图 2-10-1 丹毒

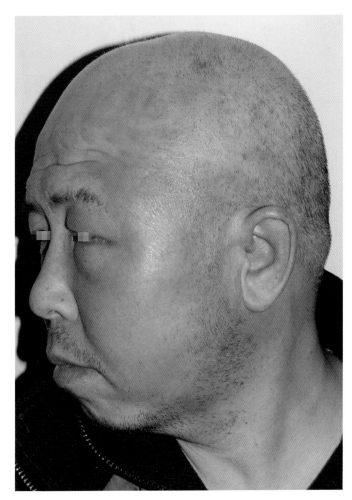

图 2-10-2 丹毒

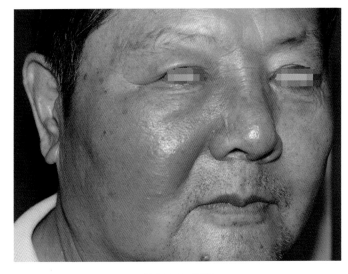

图 2-10-3 丹毒

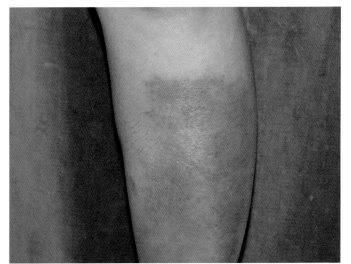

图 2-10-4 丹毒

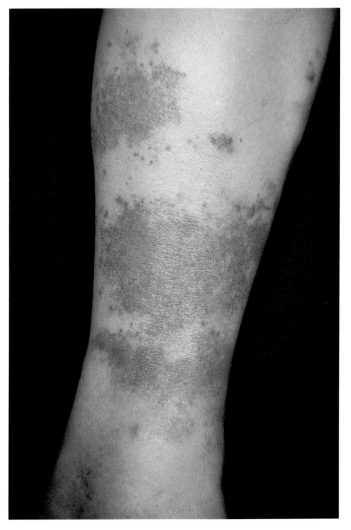

图 2-10-5 丹毒

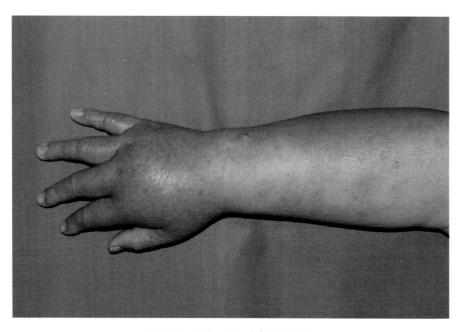

图 2-10-6　丹毒（右乳腺癌根治术后）

蜂窝织炎

Cellulitis

是由金黄色葡萄球菌、溶血性链球菌等细菌引起的皮肤和皮下组织感染。

诊断要点： 为弥漫性浸润性红斑，境界不清，可有凹陷性水肿，自觉疼痛及压痛。可有畏寒、发热等全身症状，部分患者可发生化脓、破溃，甚至败血症。病程慢性反复，患处发生纤维化，形成硬化性蜂窝织炎。

治疗要点： 与丹毒治疗原则相同，应及早应用大剂量抗生素。加强支持疗法。局部可用紫外线或超短波等物理治疗。形成脓肿后，需切开引流及换药。

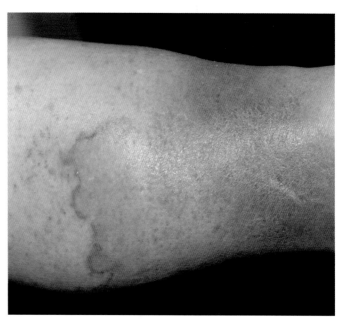

图 2-11-1　蜂窝织炎

牙龈瘘管

Odontogenic Cutaneous Fistulas

由于下门牙病变,导致牙髓化脓性炎症。炎症破坏骨质从下方皮肤穿出,成为瘘管。见于中老年人,长期患牙龈疾病,未及时治疗者。

诊断要点:颏部炎性丘疹或结节,有分泌物,轻度压痛。反复发作。作 X 线检查可以确诊。

治疗要点:需请口腔科手术清创治疗。手术前后内服抗生素。局部可外搽抗生素软膏,如复方多黏菌素 B 软膏等。

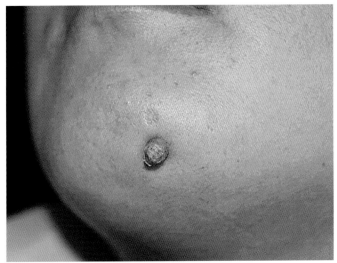

图 2-12-3　牙龈瘘管

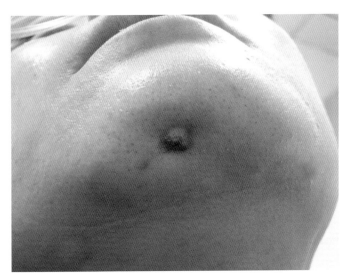

图 2-12-1　牙龈瘘管

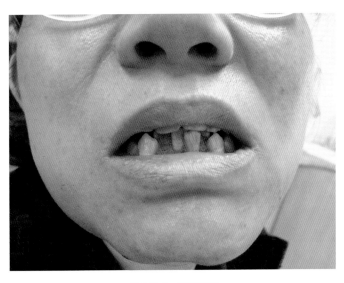

图 2-12-2　牙龈瘘管

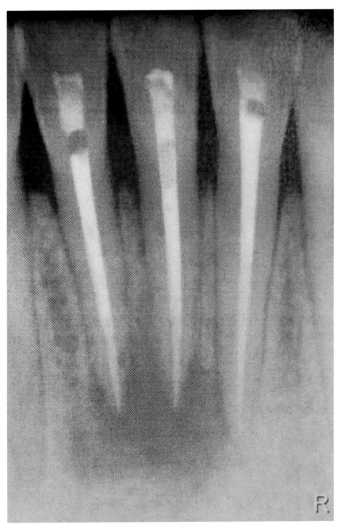

图 2-12-4　牙龈瘘管,示牙髓炎

窝状角质松解症

Pitted Keratolysis

又称沟状跖部角质松解症。多数由不动盖球菌引起,少数由刚果嗜皮菌、棒状杆菌属和放线菌属引起。不动盖球菌分泌的蛋白酶可降解丝氨酸蛋白酶,从而破坏角质层。这种细菌可产生硫磺混合物而出现特征性恶臭。

诊断要点:患者足多汗。足跖,尤其是足前弓可见多数小凹坑,呈蜂窝状。无明显自觉不适,但双足有恶臭。

治疗要点:可口服红霉素,局部外用克林霉素或咪康唑制剂。预防:保持足部干燥,以 4% 甲醛液、25% 氯化铝溶液泡脚。

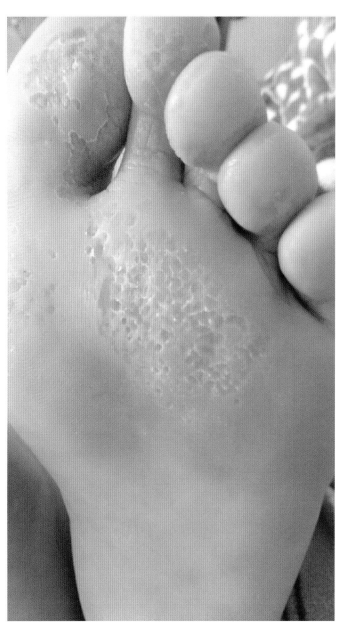

图 2-13-2　窝状角质松解症

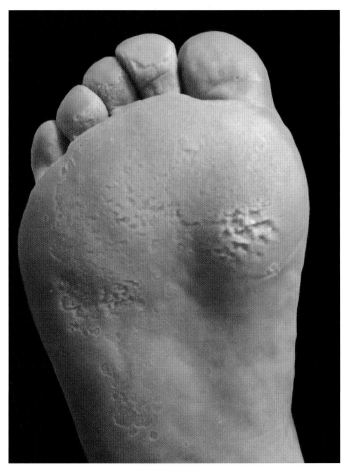

图 2-13-1　窝状角质松解症

Fournier 坏疽

Fournier's Gangrene

是坏死性筋膜炎的一种,在手术或皮肤损伤后发生的急性皮肤及筋膜坏死,是一种混合性细菌感染。

诊断要点:发生于男性阴茎、阴囊、会阴及腹壁部的严重坏疽。皮肤上突然发生红肿,很快发展成中心暗褐色坏死性斑块,可有浆液或血性水疱,在病程 4～5 天,暗褐色区变成坏疽,伴有发热、寒战、虚脱。多见于糖尿病、局部外伤、嵌顿包茎、尿道瘘或生殖器部位手术后的病人。

治疗要点:病损处应及早进行广泛的外科切开及清创,全身应用抗生素。

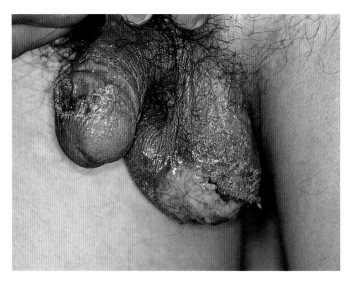

图 2-14-1 Fournier 坏疽

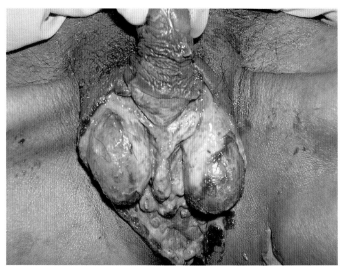

图 2-14-2 Fournier 坏疽

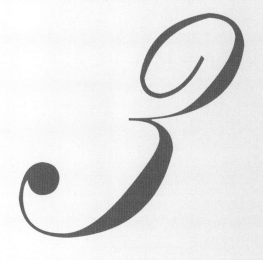

第三章　杆菌性皮肤病

Bacillus Skin Infections

皮肤结核
Cutaneous Tuberculosis

由结核分枝杆菌直接侵犯皮肤或由其他脏器结核灶内的分枝杆菌经血行或淋巴系统播散到皮肤组织所致的皮肤损害。

皮肤结核临床表现各异,可分为外源性和内源性两大类。外源性主要包括结核性下疳、疣状皮肤结核。内源性主要包括急性粟粒性结核、腔口部皮肤结核和寻常狼疮。皮肤对结核杆菌的免疫反应可形成结核疹。

诊断要点: 根据病史、典型临床表现和特征性病理改变诊断。结核分枝杆菌培养阳性是金标准,但阳性率较低。结核菌纯蛋白衍生物(PPD)或结核杆菌T细胞斑点试验(T-spot.TB)呈强阳性可辅助诊断,但非结核分枝杆菌感染或接种BCG均可以引起假阳性结果。分子诊断的应用有助于提高阳性率。

治疗要点: 早期、足量、规则及联合用药。疗程至少在半年以上。常用的抗结核药有异烟肼、链霉素、利福平、利福喷丁、吡嗪酰胺、乙胺丁醇等。联合用药,如异烟肼、利福平、乙胺丁醇三联疗法。同时加强支持疗法。

寻常狼疮(lupus vulgaris) 是皮肤结核中最常见的类型。可发生于任何年龄。好发于面部、臀部等暴露部位。基本损害为粟粒到豌豆大的结节,玻片压后可呈苹果酱色。皮损可相互融合成片,呈橘红色。病程长的病例,皮损中央消退成萎缩性瘢痕,而周边则为活动损害,严重时可致毁容。

疣状皮肤结核(tuberculosis verrucosa cutis) 大多由于外源性结核杆菌接种到皮肤所致。好发于手指、手背、臀部等暴露部位。损害初起为单一结节,逐渐增大形成疣状增生的斑块,境界清楚。表面粗糙角化,呈乳头瘤状或结痂。损害中心常消退形成瘢痕,边缘则继续向外扩展。

溃疡性皮肤结核(tuberculosis cutis ulcerosa) 又称腔口部皮肤结核(orificial tuberculosis)。发生在活动性内脏结核的患者,当分泌物或排泄物排出时,结核杆菌可接种于腔口部,引起病变。好发于口腔或肛门周围,溃疡大小不等,边缘呈潜行性,表面高低不平,有坏死组织及脓性分泌物。涂片可能查到结核杆菌。

丘疹坏死性结核疹(papulonecrotic tuberculide) 好发于青年人。皮损对称散发于四肢伸侧、肘膝等处。偶可发生在外阴部,如龟头。基本损害为黄豆大结节,渐突出皮面,呈暗红色,中心坏死,表面结痂,痂下有凹陷性溃疡,愈后留瘢痕。皮疹常反复发生,成批出现。

播散性粟粒性皮肤结核(tuberculosis cutis miliaris disseminata) 患者有粟粒性肺结核,结核菌经血行播散。表现为全身散在分布的斑丘疹或丘疹,中央有坏死结痂,分泌物中可查到结核菌。如不及时治疗,预后不良。

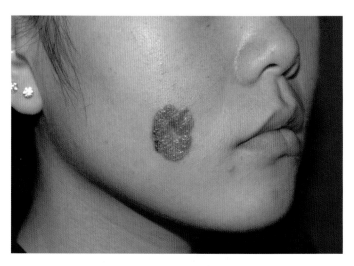

图 3-1-1 寻常狼疮

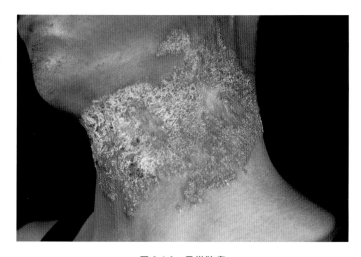

图 3-1-2 寻常狼疮

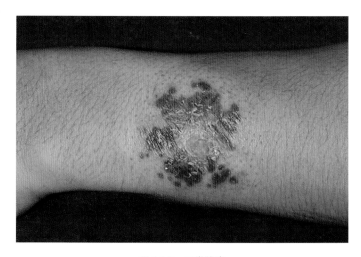

图 3-1-3 寻常狼疮

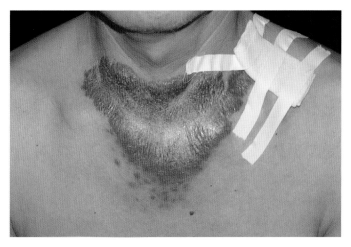

图 3-1-4 寻常狼疮

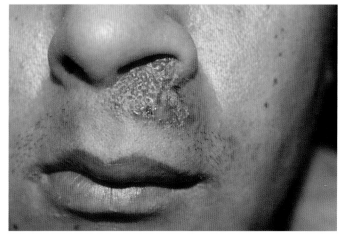

图 3-1-7 寻常狼疮

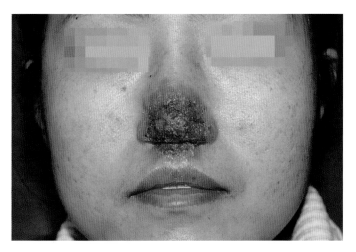

图 3-1-5 寻常狼疮

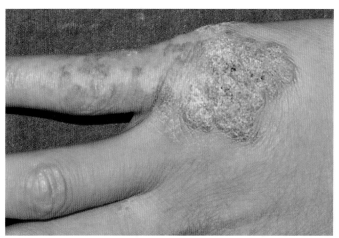

图 3-1-8 寻常狼疮

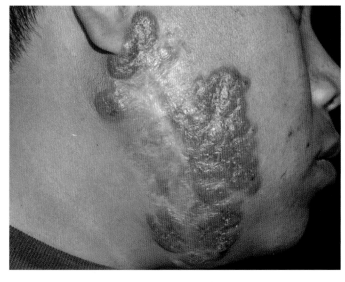

图 3-1-6 寻常狼疮

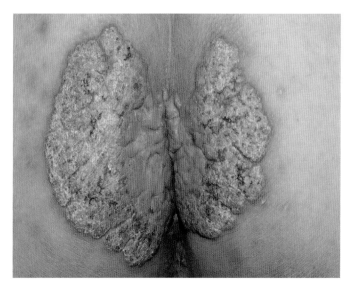

图 3-1-9 疣状皮肤结核

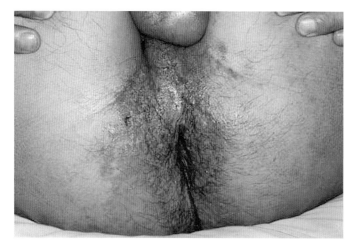

图 3-1-10 溃疡性皮肤结核

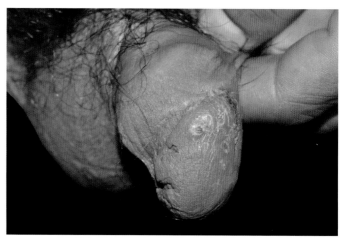

图 3-1-13 丘疹坏死性结核疹

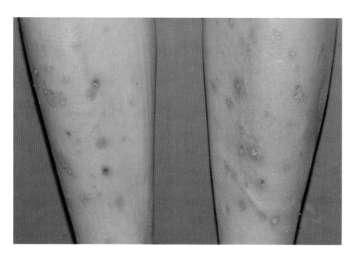

图 3-1-11 丘疹坏死性结核疹

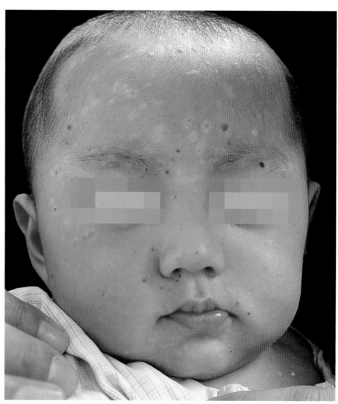

图 3-1-14 播散性粟粒性皮肤结核

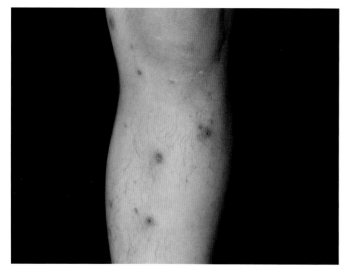

图 3-1-12 丘疹坏死性结核疹

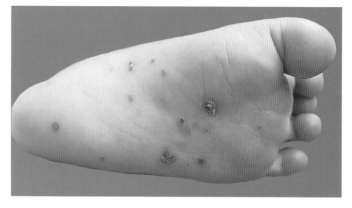

图 3-1-15 播散性粟粒性皮肤结核

硬红斑

Erythema Induratum

多认为是一种与结核感染相关的血管炎。

诊断要点：多见于中年人。好发于小腿屈面,分布对称,数目不多。基本损害为皮下结节,渐增大与皮肤粘连,呈紫红色斑块,触之坚实,压痛明显。结节可自行消退,也可溃破并遗留瘢痕。病程慢性。

治疗要点：同皮肤结核。

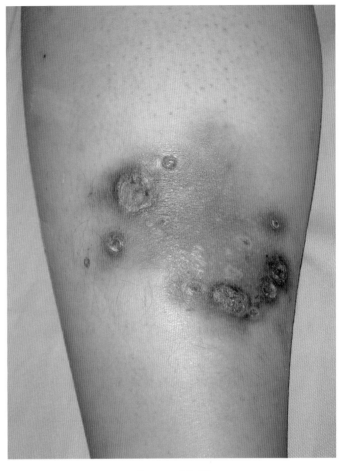

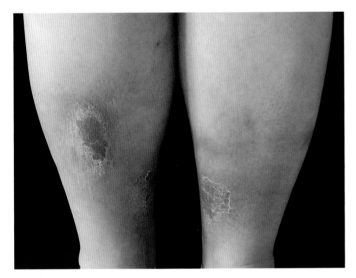

图 3-2-1　硬红斑

图 3-2-2　硬红斑

颜面播散性粟粒性狼疮

Lupus Miliaris Disseminatus Faciei

病因尚存在争议。本病在我国并不少见。多认为是一种结核疹,病理可见典型的结核性肉芽肿改变。

诊断要点：以中青年男性多见。皮损好发于眼睑、颊部及鼻附近,沿下眼睑呈堤状排列是其特点。基本损害为2~3mm直径孤立散在或相互融合的结节,皮疹呈紫红或淡褐色。玻片压诊呈苹果酱色,探针贯通现象可阳性。经过缓慢,可自愈,留有萎缩性瘢痕。

治疗要点：可按上述抗结核方案治疗,必要时可短期佐以小剂量糖皮质激素内服。

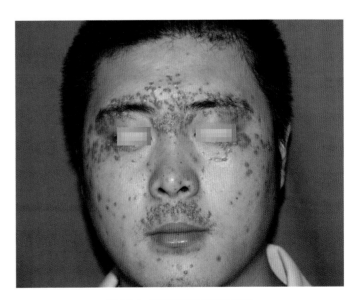

图 3-3-1　颜面播散性粟粒性狼疮

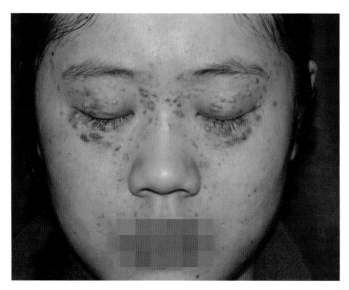

图 3-3-2　颜面播散性粟粒性狼疮

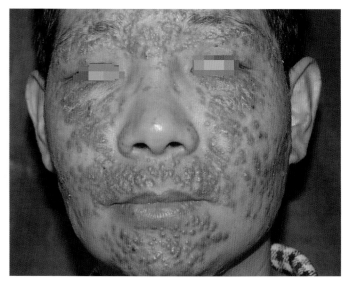

图 3-3-3　颜面播散性粟粒性狼疮

麻风

Leprosy

由麻风杆菌引起。该菌主要侵犯皮肤、黏膜和周围神经,皮肤和鼻黏膜是麻风杆菌进入体内的主要途径。宿主的免疫状态对发病以及感染的类型方面起主导作用。麻风分为五型,又分为多菌型和少菌型两类。

诊断要点: 发病隐匿。临床表现多种多样,可以呈红斑、丘疹、斑块、结节、溃疡等。浅神经常粗大,皮损区有程度不等的浅感觉障碍。对疑诊病例应取皮损做病理检查。进一步的检查包括麻风菌素试验,皮肤或黏膜涂片做麻风杆菌检查,分子生物学检测等。

治疗要点: 应早期、及时、足量、足疗程、规则治疗,及时正确处理麻风反应。一旦发现可疑病例,应转至相应医疗机构确诊,接受免费治疗。一般采用 WHO 推荐的联合化疗方案进行治疗。在达到临床治愈后,应给予巩固治疗,防止复发。

结核样型(TT) 损害为大的红色斑疹,边缘清楚,可隆起皮面,表面干燥有鳞屑,毳毛脱落,闭汗及有明显的浅感觉障碍。皮损逐渐向周围扩展,可中央消退,边缘活动,呈环状或半环状。周围神经粗大,质硬,不对称,耳大神经肿大及眶上神经肿大。细菌检查一般阴性。

界线类偏结核样型(BT) 皮疹多发,为斑疹或斑块,色红或略带淡黄色。境界清楚,皮损部位浅感觉障

碍。周围神经粗大。细菌检查可阳性。

中间界线类麻风(BB) 皮损呈多形性,有斑疹、斑块。颜色可呈橘黄色、黄褐色或红色。细菌检查阳性。

界线类偏瘤型(BL) 皮损多,分布广,多形性,有浸润斑及结节。眉毛可脱落。周围神经粗大,对称,质软。细菌检查强阳性。

瘤型(LL) 皮损广泛,多形性,弥漫性浸润斑及结节。周围神经粗大,对称,质软。明显的浅感觉障碍。眉毛、头发脱落,肢体活动障碍,肌肉萎缩,畸形,指趾挛缩,溃疡。细菌检查强阳性。

麻风反应在麻风病病程中,突然发生症状活跃、原有皮损加重或出现多数新皮损,患者常有全身性不适。

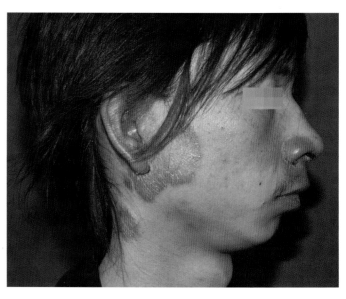

图 3-4-1　结核样型麻风

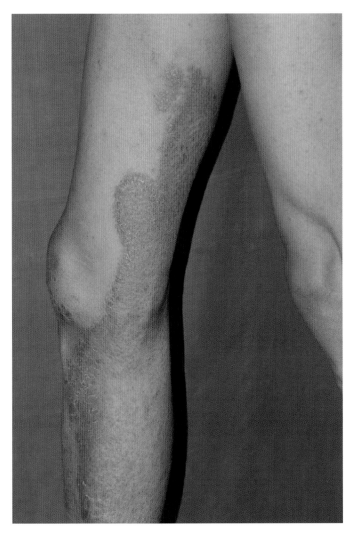

图 3-4-2　结核样型麻风

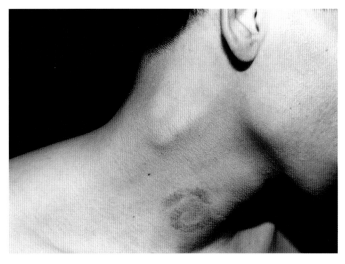

图 3-4-4　结核样型麻风耳大神经肿大

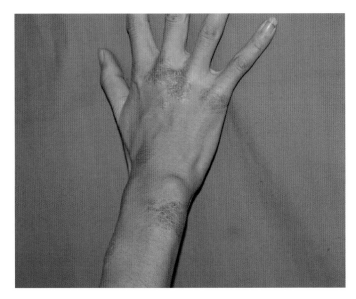

图 3-4-3　结核样型麻风

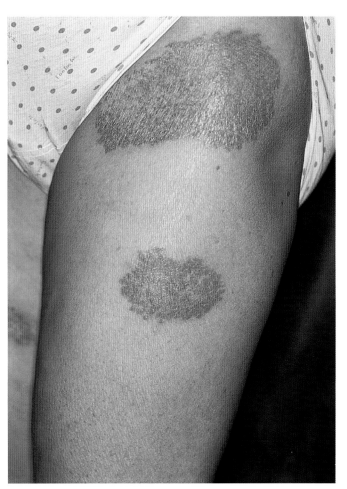

图 3-4-5　界线类偏结核样型

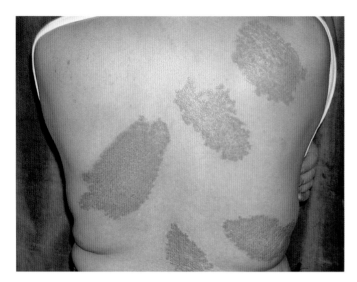

图 3-4-6　界线类偏结核样型

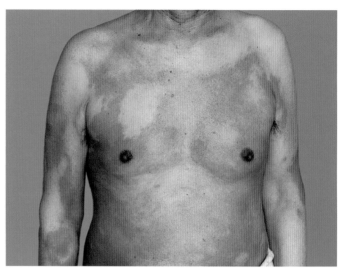

图 3-4-9　界线类偏结核样型

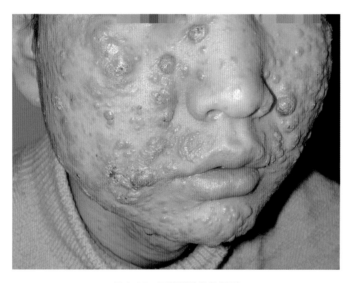

图 3-4-7　界线类偏结核样型

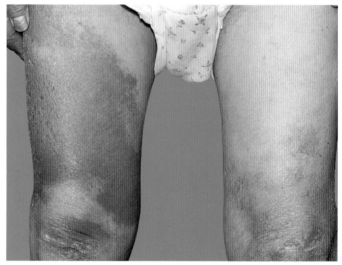

图 3-4-10　界线类偏结核样型

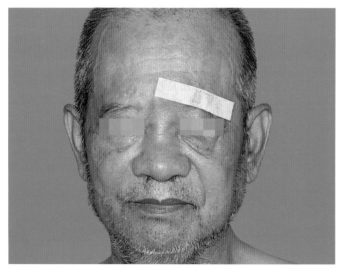

图 3-4-8　界线类偏结核样型

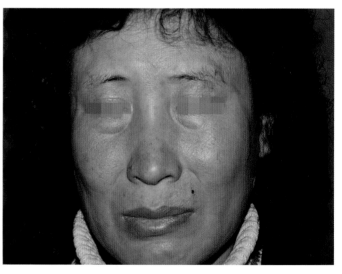

图 3-4-11　瘤型麻风

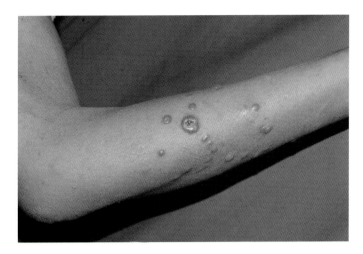

图 3-4-12　瘤型麻风

非典型分枝杆菌感染

Atypical Mycobacteria Infections

为除结核和麻风以外的其他分枝杆菌的感染,常见的有海分枝杆菌感染、偶发-龟分枝杆菌或脓肿分枝杆菌感染,偶见鸟-胞内分枝杆菌感染。

诊断要点:根据病史、典型临床表现和病理改变(为炎性肉芽肿)确定可疑病例。确诊需依靠病原体培养,分子生物学检测等。

治疗要点:可根据分枝杆菌培养和药敏选用抗生素,多选用利福平、乙胺丁醇、复方磺胺甲唑、克拉霉素和喹诺酮类抗生素,疗程需 3~6 个月,必要时需配合手术清疮。

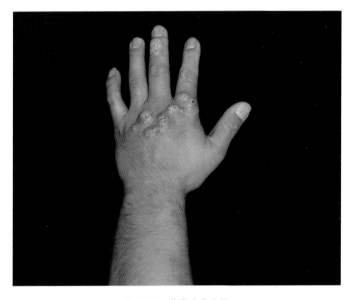

图 3-5-1　游泳池肉芽肿

游泳池性肉芽肿(swimming pool granuloma)　由海分枝杆菌感染引起。

诊断要点:患者有接触鱼类或养鱼水史,潜伏期数天至 2 个月不等。皮损常见于手和上肢。为棕红色丘疹、结节或斑块,皮损可沿淋巴管播散,形成类似孢子丝菌病样分布。皮损部分可形成溃疡,部分可自愈。

偶发-龟分枝杆菌皮肤感染(skin infection of *M. chelonae-fortuitum*)

诊断要点:常有外伤史、注射或手术史,大多散发感染,但可造成院内爆发感染。皮损开始为红色丘疹和斑块,逐渐发生局限性或多发性脓肿或溃疡,溃疡潜行性发展,不易愈合。呈慢性经过,自觉症状轻微。

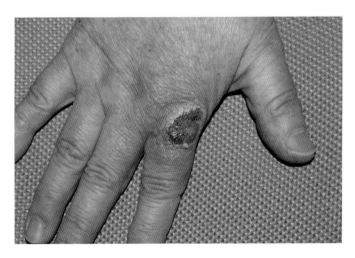

图 3-5-2　游泳池肉芽肿

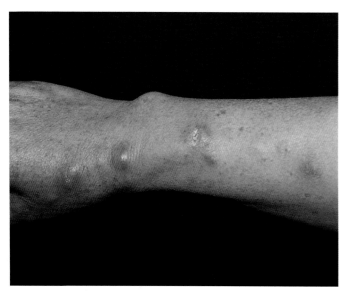

图 3-5-3　游泳池肉芽肿

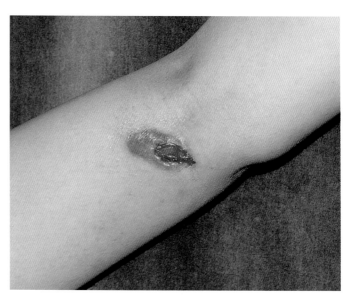

图 3-5-5　偶发-龟分枝杆菌皮肤感染

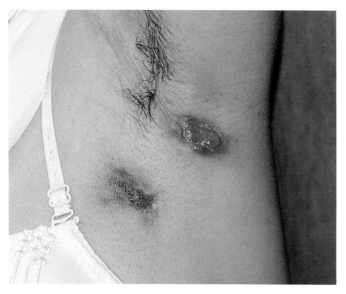

图 3-5-4　偶发-龟分枝杆菌皮肤感染

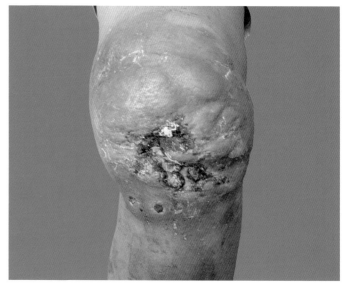

图 3-5-6　偶发-龟分枝杆菌皮肤感染

类丹毒

Erysipeloid

由猪丹毒杆菌感染所致。患者多为从事屠宰业、水产业及食品加工业者，主炊的主妇。

诊断要点：发病前有接触肉类、鱼类外伤史。损害多局限，好发于手指。初为红斑，以后扩大为边界清楚的暗红色斑块，水肿性，境界清，不化脓，不破溃。局部症状轻，痒疼感，一般无全身症状。病程有自限性，3 周左右可痊愈。

治疗要点：首选青霉素，用药 1 周。过敏者可用红霉素、阿奇霉素等，连续 1 周。局部外擦 10% 鱼石脂软膏或其他抗生素软膏，亦可紫外线照射。

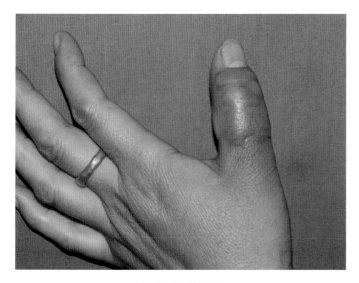

图 3-6-1 类丹毒

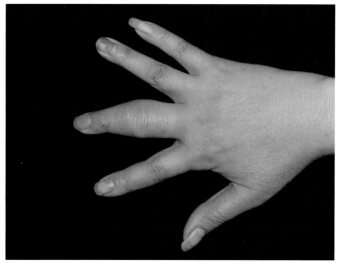

图 3-6-2 类丹毒

红癣

Erythrasma

是由微细棒状杆菌引起间擦部位的浅表感染。

诊断要点：好发于腋下、腹股沟或其他间擦部位。损害为边界清楚之圆形斑片，呈浅红色，附细小糠秕样鳞屑。无明显自觉症状。伍德灯下皮损可呈珊瑚红荧光。

刮取鳞屑油镜下检查可见革兰氏阳性的细微棒状杆菌。

治疗要点：小面积损害局部外用5%水杨酸酒精、唑类抗真菌药、红霉素软膏等。面积大者可口服红霉素0.25g，每天4次，共用2周。

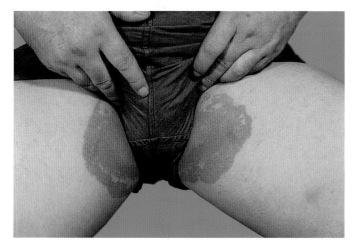

图 3-7-1 红癣

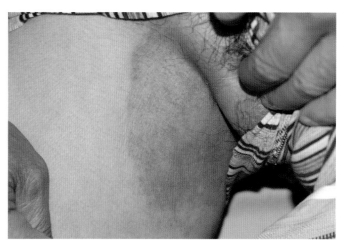

图 3-7-2 红癣

腋毛癣

Trichomycosis Axillaris

系由纤细棒状杆菌感染腋毛或阴毛毛干引起的病变。

诊断要点： 腋毛及阴毛毛干上发生黄色或红色的集结物,数目多时似"鞘"。毛干变脆易断,失去光泽。患处皮肤正常,病毛直接镜检可见结节状不规则菌鞘包绕毛干,其内有短而纤细之菌丝。

治疗要点： 剃除患处毛发。外用1%甲醛溶液或5%硫磺软膏。

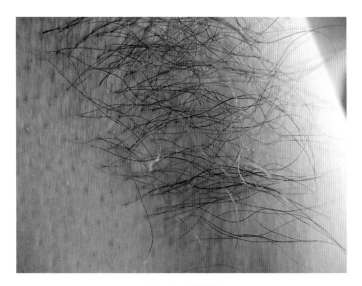

图 3-8-1　腋毛癣

猫抓病

Cat-Scratch Disease

病原体为汉塞巴尔通体感染,一种革兰氏阴性杆菌。多发生于儿童及青年人,几乎皆有被猫抓伤或咬伤的病史。

诊断要点： 潜伏期3~30天(平均10天)。在猫抓局部发生棕红色丘疹或结节,覆有痂,可溃破形成溃疡,多发生于手、前臂、面、颈及腿等部位,约经2周左右而自然痊愈,不留瘢痕。在抓伤后的2~12周,局部淋巴结肿大,有压痛,可化脓,持续2~6周而自然消退。全身症状较轻,可有发热、倦怠、恶心等症状。

治疗要点： 本病有自愈倾向。对已化脓的淋巴结,可将脓液抽出,但不可切开。可内服红霉素、阿奇霉素、多西环素及利福平。

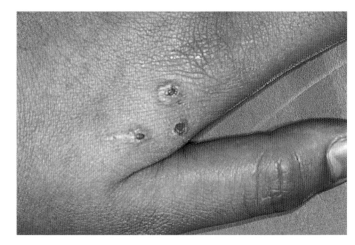

图 3-9-1　猫抓病

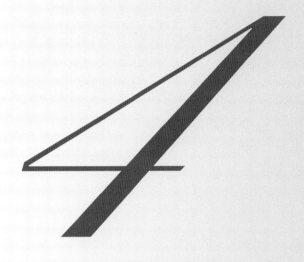

第四章　真菌性皮肤病
Fungal Skin Infections

头癣
Tinea Capitis

白癣(tinea alba) 为头癣中最常见的一种。致病菌多为小孢子菌属,其次为毛癣菌属。

诊断要点:多发生于儿童。头皮上常呈圆形或不规则形之灰白色鳞屑性斑片。表面的病发多在距头皮 3 ~ 4mm 处折断,病发根部有一白色菌鞘。皮损常呈卫星状分布。一般青春期后自愈,不留痕迹。

黑点癣(black-dot ringworm) 致病菌多为毛癣菌属。

诊断要点:多侵犯儿童,头皮多数有散在点状鳞屑斑,也可融合成斑片。典型特点为病发出头皮即折断,在毛囊口留下残余发根,呈黑色小点状。

黄癣(favus) 为头癣中较严重的类型。致病菌为黄癣菌。

诊断要点:典型损害为碟形硫磺色黄癣痂,中心有毛发贯穿,病发无光泽,参差不齐。久之可形成萎缩性癣疤,造成永久性秃发。

脓癣(kerion) 是白癣和黑点癣炎症较严重者。致病菌多为亲动物性真菌。

诊断要点:典型损害为暗红色境界清楚的圆或椭圆形脓肿,表面柔软,有波动感,可形成多个排脓小孔呈蜂窝状。

治疗要点:口服灰黄霉素,儿童 15 ~ 20mg/(kg·d),分 3 次服用,共 3 ~ 4 周。替代药物有伊曲康唑或特比萘芬。治疗脓癣时可同时服用小量糖皮质激素和抗生素。局部治疗外用抗真菌软膏及碘酊。

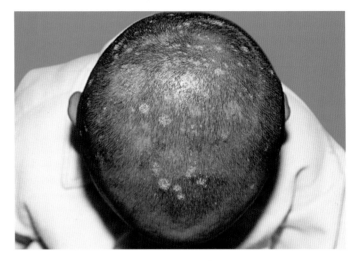

图 4-1-2 白癣

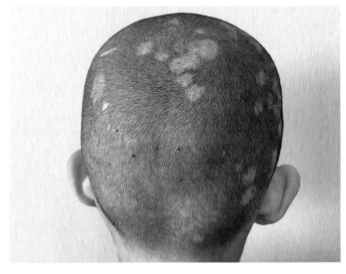

图 4-1-3 白癣

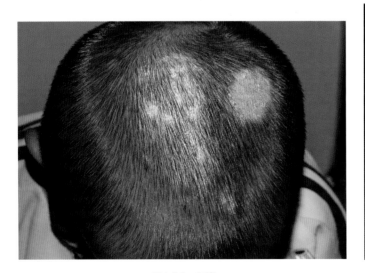

图 4-1-1 白癣

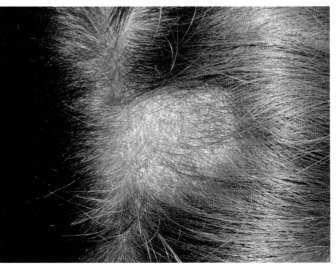

图 4-1-4 白癣

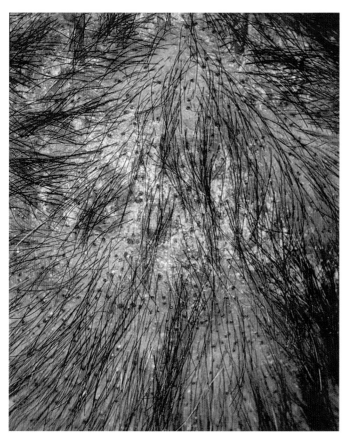

图 4-1-5　黑点癣

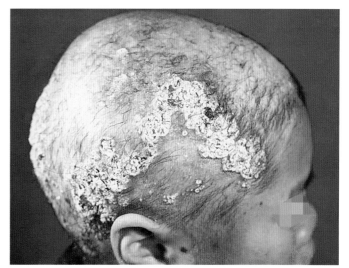

图 4-1-7　黄癣

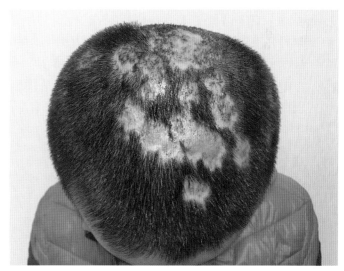

图 4-1-8　脓癣

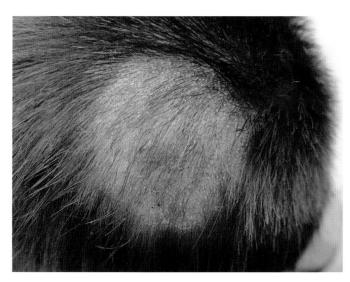

图 4-1-6　黑点癣

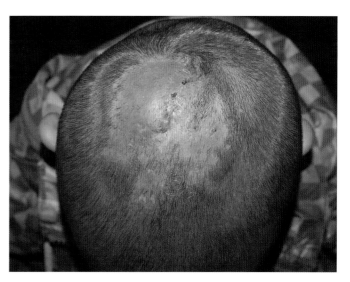

图 4-1-9　脓癣

体癣及股癣

Tinea Corporis and Tinea Cruris

是发生在平滑皮肤上的浅部真菌感染。病原菌以小孢子菌、毛癣菌为主,也有表皮癣菌。

诊断要点:基本损害为圆形或类圆形的红斑,中心常消退,边缘有丘疹、水疱或丘疱疹形成的环状损害,自觉瘙痒。损害边缘可检出病原真菌。发生在股内侧、会阴部和臀部的称为股癣,以男性多见。外用糖皮质激素后皮损边界不清易误诊,称难辨认癣。

治疗要点:常用1%~2%联苯苄唑等咪唑类抗真菌制剂、特比萘芬霜等,亦可用角质剥脱剂如5%水杨酸酒精、复方苯甲酸软膏。股癣的治疗与体癣相同,由于阴股皮肤薄嫩,应注意避免使用过于刺激的药物。对于顽固泛发的病例,可选用伊曲康唑口服,100~200mg/d,连续1~2周,也可用特比萘芬口服250mg/d,连续1~2周。

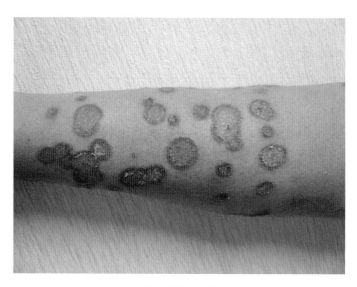

图 4-2-3 体癣

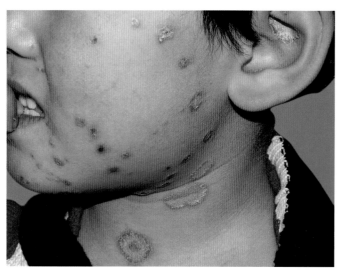

图 4-2-1 体癣

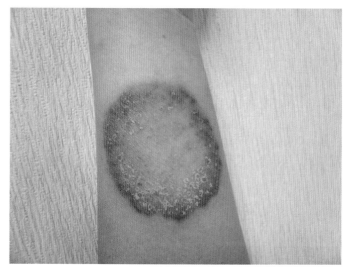

图 4-2-4 体癣

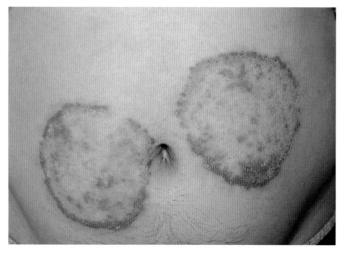

图 4-2-2 体癣

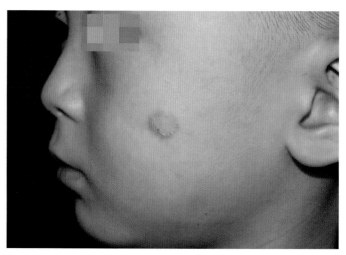

图 4-2-5 体癣

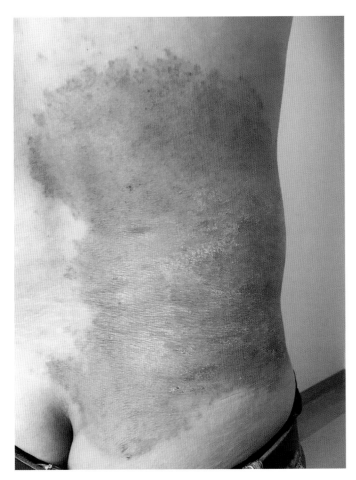

图 4-2-6　体癣

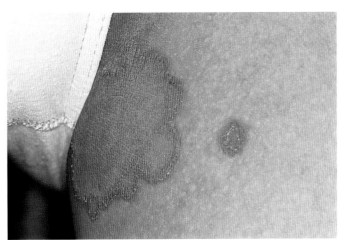

图 4-2-8　股癣

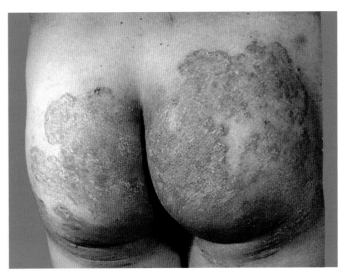

图 4-2-9　股癣

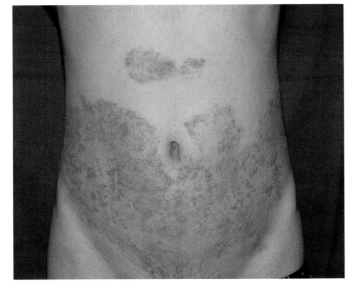

图 4-2-7　体癣

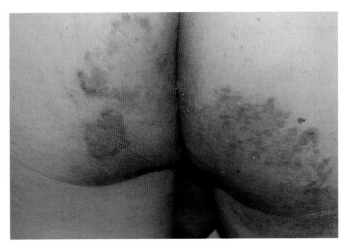

图 4-2-10　股癣

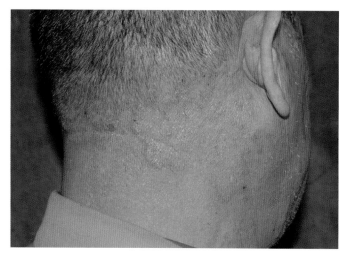

图 4-2-11 难辨认癣

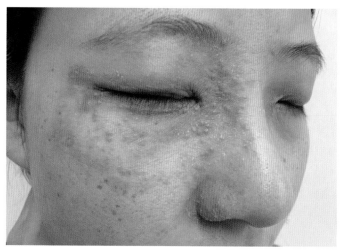

图 4-2-13 难辨认癣

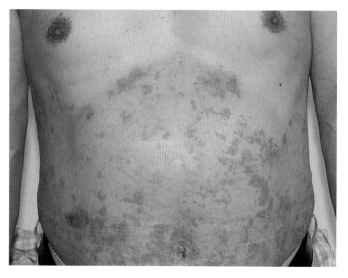

图 4-2-12 难辨认癣

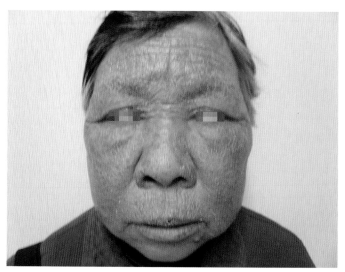

图 4-2-14 难辨认癣

手癣及足癣

Tinea Manus and Tinea Pedis

主要致病菌是红色毛癣菌。鳞屑直接镜检可找到菌丝,真菌培养可明确致病菌种。

诊断要点:临床有角化过度型、丘疹鳞屑型、水疱型、浸渍糜烂型及体癣型,后者常见于手足背。

治疗要点:同体癣,鳞屑角化型可短期系统使用抗真菌药物。合并细菌感染者,应系统应用抗生素,局部外用莫匹罗星、夫西地酸和复方多黏菌素 B 乳膏等抗生素制剂,待感染控制后再用抗真菌制剂。对于湿疹化者,可应用含抗真菌药物和糖皮质激素的复方外用制剂,必要时可短期系统应用抗真菌药物。

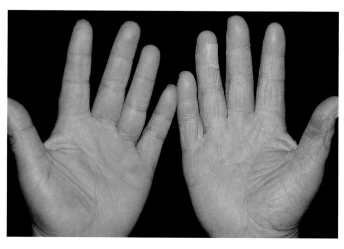

图 4-3-1 手癣

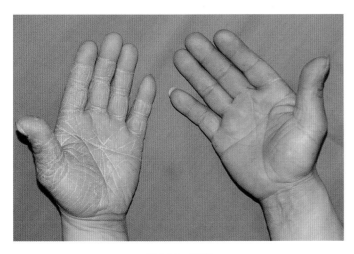

图 4-3-2 手癣

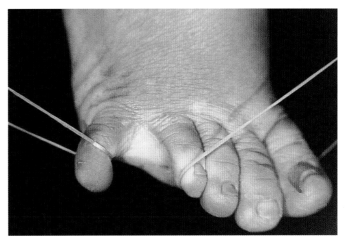

图 4-3-5 足癣 浸渍糜烂型

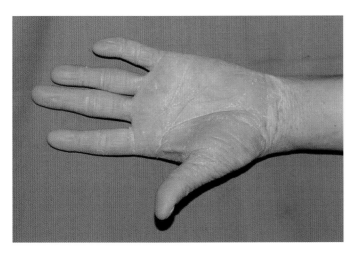

图 4-3-3 手癣

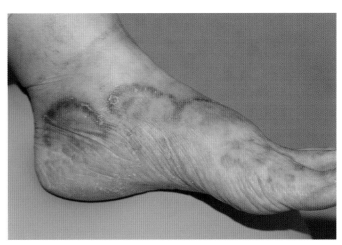

图 4-3-6 足癣 体癣型

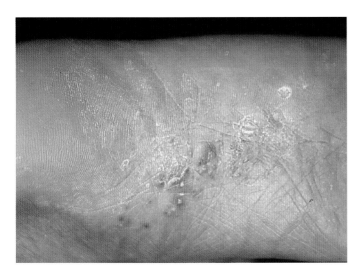

图 4-3-4 足癣

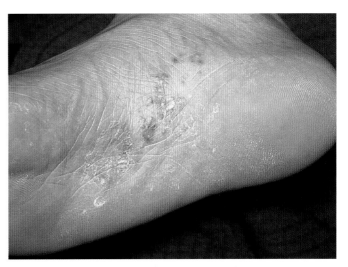

图 4-3-7 足癣 水疱型

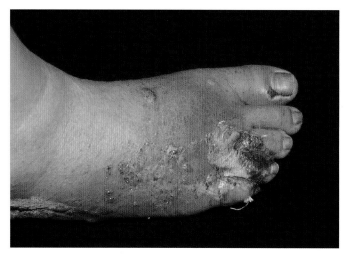

图 4-3-8　足癣　继发细菌感染

甲癣及甲真菌病
Tinea Unguium and Onychomycosis

　　甲癣是指由皮肤癣菌侵犯甲板所致的病变。皮肤癣菌以外的真菌包括酵母菌和部分真菌等均可侵犯甲板，统称为甲真菌病（onychomycosis）。

　　诊断要点：主要有五种临床类型，即远端侧位型甲真菌病（DLSO）、近端型甲真菌病（PSO）、浅表白点型甲真菌病（WSO）、甲板内型甲真菌病（EO）及全甲破坏型甲真菌病（TDO）。后者可由念珠菌感染所致。刮取碎甲及甲下碎屑，镜下可见真菌菌丝和/或芽孢，真菌培养阳性。

　　治疗要点：系统治疗适用于多个趾（指）甲受感染或顽固病例。可选用特比萘芬或伊曲康唑、氟康唑等药物。局部用药可选用 40% 尿素霜封包，软化并清除病甲后局部外用抗真菌药物，如阿莫罗芬、环吡酮胺甲涂剂等，一般要连续用药半年以上。也可采取联合治疗。对特别顽固的病例可采用手术方法去除病甲后配合药物治疗。

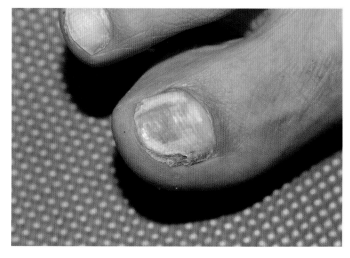

图 4-4-1　甲真菌病（甲癣）　远端侧位型

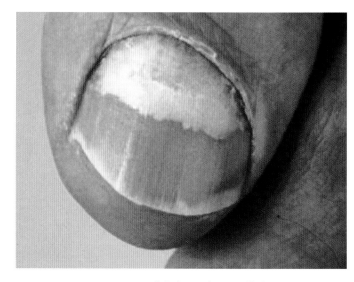

图 4-4-2　甲真菌病（甲癣）　近端型

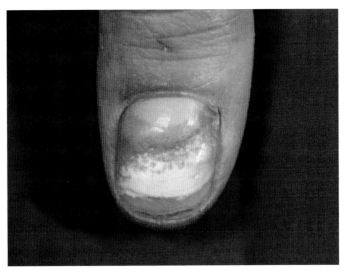

图 4-4-3　甲真菌病（甲癣）　浅表白点型

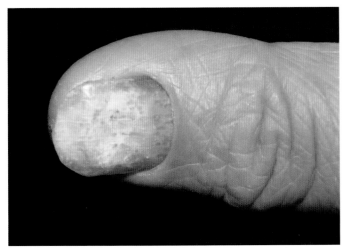

图 4-4-4　甲真菌病（甲癣）　全甲破坏型

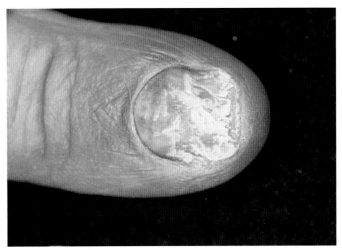

图 4-4-5　甲真菌病（甲癣）　念珠菌性甲真菌病

皮肤癣菌肉芽肿

Dermatophytic Granuloma

　　是由皮肤癣菌侵入真皮及皮下组织引起的脓肿及肉芽肿性病变。常见于外伤或免疫功能受损者。

　　诊断要点：分为限局型及播散型两种，皮损主要为结节、斑块、深在性肿块；严重时发生溃疡、窦道；偶可侵犯肌肉、骨骼等。

　　治疗要点：系统应用敏感抗真菌药物，首选特比萘芬，也可选用伊曲康唑和氟康唑等，疗程 3~6 个月。

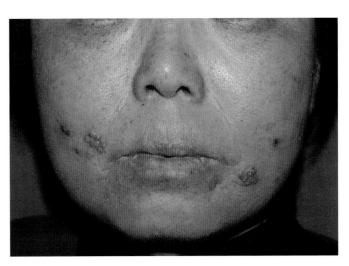

图 4-5-1　皮肤癣菌肉芽肿

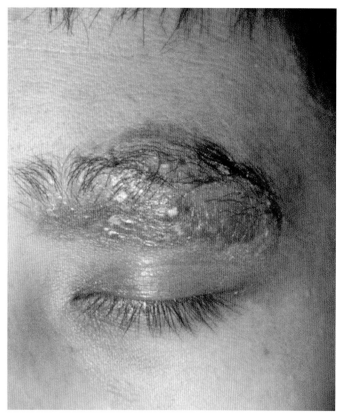

图 4-5-2 皮肤癣菌肉芽肿

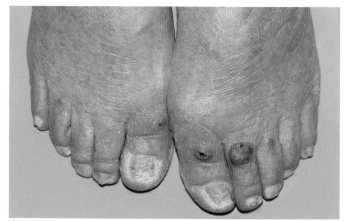

图 4-5-4 皮肤癣菌肉芽肿

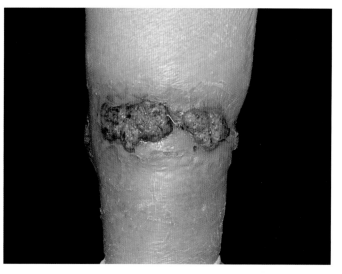

图 4-5-3 皮肤癣菌肉芽肿

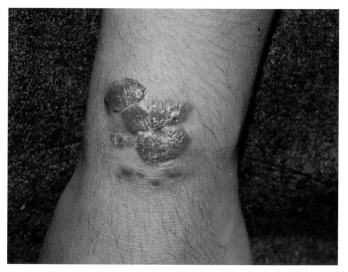

图 4-5-5 皮肤癣菌肉芽肿

花斑糠疹（癣）

Pityriasis Versicolor

由马拉色菌所致的皮肤浅表感染。夏秋炎热季节多发，皮损多位于汗腺丰富部位，俗称"汗斑"。

诊断要点：一般为黄豆大的圆形或类圆形斑疹，有淡棕褐色细薄糠状鳞屑，陈旧损害可为色素减退斑，又称寄生性白斑。好发于躯干、腋下、面颈等部位。自觉症状轻微。皮屑镜检可见马拉色菌的菌丝及芽孢，伍德灯下可见黄褐色荧光。

治疗要点：抗真菌剂如酮康唑、联苯苄唑、咪康唑、特比萘芬乳膏等外用，也可用5%水杨酸酒精、酮康唑、联苯苄唑、二硫化硒洗剂。顽固病例可选择伊曲康唑、氟康唑等唑类药物口服。

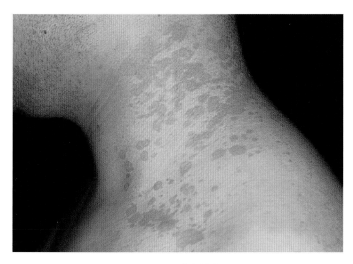

图 4-6-1 花斑糠疹

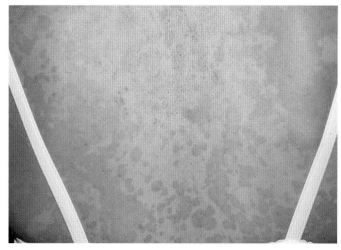

图 4-6-3 花斑糠疹

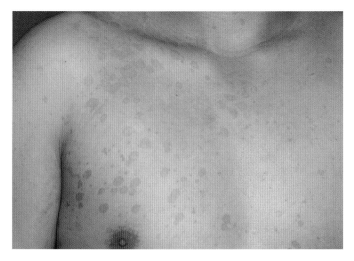

图 4-6-2 花斑糠疹

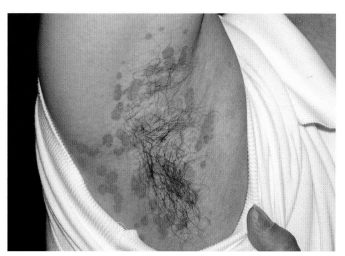

图 4-6-4 花斑糠疹

马拉色菌毛囊炎

Malassezia Folliculitis

是由马拉色菌引起的毛囊炎性病变。

诊断要点：多见于青年和中年,典型皮损为圆形毛囊性红色丘疹,伴有散在毛囊性小脓疱,直径约 2~4mm,皮损广泛、散在而对称,互不融合。好发于胸、颈、面、肩、背和上肢。青年患者常被误诊为寻常痤疮。

治疗要点：口服伊曲康唑 100mg/d,连服 7~14 天;或氟康唑 150mg/d,连续 7~14 天。外用唑类药物乳膏,每天 2 次,连续 4 周。

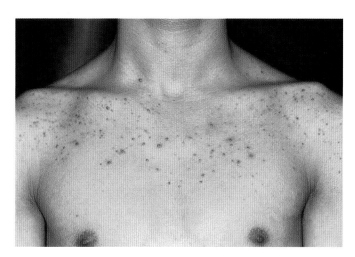

图 4-7-1 马拉色菌毛囊炎

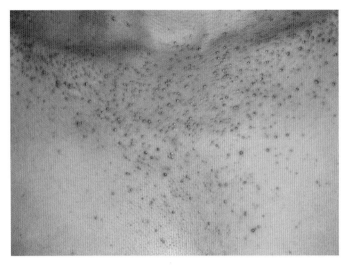

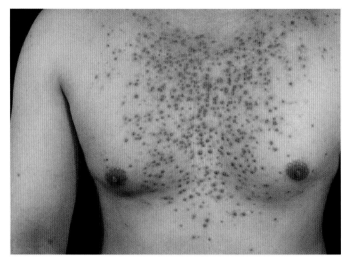

图 4-7-2　马拉色菌毛囊炎　　　　　　　　　　图 4-7-3　马拉色菌毛囊炎

叠瓦癣

Tinea Imbricata

临床少见,是一种主要发生在热带及亚热带地区的浅部真菌感染,由同心性毛癣菌引起。

诊断要点:好发于躯干、四肢及臀部。初发损害为丘疹,逐渐向四周扩大成环状,其上覆以鳞屑,在损害中央又有新皮疹出现,并再次扩大,如此反复形成多个环套环的皮损,似叠瓦状。自觉不同程度的瘙痒。慢性病程。镜检见真菌成分。

治疗要点:外用咪康唑乳膏、联苯苄唑乳膏等抗真菌药物。

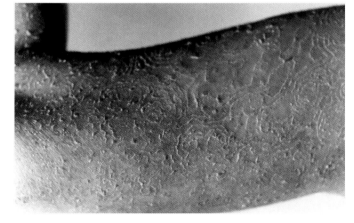

图 4-8-1　叠瓦癣

念珠菌病

Candidiasis

是由念珠菌属的真菌(白念珠菌为主)引起的皮肤、黏膜及内脏器官的急性或慢性感染。

诊断要点:临床表现多样。
口腔念珠菌病又称鹅口疮,为口腔黏膜上出现白色

假膜,基底有红色糜烂、渗出。念珠菌性阴道炎好发于糖尿病及妊娠妇女,阴道黏膜红肿、表面有白色薄膜附着,有凝乳状分泌物,自觉剧烈瘙痒。

念珠菌性龟头包皮炎在龟头及冠状沟和包皮内侧有针头大的丘疱疹,表面附着较多白色乳酪状伪膜。

念珠菌性间擦疹发生于间擦部位,包括指趾间浸渍、红斑、糜烂性损害。

丘疹性皮肤念珠菌病好发于夏季,多见于颈、肩、躯干、四肢和会阴等处,皮损为 2～3mm 大小的扁平丘疹及

丘疱疹,暗红色,表面有圈状脱屑。

念珠菌性甲沟炎的甲沟红肿,挤之有少许分泌物,但很少化脓。

慢性黏膜皮肤念珠菌病(CMCC)是因天然免疫缺陷而引起的一种顽固的皮肤黏膜感染,黏膜表现同口腔念珠菌病,皮肤表现为疣状或结节状损害,表面结痂,病程为慢性经过。

治疗要点: 局部治疗主要针对局限于皮肤、黏膜部位的念珠菌病。如口含克霉唑、制霉菌素片治疗口腔念珠菌病,阴道念珠菌病患者每晚用3%碳酸氢钠溶液清洗外阴后在阴道内放入制霉菌素、克霉唑和咪康唑栓剂等。系统治疗主要适用于系统性感染,但对于顽固的、反复发作的局部感染也可应用,常选用氟康唑、伊曲康唑等,长期应用应注意监测耐药发生。

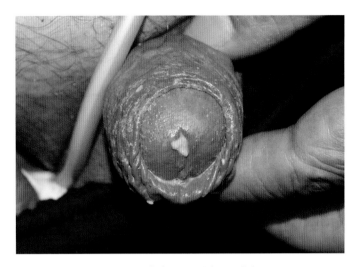

图 4-9-3　念珠菌性龟头炎及尿道炎

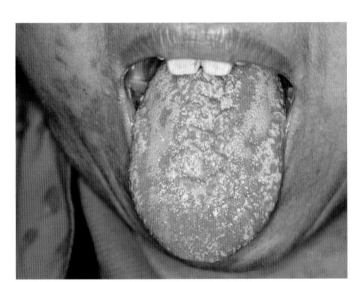

图 4-9-1　鹅口疮

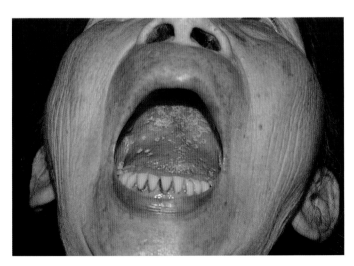

图 4-9-2　鹅口疮

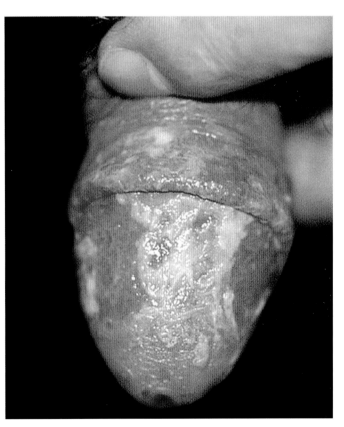

图 4-9-4　念珠菌性龟头炎

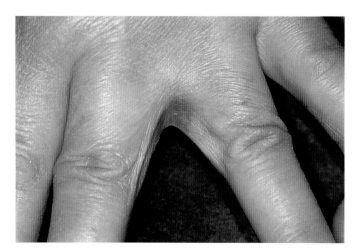

图 4-9-5　念珠菌性间擦疹

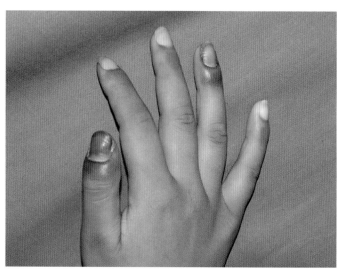

图 4-9-8　念珠菌性甲沟炎

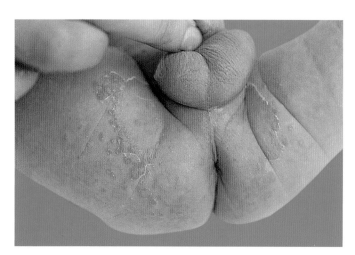

图 4-9-6　念珠菌性间擦疹

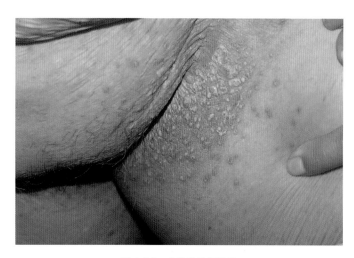

图 4-9-7　念珠菌性间擦疹

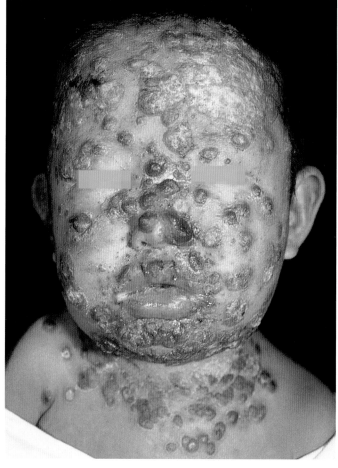

图 4-9-9　慢性黏膜皮肤念珠菌病

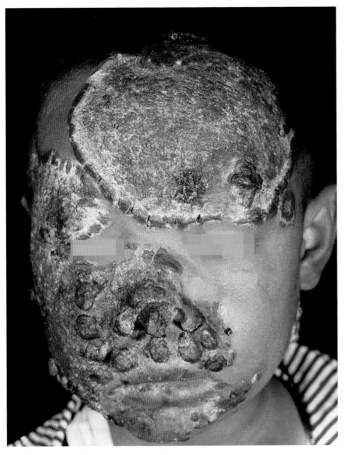

图 4-9-10　慢性黏膜皮肤念珠菌病

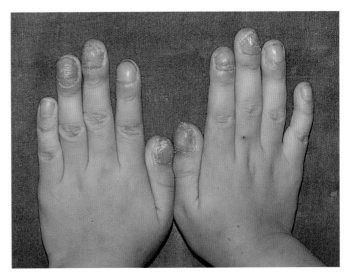

图 4-9-12　慢性黏膜皮肤念珠菌病

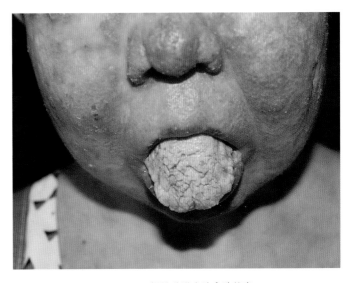

图 4-9-13　慢性黏膜皮肤念珠菌病

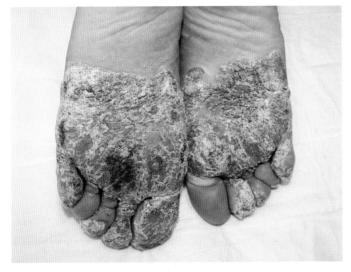

图 4-9-11　慢性黏膜皮肤念珠菌病

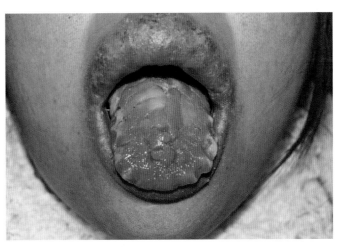

图 4-9-14　慢性黏膜皮肤念珠菌病

隐球菌病
Cryptococcosis

是由新生隐球菌引起的条件致病性真菌感染。

诊断要点： 主要引起中枢神经系统或肺隐球菌病。皮肤黏膜隐球菌病多见于免疫受损患者，多数为继发性损害，皮损可表现为单发或多发的丘疹、结节，中央有脐窝，可类似传染性软疣，亦可破溃，形成脓疡，排出少量黏性脓液，经墨汁染色可发现隐球菌菌体。还可表现为脂膜炎、肉芽肿等多种类型损害。

治疗要点： 可选用两性霉素 B，多与氟胞嘧啶（5-FC）或咪唑类联合用药；也可选用氟康唑，首剂 400mg/d，以后视病情 200～400mg/d 静脉滴注，一般需用药 6～8 周以上。对症治疗包括降低颅压等，加强支持疗法。

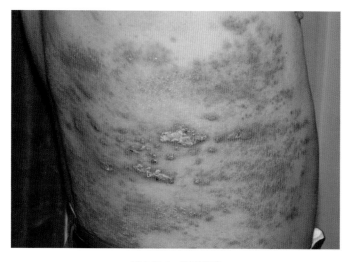

图 4-10-1　隐球菌病

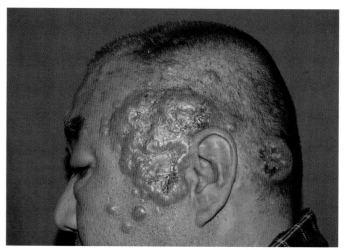

图 4-10-3　隐球菌病

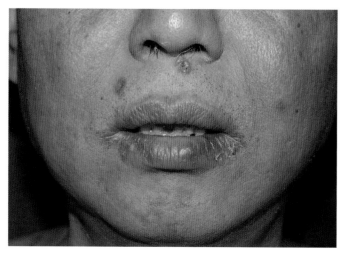

图 4-10-2　隐球菌病

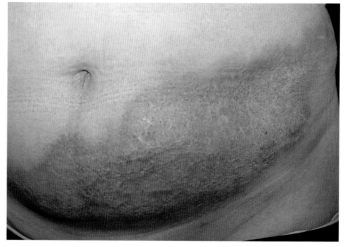

图 4-10-4　隐球菌病

孢子丝菌病
Sporotrichosis

是由孢子丝菌所引起的皮肤、皮下组织及其邻近淋巴系统的慢性感染。我国以球形孢子丝菌感染为主。

诊断要点： 有外伤史，皮损好发于四肢和头面部等暴露部位。在入侵部位产生皮下结节及暗红色浸润性斑块，表面可呈轻度疣状增生，皮损常沿淋巴管蔓延，出现成串排列的皮下结节称为淋巴管型；皮损仅限于原发部位者则为固定型；偶可经血行播散至全身，称为播散型。脓液或组织真菌培养有孢子丝菌生长。

治疗要点：伊曲康唑为首选药物，口服剂量 200～400mg/d，或特比萘芬，口服 250～500mg/d，连续 3 个月，两药可以联合。也可口服 10% 碘化钾溶液，10～20ml/次，每天 3 次，该药的主要副作用是胃肠道刺激。局部损害可考虑切除治疗，或采用热疗或冷冻治疗。

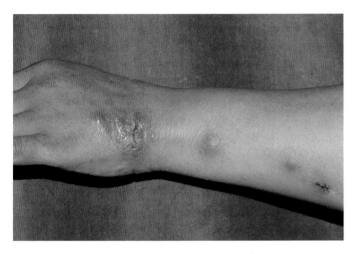

图 4-11-1 孢子丝菌病 淋巴管型

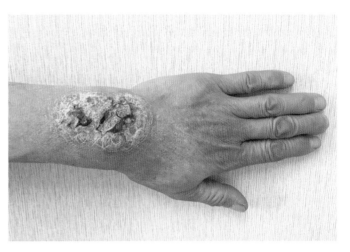

图 4-11-4 孢子丝菌病 固定型

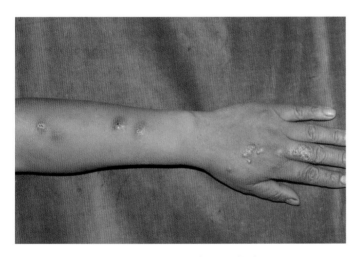

图 4-11-2 孢子丝菌病 淋巴管型

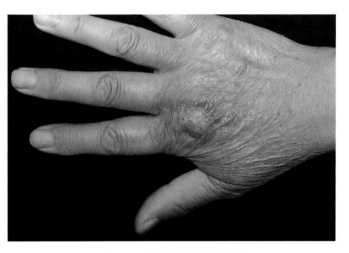

图 4-11-5 孢子丝菌病 固定型

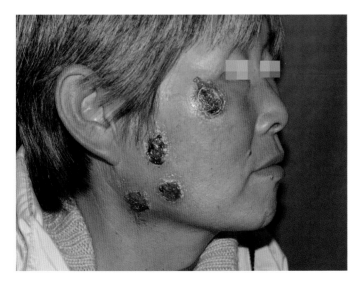

图 4-11-3 孢子丝菌病 淋巴管型

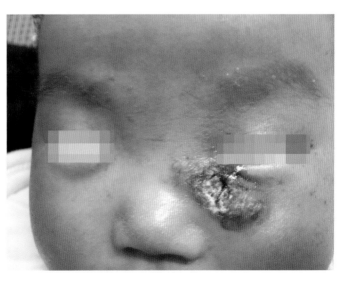

图 4-11-6 孢子丝菌病 固定型

着色芽生菌病

Chromoblastomycosis

常见的致病菌有卡氏枝孢瓶霉、裴氏着色霉等。

诊断要点：常有外伤史，好发于四肢。早期损害为丘疹或结节，逐渐融合成斑块，表面增生呈疣状或菜花状。病程慢性，新旧损害交替存在，陈旧瘢痕可致淋巴回流障碍，形成象皮肿。在损害分泌物和痂皮内及组织病理中均可见棕色厚壁孢子，称硬壳小体（sclerotic body），真菌培养有暗色真菌生长。

治疗要点：可选用伊曲康唑口服 200～400mg/d；氟康唑口服或静脉滴注 200～400mg/d；特比萘芬口服 250～500mg/d，可联合用药，疗程 3～6 月以上。应注意药物的不良反应。手术切除适用于局限的损害，面积较大者可考虑植皮。植皮前一般用药物治疗一段时间（1 个月左右）。局部可采用温热疗法或光动力疗法。

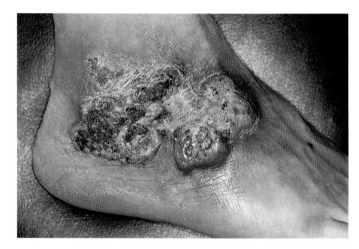

图 4-12-3　着色芽生菌病

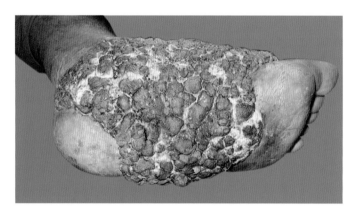

图 4-12-1　着色芽生菌病

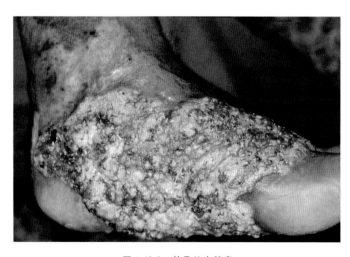

图 4-12-2　着色芽生菌病

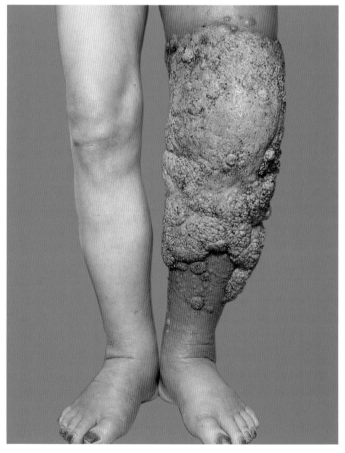

图 4-12-4　着色芽生菌病

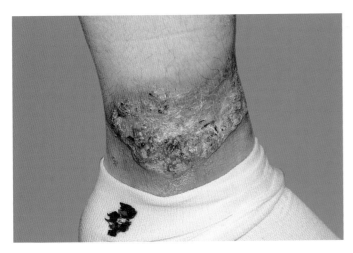

图 4-12-5　着色芽生菌病

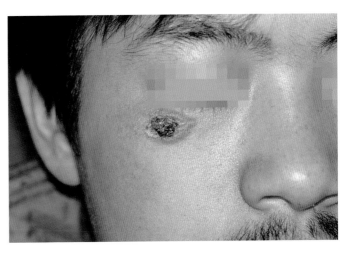

图 4-12-7　着色芽生菌病

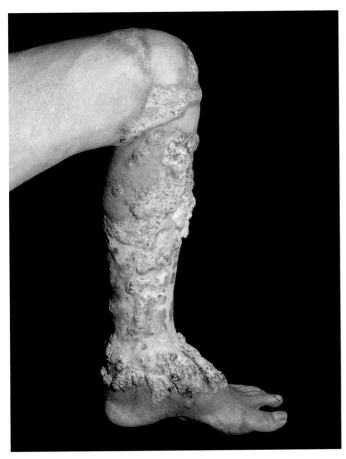

图 4-12-6　着色芽生菌病

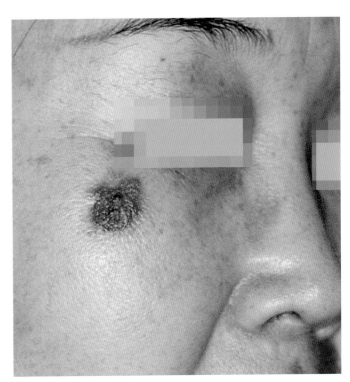

图 4-12-8　着色芽生菌病

暗色丝孢霉病
Phaeohyphomycosis

是指由一大组暗色真菌所致的浅表组织、皮肤、皮下乃至深部脏器的感染。

诊断要点： 皮下组织暗色丝孢霉病是临床最为常见的一型。表现为孤立的皮下脓肿或化脓性肉芽肿，四肢暴露部位居多。在损害分泌物和痂皮内及组织病理中均可见棕色分隔菌丝、假菌丝，真菌培养有暗色真菌生长。

治疗要点： 药物选择同着色芽生菌病，需要长期、大量服药，还可联合用药。对限局性皮肤损害可考虑在用药基础上进行手术治疗。

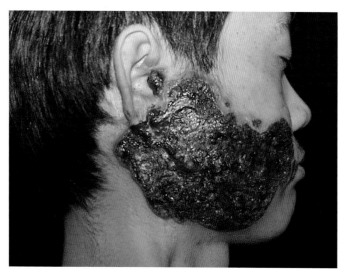

图 4-13-1 暗色丝孢霉病

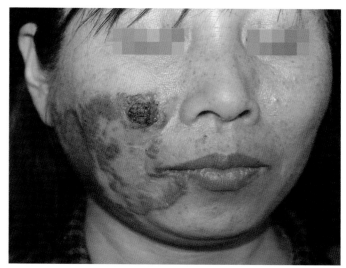

图 4-13-3 疣状瓶霉所致暗色丝孢霉病

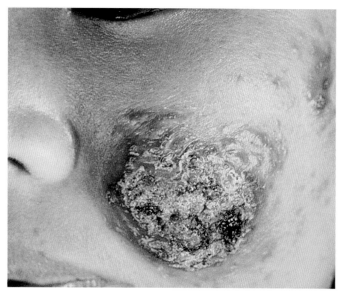

图 4-13-2 暗色丝孢霉病

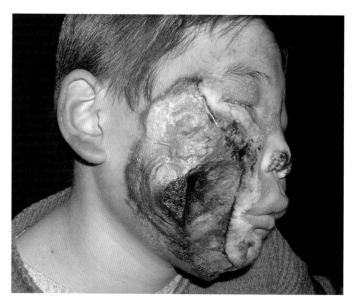

图 4-13-4 毛壳霉所致暗色丝孢霉病

足菌肿

Mycetoma

是由多种真菌、放线菌或细菌引起的临床综合征,以患处肿胀、窦道形成及颗粒状物排出为突出特点。

诊断要点: 常有外伤史,好发于足,损害局限,呈慢性过程。典型损害为暗红色肉芽肿性斑块,有脓肿破溃所致的瘘管和窦道,有颗粒排出。直接镜检可发现真菌或放线菌菌丝。损害可侵入深部组织肌肉、骨骼等,严重可致骨质损害。自觉症状轻微。

治疗要点: 早期切除原发病灶。药物治疗提倡联合用药。抗细菌药物适用于放线菌和细菌性足菌肿,常用复方磺胺甲唑或氨苯砜与链霉素合用。抗真菌药物应根据病原菌选择药物,可选用广谱抗真菌药物两性霉素 B 或伊曲康唑。

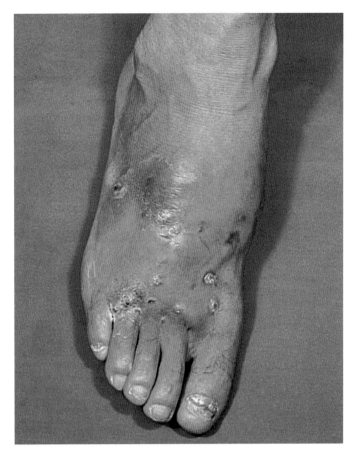

图 4-14-1　足菌肿

球孢子菌病

Coccidioidomycosis

是由球孢子菌引起的严重系统性真菌感染,主要在美国西部和墨西哥等地区流行。

诊断要点: 原发感染可无症状,主要为肺部局限性感染,多有自限性。在免疫受损患者可出现肺外播散性感染,少数患者出现皮疹,多为无痛性皮下脓肿,破溃后形成窦道,遗留瘢痕;也可表现为结节红斑和多形红斑。原发性皮肤感染极罕见,呈慢性过程,多在面部出现皮疹,表现为疣状增生、肉芽肿性病变,可形成溃疡和窦道;也可伴有淋巴结炎,形成脓肿和窦道。

治疗要点: 可应用两性霉素 B、伊曲康唑或氟康唑,疗程宜长。

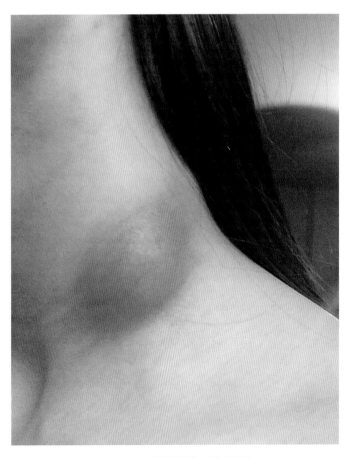

图 4-15-1　球孢子菌病,形成脓肿

鼻孢子菌病

Rhinosporidiosis

是由西伯鼻孢子菌引起的慢性肉芽肿性真菌病。

诊断要点：常起于鼻中隔等黏膜，损害为息肉样或乳头瘤样，质软，色红。逐渐增大可致鼻腔堵塞。排出物为带菌黏液，常有轻度出血。大多数患者病变可波及睑结膜，皮肤损害则少见。

治疗要点：单个损害可作手术切除，但常复发，宜同时作两性霉素 B 局部注射以防复发。

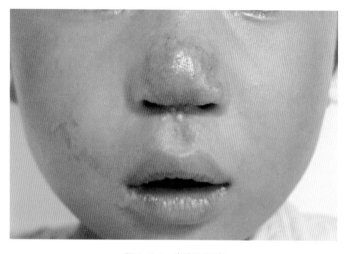

图 4-16-1　鼻孢子菌病

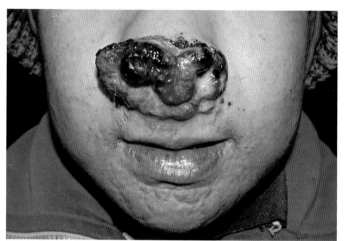

图 4-16-2　鼻孢子菌病

镰刀菌病

Fusariosis

镰刀菌是条件致病菌，最常引起角膜炎，在免疫功能低下者可产生播散性感染，皮肤损害少见。

诊断要点：多侵犯角膜，皮肤损害表现为慢性肉芽肿，可呈结节、斑块、溃疡；个别可经血入侵全身；组织病理为真菌性肉芽肿，可见分枝分隔菌丝；真菌培养阳性。

治疗要点：外科手术切除；可应用两性霉素 B、伏立康唑或伊曲康唑等药物，但需较长疗程。

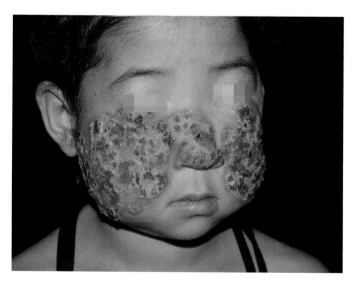

图 4-17-1　皮肤镰刀菌病

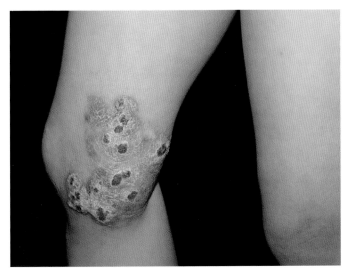

图 4-17-2　皮肤镰刀菌病

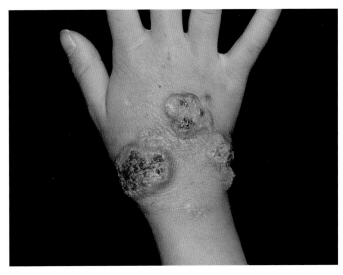

图 4-17-3　皮肤镰刀菌病

马尔尼菲蓝状菌（青霉）病

Talaromycosis（Penicilliosis）Marneffei

　　是由双相性真菌马尔尼菲蓝状菌（青霉）所致的感染。

　　诊断要点： 多见于艾滋病相关病人，亦有部分见于非艾滋病患者。症状包括发热、体重减轻和虚弱，伴多个丘疹、结节、溃疡形成，部分皮损可有脐凹，中心坏死。可通过骨髓涂片染色镜检确定有无感染，组织中可见巨噬细胞内外分布的裂殖酵母细胞。培养为双相真菌马尔尼菲蓝状菌生长。

　　治疗要点： 初期首选两性霉素 B，后可改为伊曲康唑维持，疗程依免疫功能改善与否而定。

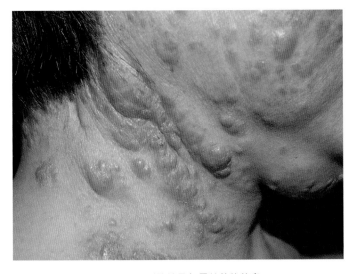

图 4-18-1　播散性马尔尼菲蓝状菌病

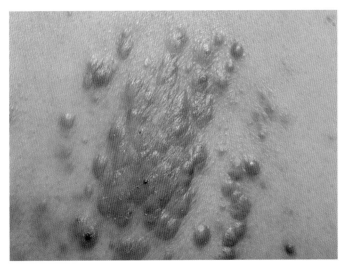

图 4-18-2　播散性马尔尼菲蓝状菌病

毛霉病

Mucormycosis

　　是由毛霉目（*Mucorales*）真菌所致的一类条件致病性真菌病，其中鼻脑毛霉病多见，进展迅速，病死率高。

　　诊断要点： 急性坏死性毛霉病表现为红斑、丘疹、斑块、脓疱、溃疡、焦痂和干性坏死。亚急性或慢性皮肤毛霉病多发生于鼻背及面部和四肢暴露部位,表现为皮肤浸润性结节及斑块,伴破溃,可累及鼻窦。真菌镜检见粗大不规则菌丝,一般无分隔。

治疗要点:确诊后及时应用广谱抗真菌药物,如两性霉素 B、伊曲康唑、泊沙康唑等。慢性感染对治疗反应好。

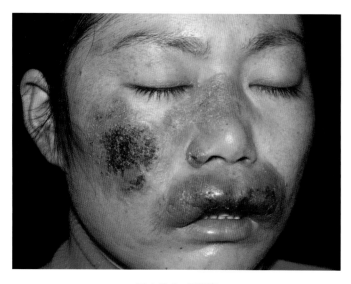

图 4-19-1　毛霉病

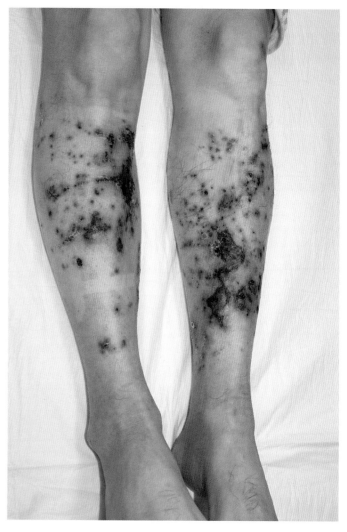

图 4-19-3　毛霉病

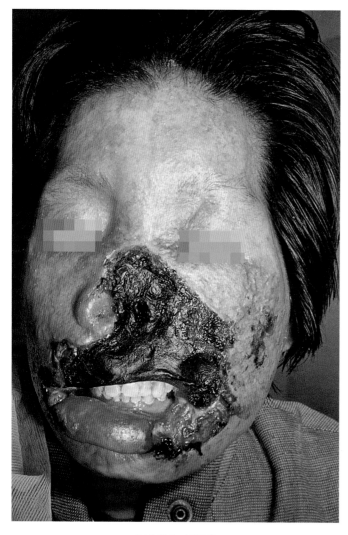

图 4-19-2　毛霉病

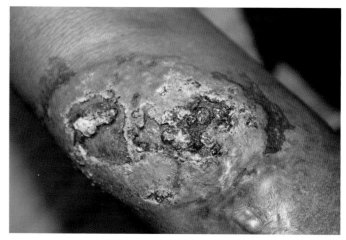

图 4-19-4　毛霉病

曲霉病
Aspergillosis

是由条件致病性曲霉引起,可造成皮肤、甲、外耳道、眼、支气管、肺、骨及脑膜等病变,严重者可引起死亡。

诊断要点:原发性皮肤损害少见,常由外伤所致,表现为多数结节斑块性损害,可发生脓肿坏死。血源播散性皮肤损害在真皮及皮下组织出现丘疹结节可类似臁疮,中央为坏死及黑痂。涂片及培养可找到病原菌。

治疗要点:慢性皮肤曲霉病首选唑类抗真菌药物,系统性损害可选用两性霉素 B 或伏立康唑,可采用联合治疗,配合外科清创术,也可口服特比萘芬。

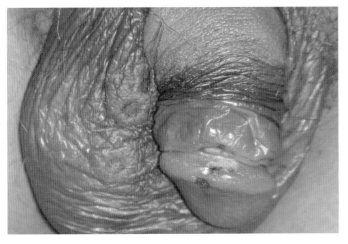

图 4-20-1 曲霉病(骨髓移植后)

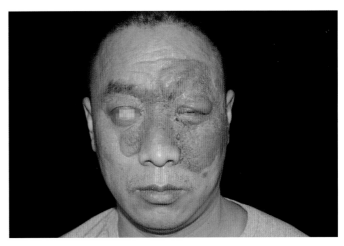

图 4-20-2 原发性皮肤曲霉病

皮肤无绿藻病
Cutaneous Protothecosis

由无绿藻属引起的慢性局限性感染。多数由外伤所致。

诊断要点:在皮肤、皮下组织可发生单个或多个损害,局限于肢体和/或面部。可表现为苹果酱色丘疹、疣状结节、溃疡、结痂性丘疹等,无明显自觉症状。直接镜检可见成堆的孢子和孢子囊,培养后可以确定种类。组织切片中可见孢子囊和内生孢子等。

治疗要点:治疗困难。限局性皮损可早期行外科手术切除,但易复发。可采用四环素和两性霉素 B 联合治疗。伊曲康唑、氟康唑对部分病例有效。

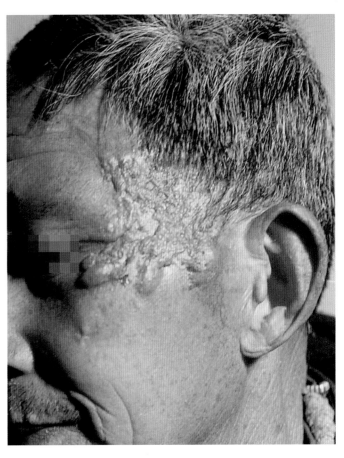

图 4-21-1 皮肤无绿藻病

诺卡菌病
Nocardiosis

由一类土壤栖居的需氧放线菌——诺卡菌引起的化脓性、肉芽肿性疾病。多经外伤进入皮肤或经呼吸道引起感染。

诊断要点： 皮肤的损害可表现为链状排列的皮下结节，可类似皮肤结核。组织病理为化脓性肉芽肿性炎症，在损害内可见多量革兰氏染色阳性的分枝菌丝。直接分泌物或颗粒镜检可见菌丝。

治疗要点： 首选磺胺类药物，常用磺胺嘧啶，与甲氧苄啶(TMP)合用可提高疗效；还可选用复方磺胺甲唑。急性期可加用链霉素或阿米卡星。对于脓肿性损害，可切开排脓、清除坏死组织等。

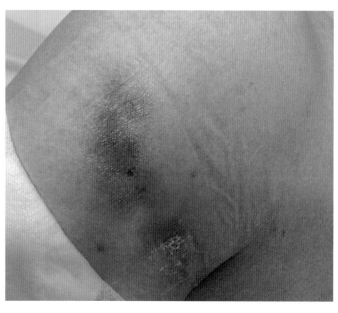

图 4-22-1 诺卡菌病

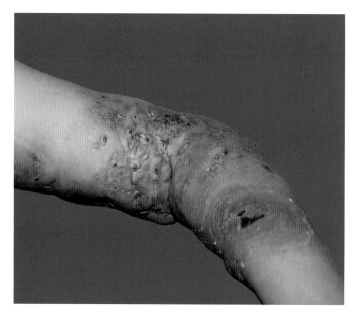

图 4-22-2 诺卡菌病

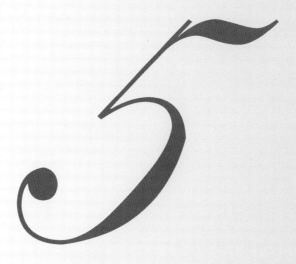

第五章 性传播疾病
Sexually Transmitted Infections（STI）

梅毒
Syphilis

由梅毒螺旋体引起,主要通过性接触传播。临床分先天性和后天性两类,后天性梅毒分为一期、二期和三期及潜伏梅毒。

诊断要点:根据综合病史,临床表现及室验室检查诊断。确诊需找到病原体或血清学试验,前者如涂片的暗视野显微镜检查,病理切片特殊染色或免疫组化染色;后者有非梅毒螺旋体和梅毒螺旋体血清学试验二类。必要时需做脑脊液检查。

治疗要点:早期、足量、规则用药,疗后定期随访。首选青霉素,如苄星青霉素。青霉素过敏者,可选用四环素、红霉素等。心血管梅毒和中枢神经系统梅毒不用苄星青霉素,而用普鲁卡因青霉素,治疗中应避免吉海反应的发生。早期梅毒治疗后,应定期随访2年,第1年每3个月、第2年每6个月各进行一次临床及血清学检查,如正常可停止观察。

一期梅毒(primary syphilis) 在不洁性交2~4周后发病。

诊断要点:主要表现为硬下疳,常为单发、无痛、境界清楚、直径1cm左右溃疡,触之坚实,表面可糜烂。常发生于外阴部,可伴腹股沟淋巴结肿大。偶可发生在口唇、舌、乳头等部位。不经治疗3~8周内可自然消退。渗出物涂片暗视野显微镜检查可见多数螺旋体。梅毒血清试验在硬下疳早期可阴性。

二期梅毒(secondary syphilis) 多在不洁性交后7~10周或硬下疳后6~8周发病。

诊断要点:皮疹多样,可呈斑疹、斑丘疹、丘疹、脓疱疹、鳞屑性皮损等,常泛发全身,对称分布。有两个损害具有特征性:一是发生在手掌、足跖多发的棕铜色脱屑性斑疹;二是肛周、外生殖器附近的扁平丘疹,表面湿润,称扁平湿疣,分泌物暗视野检查梅毒螺旋体阳性。黏膜可见黏膜斑。有时可出现骨膜炎、虫蚀状脱发及眼部虹膜炎。全身淋巴结肿大。梅毒血清学试验强阳性。二期梅毒未经治疗或治疗不彻底,损害消退后可重新出现,称为二期复发梅毒,皮疹形态同二期梅毒疹,但数目减少,分布限局。

三期梅毒(tertiary syphilis) 指感染2年以上的梅毒。除皮肤黏膜病变外,常侵犯心血管系统,神经系统或其他脏器系统。

诊断要点:皮肤黏膜的表现有结节性梅毒疹及树胶样肿;皮损数目少,极少能查到螺旋体;梅毒血清学试验阳性。神经梅毒脑脊液检查白细胞及蛋白量增加,VDRL试验阳性。累及心血管时,主要引起主动脉瓣关闭不全,升主动脉扩张,久之形成升主动脉瘤。

先天性梅毒(congenital syphilis) 指孕妇体内的梅毒螺旋体通过胎盘经血行直接传染给胎儿而发生的梅毒。2岁内为早期先天梅毒,2岁之后称晚期先天梅毒。

诊断要点:初生时瘦小,呈老人貌。早期多在出生3周后发病。出现鼻炎、咽喉炎症状。口周皲裂,常遗留放射状沟纹。肝脾肿大、淋巴结肿大及骨膜炎。皮肤表现多样,如鳞屑性斑丘疹、水疱及大疱、扁平湿疣样损害等,可伴脱发、甲沟炎、甲床炎。暗视野螺旋体检查阳性,梅毒血清试验阳性。晚期先天梅毒的皮肤损害基本与后天三期梅毒相似,有三个特殊症状,即哈氏齿(半月形门齿、Hutchinson齿)、实质性角膜炎及神经性耳聋,称Hutchinson三联症,对诊断具有特征性。

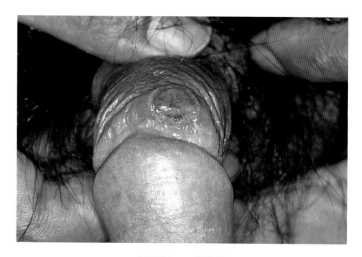

图 5-1-1 一期梅毒

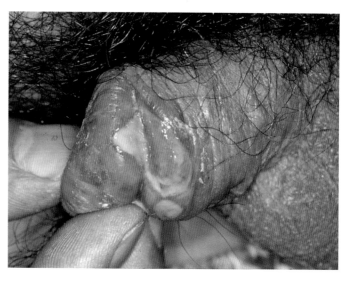

图 5-1-2 一期梅毒

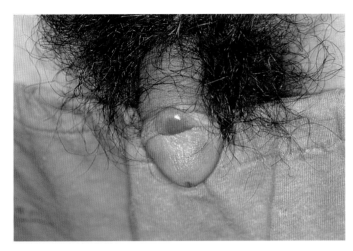

图 5-1-3　一期梅毒

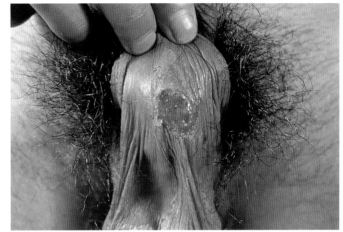

图 5-1-6　一期梅毒

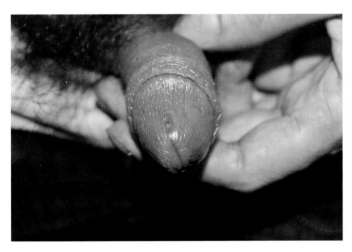

图 5-1-4　一期梅毒

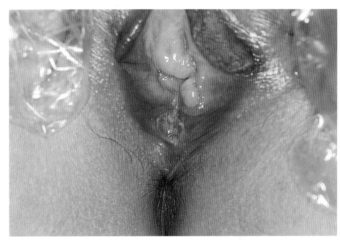

图 5-1-7　一期梅毒

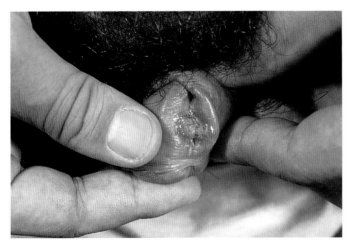

图 5-1-5　一期梅毒

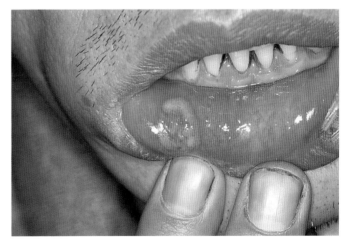

图 5-1-8　一期梅毒

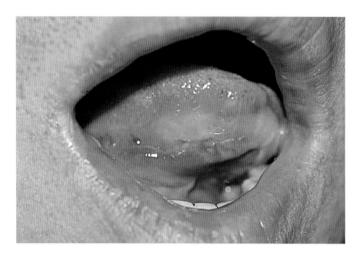

图 5-1-9　一期梅毒

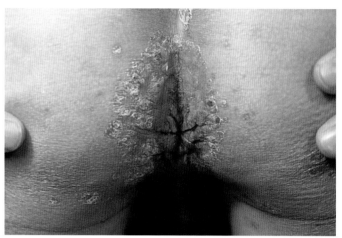

图 5-1-12　一期梅毒

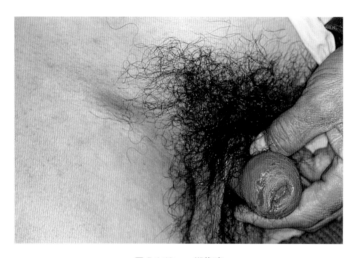

图 5-1-10　一期梅毒

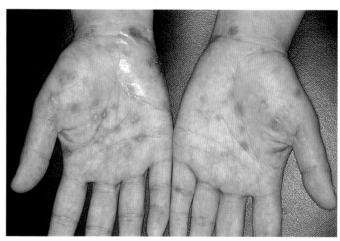

图 5-1-13　二期梅毒

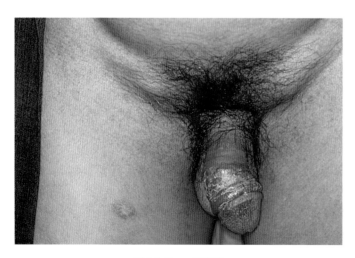

图 5-1-11　一期梅毒

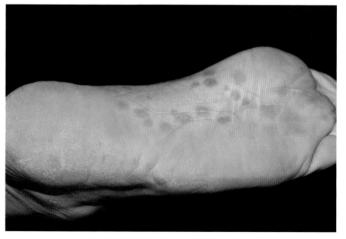

图 5-1-14　二期梅毒

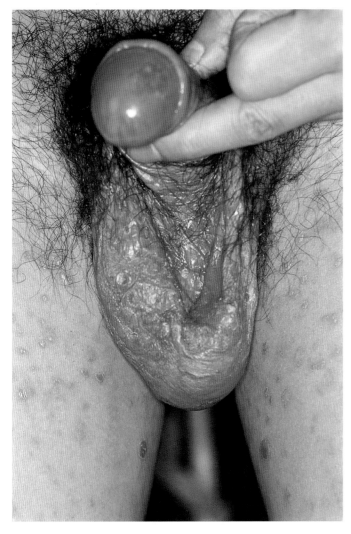

图 5-1-15　二期梅毒

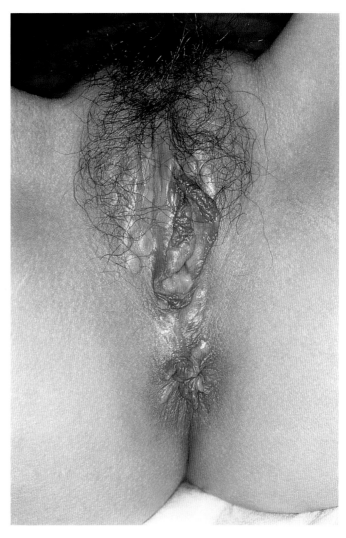

图 5-1-17　二期梅毒

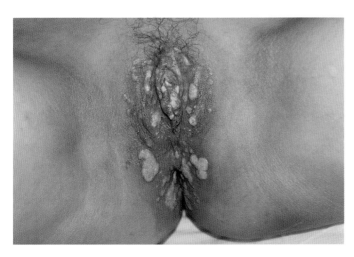

图 5-1-16　二期梅毒

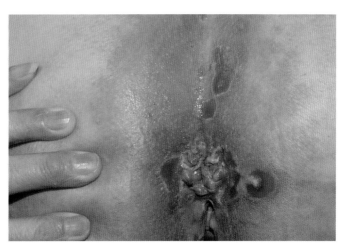

图 5-1-18　二期梅毒

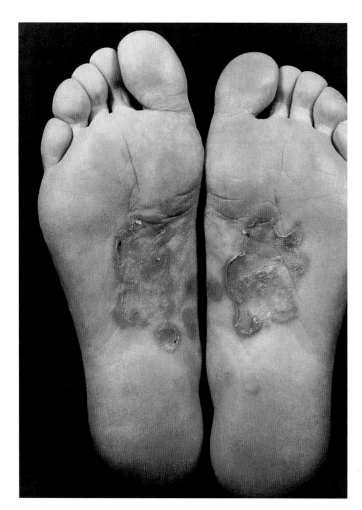

图 5-1-19 二期梅毒

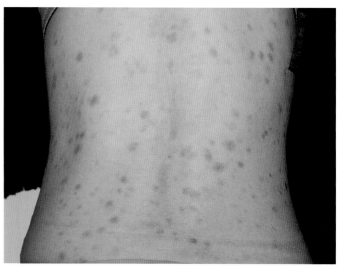

图 5-1-21 二期梅毒

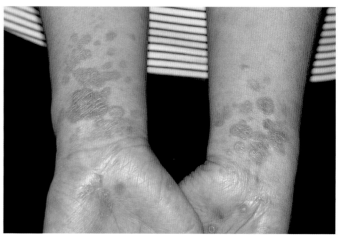

图 5-1-22 二期梅毒

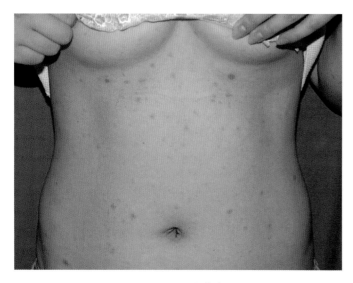

图 5-1-20 二期梅毒

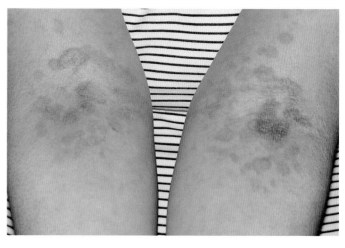

图 5-1-23 二期梅毒

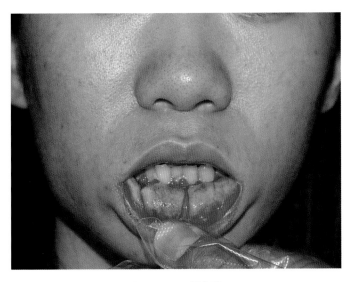

图 5-1-24　二期梅毒

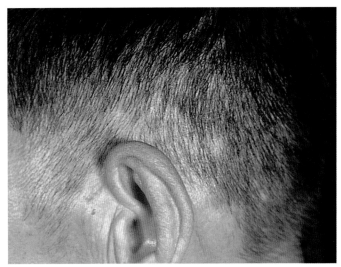

图 5-1-27　二期梅毒

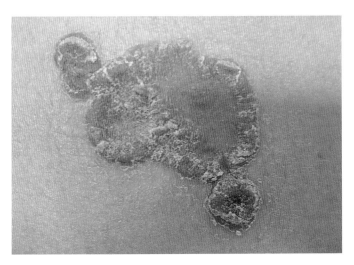

图 5-1-25　二期梅毒

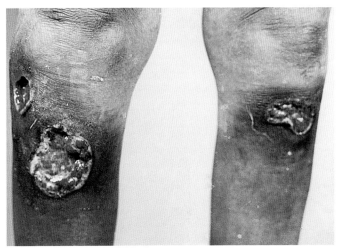

图 5-1-28　三期梅毒　树胶样肿

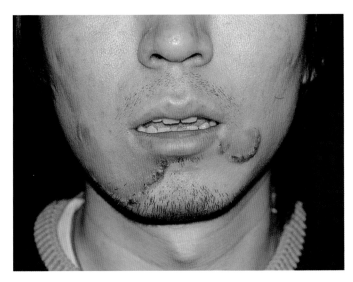

图 5-1-26　二期梅毒

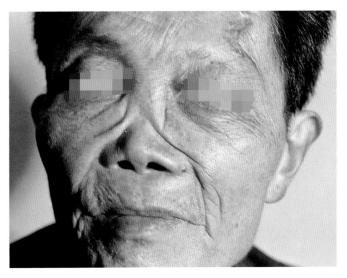

图 5-1-29　三期梅毒　鞍鼻

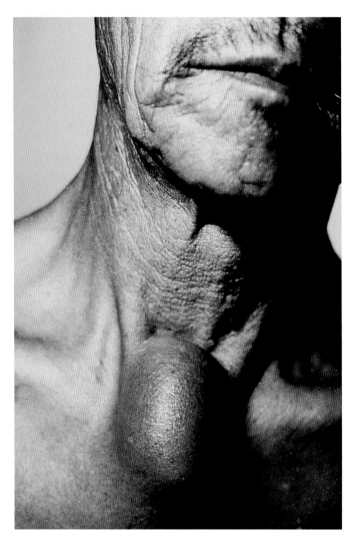

图 5-1-30　三期梅毒　主动脉瘤

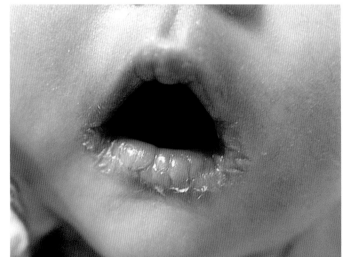

图 5-1-32　先天性梅毒

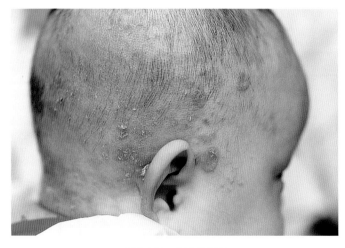

图 5-1-31　先天性梅毒

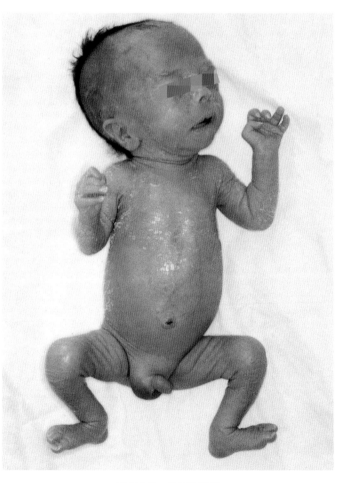

图 5-1-33　先天性梅毒

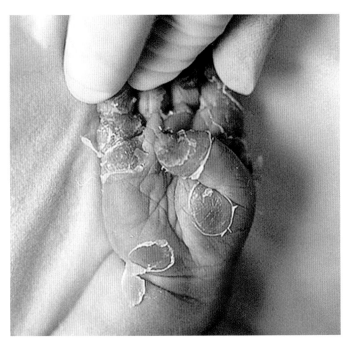

图 5-1-34　先天性梅毒

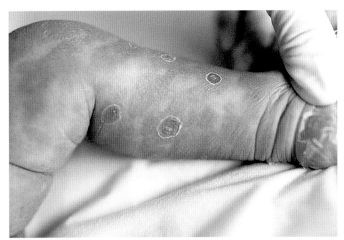

图 5-1-36　先天性梅毒

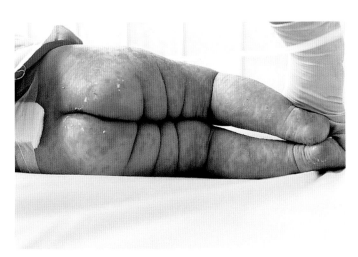

图 5-1-35　先天性梅毒

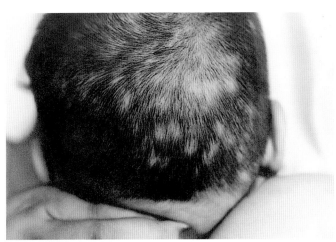

图 5-1-37　先天性梅毒

淋病
Gonorrhea

　　是由淋病双球菌感染引起的泌尿生殖系统传染病。好发于青壮年。

　　诊断要点：潜伏期平均 3~5 天。男性主要表现为尿道炎症状，尿道口红肿、溢脓、尿频、尿痛及排尿困难。女性表现为白带增多、下腹坠痛及轻度尿道炎等症状。当患者的分泌物接触了眼，可发生淋菌性结膜炎。儿童淋病以 3~7 岁幼女为主，多由接触被淋球菌污染的用品而间接感染，可表现为外阴炎。脓液涂片可见多形核白细胞内革兰氏阴性双球菌，淋球菌培养阳性。

　　治疗要点：应遵循及时、足量用药及疗后随访的原则，选择有效抗生素，首选第三代头孢菌素，如头孢曲松和头孢噻肟，静脉推注或肌内注射。

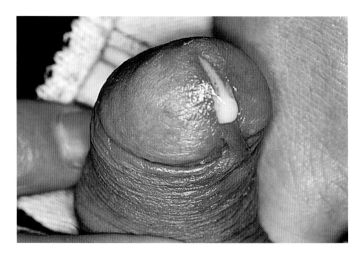

图 5-2-3　淋病

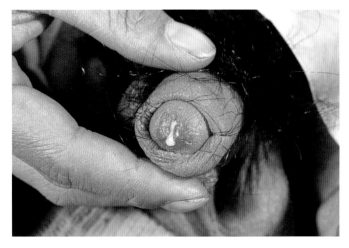

图 5-2-1　淋病

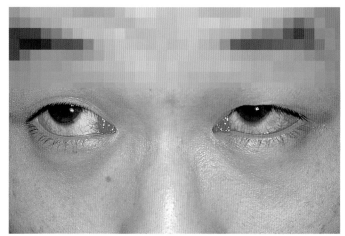

图 5-2-4　淋菌性结膜炎

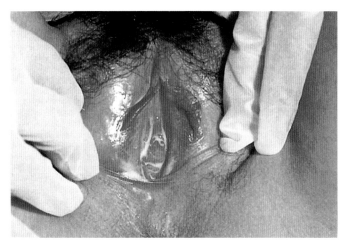

图 5-2-2　淋病

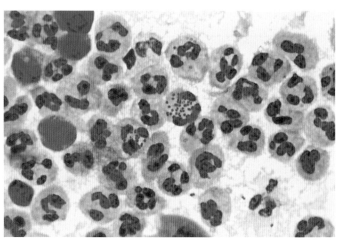

图 5-2-5　多形核白细胞内革兰氏阴性双球菌

生殖道沙眼衣原体感染

Genital Chlamydial Infections

由沙眼衣原体引起的泌尿生殖道感染,可与淋病伴发。

诊断要点: 在不洁性交后 2~3 周发病。男性表现为尿道分泌物,一般稀薄,呈黏液脓性而非黄色脓液,伴程度不等的尿道炎症状。女性可无明显自觉症状,表现为阴道分泌物增多,一般为黏液脓性。衣原体抗原试验阳性可确诊。

治疗要点: 可口服阿奇霉素、多西环素、米诺环素等。

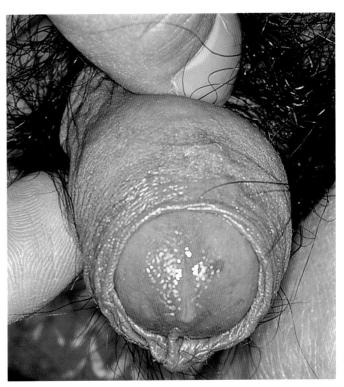

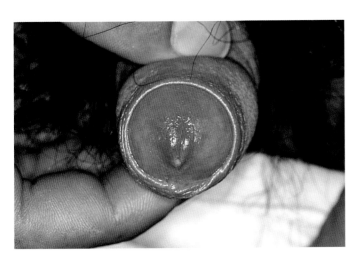

图 5-3-1　生殖道沙眼衣原体性感染

图 5-3-2　生殖道沙眼衣原体性感染

尖锐湿疣

Condyloma Acuminatum

由人类乳头瘤病毒（HPV）感染引起。大多为低危型 6 型和 11 型引起，少数为高危型 16 型和 18 型引起。

诊断要点：基本损害为乳头瘤样、菜花样、鸡冠样及蕈样的赘生物。常发生于男女外生殖器及肛周，以男性的冠状沟、包皮系带及女性后联合、小阴唇内侧为常见。免疫功能缺陷者或妊娠期妇女，疣体常较大，发展也快。少数患者，尤其是巨大尖锐湿疣可继发癌变。醋白试验阳性有助于检出临床不典型的损害及亚临床感染。尖锐

湿疣应注意与女性的假性湿疣及男性的阴茎珍珠样丘疹作鉴别（参见第二十六章）。

治疗要点：外用药物首选 0.5% 鬼臼毒素酊或 0.15% 鬼臼毒素乳膏，将药物涂于患处，每天 1～2 次，连续 3 天为一疗程，如未愈，停药 4 天后可重复使用。其他外用药有 5% 咪喹莫特凝胶等，亦可外用 33% 三氯醋酸溶液。物理疗法有冷冻、电灼、光动力学、激光等。对较大疣体可先外科切除，并配以其他疗法。

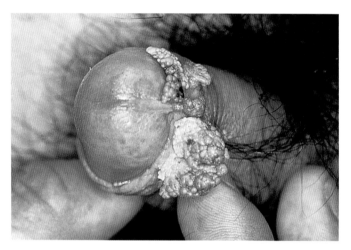

图 5-4-1　尖锐湿疣

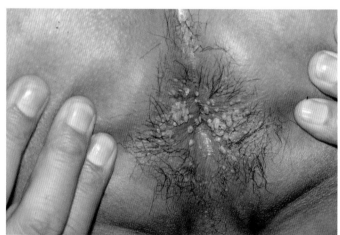

图 5-4-3　尖锐湿疣

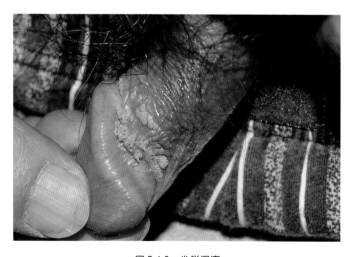

图 5-4-2　尖锐湿疣

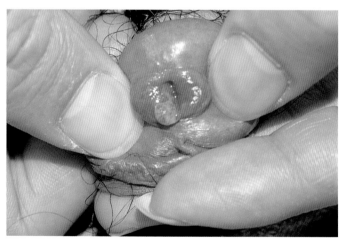

图 5-4-4　尖锐湿疣

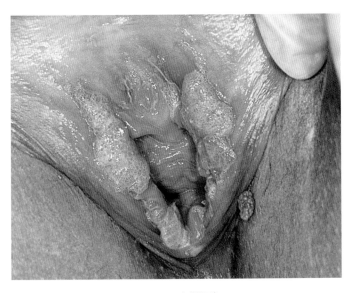

图 5-4-5 尖锐湿疣

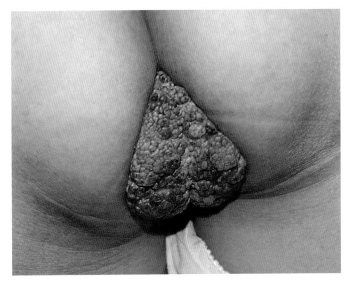

图 5-4-8 尖锐湿疣

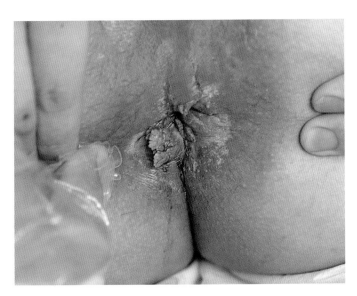

图 5-4-6 尖锐湿疣

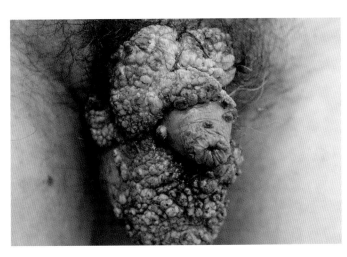

图 5-4-7 尖锐湿疣

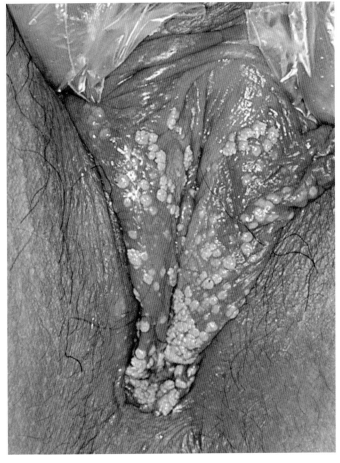

图 5-4-9 尖锐湿疣

鲍温样丘疹病
Bowenoid Papulosis

指发生于外生殖器的褐黑色扁平丘疹,与 HPV 感染有关。

诊断要点:好发于青壮年,皮损多见于男性的阴茎和龟头,女性的大小阴唇及肛周。典型损害为扁平丘疹或斑块,褐色或黑色,境界清楚,皮疹常多发,有群集性。无自觉症状。组织病理检查示表皮呈 Bowen 病样改变,有核的非典型性,如核大、不规则、出现丝状分裂相及细胞排列紊乱等。

治疗要点:以局部治疗为主,常采用 CO_2 激光、液氮冷冻、光动力学等治疗,亦可手术切除。治疗后注意随访,如有复发,应再次治疗。

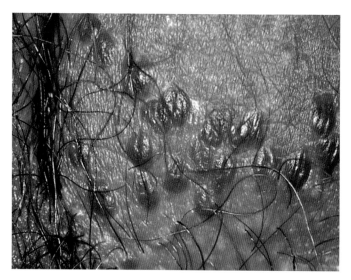

图 5-5-1　鲍温样丘疹病

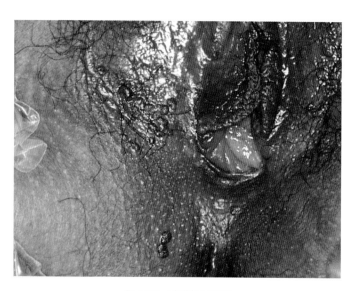

图 5-5-2　鲍温样丘疹病

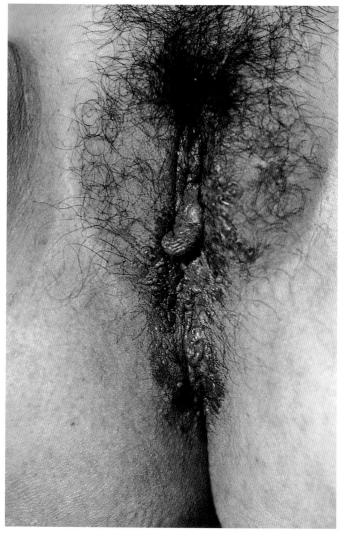

图 5-5-3　鲍温样丘疹病

生殖器疱疹

Genital Herpes

多由单纯疱疹Ⅱ型病毒感染引起。

诊断要点：好发于男性的阴茎、龟头或肛周，女性的阴唇、阴道和宫颈。损害早期为成群水疱，基底发红，水疱极易破裂，成点状糜烂，自觉疼痛。病程一般在1周左右，但易复发。反复发作的称复发性生殖器疱疹。

治疗要点：核苷类药物如阿昔洛韦口服，对早期损害可缩短病程。外用阿昔洛韦药膏、干扰素凝胶等。对慢性复发病例，可长期服用阿昔洛韦。

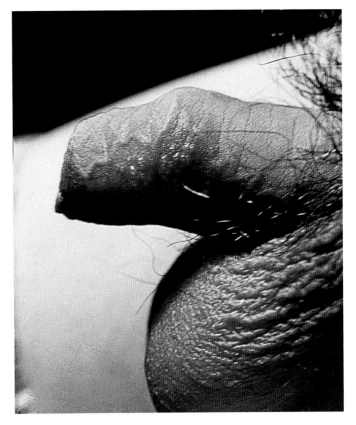

图 5-6-2　生殖器疱疹

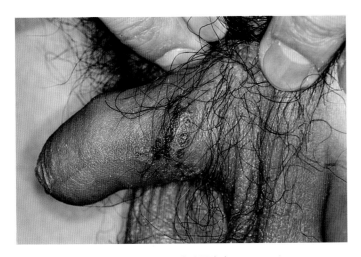

图 5-6-1　生殖器疱疹

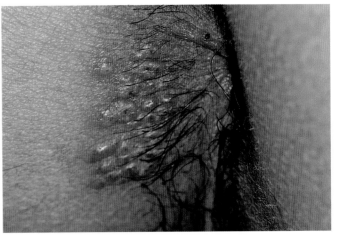

图 5-6-3　生殖器疱疹

艾滋病皮肤表现

Cutaneous Manifestation of AIDS

艾滋病即获得性免疫缺陷综合征,病原体为人类免疫缺陷病毒(human immunodeficiency virus,HIV)。艾滋病与同性恋、静脉用毒品有关,常与性病伴发。

诊断要点：患者常消瘦,可呈恶液质状。皮肤表现多种多样,大多缺乏特异性。具有特征性的皮肤损害是卡波西肉瘤,为呈紫红色的斑丘疹或斑块,常多发,可全身散在分布,也可见于口腔黏膜。由于患者免疫功能低下,可发生各种感染,如口腔白念珠菌感染、口腔毛状黏膜白斑病、隐球菌感染。皮肤痒疹及结节痒疹样改变是常见的皮疹,还可见黑变病样改变、鱼鳞病样改变等。浅表淋巴结可肿大。对疑诊病例应做血清学检查,确诊应到国家指定的医疗卫生机构。

治疗要点：一是针对 HIV 病毒,可服用核苷类反转录酶抑制剂、非核苷类反转录酶抑制剂、蛋白酶抑制剂、膜融合抑制剂和整合酶抑制剂,常采用联合用药;二是针对感染的病原体;三是提高机体的免疫力或抵抗力。

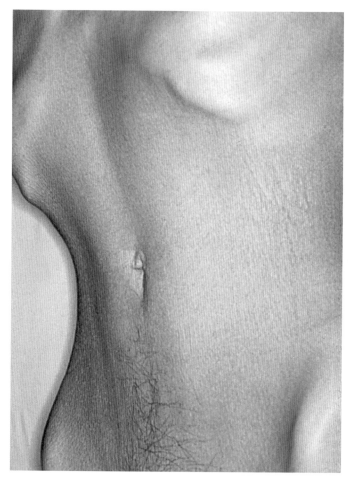

图 5-7-2 艾滋病 恶液质

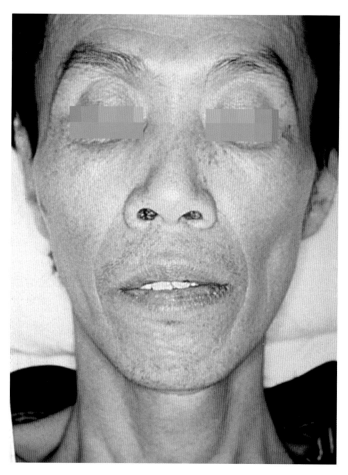

图 5-7-1 艾滋病 恶液质

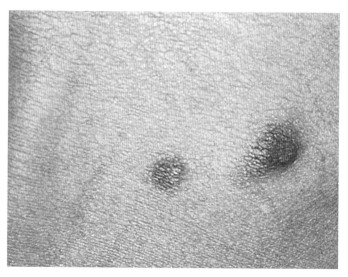

图 5-7-3 艾滋病 卡波西肉瘤

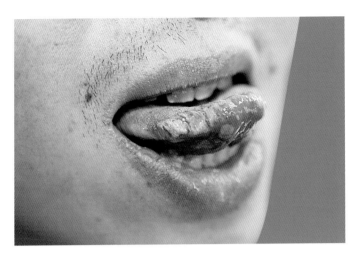

图 5-7-4 艾滋病 口腔毛状黏膜白斑病

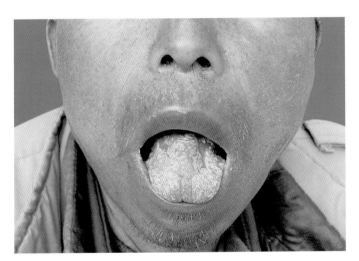

图 5-7-5 艾滋病 白念珠菌感染

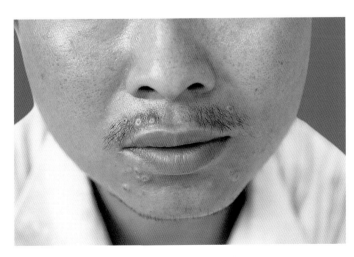

图 5-7-6 艾滋病 隐球菌感染

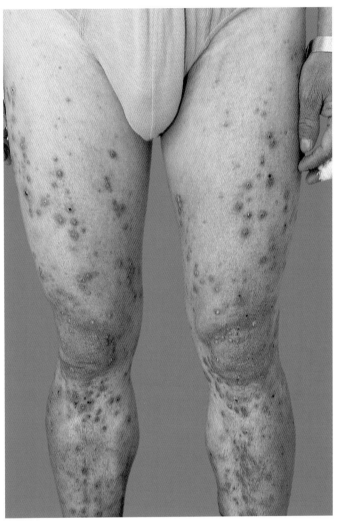

图 5-7-7 艾滋病 皮肤痒疹及结节痒疹样改变

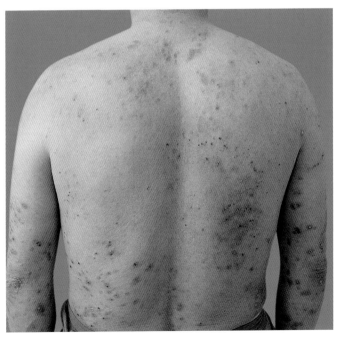

图 5-7-8 艾滋病 皮肤痒疹及结节痒疹样改变

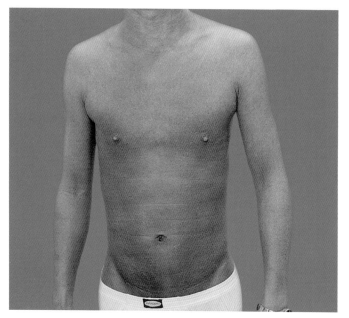

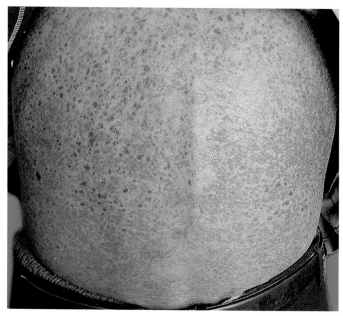

图 5-7-9 艾滋病 黑变病样改变

图 5-7-10 艾滋病 鱼鳞病样改变

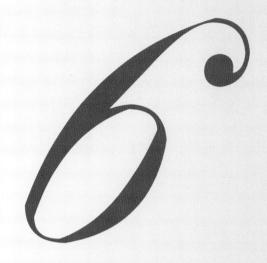

第六章　寄生虫、昆虫、动物性皮肤病

Dermatoses Caused by Parasites, Insects and Animals

皮肤利什曼病

Cutaneous Leishmaniasis

又称东方疖,是由利什曼原虫(LD 小体)引起的一种慢性感染性皮肤病。可由蚊虫叮咬等传染。

诊断要点:损害为炎性结节或斑块,上复痂屑,其下可见米粒至黄豆大结节,呈红色或棕色。好发于头面部、四肢等外露部位。我国少见,近来在援外人员中发现病例。图 6-1-1 及图 6-1-6 两例都曾在非洲工作。在病变组织病理切片 HE 染色中可见病原体,以姬姆萨染色可更清楚地显示组织细胞胞浆内的利杜(LD)小体。

治疗要点:首选葡萄糖酸锑钠,肌内或静脉注射、外用。抗真菌药物如伊曲康唑、特比萘芬等也有效。

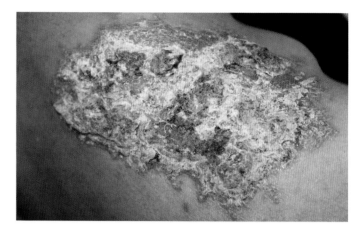

图 6-1-2 皮肤利什曼病

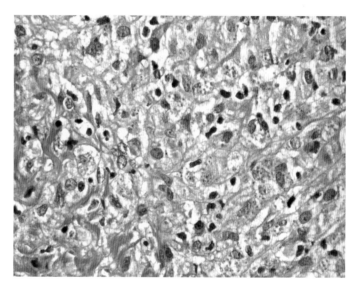

图 6-1-3 HE 染色示病原体

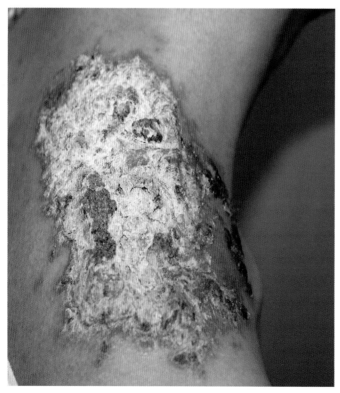

图 6-1-1 皮肤利什曼病

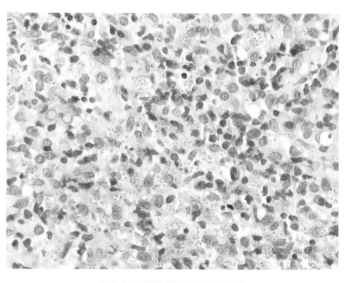

图 6-1-4 姬姆萨染色示利杜小体

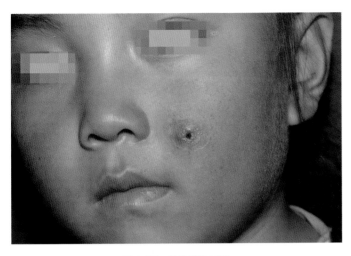

图 6-1-5　皮肤利什曼病

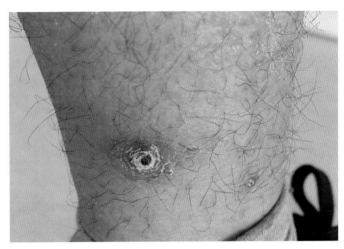

图 6-1-6　皮肤利什曼病

匐行疹

Creeping Eruption

　　又称幼虫移行疹,系由钩虫、丝虫及腭口线虫等的幼虫在人皮肤移行掘进所引起。可因接触了污染的土壤或水源而感染,也可因食用了生鱼等所致。

　　诊断要点：幼虫通过消化道或直接钻入皮肤后,出现丘疹、丘疱疹或红斑等损害。当幼虫在皮肤内蜿蜒爬行时,可形成一条或多条鲜红色或暗红色的线状损害,略高出皮面。幼虫停止前进后可在局部形成硬结,虫体多停留在损害末端附近。好发部位为手足和小腿,也可见于躯干。

　　治疗要点：口服阿苯达唑,局部可用液氮冷冻。

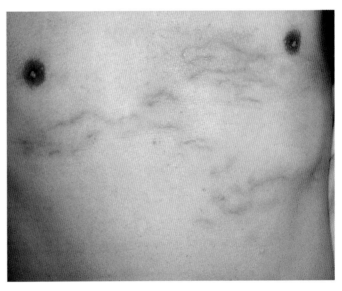

图 6-2-1　匐行疹

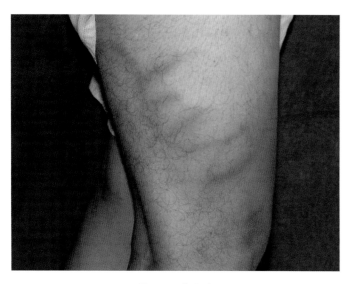

图 6-2-2 匐行疹

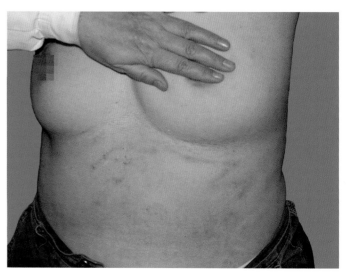

图 6-2-3 匐行疹

刺毛虫皮炎

Caterpillar Dermatitis

是刺蛾的幼虫(俗称"洋辣子")引起的皮炎。

诊断要点: 多在面、颈、前臂等露出部位,虫体刺入部位出现米粒大丘疹,周围有水肿性红斑。自觉瘙痒,手抓或触摸皮疹时又感局部疼痛。有的表现为荨麻疹、水疱。

治疗要点: 可用胶布粘贴患处,反复多次以拔去毒毛。局部红肿明显时可用1%~2%明矾溶液冷湿敷、外搽薄荷炉甘石洗剂。可应用抗组胺药和止痛片对症处理。

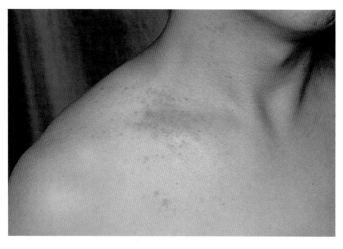

图 6-3-1 刺毛虫皮炎

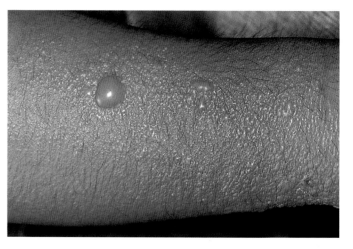

图 6-3-2 刺毛虫皮炎

桑毛虫皮炎
Euproctis Similis Dermatitis

桑毛虫的毒毛脱落时,可飘落在皮肤的外露部位,引起皮炎。

诊断要点：典型损害为米粒大小的浮肿性红斑及丘疹,自觉灼痒。

治疗要点：可用胶布粘贴患处,反复多次以拔去毒毛,冲洗。外搽薄荷炉甘石洗剂或糖皮质激素。

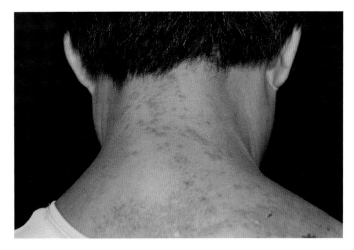

图 6-4-1　桑毛虫皮炎

虫咬皮炎
Dermatitis Caused by Insect Bites

又称丘疹性荨麻疹,由蚊虫、臭虫、跳蚤等叮咬所致。

诊断要点：夏秋季好发,皮损大多在暴露部位,可多发。损害局部红肿,有丘疹、丘疱疹及风团,有时表面可出现水疱及大疱。自觉刺痛,瘙痒。可因搔抓继发感染、局部淋巴管炎。

治疗要点：对症处理,可口服抗组胺药;合并感染时酌情给予抗生素。局部可外用炉甘石洗剂或皮质激素制剂。

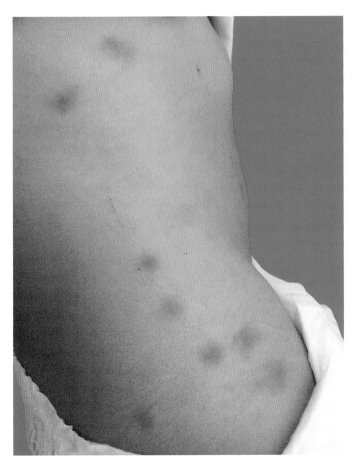

图 6-5-1　虫咬皮炎

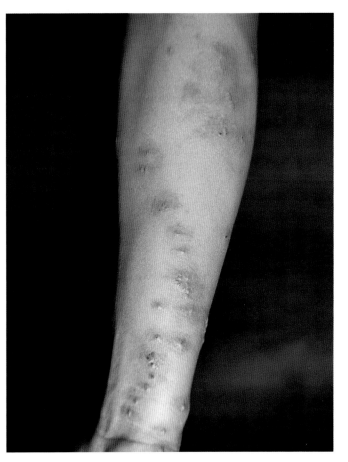

图 6-5-2　虫咬皮炎

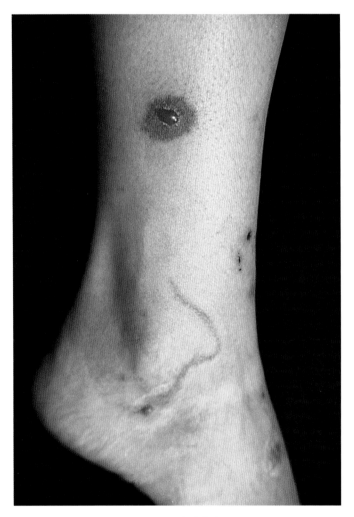

图 6-5-3 虫咬皮炎

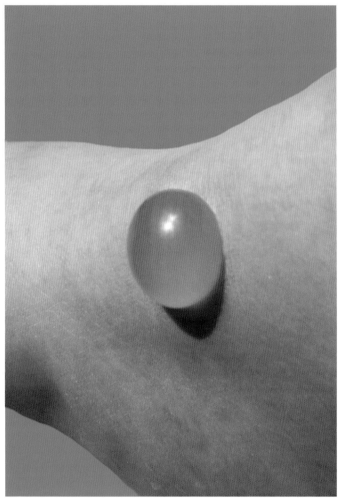

图 6-5-4 虫咬皮炎，示大疱

疥疮

Scabies

系疥虫寄生于表皮角层内所致的传染病。通过密切接触传染,在人群易传播。

诊断要点:基本损害为针头大小丘疹,有时可见疥螨在表皮角质层内掘的隧道。瘙痒剧烈,尤以夜间为甚。皮损好发于指缝、腕屈面、肘窝、脐窝及腹股沟等皮肤折皱部位。当皮疹泛发全身时,可误诊为丘疹性湿疹。男性患者在阴囊、阴茎皮肤上可形成黄豆大的褐红色结节。疥疮治愈后,结节仍经久不消。"挪威疥"具有疥的基本特点,但皮疹严重、泛发,有明显角化及痂屑,见于身体虚弱或免疫功能低下者。

治疗要点:10%(儿童5%)硫磺软膏外搽,全身外用,连续3天,第4天洗澡更衣。必要时两周后重复一疗程。丙体666霜(疥灵霜)外搽12~24小时后洗澡,儿童及孕妇不宜使用。内衣、床单等寝具应煮沸消毒或在日光下暴晒。若有多人发病应同时接受治疗。

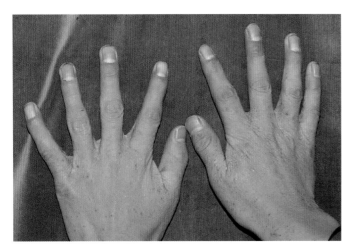

图 6-6-1 疥疮

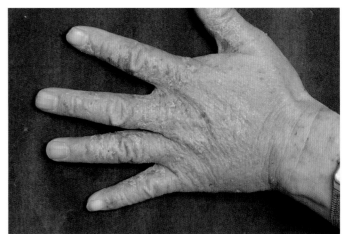

图 6-6-3 挪威疥

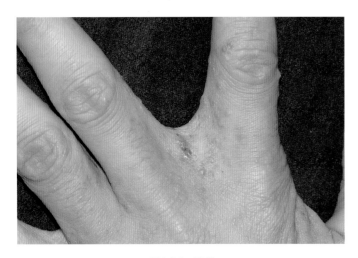

图 6-6-2 疥疮

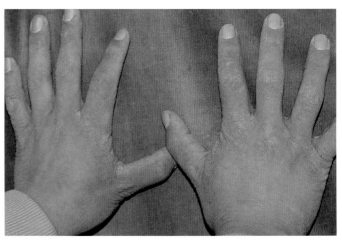

图 6-6-4 挪威疥

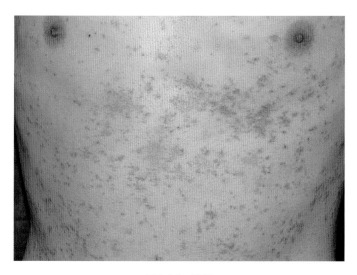

图 6-6-5 疥疮

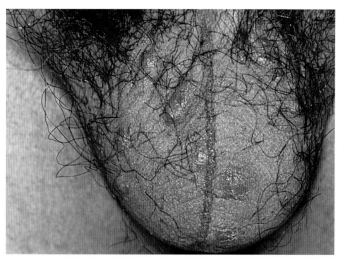

图 6-6-6 疥疮结节

阴虱病

Pubic Pediculosis

虱病有头虱、体虱及阴虱之分，发生在阴部的称为阴虱。常通过性接触传染。

诊断要点：患者常因阴毛部位显著瘙痒而来就诊。检查可见阴毛根部毛囊炎或搔抓所致的点状表皮剥蚀，患者内裤上有出血点。仔细检查在阴毛上可见活动的阴虱或灰色的小点，取下在显微镜下则可见到阴虱。

治疗要点：剃去阴毛，并予以焚烧。患处可外搽 5%～10%硫磺膏、丁香罗勒膏、50%百部酊或 25%苯甲酸苄酯乳剂。内衣及床上用品应煮沸消毒。密切接触者应同时治疗。

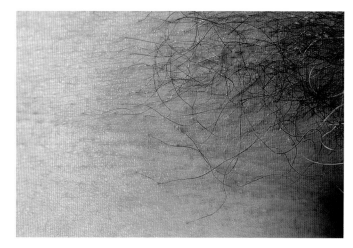

图 6-7-1 阴虱病

蠕形螨病
Demodicidosis

由蠕形螨幼虫寄生在人的毛囊皮脂腺内所引起。人蠕形螨又称毛囊虫,故该病又称毛囊虫皮炎。

诊断要点: 多发生于中青年人的面部,尤其在鼻尖、鼻翼、眉间、额、颏及颊部。表现为红斑,其上有丘疹、脓疱及脱屑,患部毛囊口扩张。自觉轻度痒感。

治疗要点: 保持面部清洁卫生,可外搽 0.75% ~ 1.0% 甲硝唑凝胶、20% 苯甲酸苄脂乳剂、5% ~ 10% 硫磺霜。口服甲硝唑(灭滴灵),每天 3 次,每次 0.2g,连用 15 天为一疗程。

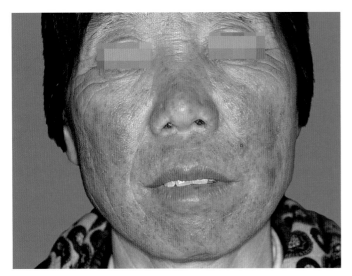

图 6-8-1 蠕形螨病

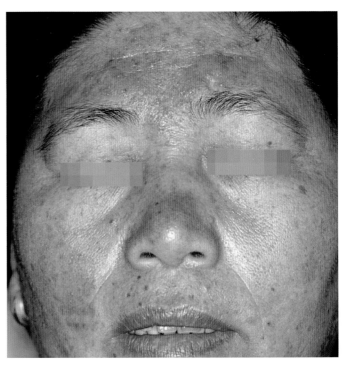

图 6-8-2 蠕形螨病

隐翅虫皮炎
Paederus Dermatitis

隐翅虫的体液呈强酸性(pH 在 2 左右),当用手将隐翅虫在皮肤表面碾压(常在夜间睡觉时发生),其强酸性的体液将刺激皮肤引起皮炎。

诊断要点: 皮损为水肿性红斑、水疱,常呈线状。好发于面部及四肢等外露部位。自觉灼痛。

治疗要点: 局部冷湿敷。外搽炉甘石洗剂或 40% 氧化锌油。红斑性损害可外用曲安西龙霜等。发现体表有隐翅虫,应用手指将其拔出,不要用手拍打、揉搓。

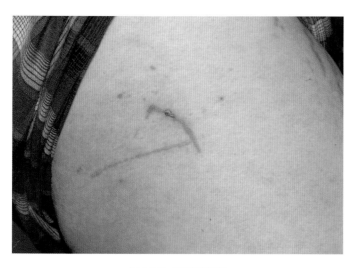

图 6-9-1　隐翅虫皮炎

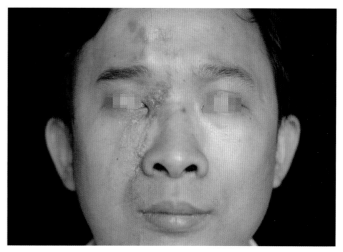

图 6-9-2　隐翅虫皮炎

水母皮炎

Jellyfish Dermatitis

由水母引起的皮炎是一个常见的刺胞皮炎（nemato-cyst dermatitis）。

诊断要点：水母皮炎常呈鞭痕状，局部红肿，有丘疹、水疱。自觉刺疼或烧灼感，重者可出现全身不适。

治疗要点：一旦发现蜇伤，需尽快用毛巾、海水去除粘在皮肤上的刺胞，不用淡水冲洗。对皮疹，可外搽炉甘石洗剂或皮质激素，口服抗组胺药，必要时可肌注复方倍他米松注射液或其他糖皮质激素。

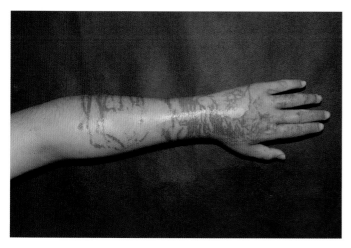

图 6-10-1　水母皮炎

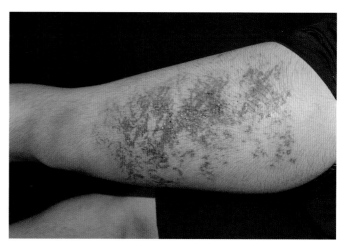

图 6-10-2　水母皮炎

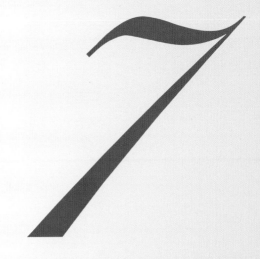

第七章　物理性皮肤病
Dermatoses due to Physical Factors

痱

Miliaria

因高温湿热环境中出汗多且不易蒸发,外泌腺导管口堵塞、汗液潴留后汗管破裂、汗液外溢渗入周围组织引起的皮肤浅表炎症反应。

诊断要点:晶形粟粒疹(白痱)皮损为非炎症性密集分布的针头大小、壁薄而微亮的小疱。易见于卧床不起、高热汗出不畅或术后体虚者。

红色粟粒疹(红痱)夏季多见。好发于儿童,头面部及胸背部。为密集排列的针头大小丘疹或丘疱疹,周围绕以红晕。

脓疱性粟粒疹(脓痱)顶端有针头大小脓疱,基底潮红肿胀。好发于小儿头面部。

治疗要点:常用温水清洗,保持皮肤清洁、干燥,室内空气凉爽。外用痱子粉或炉甘石洗剂,有继发感染者酌加抗生素外用或口服。

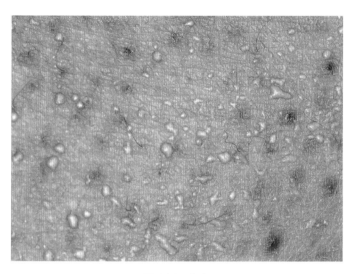

图 7-1-1 白痱

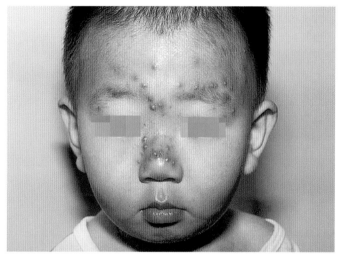

图 7-1-3 脓痱

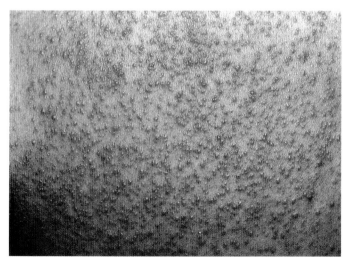

图 7-1-2 红痱

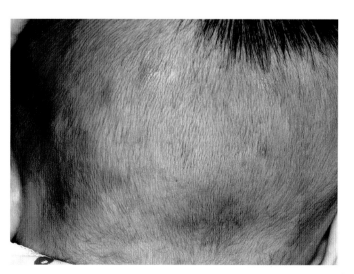

图 7-1-4 脓痱

烧伤
Burns

由火焰、热水、强酸、强碱等造成的皮肤损伤统称为烧伤。

诊断要点：根据烧伤深浅程度分成三度。一度烧伤：为表皮烧伤，局部皮肤发红疼痛。二度烧伤：浅二度是表及真皮浅层烧伤，局部发生水疱，疱壁薄，有剧痛，愈后可有暂时性色素改变，一般不形成瘢痕；深二度达真皮深层，疼痛较轻，水疱较少，疱壁较厚，愈后形成瘢痕。三度烧伤：烧伤深度达皮肤全层或更深，皮色苍白或形成焦痂，无痛感；焦痂脱落后发生瘢痕，可因瘢痕收缩而引起局部畸形。

治疗要点：一度烧伤用冷敷，无须特殊处理。二度烧伤需在无菌条件下进行清创术，而后创面采用包扎或暴露。抗生素预防感染。若烧伤面积大，必须重视全身治疗，如抗休克、抗感染、增强机体抵抗力等。对创面要有计划地采取手术治疗，及时移植自体皮肤，减少瘢痕形成。

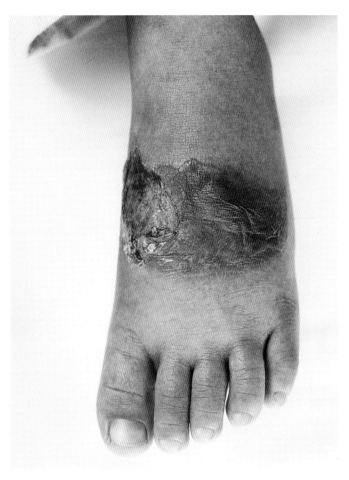

图 7-2-1　二度烧伤

火激红斑
Erythema Abigne

因局部皮肤长期受温热作用而引起。见于经常进行烤火取暖、暖壶取暖或长期用红外线照射的局部。

诊断要点：最初局部皮肤充血，以后成持久性的网状红斑，毛细血管扩张，伴色素沉着。无自觉症状。好发于下肢、腹部或下背部。

治疗要点：当原因除去后，皮损便逐渐自行消退。

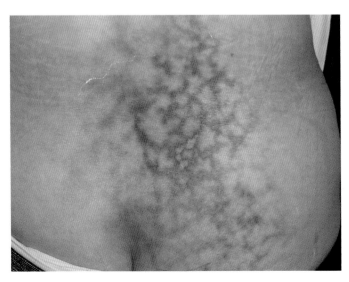

图 7-3-1　火激红斑

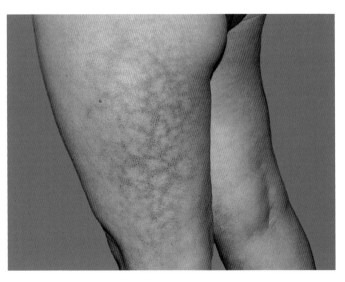

图 7-3-2　火激红斑

冻疮

Chilblain

是由寒冷引起的局限性皮肤炎症损害。冬季常见。

诊断要点：典型皮损为局限性暗紫红色隆起的水肿性斑块或结节，表面紧张而光亮。严重时可发生水疱、糜烂、溃疡，愈后遗留色素沉着。好发于手足、面颊、耳廓等处。自觉瘙痒，受热后加剧。春季天气转暖后逐渐消退。

治疗要点：加强锻炼和营养，增强体质，促进末梢血液循环；入冬注意全身及局部保暖。皮损初起者可外搽10%樟脑软膏，温水浸泡局部后再搽药，并反复揉擦患处。已破溃者，可外用复方多粘菌素膏、10%鱼石脂软膏等。全身治疗可用血管扩张剂。物理疗法可采用紫外线照射，氦氖激光局部照射等。

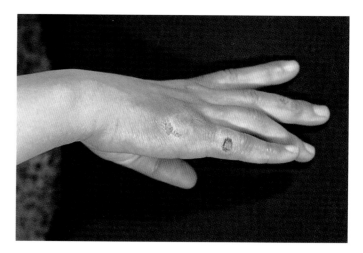

图 7-4-2　冻疮

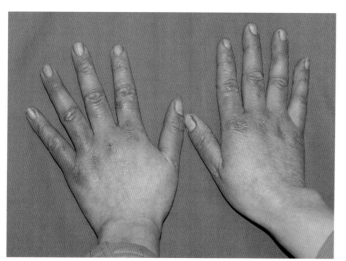

图 7-4-1　冻疮

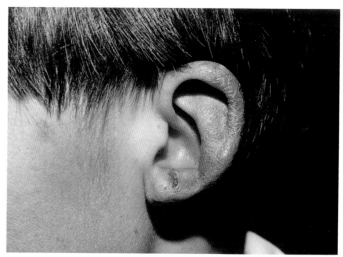

图 7-4-3　冻疮

冷球蛋白血症

Cryoglobulinemia

诊断要点：紫癜为最常见的皮肤症状，其他如寒冷性荨麻疹、雷诺现象、肢端发绀和网状青斑。关节痛是混合性冷球蛋白血症的常见症状，常发生在手、膝关节。可以有内脏如肾脏、神经系统等病变。实验室检查冷球蛋白有助于确定诊断。病理示白细胞碎裂性血管炎，血管腔内见均一嗜酸性物质沉积。

治疗要点：治疗原发病，避免寒冷，注意保暖。HCV感染者先治疗HCV。非HCV感染者以激素加免疫抑制剂为主。还可使用血浆置换。

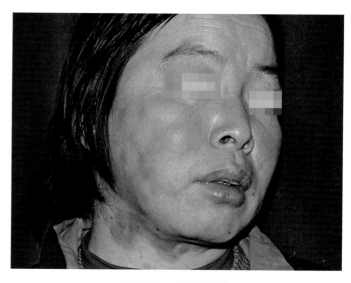

图 7-5-1　冷球蛋白血症

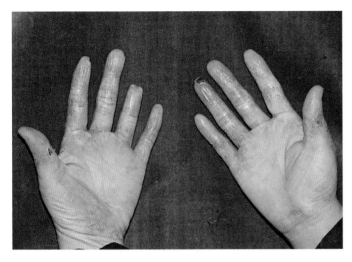

图 7-5-2　冷球蛋白血症

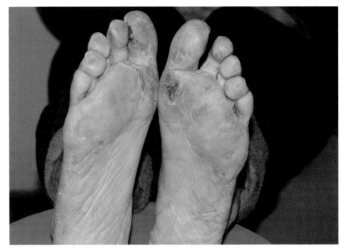

图 7-5-3　冷球蛋白血症

日晒伤

Sunburn

是强烈日光(主要是中波紫外线)照射引起皮肤的急性皮肤反应。

诊断要点： 日晒后数小时,在暴露部位皮肤出现鲜红斑,可伴水肿,严重时出现水疱、大疱,渐变为暗红色或红褐色,继之脱屑,逐渐消退而遗留色素沉着。自觉灼感或刺痛。若日晒面积广时,可引起全身症状。

治疗要点： 局部外用炉甘石洗剂,糖皮质激素药膏。可以 2%~4% 硼酸溶液或生理盐水等作冷湿敷,小剂量糖皮质激素内服有减轻炎症反应的作用。避免烈日暴晒,日晒前应在外露部位皮肤搽遮光剂、防晒霜。

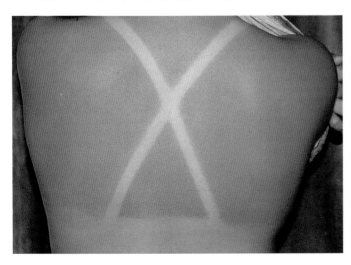

图 7-6-1　日晒伤

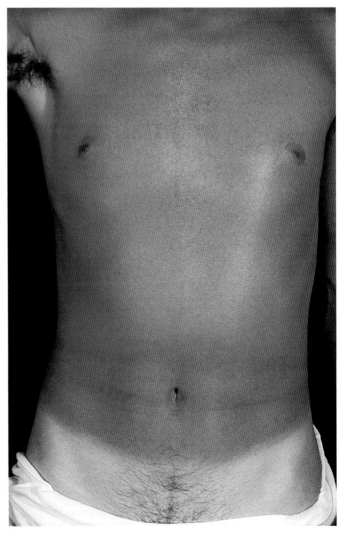

图 7-6-2　日晒伤

项部菱形皮肤

Cutis Rhomboidalis Nuchae

长期受过度的日光照晒所致。

诊断要点：项部皮肤增厚、皮沟深陷，皮嵴隆起，皮纹显著，纵横交错，形成菱形或三角形，表面干燥、粗糙，色素沉着。

治疗要点：无特殊治疗，避免长期日光照晒。

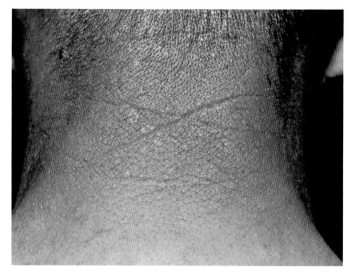

图 7-7-1　项部菱形皮肤

光线性肉芽肿

Actinic Granuloma

由于经常遭受日光照晒所引起的慢性肉芽肿。

诊断要点：外露部位皮肤出现斑块，中央凹陷呈环状，边缘呈堤状隆起，具珍珠样色泽。环的直径在 0.5～4cm，数目由 3～5 个到数十个不等，质较韧，表面无鳞屑。好发于额、颈、胸、上肢或后背等。病程慢性。有时可自行缓解。

治疗要点：应用遮光剂、防晒剂。外用糖皮质激素制剂，口服羟氯喹。

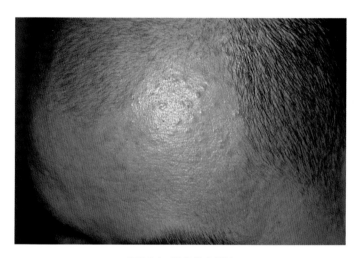

图 7-8-1　光化性肉芽肿

胶样粟丘疹

Colloid Milium

是真皮胶原纤维和弹力纤维变性的结果。

诊断要点：本病分儿童和成人两型。前者在儿童或少年期发病，至青春期后自行消退，常有家族史。在露出部位发生半透明的淡黄色黄豆大圆形或不整形扁平丘疹，常群集对称分布，好发于面部和手背。成人型常在长期受日光照晒后发生，好发于前额、颊部等。除有半透明扁平丘疹外，还可见淡黄、橘黄色的结节或斑块，有时可见毛细血管扩张。

治疗要点：避免长期日光照晒。口服羟氯喹和维生素 C；可行冷冻或电灼，必要时可手术切除。

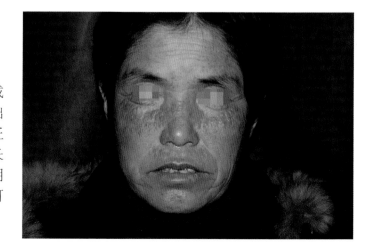

图 7-9-1　胶样粟丘疹

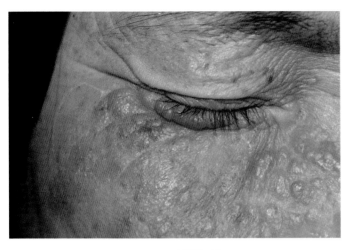

图 7-9-2 胶样粟丘疹

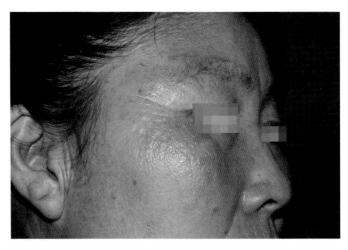

图 7-9-3 胶样粟丘疹

多形性日光疹
Polymorphous Light Eruption

日光照射后发生的一种光敏性皮肤病,常由长波紫外线(UVA)引起。

诊断要点: 好发于春季,女性多见。皮疹可有多种形态,如红斑、丘疹、丘疱疹、斑丘疹、斑块等。但同一患者的皮疹一般以某一形态为主。皮疹好发于外露部位如面部、颈部 V 形区、前臂、手背等。自觉瘙痒,日晒后加重。

治疗要点: 避免强烈日晒,尤其在初春。外出应涂防晒霜,用遮阳伞,亦可穿长袖衣。外用糖皮质激素制剂,可内服羟氯喹,也可服沙利度胺片。对反复发作的病例,春初在医生指导下以人工光源作小剂量紫外线照射可起到预防的作用。

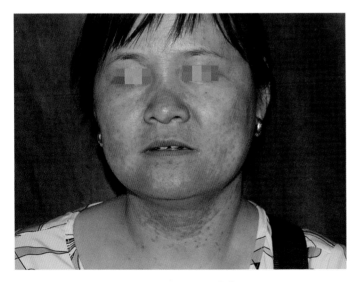

图 7-10-1 多形性日光疹

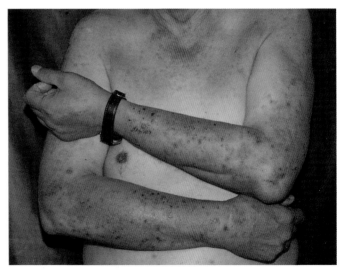

图 7-10-2 多形性日光疹

慢性光化性皮炎

Chronic Actinic Dermatitis，CAD

是对已知或未知光敏物所产生的一种慢性光变态反应性皮肤病。

诊断要点： 皮损发生在日光暴露部位，主要在面部。皮疹为紫红色或暗红色的肥厚性斑丘疹或斑块，常融合成片，上附糠状鳞屑，有时可见结节。皮损日渐增厚，慢性经过。自觉剧烈瘙痒。

治疗要点： 避免强烈日晒。外用防晒霜，避免外用或内服光敏物。口服沙利度胺、烟酰胺等，严重者可系统应用糖皮质激素、硫唑嘌呤或环孢素。

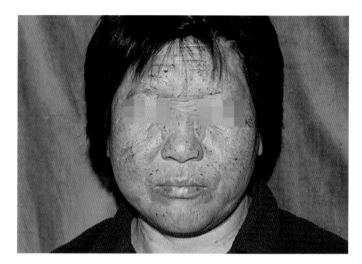

图 7-11-2　慢性光化性皮炎

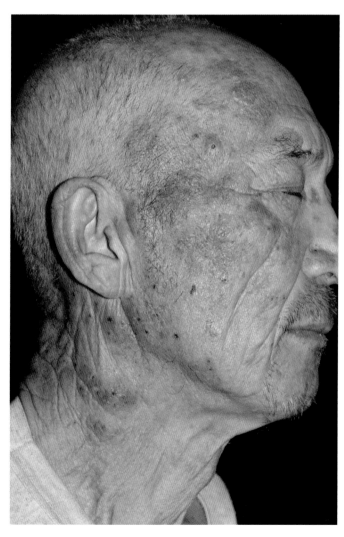

图 7-11-1　慢性光化性皮炎

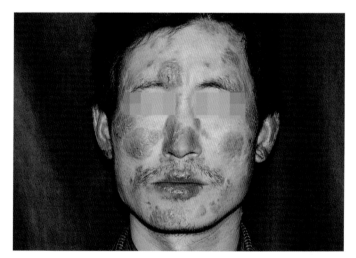

图 7-11-3　慢性光化性皮炎

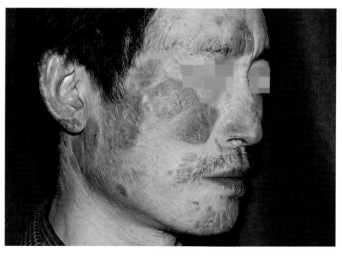

图 7-11-4　慢性光化性皮炎

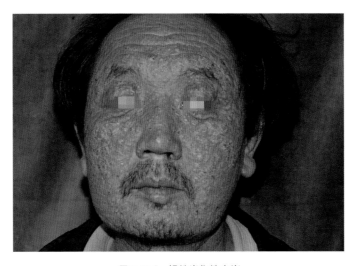

图 7-11-5 慢性光化性皮炎

植物日光性皮炎

Phytophotodermatitis

因食用某些光感性植物如灰菜、苋菜后,经日晒所引起的急性光毒性炎症反应。

诊断要点：面部和手背等外露部位发生显著肿胀,表面紧张光亮。双侧眼睑肿胀,不能睁开,口唇外翻,张口受限,皮肤潮红或呈紫红色,有瘀点或瘀斑、丘疹、水疱等。自觉灼热、胀痛、刺痛或瘙痒。皮损广泛者有全身症状。

治疗要点：避免食用光敏性的植物。敏感者一旦食用,应严格避免日光照晒。给予口服维生素 B_1,维生素 C 和烟酰胺等,严重者应系统使用糖皮质激素。局部治疗与急性皮炎或湿疹相同。

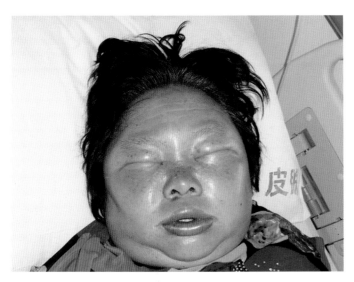

图 7-12-1 植物日光性皮炎（食用灰菜 1 天后）

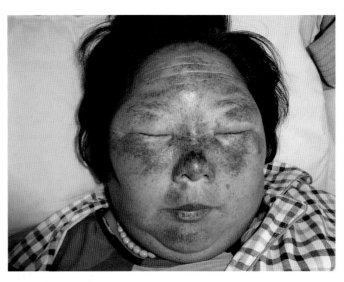

图 7-12-2 植物日光性皮炎（食用灰菜 3 天后）

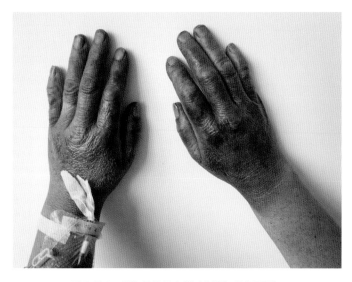

图 7-12-3　植物日光性皮炎（食用灰菜 3 天后）

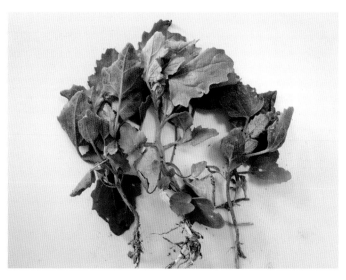

图 7-12-4　光敏性植物　灰菜

种痘样水疱病

Hydroa Vacciniforme

是以水疱为主的光敏性反复发作的皮肤病。儿童在 2~3 岁时发病，也有发病较迟者。一般女孩病情较轻，男孩往往病情重，皮疹数目也多。

诊断要点：多见于儿童，暴露日光处出现红斑、丘疹或豆大水疱，中心可见脐窝。中心可坏死，结痂，痂脱落后留有凹陷性瘢痕及色素沉着。好发于颊、鼻背、耳翼和前臂伸侧等处。每年春夏皮疹加重，入冬减轻或完全消退。往往到青春期才逐渐减轻消退。

治疗要点：避免日光照晒，外用遮光剂。内服抗疟药物，如羟氯喹，亦可服沙利度胺、β-胡萝卜素等。

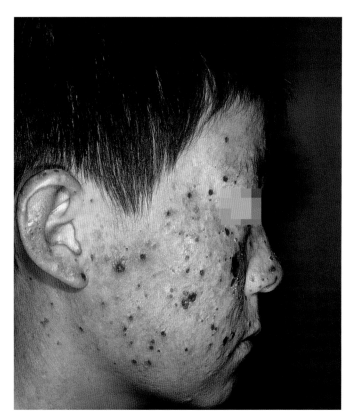

图 7-13-1　种痘样水疱病

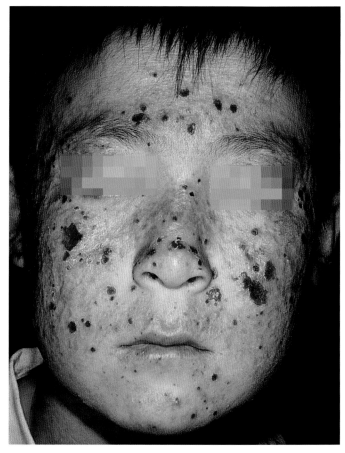

图 7-13-2　种痘样水疱病

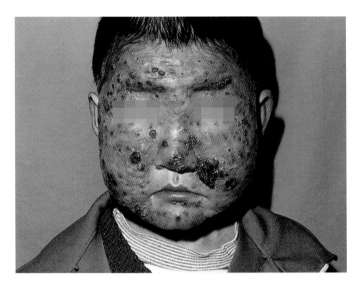

图 7-13-3 种痘样水疱病

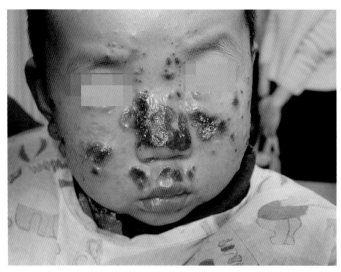

图 7-13-4 种痘样水疱病

放射性皮炎

Radiodermatitis

是由于放射线(主要是 β 射线、γ 射线、X 线及放射性同位素)照射引起的皮肤黏膜炎症性损害。

诊断要点: 急性放射性皮炎:短期内一次或多次接受大剂量放射线引起。慢性放射性皮炎:长期、反复、小剂量接受放射线而引起,表现为皮肤干燥、萎缩、发硬;毛细管扩张,色素减退;毛发脱落,甲板失去光泽、变脆。可继发鳞状细胞癌。

治疗要点: 急性红斑水肿时可外用炉甘石洗剂或3%硼酸溶液等湿敷,外用温和无刺激性霜剂、软膏;慢性期的角化过度性损害可用 5%氟尿嘧啶软膏外涂。慢性溃疡可用抗生素软膏、10%鱼肝油软膏等,还可用氦-氖激光治疗或手术切除。继发癌变者,宜尽早外科根治。

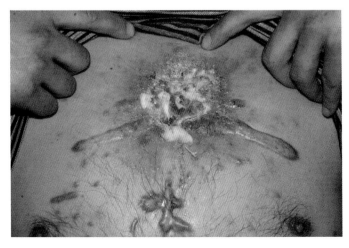

图 7-14-1 放射性皮炎 放射治疗后增生性瘢痕

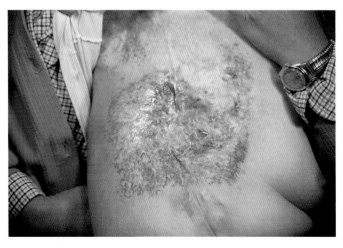

图 7-14-2 放射性皮炎

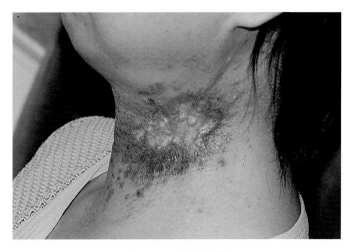

图 7-14-3　放射性皮炎

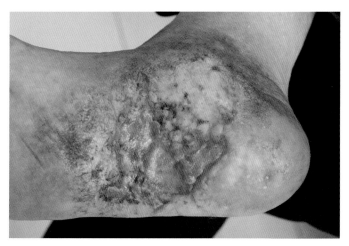

图 7-14-4　放射性皮炎

鸡眼

Clavus

为足部皮肤限局性角质增生。与局部长期受挤压及机械性摩擦有关。

诊断要点：为境界清楚的黄色圆形角质增生，如绿豆至蚕豆大小。若用刀削去外层可见中心有坚硬角质栓塞，外周有一圈透明的淡黄色环呈鸡眼状。皮损好发于

足跖，尤其足前弓、小趾外侧或 4~5 趾间。行走时压迫局部而有剧痛。

治疗要点：不穿过紧过硬的鞋子，矫正足畸形。局部治疗可用市售鸡眼膏，或 50% 水杨酸软膏或水杨酸火棉胶。必要时手术切除。

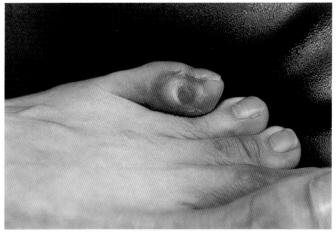

图 7-15-1　鸡眼

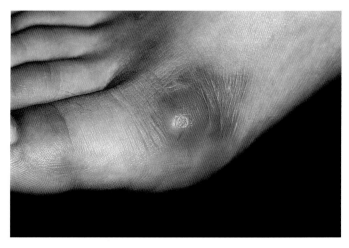

图 7-15-2　鸡眼

胼胝

Tylosis

俗称"茧子",由于手足长期受压和摩擦而引起的皮肤局限性扁平角质增生。

诊断要点：皮损为境界不甚清楚的淡黄色或蜡黄色,半透明扁平角质肥厚性斑块。边缘较薄,中央较厚,皮纹明显,质硬。发病部位以手足部,尤以掌跖骨突起处多见,常对称发生。一般无明显自觉症状,严重时行走时疼痛或压痛。

治疗要点：原则与鸡眼治疗相同。可采用50%水杨酸软膏或水杨酸火棉胶等局部腐蚀剂或修削方法治疗。穿软底鞋。纠正足部畸形。

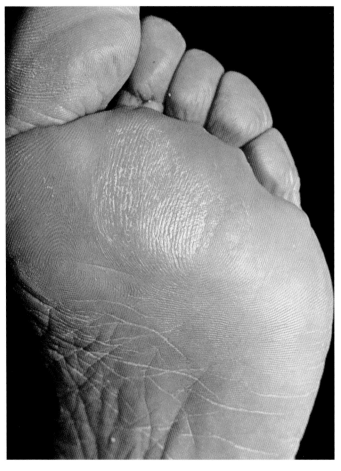

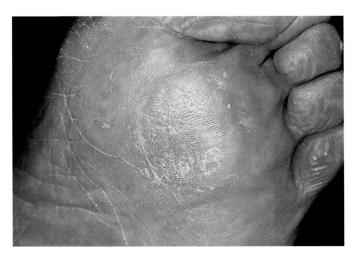

图 7-16-1 胼胝

图 7-16-2 胼胝

摩擦性苔藓样疹

Frictional Lichenoid Eruption

又名沙土皮炎。多见于学龄前儿童,在夏秋季多发。发病与某些物品接触或摩擦有关,如玩沙土等。

诊断要点：好发于手背、手腕或前臂,常对称。皮疹为针头到米粒大淡红色的丘疹,数目较多。一般无自觉症状,或轻微瘙痒。

治疗要点：避免外界不良刺激,勿玩沙土。一般对症处理,如外用炉甘石洗剂、糖皮质激素制剂。

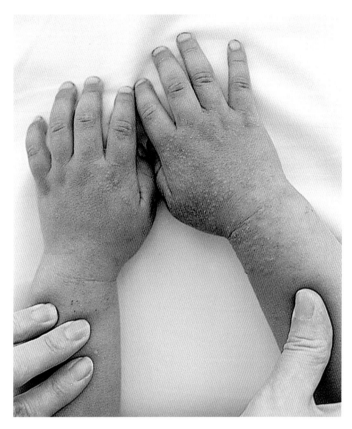

图 7-17-1 摩擦性苔藓样疹

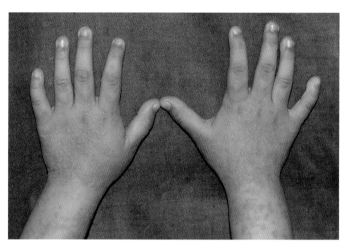

图 7-17-2 摩擦性苔藓样疹

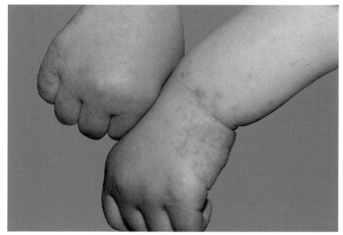

图 7-17-3 摩擦性苔藓样疹

手足皲裂

Rhagadia Manus and Pedalis

诊断要点：皮肤干燥，粗糙增厚，皲裂。皲裂多沿皮纹方向，好发于指尖、指关节面、手掌、足跟及足跖外侧等。秋冬季好发。根据皲裂深浅程度分为三度：一度仅表皮龟裂；二度裂隙达到真皮浅层，感疼痛但不引起出血；三度裂隙达到真皮深层，自觉疼痛，并易出血。角化型手足癣患者，到秋冬季易发生皲裂。

治疗要点：外用具有润肤及保湿作用的霜膏或软膏，10%鱼肝油软膏、10%尿素软膏、复方乳酸软膏等。皲裂处可贴橡皮膏。角化过度明显的病例，每晚宜先用温水浸泡手足，用手搓去过厚的角质层，搽上软膏后外包保鲜膜；若有手足癣，需同时使用抗真菌药膏。

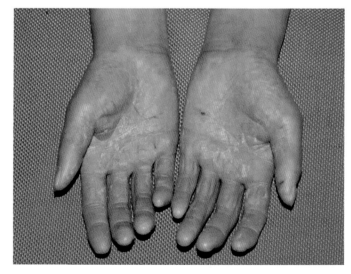

图 7-18-1 手皲裂

间擦疹

Intertrigo

又称褶烂或擦烂,是发生在皮肤折皱部位的急性炎症性皮肤病。可继发细菌或念珠菌感染。

诊断要点:为皮肤折皱部潮湿鲜红或暗红斑,表皮浸渍发白,可糜烂,渗出。好发于腋窝、腹股沟、臀沟和妇女乳房下。如损害周围出现红丘疹,常提示继发念珠菌感染。本病多见于湿热季节,好发于婴儿和体胖成人。

治疗要点:皮肤折皱处应经常清洗,保持干燥清洁或扑以粉剂减轻摩擦。皮损部位用3%硼酸溶液或生理盐水冷湿敷,外用40%氧化锌油。如有念珠菌感染,可酌加抗真菌药物,如制霉菌素粉剂,咪康唑霜等外用;如有细菌感染,则以抗生素如庆大霉素等加入湿敷液中或40%氧化锌油中外用。

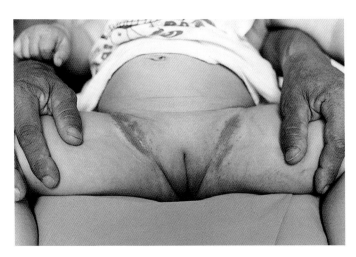

图 7-19-1　间擦疹

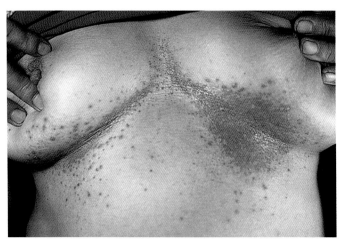

图 7-19-2　间擦疹

股臀皮肤血管炎

Femoro-Gluteal Cutaneous Vasculitis

是一种伴有股臀部皮疹的冷球蛋白血症和/或冷纤维蛋白原血症,亦可能是寒冷性脂膜炎的一种亚型。

诊断要点:寒冷季节发病,以青年女性多见。临床表现有多形红斑型:在股外上方和臀部发生圆形、鲜红色水肿性红斑,中央呈暗红或紫红色。青斑性血管炎型:皮疹青紫、暗紫红色网状斑,表面轻度糜烂,结痂。红斑结节型:局部皮肤发生暗紫色或红褐色的红斑结节,有时可见淡红色斑块。

治疗要点:注意保暖,避免受寒。有原发病时应及早治疗。可试用维生素C、糖皮质激素或免疫抑制剂如环磷酰胺等。局部做对症处理。

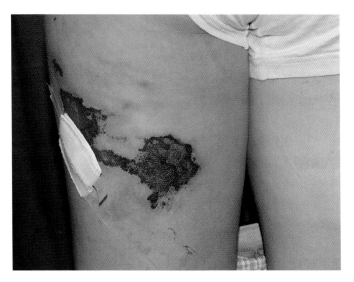

图 7-20-1　股臀皮肤血管炎

手足胶原斑

Collagenous Plaques of the Hands and Feet

长期日光照晒所致。

诊断要点：好发于手的虎口部位，即 1、2 指间。为小的疣状斑块，可沿虎口呈条状，色淡黄。也可在足背沿肌腱呈线状分布的角化性结节。

治疗要点：无特殊疗法。可外用维 A 酸软膏。

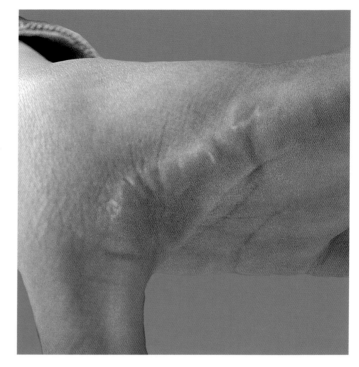

图 7-21-1 手胶原斑

结节性类弹性纤维病

Nodular Elastoidosis

又称 Favre-Racouchot 综合征，为光老化的皮肤改变。多由于长期日晒所致。

诊断要点：多见于老年男性。皮肤呈老年性改变，弹性差，皱纹多，眼周、面颊部可见小的黑头粉刺及囊肿。

治疗要点：可外用维 A 酸软膏。避免强烈日晒。

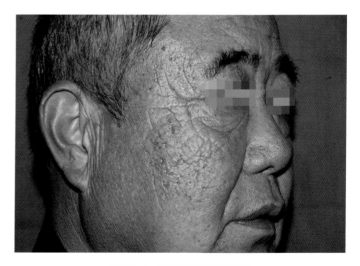

图 7-22-1 结节性类弹性纤维病

外源性光敏性皮炎

Exogenous Photosensitizing Dermatitis

因皮肤接触光敏物质或内服某些光敏性药物而发病。

诊断要点：光毒性接触性皮炎是接触光敏物质后在日光照射的局部出现日晒伤样损害，以接触沥青或焦油的工人易见。光变态反应性接触性皮炎是在接触光感物质和日晒的皮肤上发生丘疹、湿疹样损害，之后可在未被照射的部位也出现皮疹。光毒性药疹是服用光感性药物，同时遭受强烈日晒之后，出现红肿、风团、麻疹样或猩红热样皮疹、色素沉着等。常见的药物如磺胺类、四环素类、补骨脂素等。光变态反应性药疹，表现有湿疹样皮疹、风团、红斑、紫癜等。可出现全身症状。常见的药物如磺胺类、氯丙嗪等。

治疗要点：对症处理。严重者可系统应用糖皮质激素。采取预防措施。

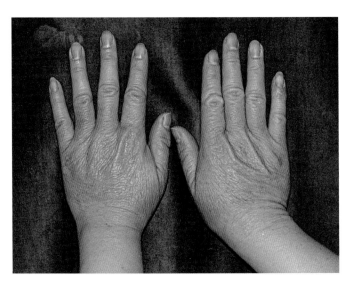

图 7-23-1　外源性光敏性皮炎　食用芹菜引起

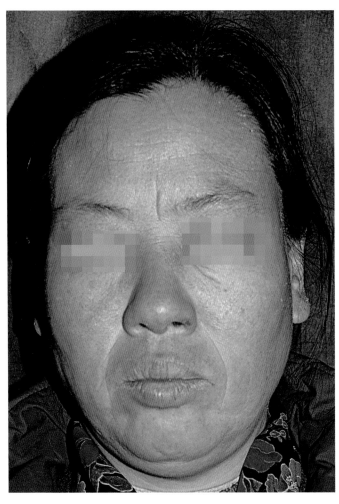

图 7-23-2　外源性光敏性皮炎　食用芹菜引起

压力性紫癜
Pressure Purpura

剧烈咳嗽、呕吐或小孩使劲的哭喊后,在面部出现多数小出血点。无自觉不适。皮疹在数天内可自行消退。这是由于头面部血管内压力在短期内明显升高,导致红细胞逸出毛细血管,出现的出血点。

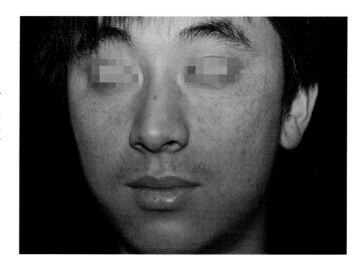

图 7-24-1 压力性紫癜

黑踵
Black Heel

发生在足跟或足跖的出血斑,表现为黑色斑。往往由于摩擦或其他物理因素造成,红细胞积聚在角质层下所致。

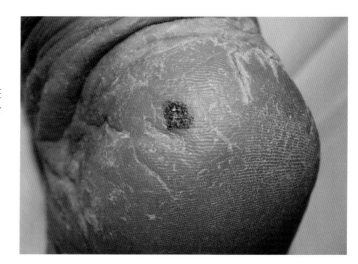

图 7-25-1 黑踵

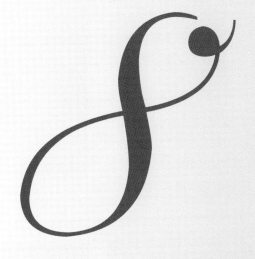

第八章　皮炎及湿疹
Dermatitis and Eczema

刺激性接触性皮炎
Irritant Contact Dermatitis

由各种酸、碱等刺激物对皮肤直接作用所致。

诊断要点：有接触酸、碱等病史。急性刺激性皮炎：接触强刺激物后，局部很快出现潮红、水肿、大疱、糜烂、渗出，甚至坏死。慢性累积刺激性皮炎：长期反复接触弱刺激物所致，主要表现为皮肤干燥、潮红、粗糙、脱屑、角化及皲裂。

治疗要点：急性刺激性皮炎：立即用大量流动水冲洗；局部治疗以中和剂为主，按急性皮炎处置，必要时服用糖皮质激素以减轻炎症反应。慢性刺激性皮炎：加强皮肤保护及护理，外用润肤乳。尽量避免接触刺激物。

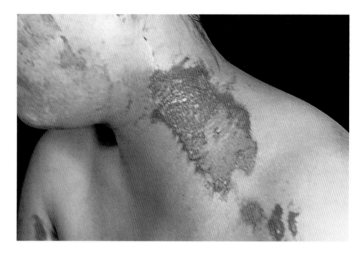

图 8-1-1　急性刺激性接触性皮炎　碱灼伤

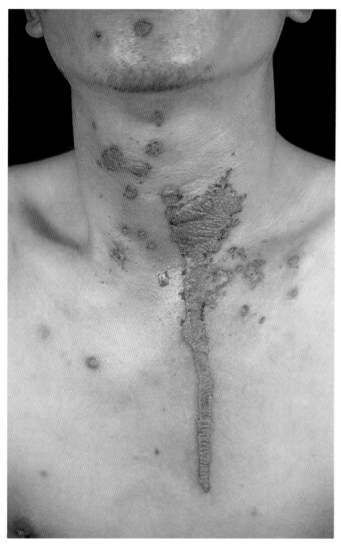

图 8-1-2　急性刺激性接触性皮炎　酸灼伤

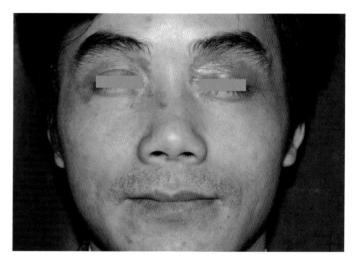

图 8-1-3　刺激性接触性皮炎　外用维 A 酸霜引起

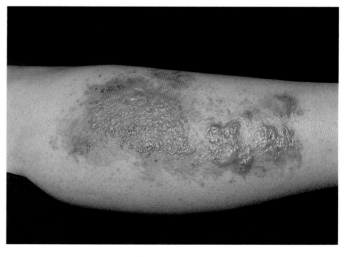

图 8-1-4　刺激性接触性皮炎　外敷大蒜泥引起

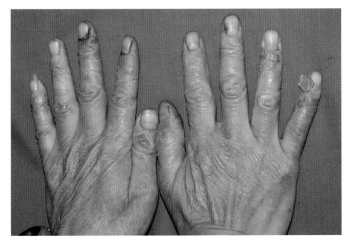

图 8-1-5 慢性刺激性接触性皮炎

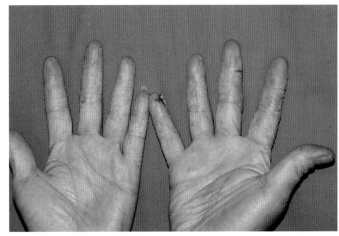

图 8-1-6 慢性刺激性接触性皮炎

变态反应性接触性皮炎

Allergic Contact Dermatitis

由于接触致敏原后,激发Ⅳ型变态反应引起。

诊断要点: 有接触史,常见致敏源如染发剂对苯二胺,含镍金属制品,橡胶制品及香料。皮损境界清楚,与接触部位一致,为红斑、丘疹、水疱、渗出及结痂。发病有一定的潜伏期,从数小时到 10 天。自觉瘙痒、烧灼感。病程有自限性,多呈急性经过。皮肤斑贴试验有助于确定致敏原。

治疗要点: 除去或避免接触致敏原。局部做冷湿敷,外涂氧化锌膏或糖皮质激素制剂等。可内服抗组胺药,病情较重时可系统应用糖皮质激素。

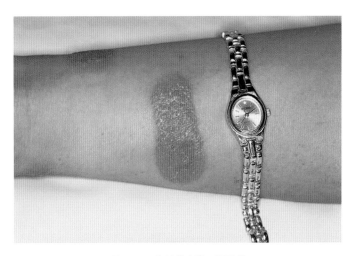

图 8-2-2 接触性皮炎 镍引起

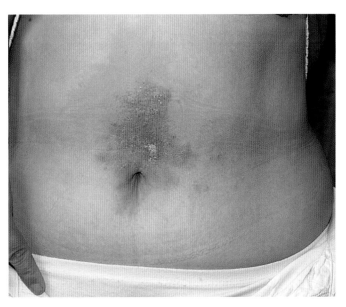

图 8-2-3 接触性皮炎 镍引起

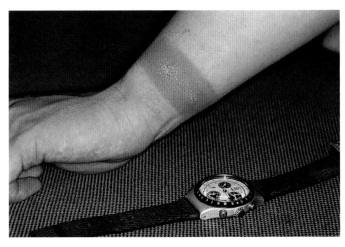

图 8-2-1 接触性皮炎 镍引起

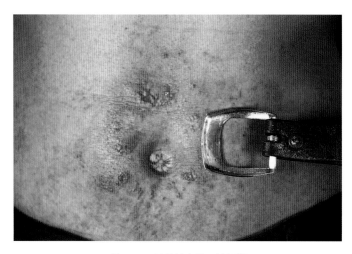

图 8-2-4 接触性皮炎 镍引起

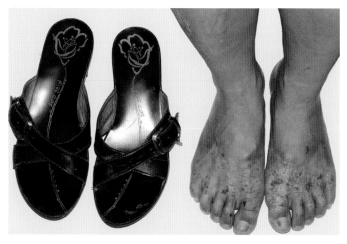

图 8-2-7 接触性皮炎 皮革制品引起

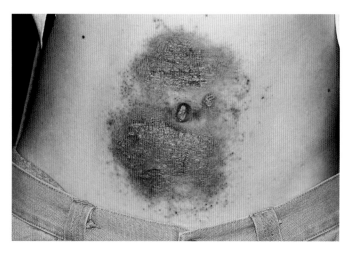

图 8-2-5 接触性皮炎 镍引起

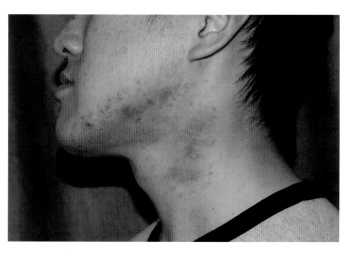

图 8-2-8 接触性皮炎 小提琴琴托引起

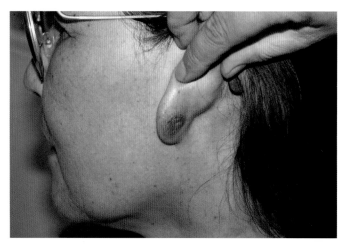

图 8-2-6 接触性皮炎 含镍的金属饰品引起

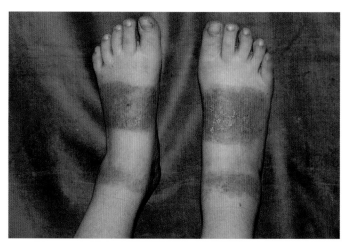

图 8-2-9 接触性皮炎 橡胶制品引起

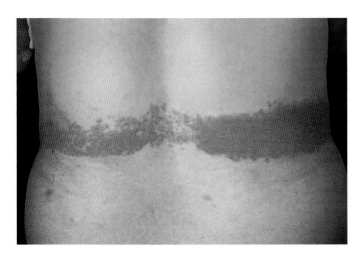

图 8-2-10　接触性皮炎　松紧带引起

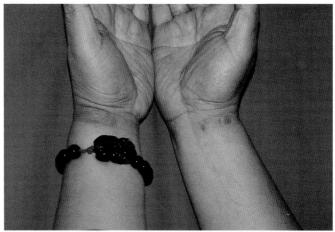

图 8-2-12　接触性皮炎　手链引起

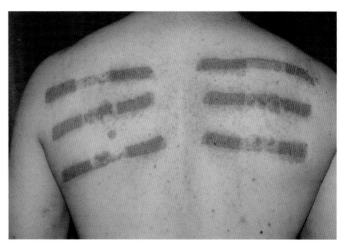

图 8-2-13　接触性皮炎　胶布引起

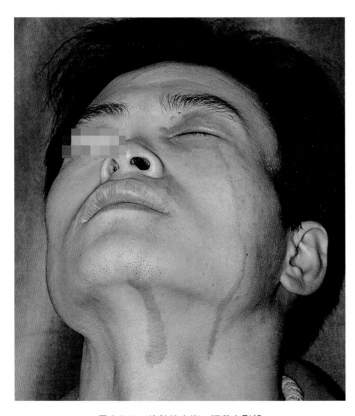

图 8-2-11　接触性皮炎　眼药水引起

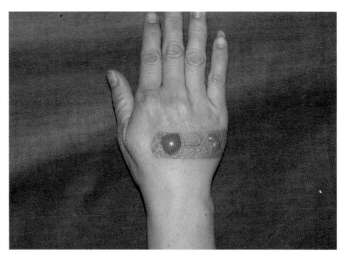

图 8-2-14　接触性皮炎　胶布引起

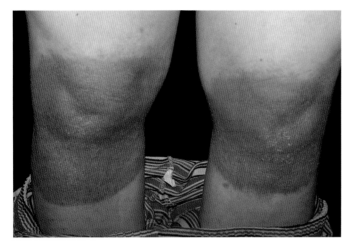

图 8-2-15　接触性皮炎　膏药引起

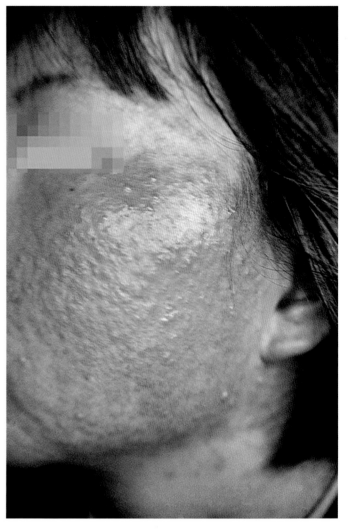

图 8-2-18　接触性皮炎　白果引起

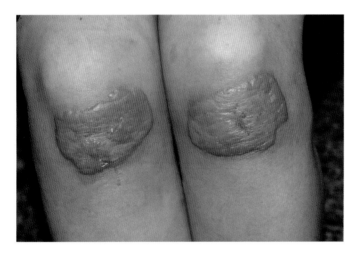

图 8-2-16　接触性皮炎　膏药引起

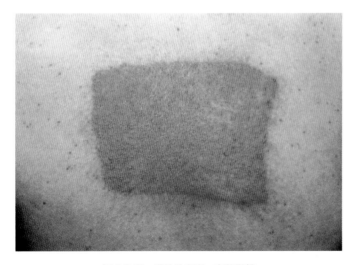

图 8-2-17　接触性皮炎　膏药引起

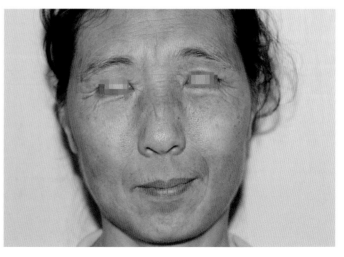

图 8-2-19　接触性皮炎　精油引起

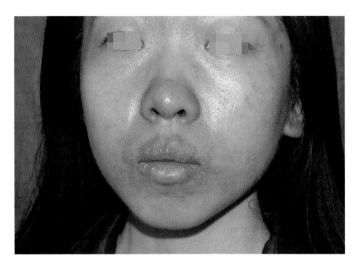

图 8-2-20　接触性皮炎　芒果引起

系统性接触性皮炎
Systemic Contact Dermatitis

　　指个体已对某物质产生接触致敏的状况下,当该物质经口服等途径进入体内而引发的皮炎。常见有如磺胺类抗生素、金属镍(如不锈钢保温杯)、调料如桂皮油等。

　　诊断要点:临床表现多样,与湿疹相似。为丘疹、斑丘疹、丘疱疹,常对称分布于肘窝、腋窝、眼睑、颈部和外阴部位;或在既往斑贴试验阳性部位和既往皮炎部位皮损复发。根据斑贴试验和口服激发试验可以明确病因。

　　治疗要点:寻找病因并避免系统性摄入或应用。局部外用氧化锌软膏或糖皮质激素制剂等。内服抗组胺药,病情较重时可系统应用糖皮质激素。

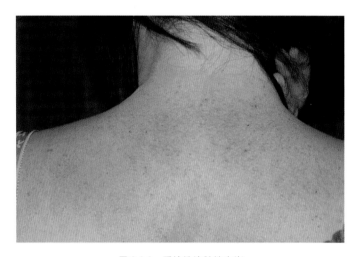

图 8-3-2　系统性接触性皮炎

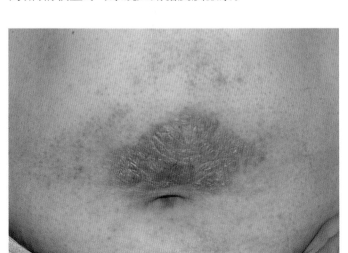

图 8-3-1　系统性接触性皮炎

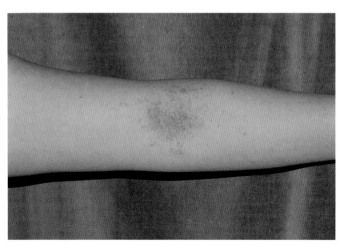

图 8-3-3　系统性接触性皮炎

染发皮炎
Hair Dye Dermatitis

是由染发剂引起的急性变态反应性接触性皮炎,以对苯二胺引起者最多见。

诊断要点:有明确染发史。皮损为红斑、丘疱疹,糜烂、渗出。有明显水肿,眼睑肿胀。主要发生在头皮、发际、面部及耳颈部。自觉剧烈瘙痒,烧灼,刺痛。病程急性,经 1~2 周能自愈。对对苯二胺致敏者可作斑贴试验证实。

治疗要点:首先用清水反复清洗,必要时剪短头发,尽量除去染发剂。避免搔抓和热水烫洗。病情较轻者可口服抗组胺药,中等严重者可口服泼尼松,严重者应静脉滴注糖皮质激素。可外用弱效或中效糖皮质激素制剂。

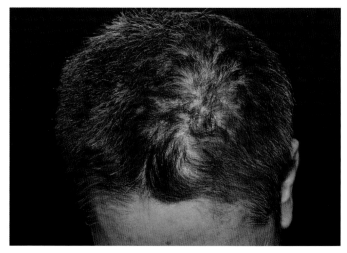
图 8-4-2 染发皮炎

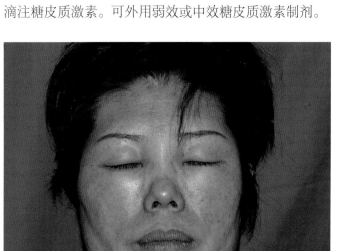
图 8-4-1 染发皮炎

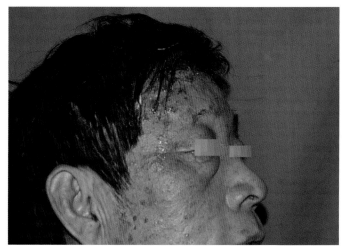
图 8-4-3 染发皮炎

激素性皮炎
Dermatitis Caused by Topical Corticosteroids

指面部长期外用糖皮质激素制剂或含非法添加了糖皮质激素的制品如面膜、化妆品等后造成的皮炎。

诊断要点:早期为敏感性皮肤表现,感到皮肤不耐受,对周围环境或局部因素增强的感知反应,主要是刺痛、灼热、瘙痒等。若仍持续外用,则面部皮肤潮红,毛细血管扩张,其间有散在的丘疹、丘脓疱疹,与酒渣鼻相似。

还有的可表现为口周皮炎,面部毳毛增多。

治疗要点:关键是预防,不滥用激素。面部皮炎应使用弱或中效的糖皮质激素制剂,连续使用不应超过 2 周。使用具有舒敏及保湿作用的医学护肤品,逐渐修复皮肤屏障。

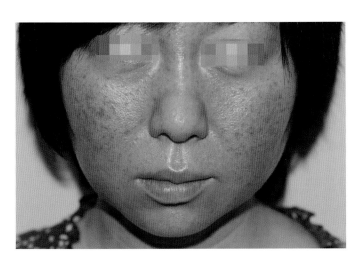

图 8-5-1　激素性皮炎

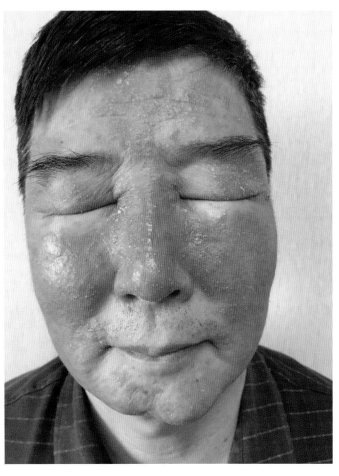

图 8-5-2　激素性皮炎　长期外用复方酮康唑软膏引起

湿疹

Eczema

是多种复杂内、外原因引起的炎症性皮肤病。皮疹呈多形性,有渗出倾向。在我国,湿疹是一个常用诊断。通过认真询问家族史、特别是特应性疾病(包括皮炎、荨麻疹、过敏性鼻炎及哮喘史)病史,相当多的湿疹应诊断为特应性皮炎。

诊断要点:皮损多形性,为红斑、丘疹、水疱、糜烂、渗出、结痂、肥厚、色沉。分为急性、亚急性和慢性。皮损可发生在全身各个部位,常对称性分布。自觉瘙痒,常反复发作,时重时轻。常有特定的好发部位,如耳湿疹、手湿疹、乳房湿疹、肛门湿疹、阴囊湿疹、小腿湿疹等。

治疗要点:应尽可能地除去致敏原,如手湿疹应少接触清洗剂等。根据病情全身应用抗组胺药或非特异性脱敏药治疗。局部根据不同皮损形态选用湿敷、糊剂、霜剂、软膏等治疗。

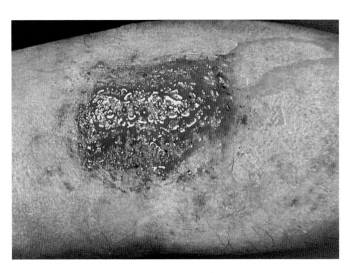

图 8-6-1　急性湿疹

123

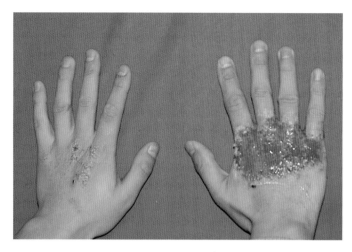

图 8-6-2　急性湿疹

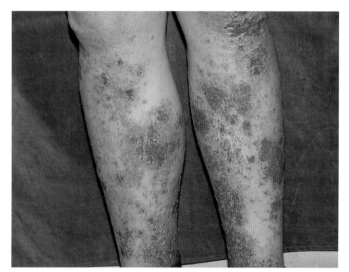

图 8-6-3　亚急性湿疹

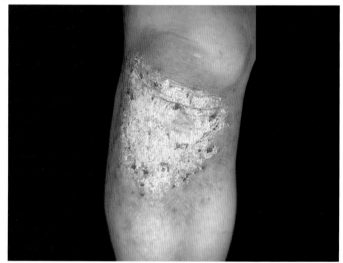

图 8-6-5　慢性湿疹

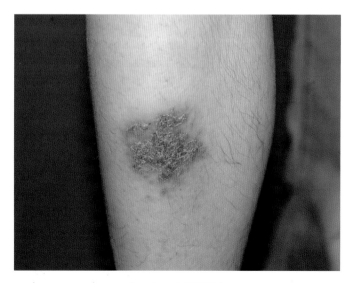

图 8-6-4　亚急性湿疹

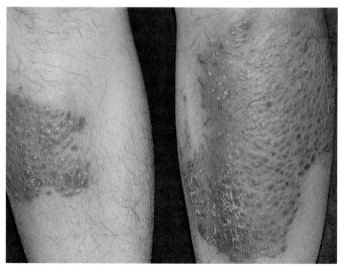

图 8-6-6　慢性湿疹

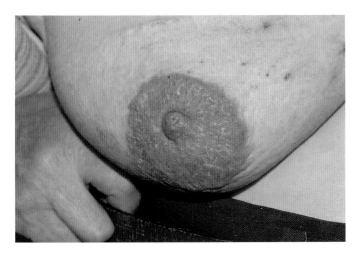

图 8-6-7　乳晕湿疹

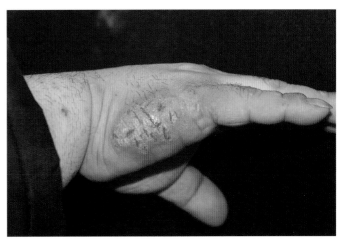

图 8-6-10　手湿疹

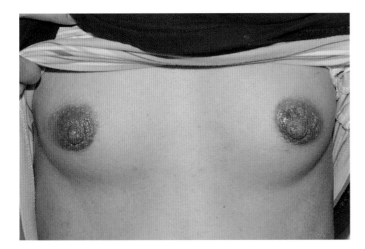

图 8-6-8　乳晕湿疹

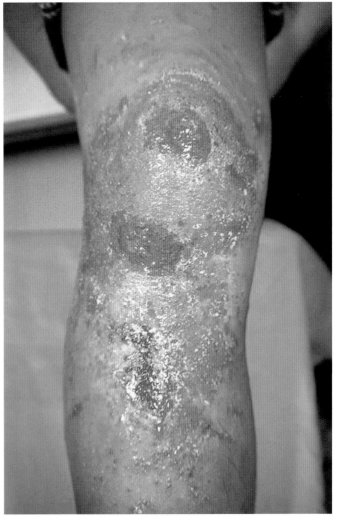

图 8-6-11　创伤后湿疹

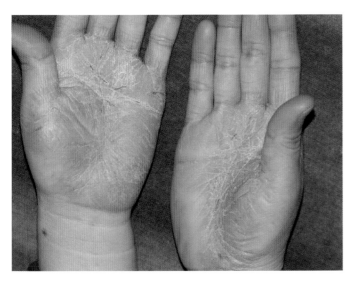

图 8-6-9　手湿疹

淤滞性皮炎
Stasis Dermatitis

多见于中老年病人,特别是重体力劳动者。因静脉曲张、血液淤滞而导致皮炎。

诊断要点：好发于小腿下 1/3 处,尤内侧。局部红斑、丘疹、水疱、糜烂或渗出,由于含铁血黄素沉积,有明显色素沉着,可进一步发展为小腿慢性溃疡。多见于中老年人、伴有静脉曲张者。自觉有不同程度的瘙痒。呈慢性经过。

治疗要点：主要治疗静脉曲张,穿弹力袜或静脉曲张袜以促进血液回流,休息时抬高患肢。必要时需手术治疗。口服烟酰胺,局部外用药根据皮损情况,如氧化锌软膏、糖皮质激素制剂等,当有感染时应加用抗生素。

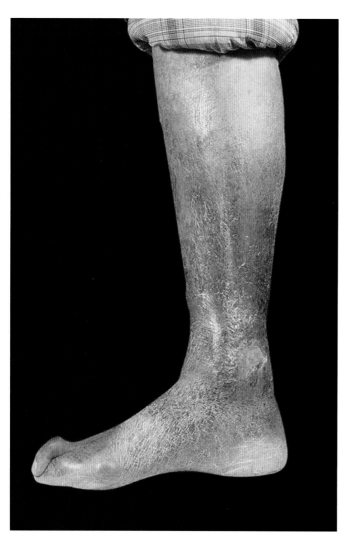

图 8-7-1 淤滞性皮炎

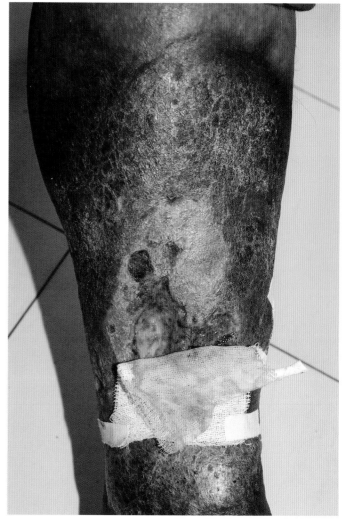

图 8-7-2 淤滞性皮炎,溃疡形成

自体敏感性皮炎

Autosensitization Dermatitis

简称为自敏性皮炎。在原有湿疹病灶基础上发生机体自体过敏反应而致病。

诊断要点：原有湿疹病灶感染或加重，有红肿、渗出等。全身皮肤泛发红斑、丘疹、丘疱疹，可出现糜烂及渗出。当原发病灶好转后，全身皮损也逐渐好转。自觉剧烈瘙痒，偶尔可伴发低热。此图为足癣湿疹化患者出现的自敏性皮炎。

治疗要点：积极治疗原发病灶。一般采用糖皮质激素加抗生素口服或静脉滴注。急性期过后改用抗组胺药口服，也可采用非特异性脱敏药物如维生素 C 或钙剂。局部治疗应根据不同阶段选择外用药，如外用含抗生素的糖皮质激素复方制剂。

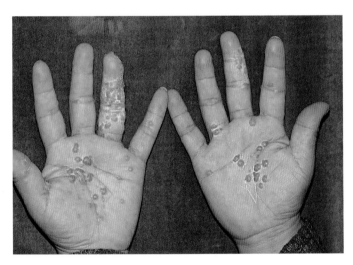

图 8-8-1 自体敏感性皮炎

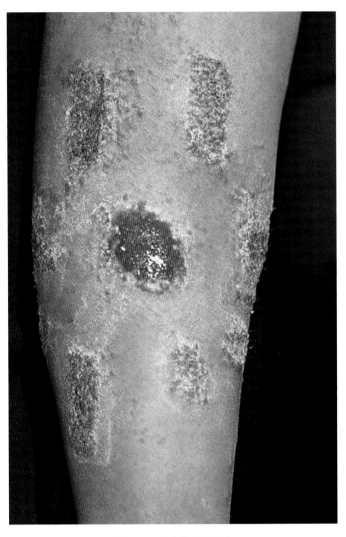

图 8-8-2 自体敏感性皮炎

传染性湿疹样皮炎

Infectious Eczematoid Dermatitis

又称感染性湿疹，是在细菌感染性病灶附近发生的急性皮炎，有渗出倾向。

诊断要点：皮损好发于耳周、褥疮及慢性溃疡或瘘管等慢性感染灶附近，原有病灶有分泌物排出，使邻近皮肤受到刺激而发病。皮损为潮红、水肿、糜烂、渗出及结痂。

治疗要点：注意创面清洗。采用内服抗生素与糖皮质激素联合治疗，口服抗组胺药。局部外用抗生素与糖皮质激素联合的制剂。

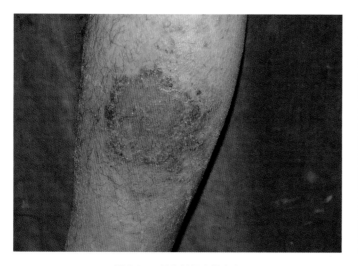

图 8-9-1 传染性湿疹样皮炎

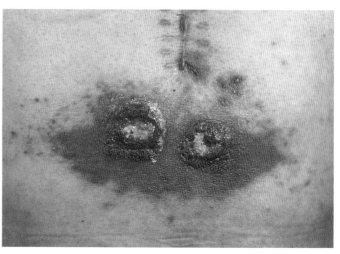

图 8-9-2 传染性湿疹样皮炎

特应性皮炎
Atopic Dermatitis

又称异位性皮炎或遗传过敏性皮炎。属于慢性、复发性、瘙痒性皮肤病,病程慢性。常有家族发病史,可伴发过敏性鼻炎、哮喘。发病与皮肤屏障功能缺陷有关。

诊断要点: 大多在婴儿时发病。患者皮肤较为干燥。可分为婴儿期:以面部为主,红斑、丘疹、丘疱疹,可渗出。儿童期:皮损主要在四肢屈侧,瘙痒明显。成人期:主要表现为慢性苔藓化皮损,多位于头面部、颈部及肘膝关节屈侧,对称分布,瘙痒明显。白色皮肤划痕征阳性。

治疗要点: 首先是做好患者及家长健康教育,加强患者皮肤护理,保护并修复皮肤屏障。避免各种内、外致敏原。加强皮肤保湿,外用润肤乳。急性期湿敷,外用糖皮质激素制剂。皮损缓解后外搽他克莫司软膏或吡美莫司乳膏。基本消退后可每周用药 2~3 次,以巩固疗效。全身治疗服用抗组胺药,皮疹全身泛发、严重病例可内服环孢素。窄波紫外线照射有助于缓解症状。

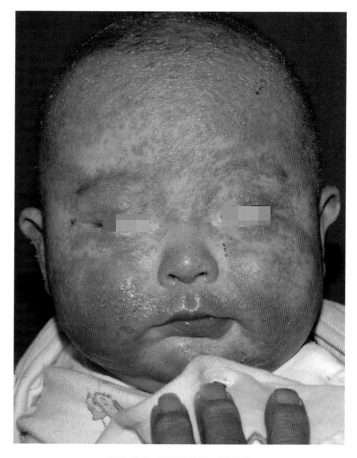

图 8-10-1 特应性皮炎 婴儿期

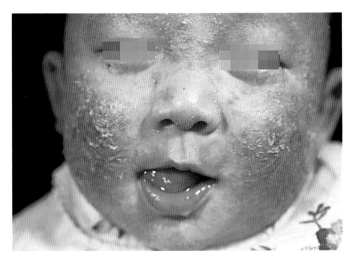

图 8-10-2 特应性皮炎 婴儿期

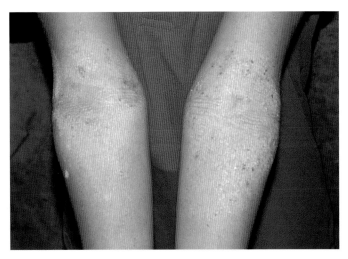

图 8-10-5 特应性皮炎 儿童期

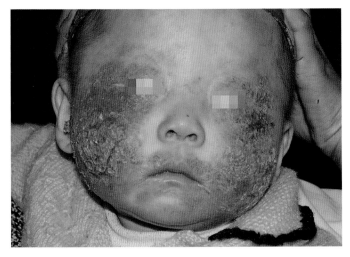

图 8-10-3 特应性皮炎 婴儿期

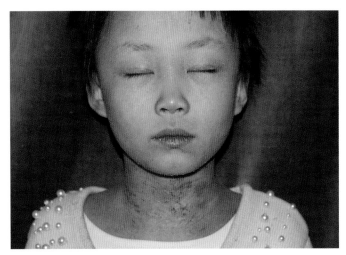

图 8-10-6 特应性皮炎 儿童期

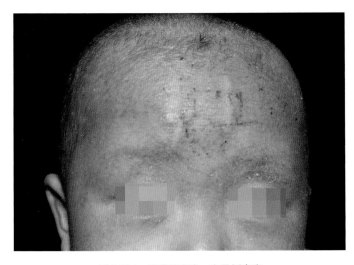

图 8-10-4 特应性皮炎 白色划痕症

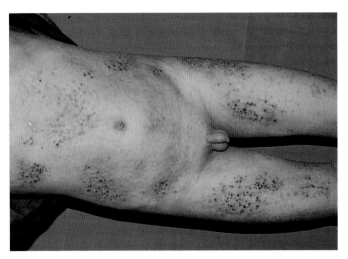

图 8-10-7 特应性皮炎 儿童期

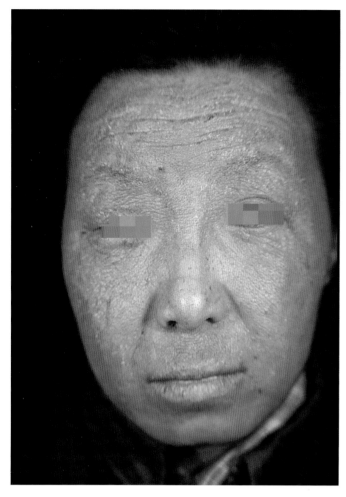

图 8-10-8 特应性皮炎 成人期

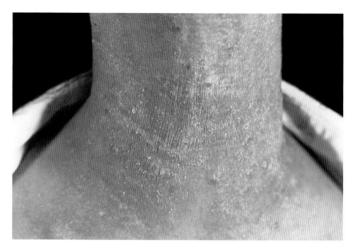

图 8-10-10 特应性皮炎 成人期

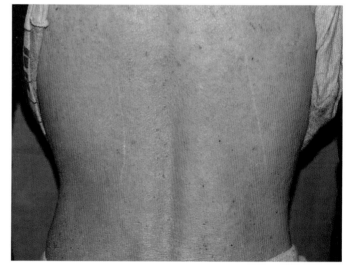

图 8-10-11 特应性皮炎 成人期

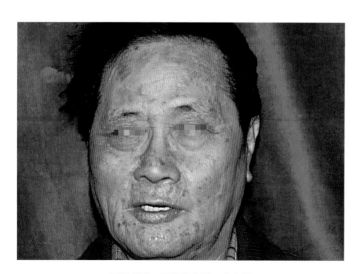

图 8-10-9 特应性皮炎 成人期

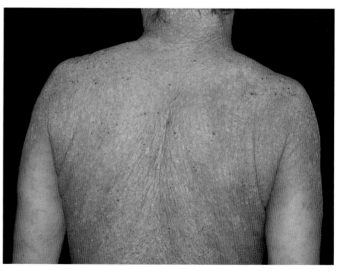

图 8-10-12 特应性皮炎 成人期晚发（66 岁）

汗疱疹
Pompholyx

诊断要点：多见于青中年,春秋季节易发。初起为指(趾)侧缘或掌跖对称分布的针帽大水疱,数日后干涸、脱屑。自觉瘙痒或灼感。

治疗要点：本病有自限性,一般不必治疗。多汗者可以 1∶20 硫酸铜或醋酸铝溶液泡手,局部外用润肤剂,必要时外用糖皮质激素制剂。

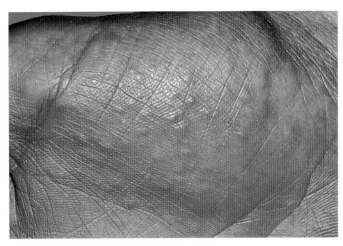

图 8-11-1　汗疱疹

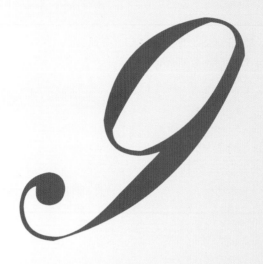

第九章　红斑性皮肤病、药疹及荨麻疹
Erythematous Dermatoses, Drug Eruption and Urticaria

多形红斑

Erythema Multiforme

皮疹呈多形性，靶形皮疹具有特征性。病因与单纯疱疹病毒感染有关。重症多形红斑（Stevens-Johnson syndrome）可由药物过敏引起。

诊断要点： 多见于中青年。好发于肢端、手、足、口周、鼻及耳廓，严重者可泛发全身。常侵及皮肤黏膜交界处，如口唇。以春秋季多见，可以复发。患者有大小不等浮肿性红斑，中央有水疱、大疱、渗出。典型皮损为靶形（虹膜状）损害。重症多形红斑除皮损广泛严重外，常有眼结膜、口腔黏膜、外阴及消化道黏膜受累，出现大疱、糜烂等，患者有高热等全身症状，严重时可危及生命。

治疗要点： 本病多数在几周内自行消退，一般做对症处理。反复发作者，可针对单纯疱病毒感染，给予阿昔洛韦等抗病毒药物。重症多形红斑患者系统用糖皮质激素。对黏膜损害应加强对症治疗。

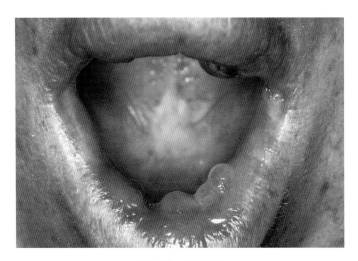

图 9-1-3　多形红斑

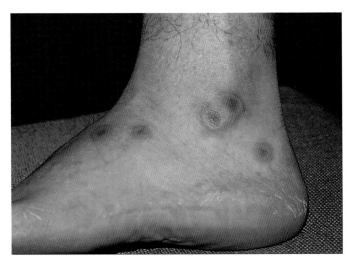

图 9-1-1　多形红斑

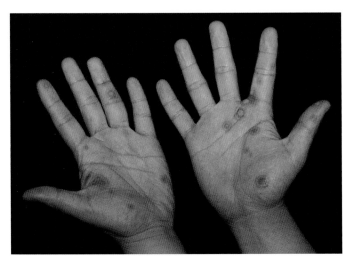

图 9-1-2　多形红斑

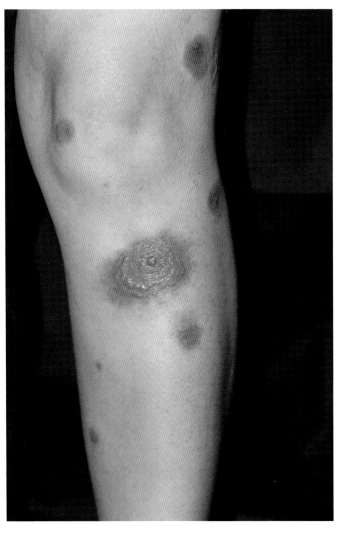

图 9-1-4　多形红斑

133

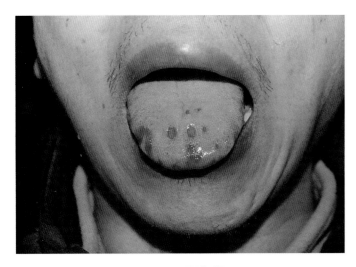

图 9-1-5 多形红斑

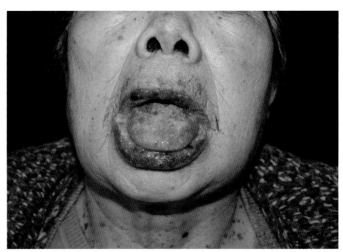

图 9-1-7 多形红斑

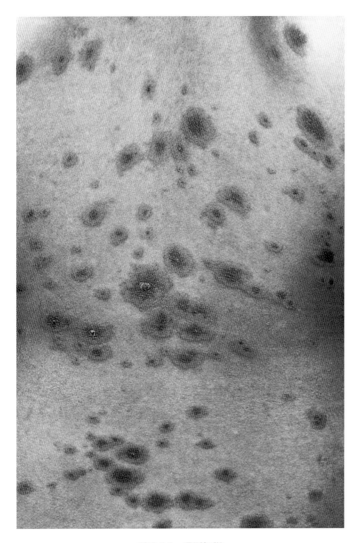

图 9-1-6 多形红斑

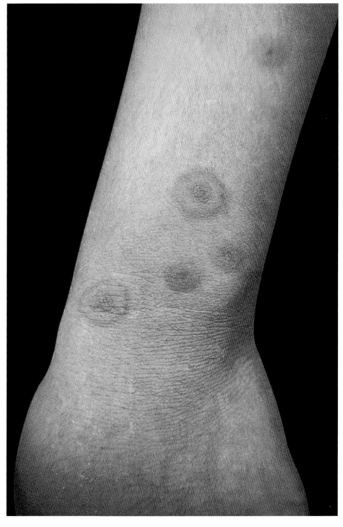

图 9-1-8 多形红斑

匐行性回状红斑

Erythema Gyratum Repent

皮疹可能是内脏疾病,甚至内脏肿瘤的一个表现。

诊断要点:为多数同心性环状皮损,可融合成脑回状、图案状等。环的边缘活动,可稍隆起,色红。无自觉瘙痒。好发于躯干部。

治疗要点:应认真做全身检查,若发现问题应及时处理。

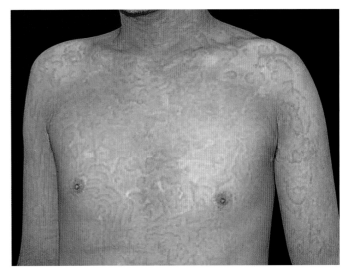

图 9-2-2　匐行性回状红斑

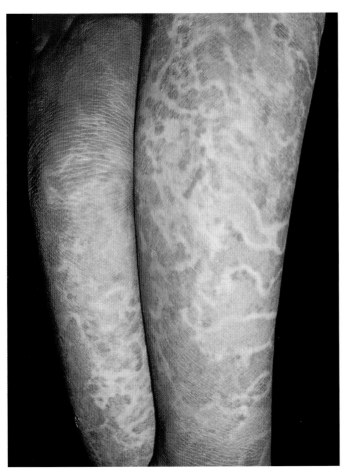

图 9-2-1　匐行性回状红斑

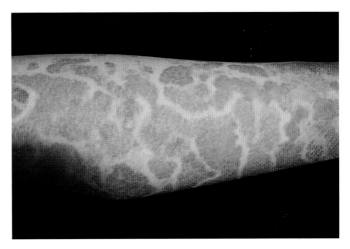

图 9-2-3　匐行性回状红斑

离心性环状红斑
Erythema Annulare Centrifugum

病因不明,有认为与昆虫叮咬时带入微生物有关。

诊断要点:多见于中青年。皮损好发于躯干、四肢近端。开始为风团样红斑,逐渐离心性向外扩大,呈环状红斑,红斑可互相融合成花环形,在红斑内缘有糠状鳞屑。自觉轻度瘙痒,部分病例可伴有关节痛或咽喉痛。

治疗要点:寻找病因,治疗原发性疾病。可服用抗生素、羟氯喹或沙利度胺。外用药作对症治疗。

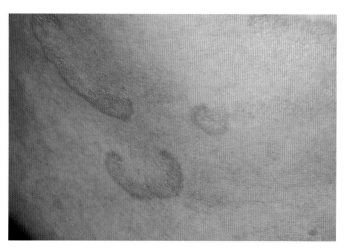

图 9-3-1　离心性环状红斑

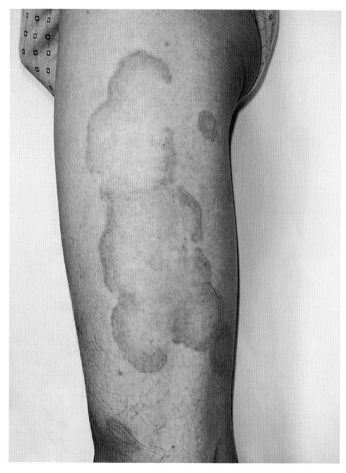

图 9-3-2　离心性环状红斑

单纯性环形红斑

Erythema Simplex Gyratus

诊断要点： 多见于年青女性。好发于四肢。皮损为双侧发生，为比较窄的红斑，呈圈环状排列。经过 1~2 天后红斑消退，不留痕迹，但仍有新皮疹发生。

治疗要点： 可不予治疗。必要时服用维生素 C 或葡萄糖酸钙。

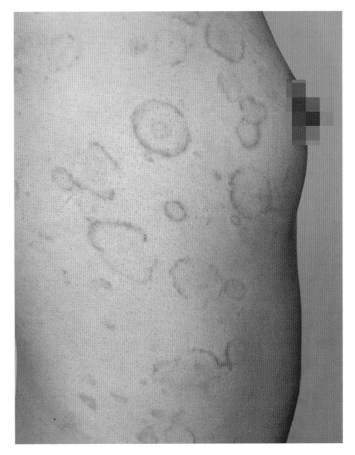

图 9-4-1　单纯性环形红斑

红皮病

Erythroderma

又称剥脱性皮炎（exfoliative dermatitis）。

诊断要点： 凡全身皮肤弥漫潮红、肿胀、脱屑者均称为红皮病。患者可伴发热、疲乏无力等全身不适。红皮病多数是由其他皮肤病演变而来，如脓疱性银屑病、毛发红糠疹、药物性皮炎、湿疹、Sezary 综合征等，少数为特发性如老年性红皮病。

治疗要点： 针对原有皮肤病进行治疗。全身外用润肤剂，忌用刺激性外用药。加强支持疗法。冬季注意保暖，预防感冒。

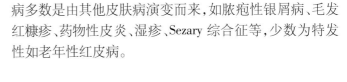

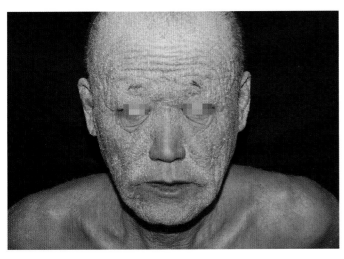

图 9-5-1　红皮病

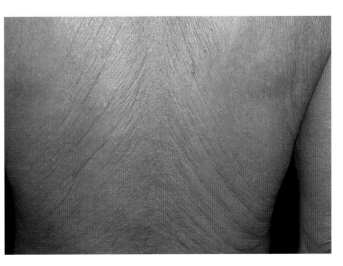

图 9-5-2　红皮病

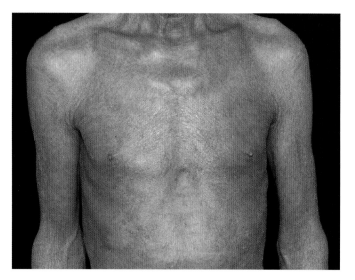

图 9-5-3 红皮病

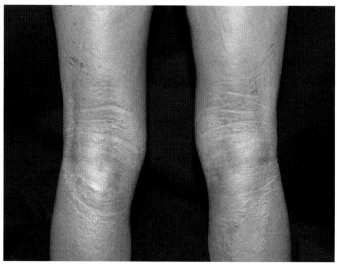

图 9-5-4 红皮病

荨麻疹

Urticaria

以风团为特点。急性荨麻疹的发病常与药物或食物等过敏有关,而慢性荨麻疹病因复杂,不易查清,有认为与自身免疫反应有关。

诊断要点:是一种暂时性、局限性真皮充血水肿,以皮肤黏膜潮红、风团和/或血管性水肿为特征。皮疹迅速出现,又很快消退,消退后不留痕迹,时起时消。若反复发作,病程超过 6 周时称为慢性自发性荨麻疹。除自觉剧烈瘙痒外,患者可伴有发热、腹痛、恶心、呕吐、腹泻等全身症状。诱导性荨麻疹有多种类型,如寒冷性荨麻疹(可借助冰块试验诊断)、皮肤划痕症、胆碱能性荨麻疹等。

治疗要点:尽可能寻找致敏原,避免接触或摄入。病情较轻者,可服用抗组胺药、非特异性抗过敏药。病情较重,可酌情使用环孢素或者奥马珠单抗治疗。有感染或伴有发热、胃肠道等全身症状时,可用抗生素,必要时糖皮质激素静脉滴注治疗。

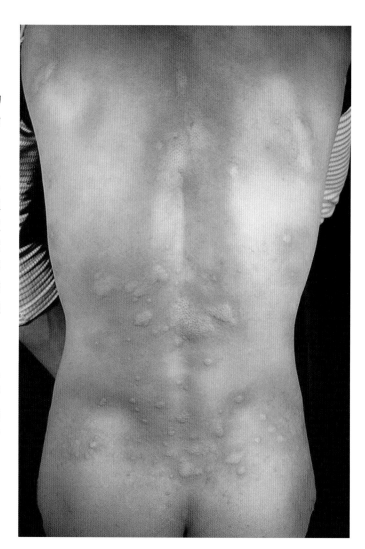

图 9-6-1 荨麻疹

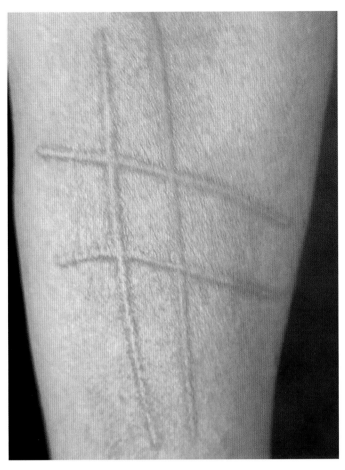

图 9-6-2 皮肤划痕症

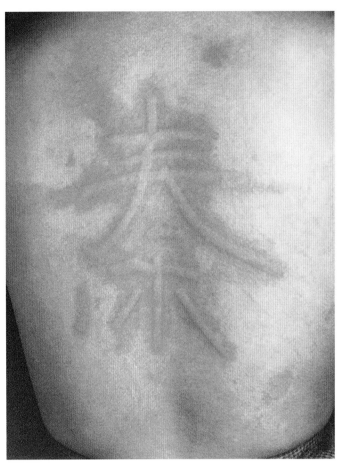

图 9-6-3 皮肤划痕症

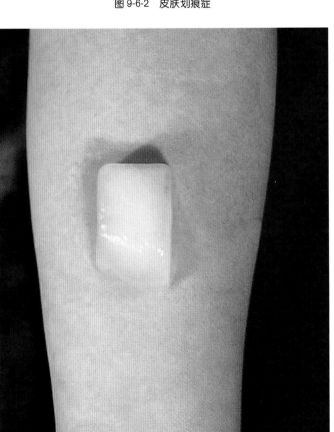

图 9-6-4a 寒冷性荨麻疹 冰块试验

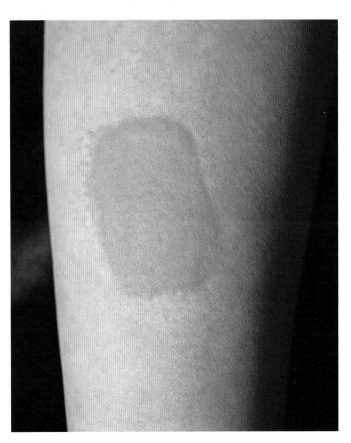

图 9-6-4b 寒冷性荨麻疹 冰块试验

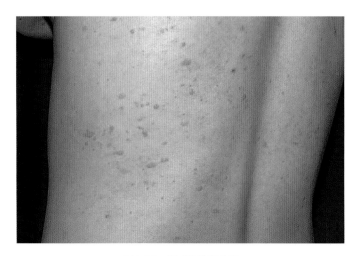

图 9-6-5　胆碱能性荨麻疹

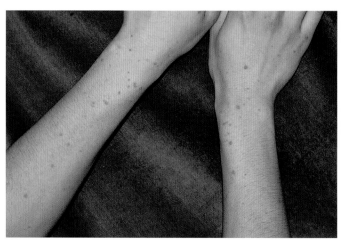

图 9-6-6　胆碱能性荨麻疹

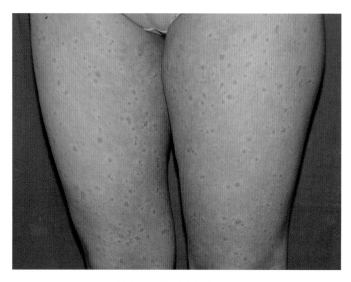

图 9-6-7　胆碱能性荨麻疹

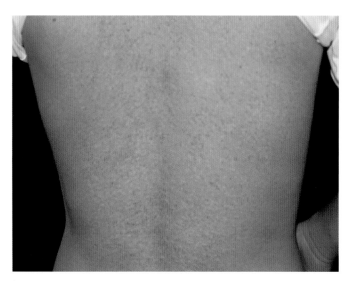

图 9-6-8a　胆碱能性荨麻疹　活动前

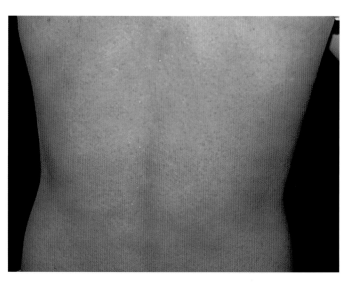

图 9-6-8b　胆碱能性荨麻疹　活动后

血管性水肿
Angioedema

又称巨大性荨麻疹。它常与荨麻疹时伴发,也可以单独发生。

诊断要点: 血管性水肿有获得性与遗传性两种:①获得性血管性水肿:在皮肤较松弛的部位,如眼睑、口唇、外阴部,偶尔发生于手、足背。皮损为限局性水肿,境界不清,伴有瘙痒、胀麻感,数小时后可消退。②遗传性血管性水肿:一般在 10 岁以前发病,限局性水肿,非凹陷性,不痒,复发,1~2 天内消退,患者血清 C_1 酯酶抑制物、补体 C_4、C_2 均减少。

治疗要点: 一般血管性水肿,服用抗组胺药即可。当并发喉头水肿,发生窒息,有生命危险,即刻注射肾上腺素,肌注或静脉滴注糖皮质激素,吸氧,必要时气管切开。有研究显示奥马珠单抗可有效控制病情及提高患者生活质量。

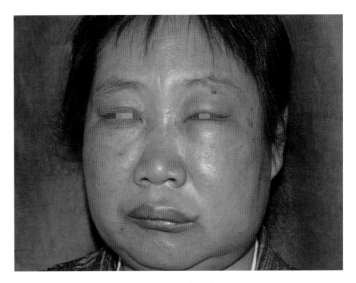

图 9-7-1 血管性水肿

药物性皮炎
Dermatitis Medicamentosa

又称药疹。常见致敏的为解热镇痛类、磺胺类、抗生素类、安眠镇静类及抗癫痫类药物,中成药也可引起药疹。

诊断要点: 发病前有明确服药史。有一定潜伏期,复发者潜伏期只有 1~2 天或数小时、数分钟。皮损呈多样性,有发疹型、红皮病型、苔藓样型及荨麻疹型等。皮损对称,泛发,颜色较鲜艳。自觉瘙痒,可有发热、头痛、恶心等全身症状。重症者除有大疱等皮损外,眼结膜、腔口及消化道黏膜和外生殖器黏膜均可受累。病程呈急性,轻症者经 1~3 周能自愈。

治疗要点: 停用致敏药物及化学结构相似的药物。根据病情轻重予以口服抗组胺药,非特异性脱敏药,重症者内用糖皮质激素,静脉注射免疫球蛋白等。根据皮损不同情况局部用湿敷、霜剂或糊膏。

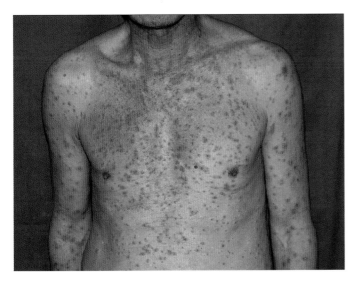

图 9-8-1 发疹型药疹

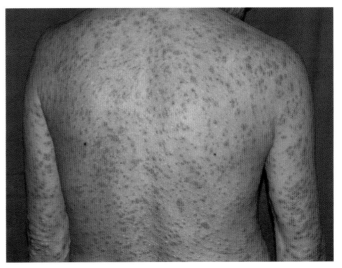

图 9-8-2 发疹型药疹

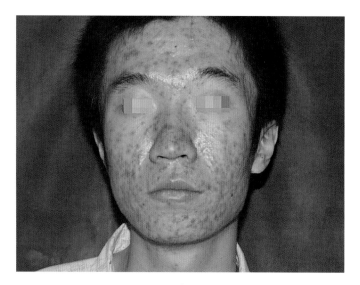

图 9-8-3　发疹型药疹

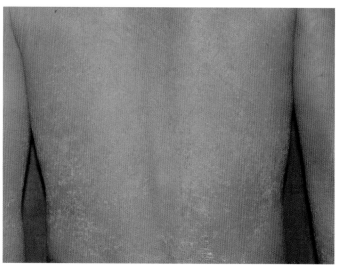

图 9-8-5　红皮病型药疹

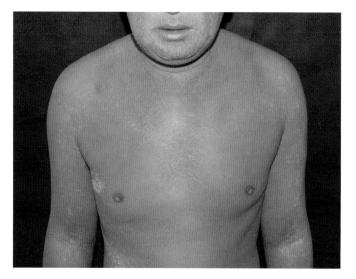

图 9-8-4　红皮病型药疹

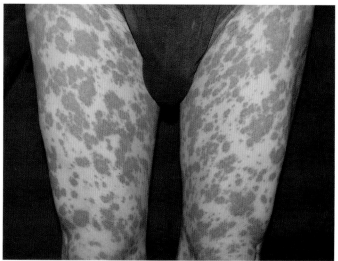

图 9-8-6　紫癜型药疹

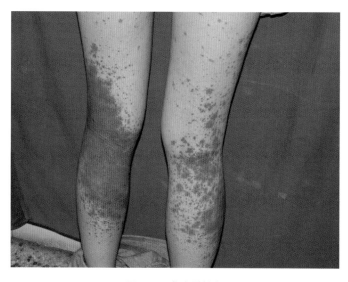

图 9-8-7　紫癜型药疹

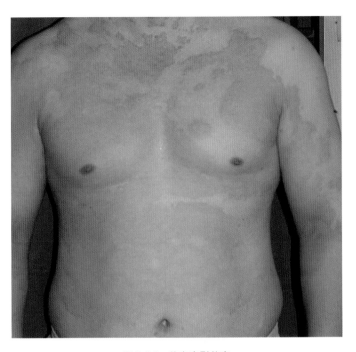

图 9-8-8　荨麻疹型药疹

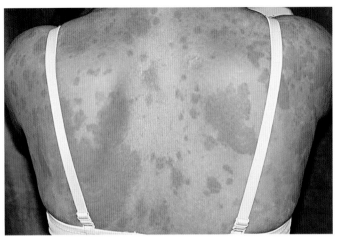

图 9-8-10　荨麻疹型药疹

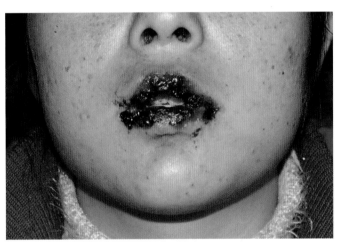

图 9-8-11　重症多形红斑型药疹

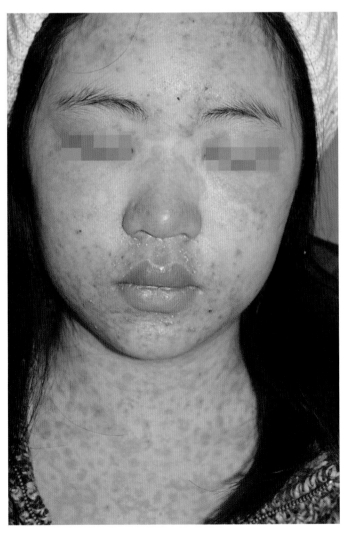

图 9-8-9　荨麻疹型药疹

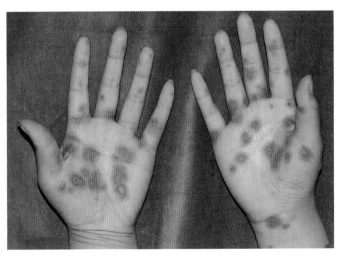

图 9-8-12　重症多形红斑型药疹

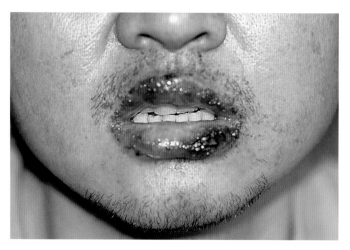

图 9-8-13 重症多形红斑型药疹

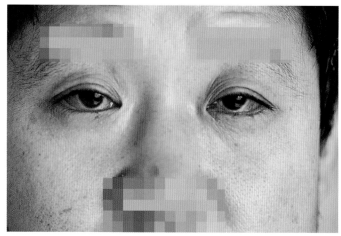

图 9-8-14 重症多形红斑型药疹

固定型药疹

Fixed Drug Eruption

为药疹中较为常见的类型。特点是每次复发均固定在同一部位,药疹消退后有明显的色素沉着斑。

诊断要点: 发病前有明确的服药史,一般在 3 周之内。典型皮损为圆形或椭圆形充血性红斑,色泽鲜艳或呈紫红色,表面可有大疱,发生于外阴部常引起糜烂。皮疹消退后遗留紫褐色色素沉着斑。每次复发均固定在同一部位,复发次数越多,皮损数目可逐渐增多,色素沉着越明显。皮损可发于任何部位,好发于皮肤黏膜交界处,如口唇、外阴等部位。

治疗要点: 停用致敏药物。根据病情轻重予以口服抗组胺药、非特异性脱敏药,重症者内用皮质类激素。根据皮损不同情况局部用湿敷、霜剂或糊膏。

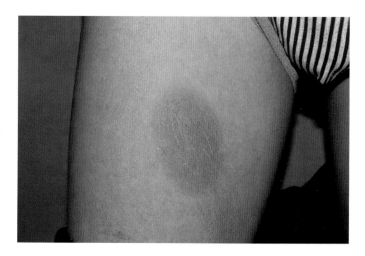

图 9-9-2 固定型药疹

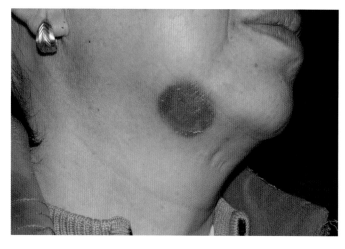

图 9-9-1 固定型药疹

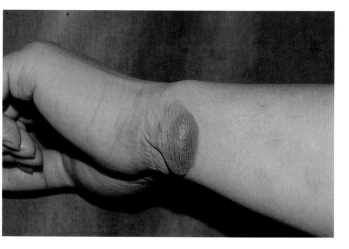

图 9-9-3 固定型药疹

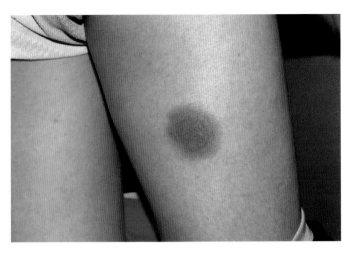

图 9-9-4　固定型药疹

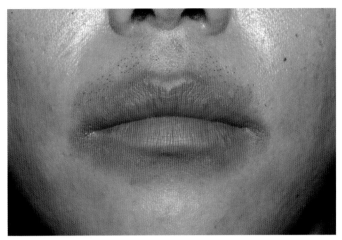

图 9-9-7　固定型药疹

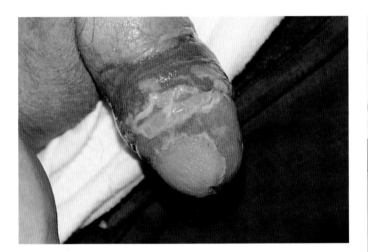

图 9-9-5　固定型药疹

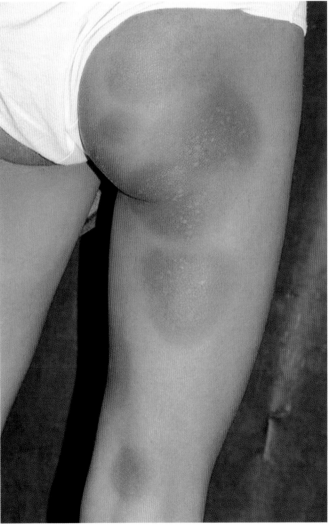

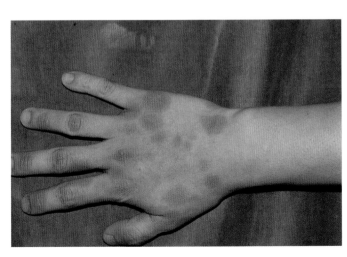

图 9-9-6　固定型药疹

图 9-9-8　固定型药疹

急性泛发性发疹性脓疱病

Acute Generalized Exathematous Pustulosis, AGEP

是一种特殊类型的药疹，致敏药物以青霉素类、大环内酯类、头孢菌素类抗生素及别嘌呤醇为常见。

诊断要点：皮疹特点是在浮肿性红斑基础上密集的无菌性小脓疱，可融合成脓湖；患者有高热；血中性粒细胞升高。

治疗要点：立即停用致敏药及化学结构相似的药物。患者常需口服或静脉滴注糖皮质激素。局部对症处理。

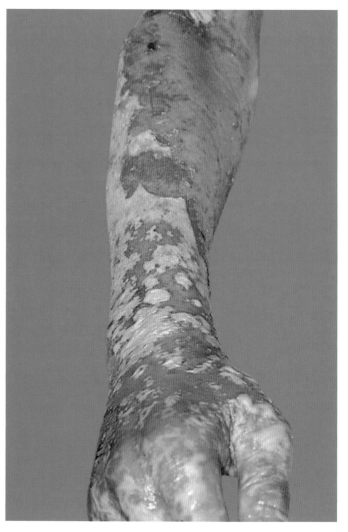

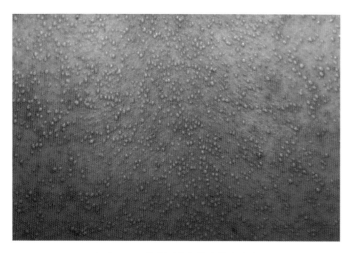

图 9-10-1　急性泛发性发疹性脓疱病

图 9-10-2　急性泛发性发疹性脓疱病

光敏性药疹

Photosensitization Drug Eruption

服用光敏感性药物后，在日光暴露部位发生的皮疹。

诊断要点：发疹前有服药史。常见致光敏的药物有：四环素类、灰黄霉素、磺胺类、氯丙嗪等。皮损好发于暴露部位，如面、颈、手背、足背及其他暴露部位。皮损为潮红水肿性红斑、斑丘疹，自觉瘙痒及灼热。

治疗要点：立即停用致光敏的药物。患者应避光。对症治疗，病情严重者需用皮质激素治疗，病情较轻者可用抗组胺药。

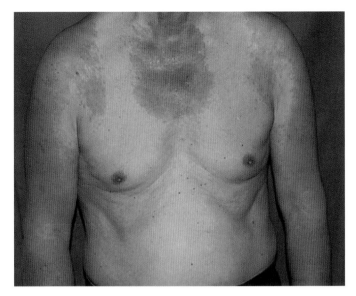

图 9-11-1　光敏性药疹

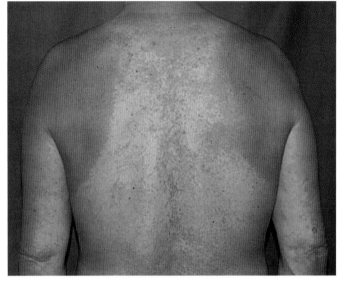

图 9-11-2　光敏性药疹

中毒性表皮坏死松解症

Toxic Epidermal Necrolysis

是药物性皮炎中最为严重的类型之一。

诊断要点： 有服药史，如抗生素、磺胺、解热镇痛药及镇静安眠药等。发病急骤，数小时或一天内即可波及全身。皮肤上为红斑、水肿，迅即发生大疱，互相融合成大片状表皮坏死，尼氏征阳性，一碰即松解，剥脱，成大片糜烂面，自觉疼痛，全身腔口部位有严重的大疱和糜烂、渗出。患者有烦躁不安、嗜睡、昏迷以及高热等全身症状。

治疗要点： 停用致敏药物，治疗用药尽可能简单。静脉滴注大剂量糖皮质激素，同时静脉内注射免疫球蛋白，补钾，应用大剂量维生素，全身支持治疗。皮肤护理非常重要，预防感染。近来报告用肿瘤坏死因子抑制剂治疗取得满意疗效。

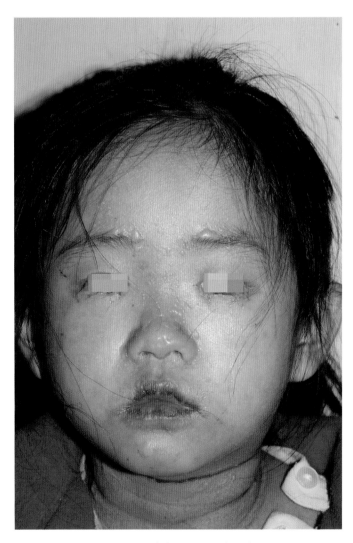

图 9-12-1　中毒性表皮坏死松解症

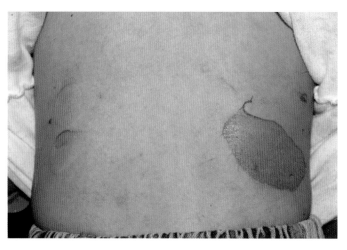

图 9-12-2　中毒性表皮坏死松解症

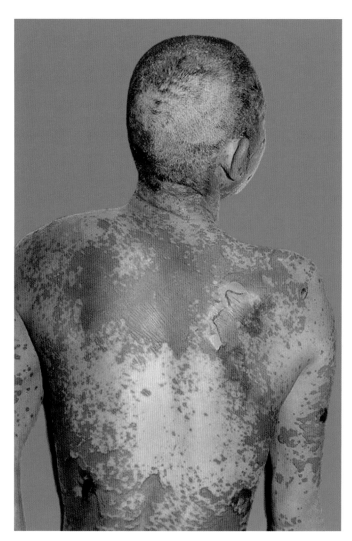

图 9-12-3　中毒性表皮坏死松解症

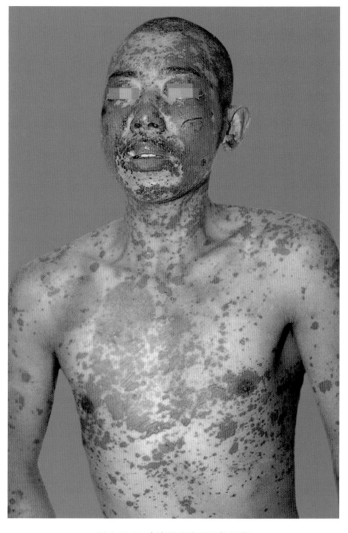

图 9-12-4　中毒性表皮坏死松解症

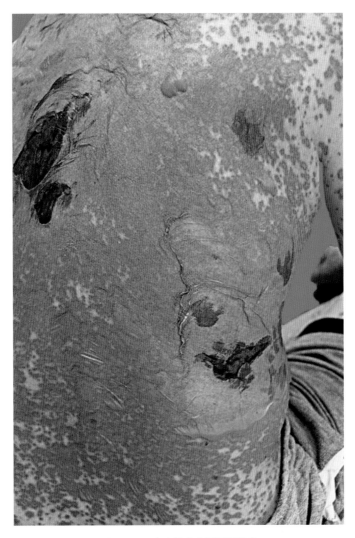

图 9-12-5　中毒性表皮坏死松解症

超敏综合征

Hypersensitivity Syndrome

静脉内注射免疫球蛋白,全身支持治疗。

又称伴嗜酸性细胞增多及系统症状的药物反应(drug reaction with eosinophilia and systemic symptoms,DRESS)

这是一型重症药疹。抗惊厥类药(如苯巴比妥、卡马西平)、拉莫三嗪、磺胺类、别嘌呤醇及氨苯砜等可诱发此综合征,大多在用药后 2~6 周发生。当出现发疹型皮疹、紫癜性皮疹伴发热、淋巴结肿大和/或面部水肿需考虑DRESS 的可能性,并有系统受累,如肝功能异常、心肌炎、间质性肺炎、间质性肾炎等。血嗜酸性粒细胞显著增多是本型药疹的特点。

治疗要点:停用致敏药物。早期糖皮质激素静点,

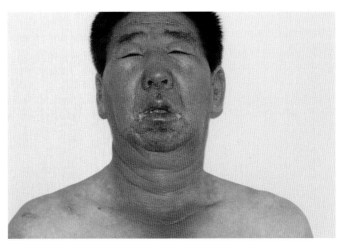

图 9-13-1　超敏综合征　卡马西平引起

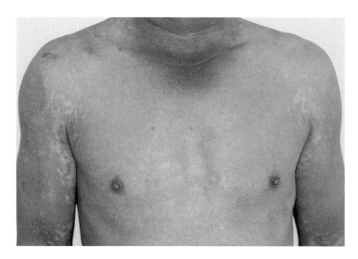

图 9-13-2　超敏综合征　卡马西平引起

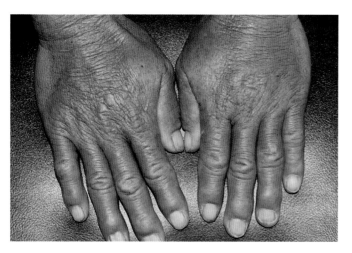

图 9-13-3　超敏综合征　卡马西平引起

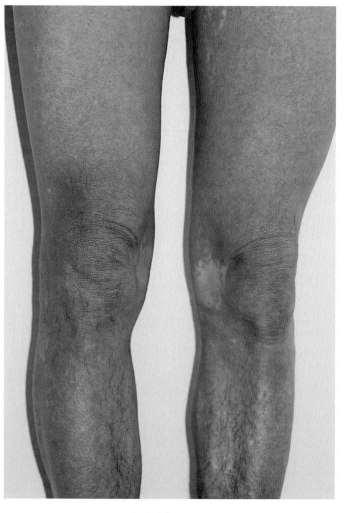

图 9-13-4　超敏综合征　卡马西平引起

其他药物不良反应

Other Adverse Drug Reactions

　　药物不良反应在皮肤上的表现,除了因变态反应引起药物性皮炎外,还可因局部刺激或其他非变态反应因素出现皮疹。此处展示的几例有因局部注射黄体酮引起的局部红肿,因口服吉非替尼引起的甲沟炎,口服环孢素而引起的牙龈肿胀及增生、多毛等,因服用多西环素或米诺环素引起的色素沉着。

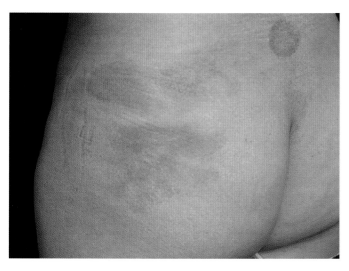

图 9-14-1 局部注射后黄体酮引起的局部红肿

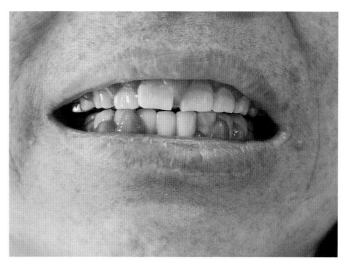

图 9-14-4 服用环孢素引起牙龈增生、肿胀

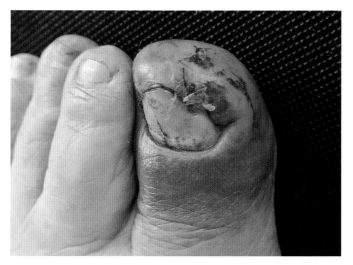

图 9-14-2 吉非替尼引起甲沟炎

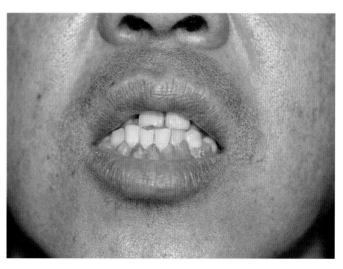

图 9-14-5 服用环孢素引起牙龈增生、肿胀

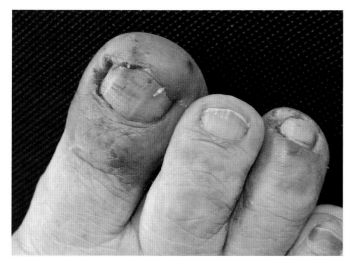

图 9-14-3 吉非替尼引起甲沟炎

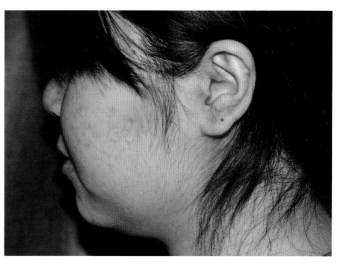

图 9-14-6 服用环孢素引起毛发增多

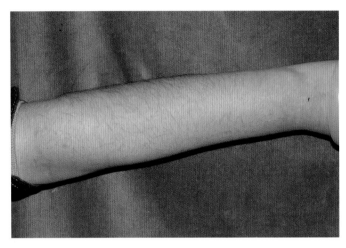

图 9-14-7　服用环孢素引起毛发增多

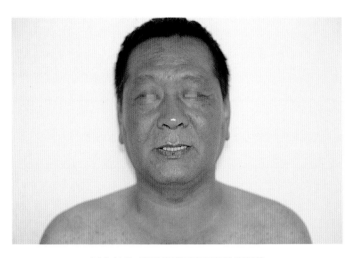

图 9-14-8　服用米诺环素引起色素沉着

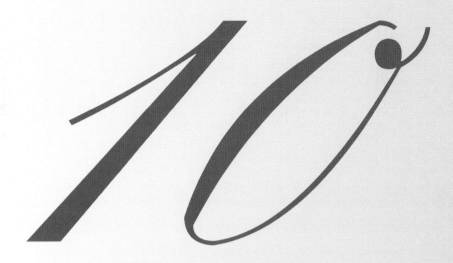

第十章　结缔组织病
Connective Tissue Diseases

系统性红斑狼疮

Systemic Lupus Erythematosus, SLE

是侵犯皮肤和全身多脏器的一种自身免疫性疾病。

诊断要点：多见于中青年女性。面部有蝶形红斑，手、足可有充血或出血斑，常伴雷诺征。患者光敏感，有肌肉、关节症状。可侵犯肾脏、心脏、肺脏和中枢神经系统，严重者威胁生命。实验室检查抗核抗体、Sm 抗体等阳性。血白细胞总数低，尿中可有蛋白。

治疗要点：应卧床休息，避免日光照晒。系统用糖皮质激素和/或免疫抑制剂，全身对症、支持治疗。

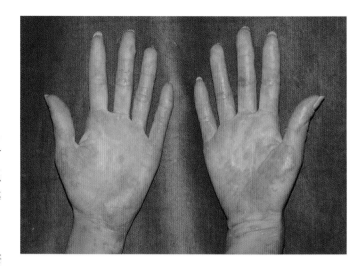

图 10-1-3　系统性红斑狼疮

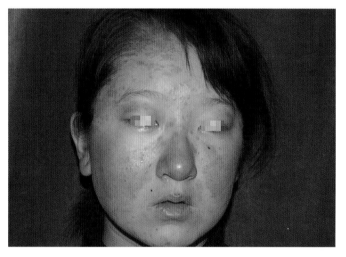

图 10-1-1　系统性红斑狼疮

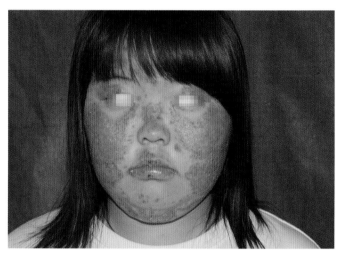

图 10-1-4　系统性红斑狼疮

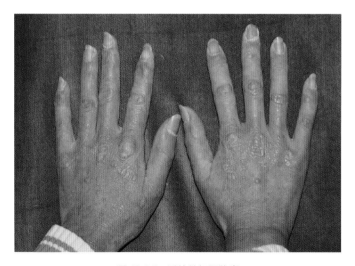

图 10-1-2　系统性红斑狼疮

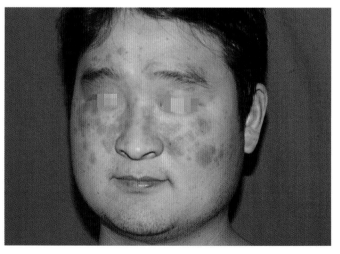

图 10-1-5　系统性红斑狼疮

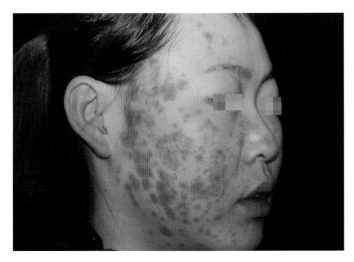

图 10-1-6 系统性红斑狼疮

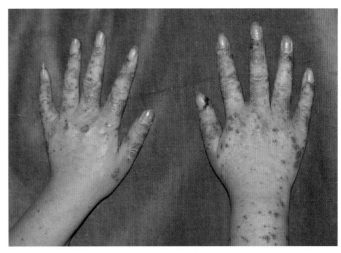

图 10-1-7 系统性红斑狼疮

亚急性皮肤型红斑狼疮

Subacute Cutaneous Lupus Erythematosus，SCLE

为介于系统性红斑狼疮与盘状红斑狼疮间的一个中间类型，主要侵犯皮肤，内脏损害少见。

诊断要点：好发于中青年女性。皮损大多为环状或多环状浮肿性浸润性红斑，少数为红斑鳞屑性损害。皮损多见于颧颊部、上臂伸侧，也可见于躯干及手足背。患者对光敏感，可有发热、关节痛。Ro(SSA)、La(SSB)抗体阳性为本病的血清学特点。

治疗要点：应注意休息，避免日光照晒。口服小剂量糖皮质激素或羟氯喹、沙利度胺等。皮损可外用中效糖皮质激素。

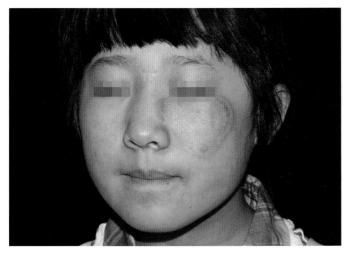

图 10-2-1 亚急性皮肤型红斑狼疮

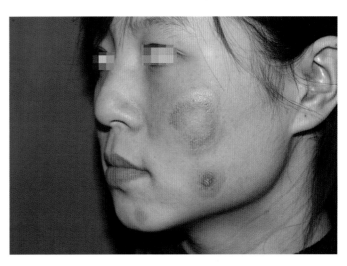

图 10-2-2 亚急性皮肤型红斑狼疮

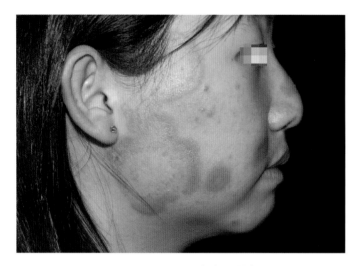

图 10-2-3 亚急性皮肤型红斑狼疮

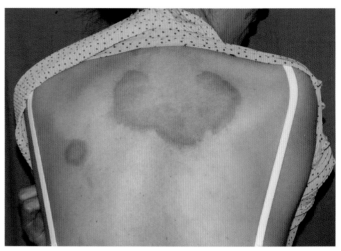

图 10-2-6 亚急性皮肤型红斑狼疮

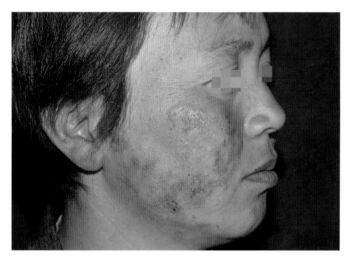

图 10-2-4 亚急性皮肤型红斑狼疮

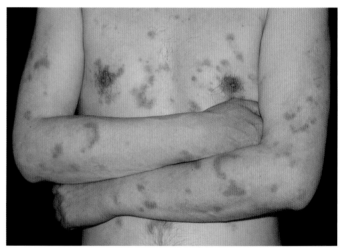

图 10-2-7 亚急性皮肤型红斑狼疮

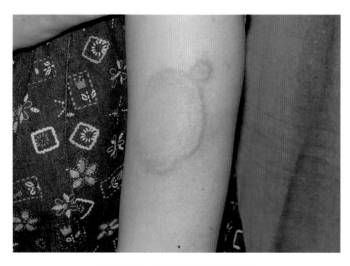

图 10-2-5 亚急性皮肤型红斑狼疮

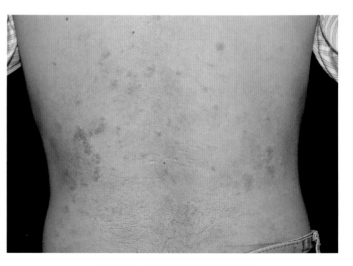

图 10-2-8 亚急性皮肤型红斑狼疮

新生儿红斑狼疮

Neonatal Lupus Erythematosus, NLE

母亲患红斑狼疮,其血中的 Ro(SSA)抗体经胎盘至胎儿致新生儿患病。

诊断要点:患者大多为女性。临床表现同 SCLE,皮损多在日光暴露部位。除皮肤损害外,患儿常有心传导阻滞、肝脏病变及血小板减少。血清 Ro(SSA)抗体阳性。

治疗要点:多数患儿在 6 个月内可以自愈,不必治疗。

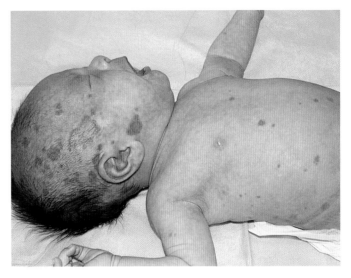

图 10-3-2 新生儿红斑狼疮

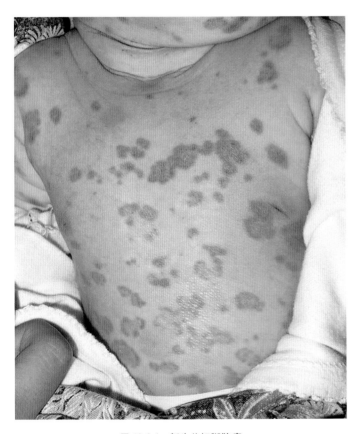

图 10-3-1 新生儿红斑狼疮

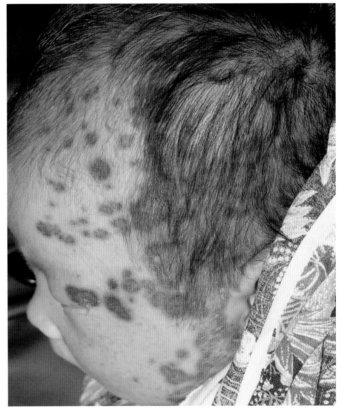

图 10-3-3 新生儿红斑狼疮

盘状红斑狼疮

Discoid Lupus Erythematosus，DLE

是一种皮肤型红斑狼疮，病情较轻，预后较好，较少侵犯内脏。

诊断要点：以中青年女性多见。皮损好发于面部，为境界清晰的浸润性红斑块，表面有黏着性鳞屑，剥下鳞屑后可见扩张的毛囊口，陈旧皮损可有萎缩、毛细血管扩张及色素沉着或色素减退。皮损泛发者称为播散性盘状红斑狼疮（DDLE）。发生于下唇的损害可有糜烂、结痂，长期不愈者可继发鳞状细胞癌。发生于头皮的损害可引起脱发。皮损呈慢性经过，除 DDLE 外，对全身无明显影响。实验室检查可有低滴度抗核抗体阳性。

治疗要点：应注意休息，避免日光照晒。口服羟氯喹 200mg，每天 2 次。局部外用糖皮质激素制剂。

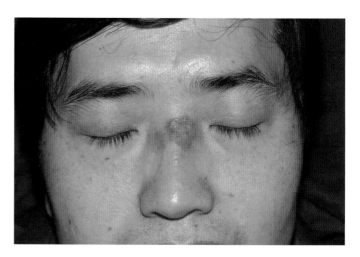

图 10-4-2　盘状红斑狼疮

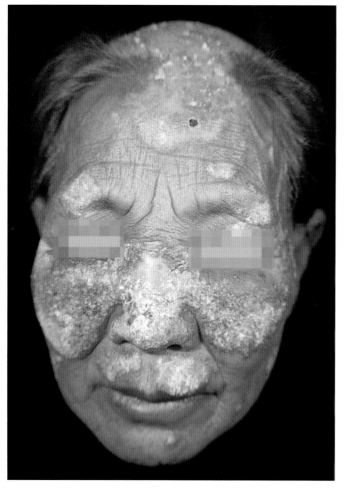

图 10-4-1　盘状红斑狼疮

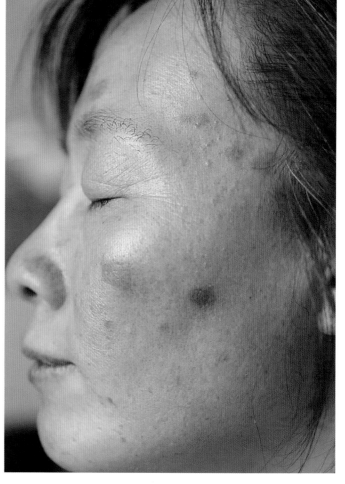

图 10-4-3　盘状红斑狼疮

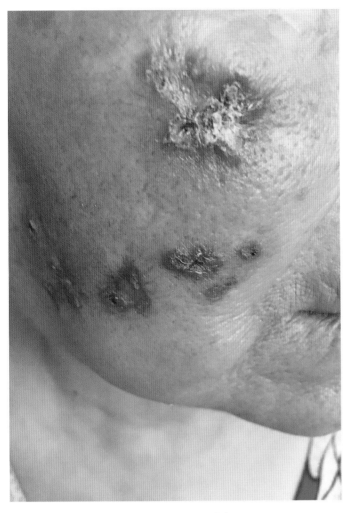

图 10-4-4　盘状红斑狼疮

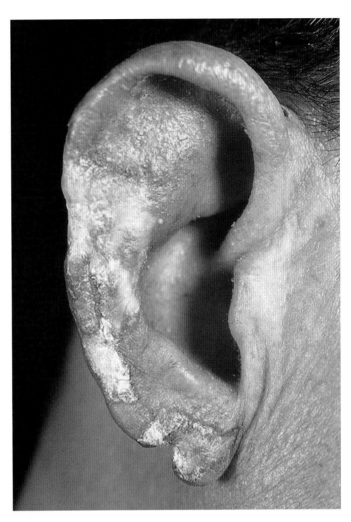

图 10-4-6　盘状红斑狼疮

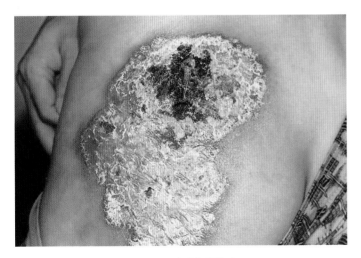

图 10-4-5　盘状红斑狼疮

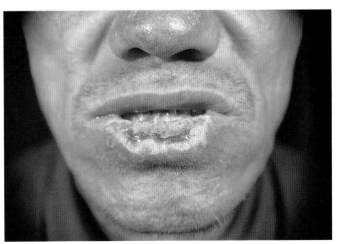

图 10-4-7　盘状红斑狼疮

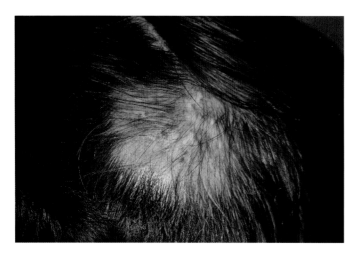

图 10-4-8　盘状红斑狼疮

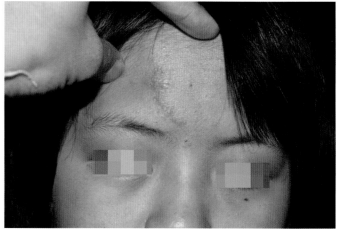

图 10-4-10　盘状红斑狼疮

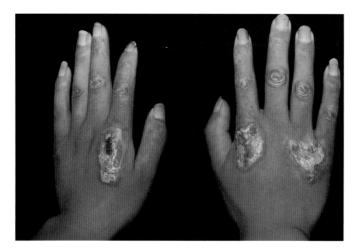

图 10-4-9　盘状红斑狼疮

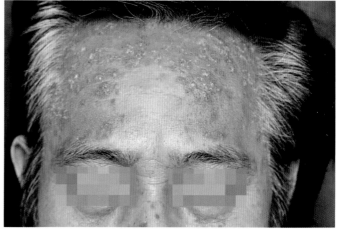

图 10-4-11　播散性盘状红斑狼疮

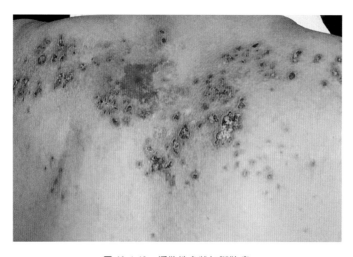

图 10-4-12　播散性盘状红斑狼疮

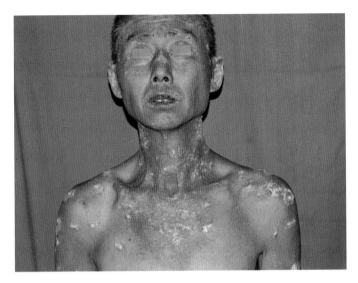

图 10-4-13 播散性盘状红斑狼疮

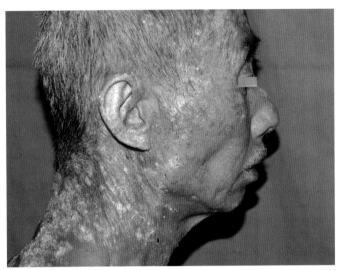

图 10-4-15 播散性盘状红斑狼疮

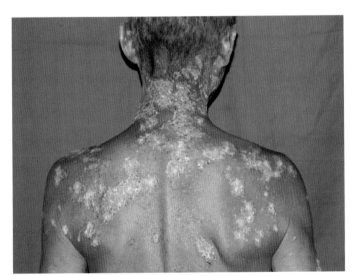

图 10-4-14 播散性盘状红斑狼疮

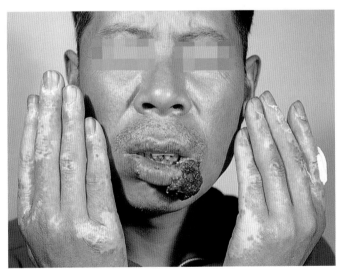

图 10-4-16 盘状红斑狼疮,下唇损害继发鳞状细胞癌

肿胀性红斑狼疮

Lupus Erythematosus Tumidus

肿胀性狼疮是慢性皮肤红斑狼疮的一个类型。

诊断要点：临床上以浮肿性、浸润性斑块为特点，色红，其上无鳞屑，消退后不留瘢痕。好发于日光暴露部位，很少系统受累。皮肤组织病理符合 DLE。

治疗要点：避免日光照晒，外搽防晒霜。口服羟氯喹 0.2g，每天 2 次。必要时需服用小剂量糖皮质激素。

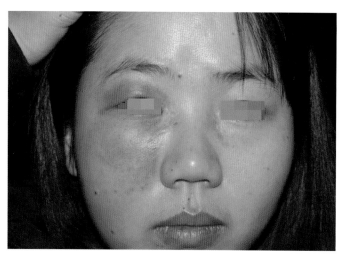

图 10-5-1 肿胀性红斑狼疮

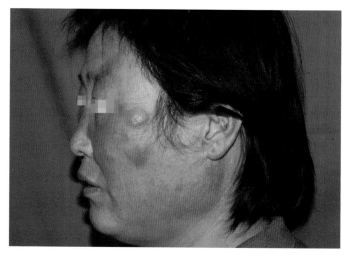

图 10-5-3 肿胀性红斑狼疮

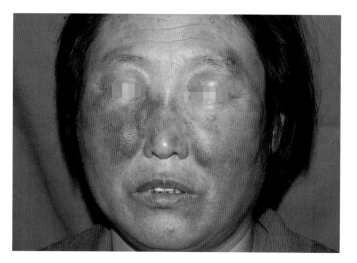

图 10-5-2 肿胀性红斑狼疮

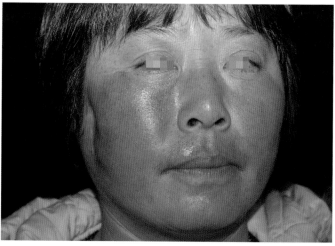

图 10-5-4 肿胀性红斑狼疮

深在性红斑狼疮

Lupus Erythematosus Profundus

为一种特殊类型的红斑狼疮,浸润较深,主要累及脂膜,故又称狼疮性脂膜炎(lupus erythematosus panniculitis)。

诊断要点:多见于中年,好发于面颊部、上臂及胸部等处。皮损为红色结节、斑块,浸润深,达真皮下部及皮下组织,消退后遗留明显萎缩。系统受累较肿胀性红斑狼疮常见。组织病理检查有助于诊断。

治疗要点:系统应用糖皮质激素制剂,可伴服雷公藤多苷。

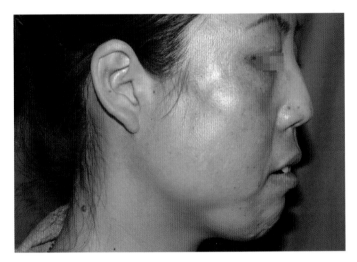

图 10-6-1 深在性红斑狼疮

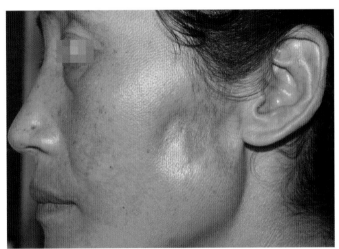

图 10-6-3 深在性红斑狼疮

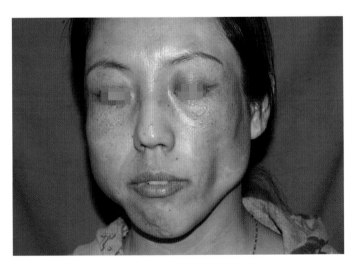

图 10-6-2 深在性红斑狼疮

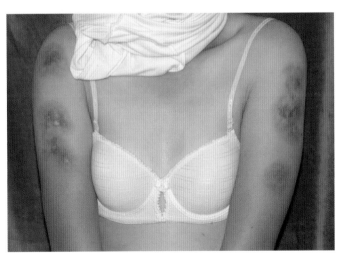

图 10-6-4 深在性红斑狼疮

网状红斑性黏蛋白病

Reticular Erythematous Mucinosis, REM

皮损为持久性红色斑丘疹或斑块,常呈网状,好发于后背或前胸,光照后加重。目前将本病归类于肿胀性红斑狼疮。服用羟氯喹有效,皮损可在数周内消退。患者应注意避免强烈日晒。

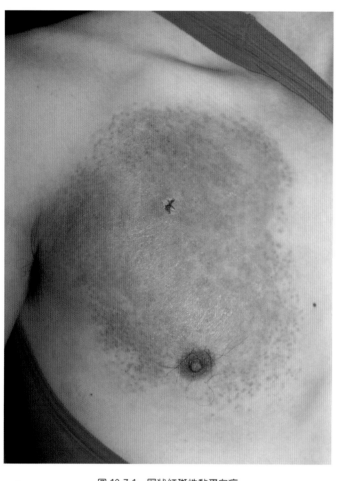

图 10-7-1　网状红斑性黏蛋白病

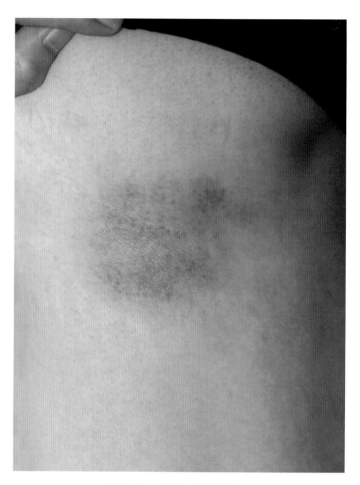

图 10-7-2　网状红斑性黏蛋白病

皮肌炎

Dermatomyositis

为一种侵犯皮肤和肌肉的自身免疫性疾病。少数患者可只有皮炎而无肌炎。

诊断要点:

皮炎症状:面颊、躯干、四肢紫红或暗红色斑,以双眼睑紫红色皮疹及双手指关节伸侧对称性丘疹(Gottron 征)为特点。部分患者呈皮肤异色改变。病程长的患者可出现皮肤钙质沉着。

肌肉症状:主要侵犯四肢近端大肌群,肌肉酸痛、无力,抬臂或下蹲困难,严重时吞咽困难。血肌酶升高。部分患者可伴发恶性肿瘤。

治疗要点:全身检查有否内脏肿瘤,如有应积极治疗。患者应注意休息,避免日晒。系统用糖皮质激素或免疫抑制剂如甲氨蝶呤。病情严重者可应用静脉内免疫球蛋白。

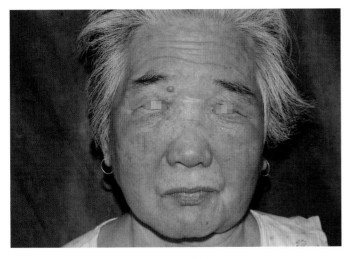

图 10-8-1 皮肌炎

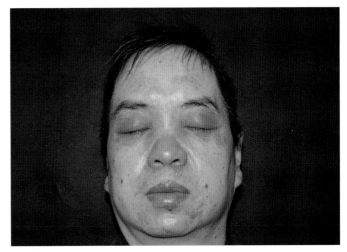

图 10-8-4 皮肌炎

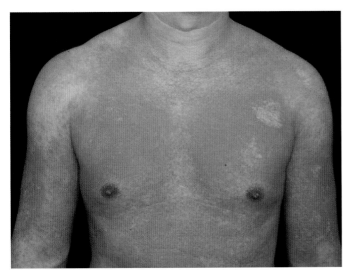

图 10-8-2 皮肌炎

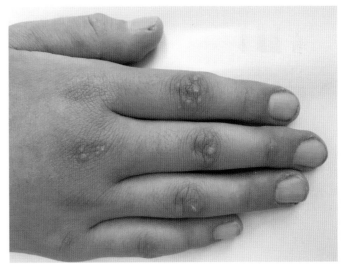

图 10-8-5 皮肌炎，示 Gottron 征

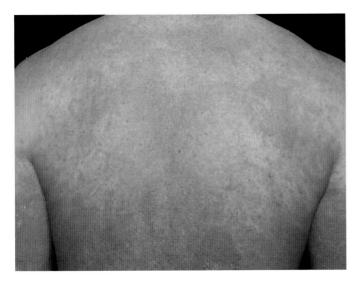

图 10-8-3 皮肌炎

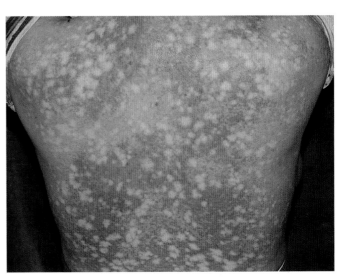

图 10-8-6 皮肌炎，示皮肤异色改变

165

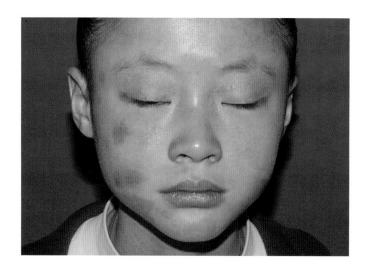

图 10-8-7　儿童皮肌炎（无肌炎）

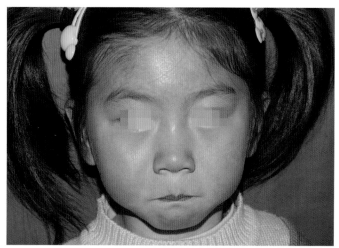

图 10-8-8　儿童皮肌炎

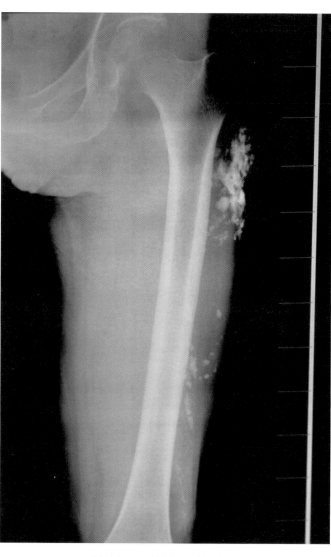

图 10-8-10　皮肌炎，X 片示钙化

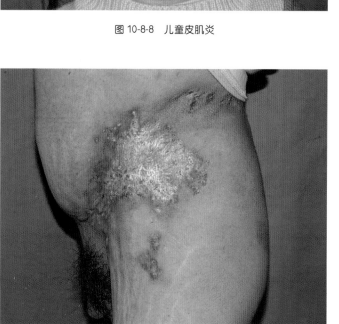

图 10-8-9　皮肌炎钙化

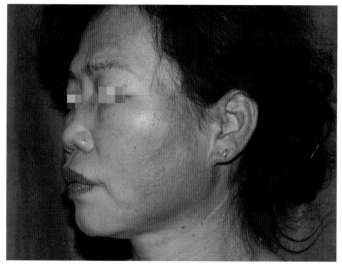

图 10-8-11　皮肌炎，伴乳腺癌

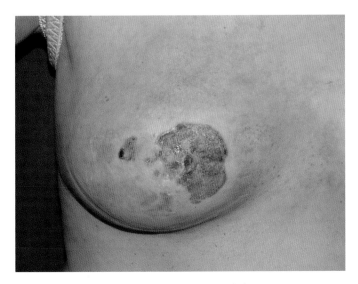

图 10-8-12　皮肌炎，伴乳腺癌

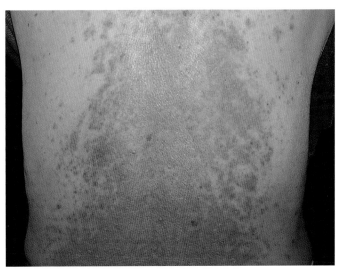

图 10-8-13　皮肌炎，伴胃癌

进行性系统性硬皮病

Progressive Systemic Sclerosis

诊断要点：以全身皮肤进行性硬化，侵犯内脏器官为特征的系统性硬皮病。病程进展较快，预后不良。

治疗要点：服用血管扩张剂，以硝苯地平效果最好，服用 D-青霉胺或糖皮质激素、大剂量维生素 E。注意保暖，加强物理治疗、按摩或针灸。

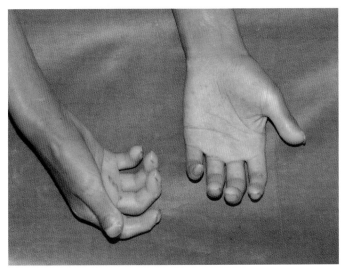

图 10-9-1　进行性系统性硬皮病

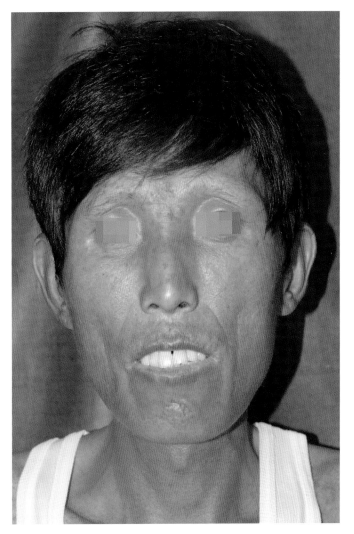

图 10-9-2　进行性系统性硬皮病

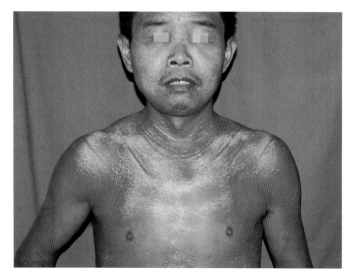

图 10-9-3　进行性系统性硬皮病

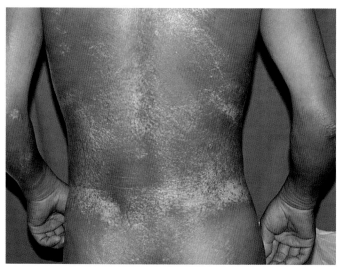

图 10-9-4　进行性系统性硬皮病

CREST 综合征

CREST Syndrome

　　是系统性硬皮病中肢端硬化型的一个亚型,皮肤硬化以肢端为主,进展缓慢,预后较好。

　　诊断要点：多见于中青年女性。综合征包括：C 为皮肤钙沉着(calcinosis)；R 为雷诺现象(Raynaud's phenomenon)征；E 为食道硬化(esophageal dysfunction),表现为食道运动障碍,收缩和蠕动减弱；S 为肢端硬化(sclerodactyly)；T 为毛细血管扩张(telangiectasia),多在面部、胸部等处。

　　治疗要点：口服青霉胺或秋水仙碱等,长期服用维生素 E 或复方丹参片。注意保暖,预防外伤。

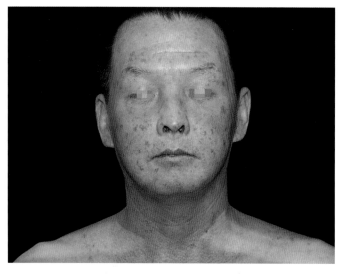

图 10-10-1　CREST 综合征

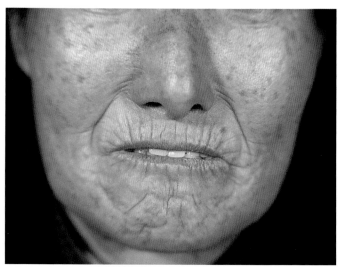

图 10-10-2　CREST 综合征

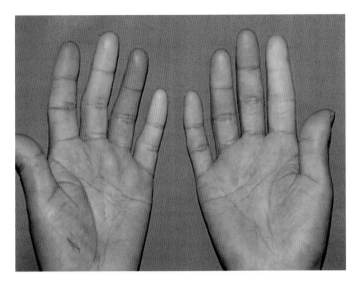

图 10-10-3　CREST 综合征　雷诺现象

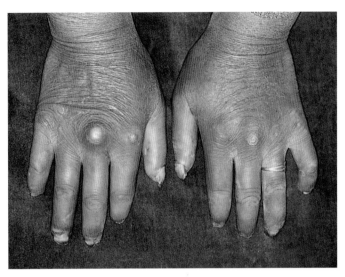

图 10-10-4　CREST 综合征　肢端硬化及钙化

硬斑病

Morphea

为只侵犯皮肤的局限性硬皮病。一般不会演变成系统性硬皮病,预后较好。

诊断要点:多见于青壮年。可发于任何部位,以躯干部多见。皮损早期为限局部轻度潮红、水肿性斑块,而后变为象牙白色或淡黄色椭圆形硬化性斑块,表面有蜡样光泽,周围绕以紫红色晕。皮损可多发,皮损消退可呈萎缩性瘢痕。皮损组织病理改变有特征性。

治疗要点:服用维生素 E、脉管复康片或丹参片。配合局部物理治疗如 UVA1。

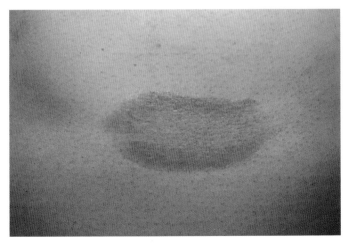

图 10-11-1　硬斑病

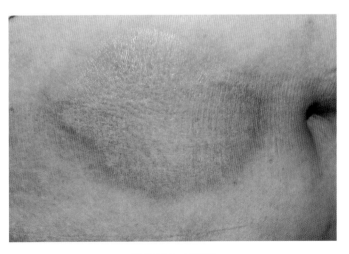

图 10-11-2　硬斑病

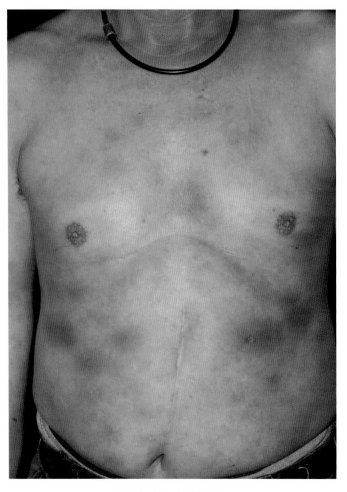

图 10-11-3 多发硬斑病

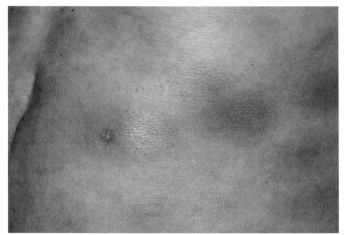

图 10-11-4 多发硬斑病

带状硬皮病

Linear Scleroderma

是一个特殊类型的限局性硬皮病,多见于儿童。常发生在一侧额部,向上延伸到头皮,造成秃发,向下延伸到鼻,甚至引起牙齿脱落。也可发生在单侧肢体。呈带条状,皮损处发硬、轻微至明显凹陷。少数肌肉和骨骼亦可发生硬化萎缩。治疗同硬斑病。

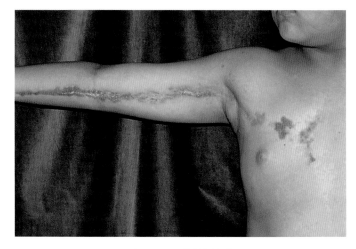

图 10-12-1 带状硬皮病

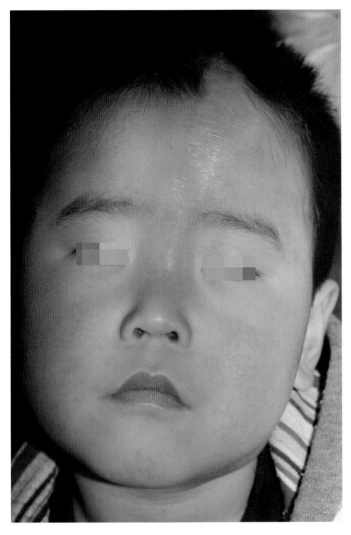

图 10-12-2　带状硬皮病

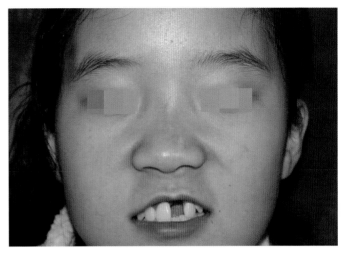

图 10-12-3　带状硬皮病

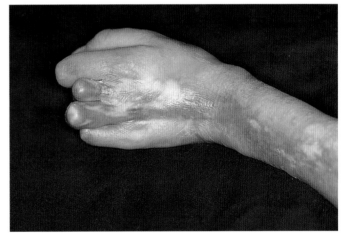

图 10-12-4　带状硬皮病

带状硬皮病伴面部偏侧萎缩
Linear Scleroderma with Hemiatrophy

　　本病为颜面部带状硬皮病进一步发展形成半侧面部萎缩。除皮肤硬化、萎缩外,肌肉及骨骼亦受累萎缩。患侧面部明显小于健侧,成为偏面萎缩。为慢性进行性、毁容性疾病,给患者造成很大精神压力。治疗同硬斑病,偏侧萎缩可做填充术。

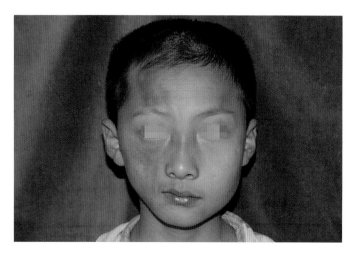

图 10-13-1　带状硬皮病伴面部偏侧萎缩

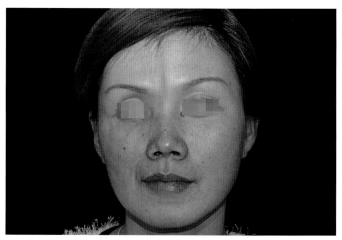

图 10-13-2　带状硬皮病伴面部偏侧萎缩

硬斑病合并硬化性苔藓

Morphea with Lichen Sclerosus

皮损以既有硬斑病，又有硬化性苔藓改变为特点。在硬斑病皮损基础上，出现硬化性苔藓改变，表现为象牙色白色斑点，可融合成片。组织病理同时呈现真皮乳头层、网状层及皮下组织胶原纤维的肿胀（早期）或硬化（充分发展期）。治疗同硬斑病，对硬化性苔藓皮损，可外用他克莫司软膏。

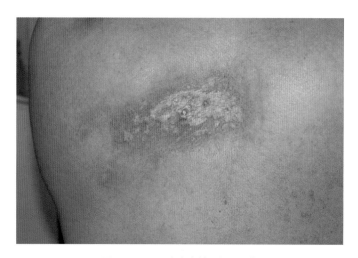

图 10-14-1　硬皮病合并硬化性苔藓

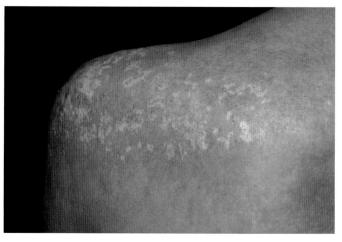

图 10-14-2　硬皮病合并硬化性苔藓

嗜酸性筋膜炎
Eosinophilic Fasciitis

有观点认为本病是硬皮病的深在型。

诊断要点：大多为男性，好发于肢端。患处初为弥漫水肿，继而硬化，与下方组织紧贴，皮肤不能被捏起。受损部位关节活动明显受限。血嗜酸细胞显著升高。皮肤病理病变主要在筋膜，硬化增厚，有嗜酸细胞浸润。

治疗要点：可口服糖皮质激素，亦可以糖皮质激素皮损内注射。局部物理治疗，注意功能锻炼。

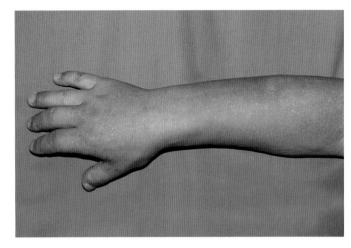

图 10-15-1 嗜酸性脂膜炎

结节性耳轮软骨炎
Chondrodermatitis Nodularis Helicis

诊断要点：见于中年以上，男性多见。为耳轮上质地较硬、境界清楚、圆形或椭圆形的结节，中心粘着鳞屑或结痂，揭去痂皮为一小溃疡。结节单发或多发，自觉疼痛或有压痛。

治疗要点：避免压迫或外伤。可皮损内注射糖皮质激素，必要时手术切除结节。

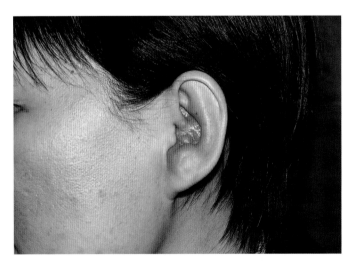

图 10-16-1 结节性耳轮软骨炎

类风湿性嗜中性皮病

Rheumatoid Neutrophilic Dermatosis

是类风湿性关节炎患者中一种罕见的皮肤表现,以浮肿性红斑和真皮嗜中性粒细胞浸润为特征。

诊断要点:好发于中年女性,有类风湿性关节炎的典型表现,类风湿因子阳性。皮损对称分布于四肢伸侧、躯干,主要为红色丘疹、结节或斑块。组织病理特征为真皮嗜中性粒细胞弥漫性浸润,无血管炎表现。

治疗要点:可选用氨苯砜、秋水仙碱、羟氯喹、环磷酰胺或糖皮质激素治疗。

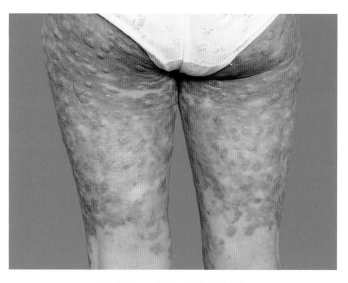

图 10-17-1　类风湿性嗜中性皮病

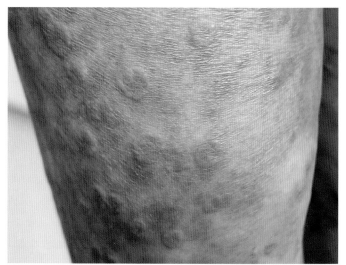

图 10-17-2　类风湿性嗜中性皮病

类风湿结节

Rheumatoid Nodule

见于中重症类风湿性关节炎患者,为手足及四肢伸侧实性、质硬的皮下结节,直径从数毫米至数厘米不等,无压痛。患者类风湿因子阳性。病理检查为栅栏状肉芽肿改变,中央为红染的纤维素,周围为呈栅栏状排列的组织细胞及炎症细胞浸润。治疗原发病。结节可手术切除,亦可皮损内注射糖皮质激素。

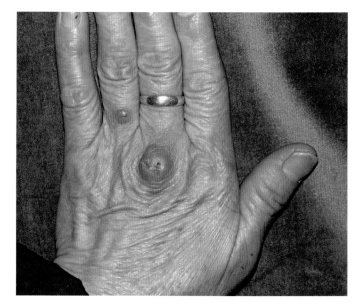

图 10-18-1　类风湿结节

移植物抗宿主病

Graft Versus Host Disease,GVHD

是由于移植物抗宿主反应而引起的一种免疫性疾病。

诊断要点：GVHD 分急性和慢性两种：急性在移植后 7~30 天发病，有发热、食欲不振、腹痛、呕吐和肝脏损害等。皮肤上发生充血性弥漫性皮疹，有的可呈麻疹样或猩红热样。慢性发生在移植后数月到 1 年，皮损可呈现扁平苔藓样、硬皮病样或皮肤异色症样。

治疗要点：在脏器移植后应用免疫抑制剂如环孢素。皮损可外用糖皮质激素制剂对症治疗。

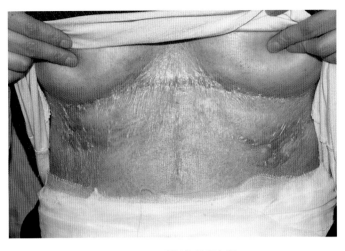

图 10-19-2　移植物抗宿主病

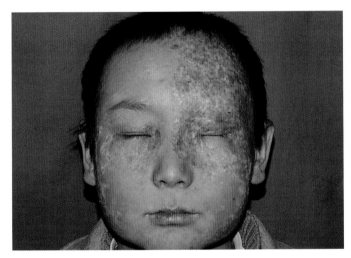

图 10-19-1　移植物抗宿主病

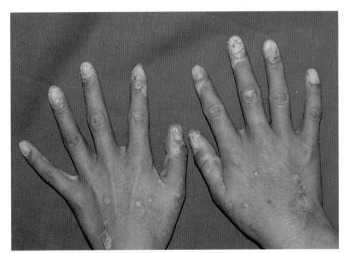

图 10-19-3　移植物抗宿主病

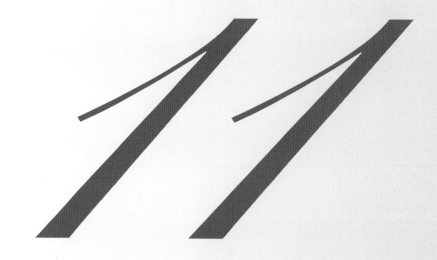

第十一章　大疱性皮肤病
Bullous Dermatoses

患者以中年居多,严重时可威胁生命。

天疱疮

Pemphigus

为一组侵犯皮肤和黏膜的自身免疫性重症大疱病。

寻常型天疱疮

Pemphigus Vulgaris

诊断要点:既侵犯全身皮肤,也侵犯黏膜。在正常皮肤或红斑上发生松弛性大疱,容易破溃,成为糜烂面。口腔黏膜的水疱、糜烂常是最先出现的症状,由于疼痛,可影响进食。组织病理为表皮内基底细胞层上棘层松解,形成大疱。直接免疫荧光示棘细胞间 IgG、C_3 沉积。ELISA 检测 Dsg3 自身抗体阳性。

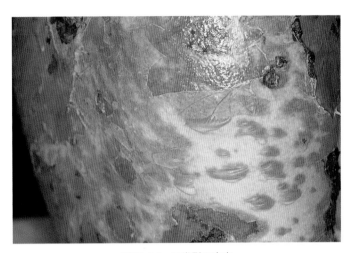

图 11-1-3　寻常型天疱疮

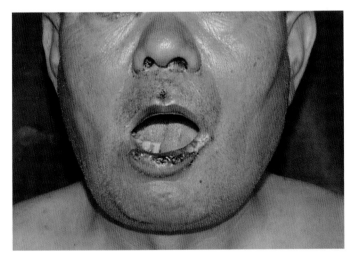

图 11-1-1　寻常型天疱疮

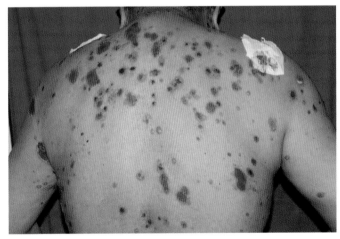

图 11-1-4　寻常型天疱疮

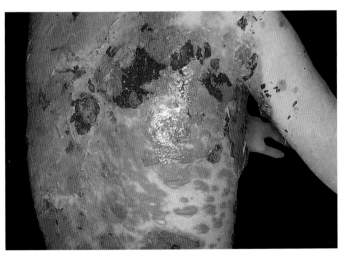

图 11-1-2　寻常型天疱疮

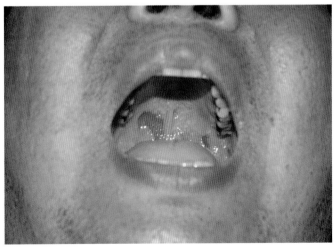

图 11-1-5　寻常型天疱疮

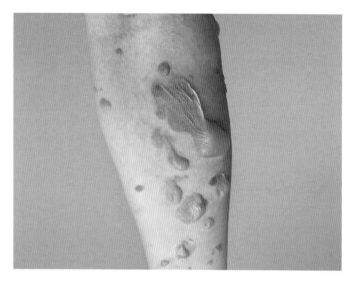

图 11-1-6　寻常型天疱疮

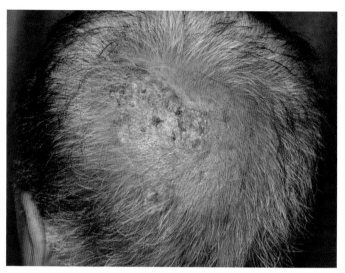

图 11-1-7　寻常型天疱疮

增殖型天疱疮

Pemphigus Vegetans

是寻常型天疱疮的良性型,以出现增殖为特点。在腋部、股部、脐、阴肛等处发生增殖性脓皮病样改变。表面可有乳头瘤样增殖,有脓性分泌物及结痂。组织病理表皮有明显棘层肥厚、乳头瘤样增生,表皮内嗜酸细胞聚积形成小脓疡,伴棘层松解。Dsg3 自身抗体阳性。

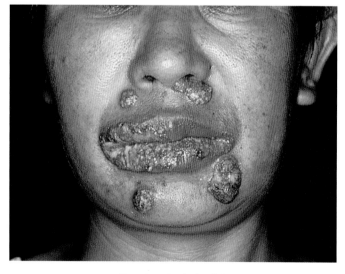

图 11-2-1　增殖型天疱疮

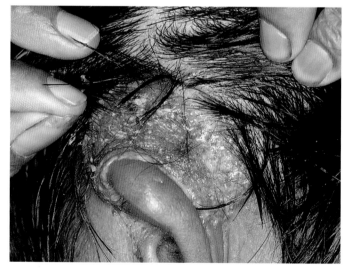

图 11-2-2　增殖型天疱疮

落叶型天疱疮

Pemphigus Foliaceus

本型天疱疮疱壁极薄,泛发时表现为剥脱性皮炎。

诊断要点: 为松弛性大疱,疱壁很薄,易破,形成痂屑,痂下糜烂湿润,不易愈合,当皮损广泛时,为大片痂屑,呈剥脱性皮炎。病理示表皮内棘层松解位于颗粒层。Dsg1 自身抗体阳性。

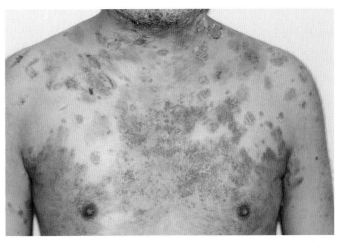

图 11-3-3 落叶型天疱疮

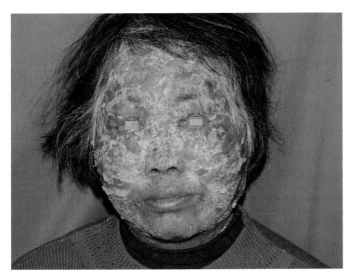

图 11-3-1 落叶型天疱疮

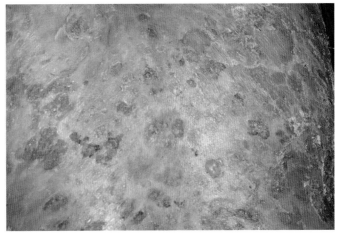

图 11-3-4 落叶型天疱疮

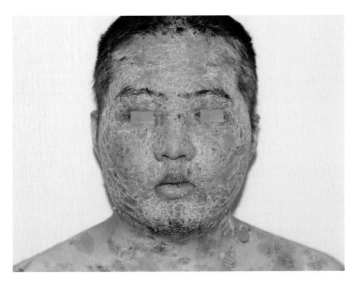

图 11-3-2 落叶型天疱疮

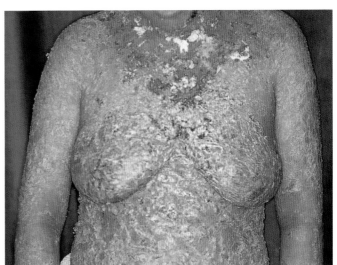

图 11-3-5 落叶型天疱疮

红斑型天疱疮
Pemphigus Erythematosus

是落叶型天疱疮的轻型。

诊断要点：皮损好发于头、面、前胸、后背等皮脂溢出部位。因疱壁很薄，临床以红斑和脂溢性结痂更多见，不侵犯口腔黏膜。侵犯面颊部时，形成蝶形红斑。Dsg1自身抗体阳性。

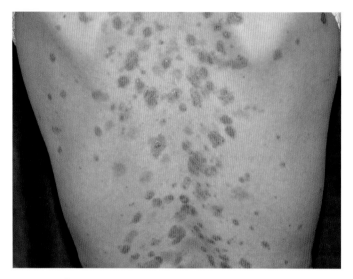

图 11-4-1　红斑型天疱疮

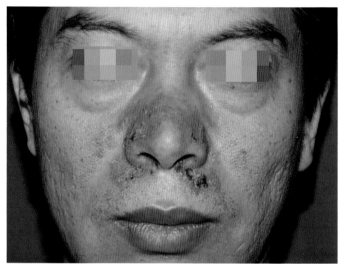

图 11-4-3　红斑型天疱疮

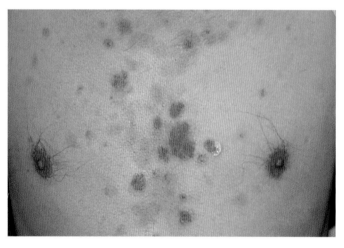

图 11-4-2　红斑型天疱疮

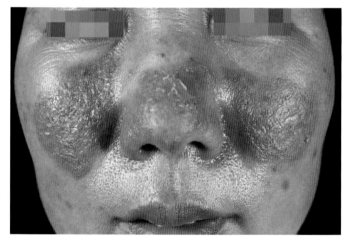

图 11-4-4　红斑型天疱疮

疱疹样天疱疮
Pemphigus Herpetiformis

本病临床上像疱疹样皮炎，而病理学为表皮内疱，故称之为疱疹样天疱疮，为天疱疮的变型。

诊断要点：好发于躯干及四肢近端。皮损为环形、多环形，其上有绿豆大水疱，疱壁紧张，尼氏征阴性。自觉瘙痒。病理为表皮棘层中部水疱。血清中有 Dsg1、

Dsg3 自身抗体阳性，滴度低。

天疱疮治疗要点：早期诊断、早期足量系统用糖皮质激素，及早控制皮损为治疗的关键。应注意预防并治疗激素引起的不良反应。可佐以免疫抑制剂。对不愿使用激素或有禁忌者，可采用环孢素、环磷酰胺或吗替麦考酚酯等治疗。加强全身支持疗法及皮肤、黏膜护理。皮损控制后应注意需长期维持（3 年左右）治疗，骤然停药可导致复发。近年来，采用抗 CD20 单抗（利妥昔单抗注射液）静脉给药治疗天疱疮，治疗效果良好。

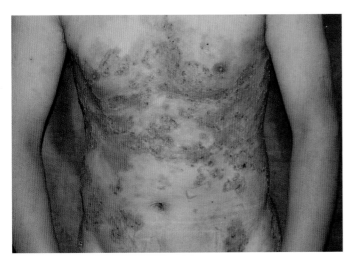

图 11-5-1 疱疹样天疱疮

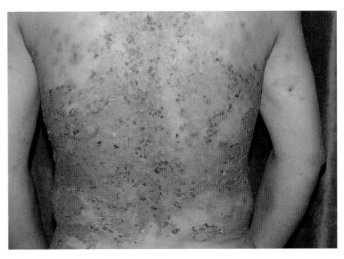

图 11-5-2 疱疹样天疱疮

大疱性类天疱疮

Bullous Pemphigoid

多见于老年人。随着人口老龄化,本病在老年人,特别是曾有脑血管疾病者中并不少见。

诊断要点: 皮损好发于躯干及四肢屈侧。早期损害为湿疹样改变或浮肿性红斑,易误诊。基本损害为红斑及正常皮肤上的张力性大疱,尼氏征阴性。自觉瘙痒。常在手足或肢体远端首先出大疱,较少侵犯口腔黏膜。

病理为表皮下大疱,以嗜酸性粒细胞浸润为主,免疫荧光示基底膜带荧光。ELISA 检测 BP180 和/或 BP230 自身抗体阳性。

治疗要点: 早期诊断早期治疗是关键。早期采用小剂量糖皮质激素、米诺环素及烟酰胺内服。因患者大都为老年人,应加强全身支持疗法。

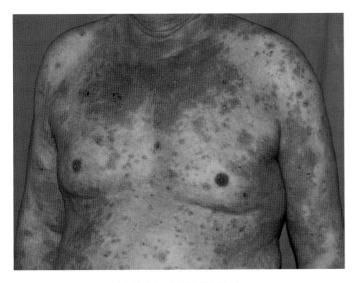

图 11-6-1 大疱性类天疱疮

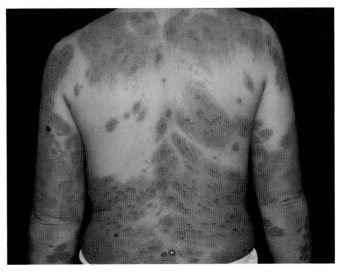

图 11-6-2 大疱性类天疱疮

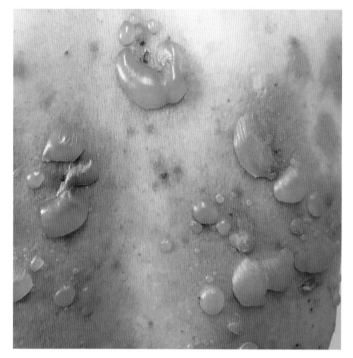

图 11-6-3　大疱性类天疱疮

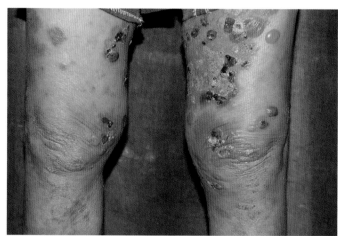

图 11-6-6　大疱性类天疱疮

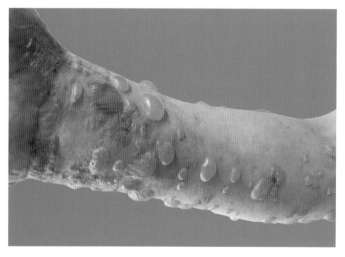

图 11-6-4　大疱性类天疱疮

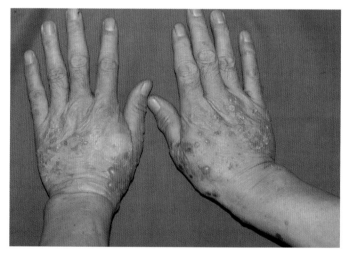

图 11-6-7　大疱性类天疱疮

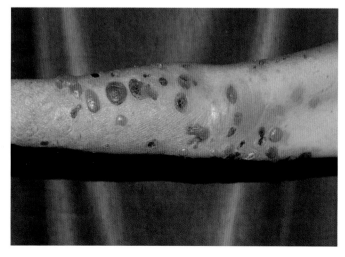

图 11-6-5　大疱性类天疱疮

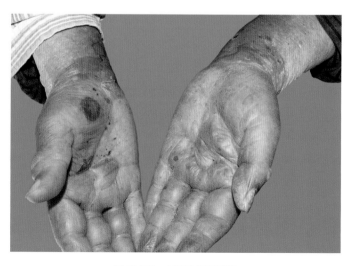

图 11-6-8　大疱性类天疱疮

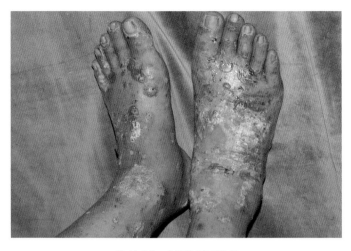

图 11-6-9　大疱性类天疱疮

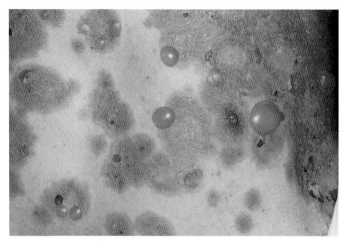

图 11-6-10　大疱性类天疱疮

黏膜性类天疱疮

Mucous Membrane Pemphigoid

又称瘢痕性类天疱疮。主要侵犯口腔及眼的黏膜，病程慢性。

诊断要点： 好发于中老年。主要侵犯口腔、咽喉、食道、眼及外阴部黏膜。以口腔黏膜最为常见，包括颊、上腭、牙龈等黏膜均可出现水疱、糜烂，在眼结膜可红肿、糜烂，病程长的睑球结膜发生粘连，形成瘢痕，可造成失明。

此外，皮肤上也可出现大疱及糜烂。病理为表皮下大疱，嗜中性粒细胞为主浸润。

治疗要点： 口含泼尼松龙。用含可的松眼药水滴眼，睡前上眼药膏，以防睑球粘连。必要时在眼结膜或口腔黏膜下注射糖皮质激素。

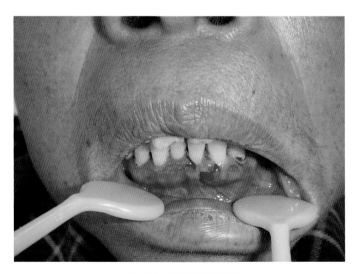

图 11-7-1　黏膜性类天疱疮

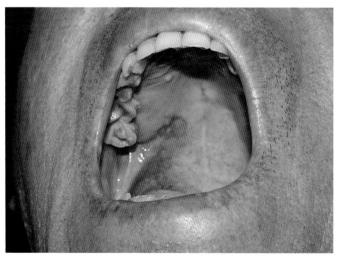

图 11-7-2　黏膜性类天疱疮

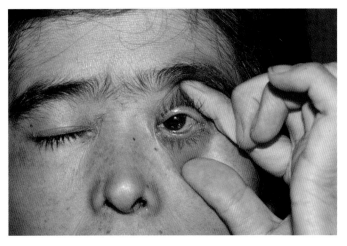

图 11-7-3 黏膜性类天疱疮

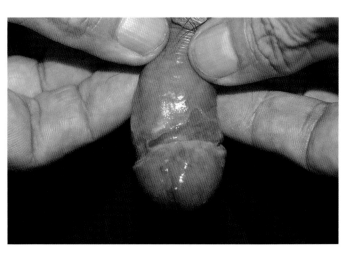

图 11-7-5 黏膜性类天疱疮

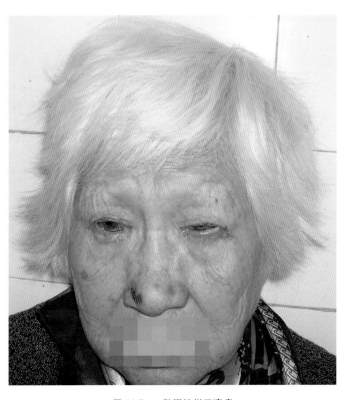

图 11-7-4 黏膜性类天疱疮

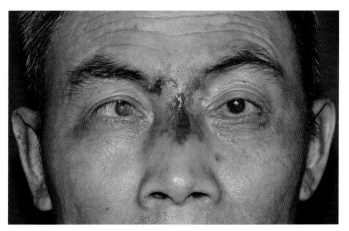

图 11-7-6 黏膜性类天疱疮

获得性大疱性表皮松解症

Epidermolysis Bullosa Acquisita, EBA

为自身免疫性大疱性皮肤病。

诊断要点：成人发病（此点区别于先天性大疱性表皮松解症）。皮损好发于手足及肘膝关节伸面，皮肤脆性增加，创伤后易引起大疱，愈后留有萎缩性瘢痕、粟丘疹。严重者皮疹可泛发全身。无家族发病史。病理为表皮下大疱，免疫荧光示基底膜带 IgG 沉积，用盐裂皮肤为底物可见荧光在真皮侧。

治疗要点：服用小量糖皮质激素，必要时需与免疫抑制剂如环孢素或氨苯砜联合应用。全身支持治疗。注意避免外伤。

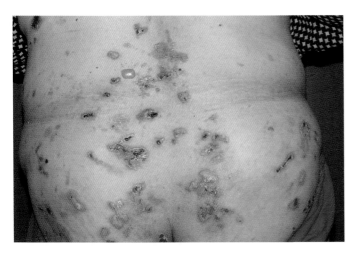

图 11-8-1 获得性大疱性表皮松解症

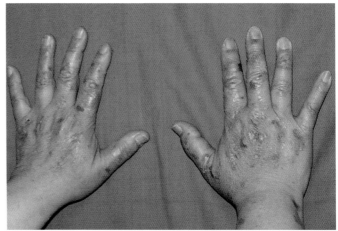

图 11-8-3 获得性大疱性表皮松解症

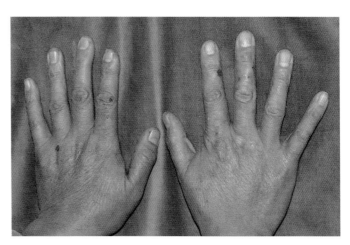

图 11-8-4 获得性大疱性表皮松解症

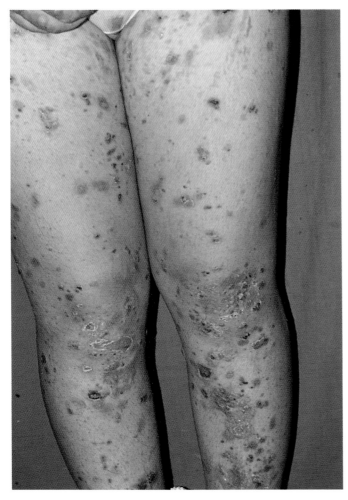

图 11-8-2 获得性大疱性表皮松解症

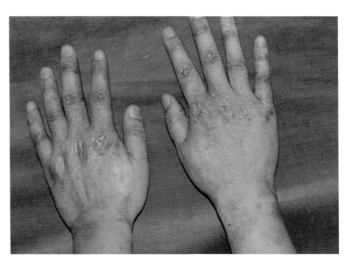

图 11-8-5 获得性大疱性表皮松解症

线状 IgA 大疱性皮病

Linear IgA Bullous Dermatosis

本病有儿童型及成人型。氨苯砜治疗有特效。

诊断要点：见于儿童及 30~50 岁的成年人。好发于躯干、四肢，可全身泛发。皮损为浮肿性红斑，其上出现张力性水疱，常排列成环形。自觉瘙痒。病理示表皮下疱，为嗜中性粒细胞为主浸润。免疫荧光在基底膜带有线状 IgA 沉积。本病在儿童有自限性，2~3 年内可自愈，成人则慢性。

治疗要点：首选氨苯砜，一般在服药后 24~48 小时皮损出现消退。应注意氨苯砜的不良反应。如无效可服用柳氮磺吡啶或小剂量泼尼松，皮损控制后需维持治疗，以防复发。

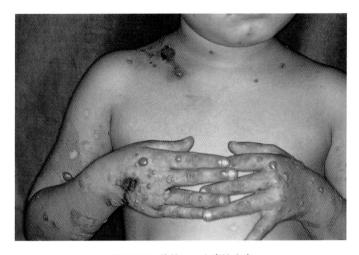

图 11-9-2 线状 IgA 大疱性皮病

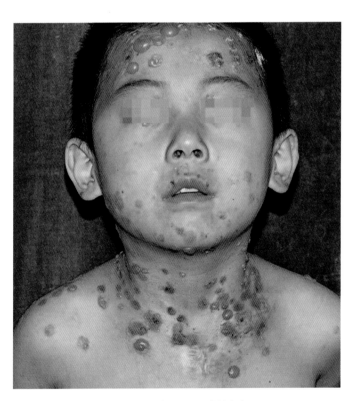

图 11-9-1 线状 IgA 大疱性皮病

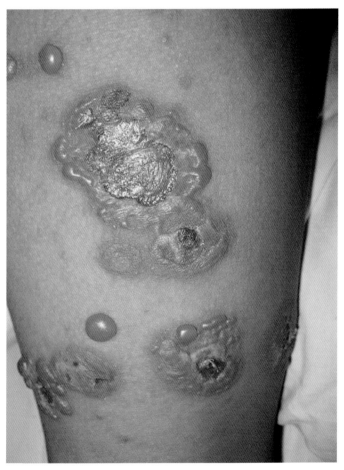

图 11-9-3 线状 IgA 大疱性皮病

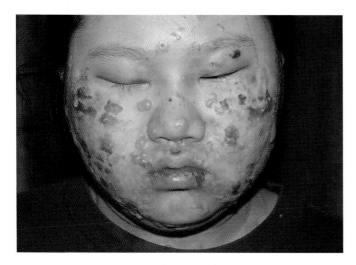

图 11-9-4　线状 IgA 大疱性皮病

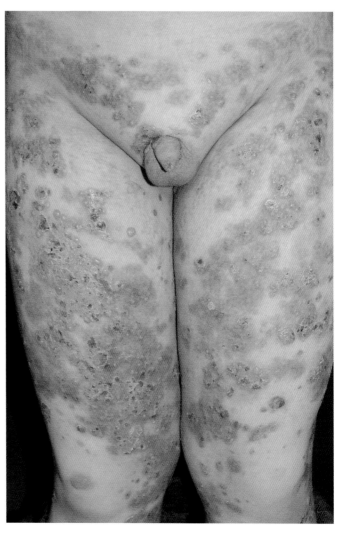

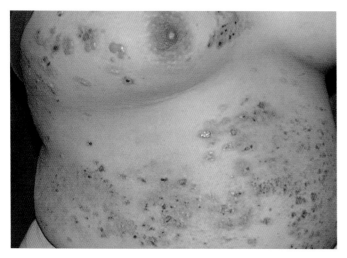

图 11-9-5　线状 IgA 大疱性皮病

图 11-9-7　线状 IgA 大疱性皮病

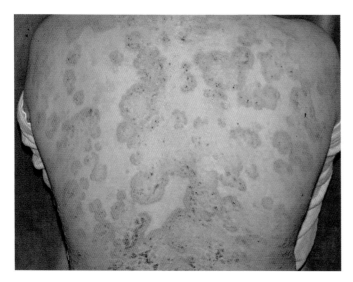

图 11-9-6　线状 IgA 大疱性皮病

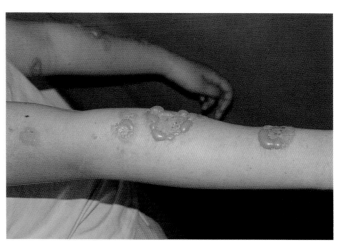

图 11-9-8　线状 IgA 大疱性皮病

副肿瘤性天疱疮

Paraneoplastic Pemphigus，PNP

凡与肿瘤伴发的皮肤病统称为副肿瘤性皮肤病。肿瘤伴发以口腔糜烂为主的天疱疮则称为副肿瘤性天疱疮，皮肤黏膜损害的发生与肿瘤产生自身抗体有关。

诊断要点：多在中青年发病。口唇及口腔黏膜广泛的糜烂溃疡，眼结膜及外阴黏膜也可发生糜烂。皮疹形态多样，有天疱疮样、多形红斑样、扁平苔藓样等。病理改变有特异性。伴发肿瘤，以淋巴增生性肿瘤如 Castleman's 病及胸腺瘤为多见。若发生持续加重的阻塞性细支气管炎，则预后不好。

治疗要点：早期诊断、早期切除肿瘤是成功治疗的关键。患者可内服泼尼松，术前后应给予静脉用丙种球蛋白。皮肤黏膜损害在肿瘤完全切除后会逐渐好转，消退。

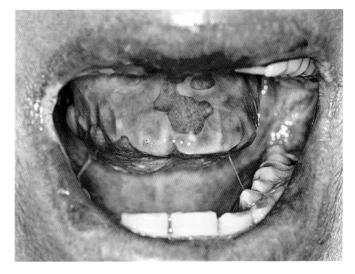

图 11-10-3　副肿瘤性天疱疮

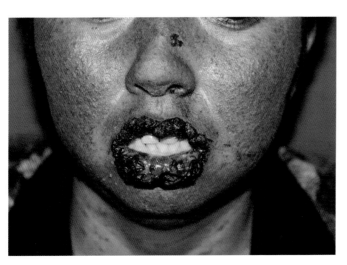

图 11-10-1　副肿瘤性天疱疮

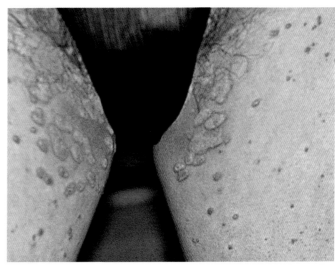

图 11-10-4　副肿瘤性天疱疮

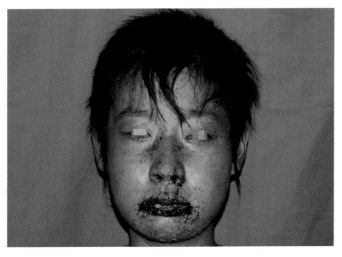

图 11-10-2　副肿瘤性天疱疮

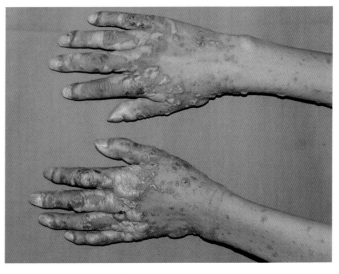

图 11-10-5　副肿瘤性天疱疮

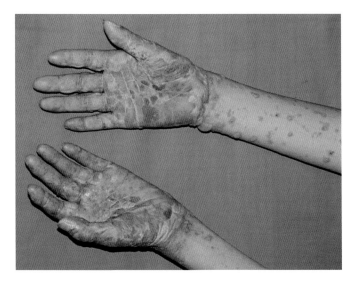

图 11-10-6 副肿瘤性天疱疮

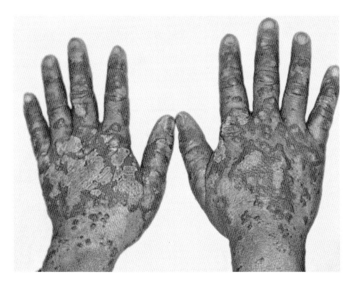

图 11-10-7 副肿瘤性天疱疮

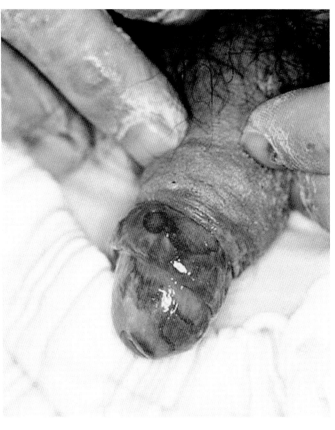

图 11-10-9 副肿瘤性天疱疮

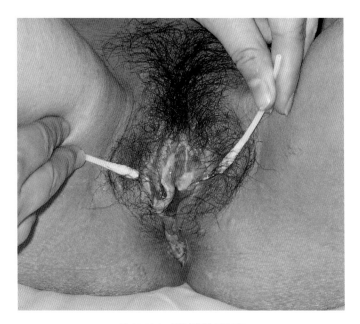

图 11-10-8 副肿瘤性天疱疮

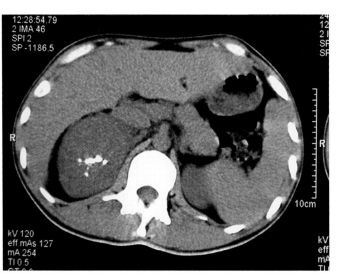

图 11-10-10 副肿瘤性天疱疮患者 CT 示腹部占位病变

189

IgA 天疱疮

IgA Pemphigus

本病罕见。临床表现与角层下脓疱病相同,若皮损直接免疫荧光检查有棘细胞间 IgA 则诊断为 IgA 天疱疮。

诊断要点:好发于中老年人。皮损表现为薄壁无菌性脓疱,散布于躯干、四肢,有的皮损可呈环状或弧形排列,口腔黏膜损害少见。病程慢性,患者一般状况良好。皮损病理为表皮内脓疱,大多为角层下脓疱。

治疗要点:内服氨苯砜有效,也可紫外线照射治疗。预后良好。

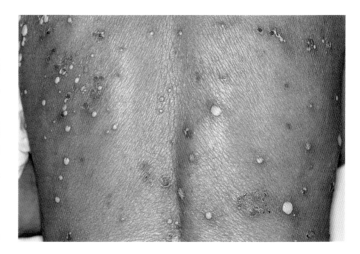

图 11-11-2 IgA 天疱疮

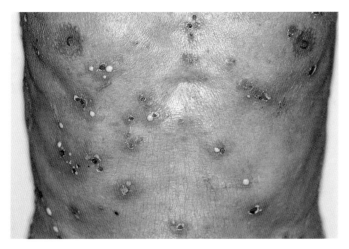

图 11-11-1 IgA 天疱疮

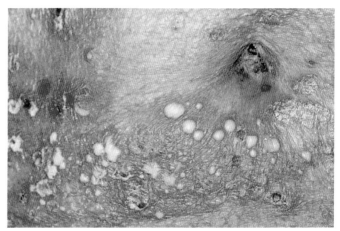

图 11-11-3 IgA 天疱疮

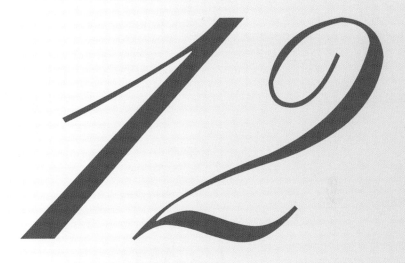

第十二章　神经精神性皮肤病
Neurological and Psychogenic Dermatoses

神经性皮炎
Neurodermatitis

为慢性瘙痒性皮肤病,又称慢性单纯性苔藓。

诊断要点:好发于颈部、肘膝伸侧及腰骶部。由于长期搔抓,成为融合成片状的扁平丘疹,即苔藓样变。本病慢性,反复发作,时轻时重。

治疗要点:生活规律、劳逸结合、睡眠充足。心情乐观,避免焦虑、紧张。睡前可服用多塞平、赛庚啶等。局部外用含樟脑、薄荷等外用药或糖皮质激素制剂。患者应自控防止搔抓。

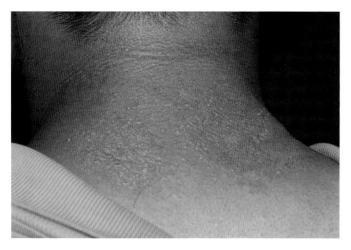

图 12-1-1 神经性皮炎

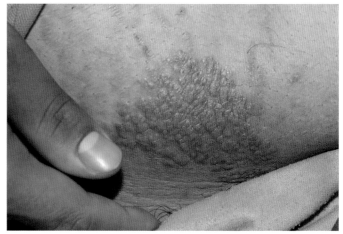

图 12-1-2 神经性皮炎

皮肤瘙痒症
Pruritus

以瘙痒为主的皮肤病。由多种原因引起,以皮肤干燥为常见。肝、肾、血液疾病及糖尿病、某些肿瘤等也可引起。

诊断要点:患者大多为 50 岁以上中老年人。皮损好发于双下肢,特别是小腿伸侧,也可在胸、背部等处,对称分布。冬春季多见。瘙痒前无原发损害,搔抓后有抓痕,色素沉着,长期反复搔抓可有轻度苔藓化。有的患者瘙痒限于某一部位,如阴肛部瘙痒。

治疗要点:寻找原因,积极治疗原发病。服用抗组胺药或镇静安眠药。局部外用含樟脑、薄荷等的止痒制剂。做好皮肤保湿,水疗或药浴后外用润体乳。

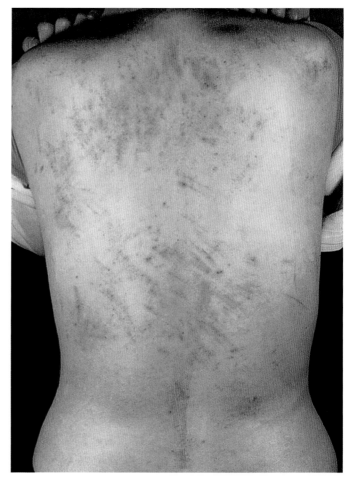

图 12-2-1 皮肤瘙痒症

结节性痒疹

Prurigo Nodularis

以剧烈瘙痒为特点,病程慢性。

诊断要点: 皮疹为多数 5~10mm 的褐色结节,质硬,表面粗糙,可有剥蚀;好发于四肢伸侧,散在不融合;自觉剧烈瘙痒。

治疗要点: 教育患者,尽量避免搔抓。服用抗组胺药及镇静安眠药;外用较强效糖皮质激素软膏、硬膏如曲安奈德新霉素贴膏等;糖皮质激素局部封闭;液氮冷冻。

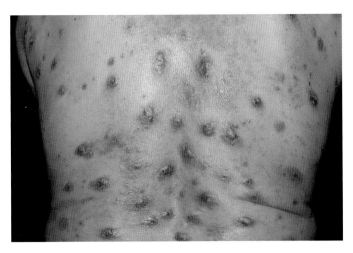

图 12-3-1 结节性痒疹

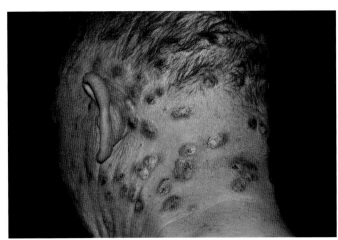

图 12-3-3 结节性痒疹

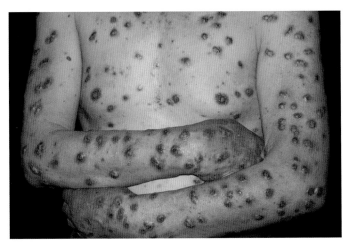

图 12-3-2 结节性痒疹

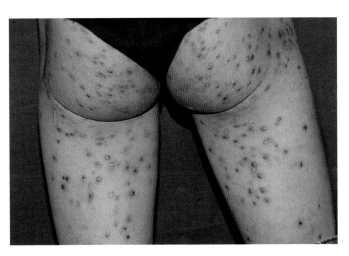

图 12-3-4 结节性痒疹

人工皮炎
Factitious Dermatitis

患者用化学、物理、机械等手段人为地造成皮肤伤害。

诊断要点: 多见于青壮年,女性比男性多见。一般患者有癔症性格,比较怪僻,容易接受暗示。患者用化学或物理,甚至是锐利的金属毁伤自己皮肤。皮肤损伤多为不规则的破损,表皮剥蚀,甚至溃疡等。痤疮患者用手挤、抠面部皮损,是一个常见的人工皮炎。

治疗要点: 心理治疗。必要时服用多塞平等抗忧郁药。局部对症治疗,防止继发感染。

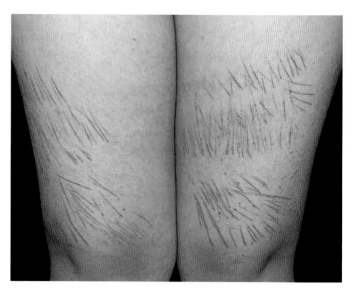

图 12-4-2　人工皮炎

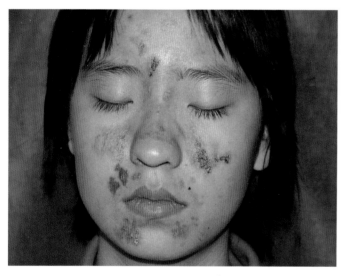

图 12-4-1　人工皮炎

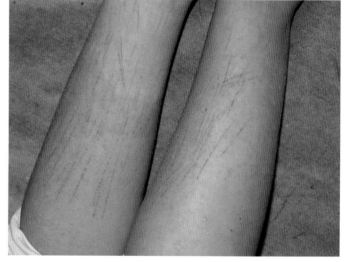

图 12-4-3　人工皮炎

拔毛癖
Trichotillomania

诊断要点: 是一种强迫症,拔除自身头发。拔毛区多位于前头顶部,呈不规则之斑片状秃发。它与斑秃的不同处:本病脱发区境界不清,毛发坚实不易拔动;在脱毛区残有未拔除的毛发和断发。

治疗要点: 对患者需做心理治疗。

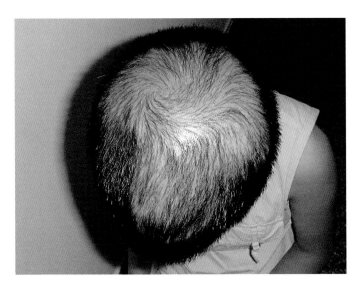

图 12-5-1　拔毛癣

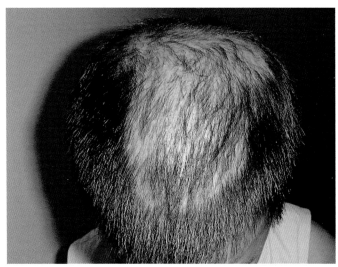

图 12-5-2　拔毛癣

皮肤垢着病

Cutaneous Dirt-adherent Disease

　　患者大多有心理障碍，拒绝清洗皮肤。

　　诊断要点：由于患者拒绝清洗，致使角质物在皮肤表面堆积，加之外界的污垢，使患处呈污垢样或呈黑褐色痂。以石腊油棉棒可将其擦去。好发于面部。

　　治疗要点：治疗应针对患者的心理障碍，进行疏导。注意局部清洁，可外搽咪唑类抗菌制剂。

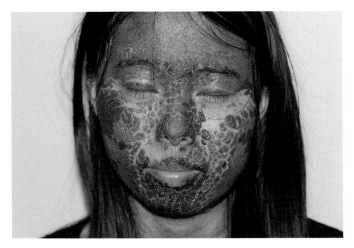

图 12-6-1　皮肤垢着病

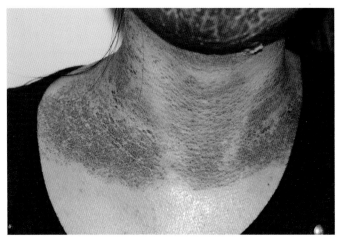

图 12-6-2　皮肤垢着病

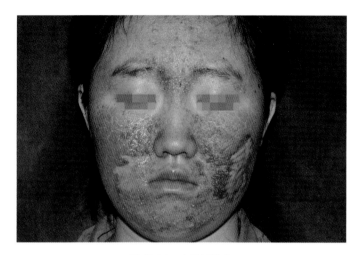

图 12-6-3 皮肤垢着病

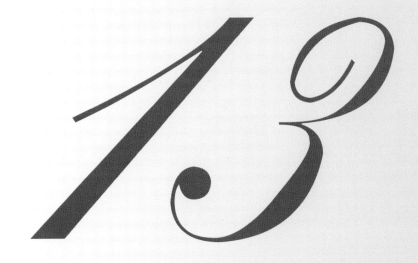

第十三章　角化性皮肤病
Keratoses

毛囊角化病
Keratosis Follicularis

又称 Darier 病，为常染色体显性遗传。由编码角质形成细胞钙泵的 *ATP2A2* 基因突变所致。

诊断要点：多于青壮年发病，呈慢性经过。皮损好发于头皮、面、前胸、后背等部位。皮损为毛囊性丘疹，顶端为角化物，中心为漏斗形的小凹陷，表面有灰褐色痂屑，皮损可融合成片状皮损。组织病理示基底细胞层上裂隙，有角化不良细胞。

治疗要点：服用异维 A 酸或阿维 A 有一定治疗效果，但必须注意药物的不良反应。局部外用 10% 尿素软膏或 0.1% 维 A 酸软膏或 5%~10% 水杨酸软膏。

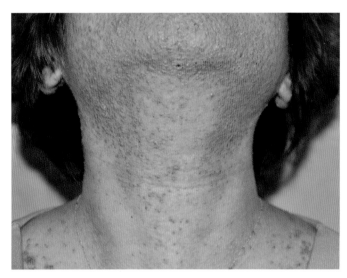

图 13-1-1 毛囊角化病

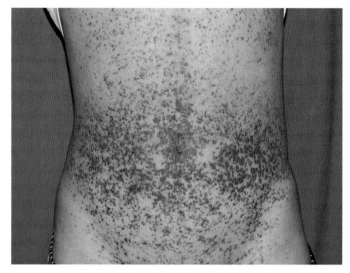

图 13-1-3 毛囊角化病

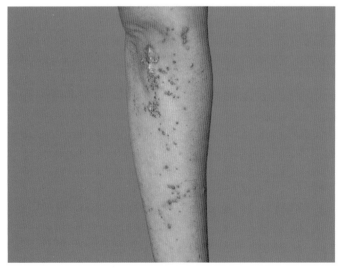

图 13-1-2 毛囊角化病

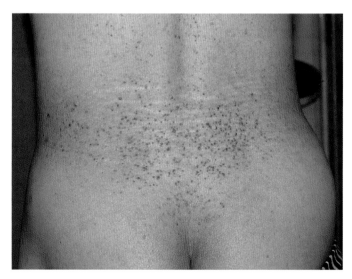

图 13-1-4 毛囊角化病

线状毛囊角化病
Linear Darier's Disease

本病系 *ATP2A2* 基因在胚胎时期发生镶嵌突变所致。

诊断要点： 皮损为群集、角化的丘疹及斑丘疹，沿

Blaschko 线呈线状分布。自觉轻度瘙痒。多见于 20~40 岁成年人。病理所见似于毛囊角化病，可见限局性棘层松解。

治疗要点： 外用水杨酸软膏、维 A 酸软膏、他扎罗汀软膏，有一定效果。必要时可口服维 A 酸类药物。激光治疗，特别是二氧化碳激光治疗有一定效果。

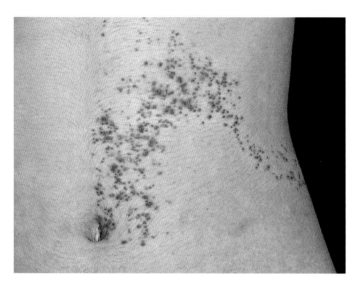

图 13-2-1 线状毛囊角化病

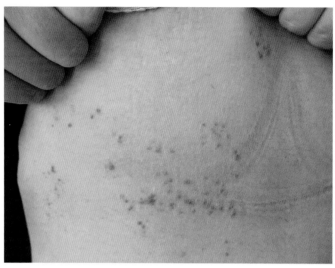

图 13-2-2 线状毛囊角化病

Hopf 疣状肢端角化症
Acrokeratosis Verruciformis of Hopf

为常染色体显性遗传，为 *ATP2A2* 基因突变所致，也认为属于毛囊角化病的病谱。

诊断要点： 多于儿童期发病，初期并不明显，到中老

年损害明显。皮损好发于肢端，为扁平角化性丘疹，呈正常肤色或棕红色，皮损与扁平疣或疣状表皮结构不良相似。对称性分布，可伴发点状掌跖角化症和毛囊角化病，此时称为毛囊角化病三联征。组织病理学为角化过度，颗粒层、棘细胞层增厚，角质层的增厚可呈"塔尖"样的特征。

治疗要点： 治疗无良策，可外用水杨酸、维 A 酸等。

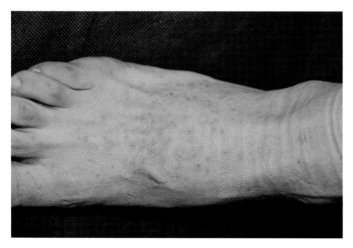

图 13-3-1 疣状肢端角化症

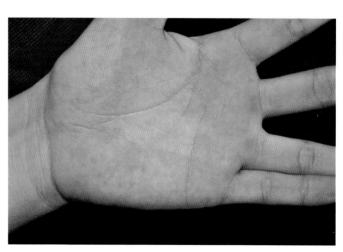

图 13-3-2 疣状肢端角化症

汗孔角化症
Porokeratosis

为常染色体显性遗传。致病基因主要为 *MVK*、*PMVK*、*MVD*、*FDPS* 等基因。

诊断要点：多于青少年发病。皮损可发生于任何部位。皮损轻重不一。基本特点为灰褐色环形角化性斑，周边有一堤状角化嵴，大小不等，单发或多发，无自觉症状。重者全身皮肤大片褐色角化斑片，环形或地图状。

少数病人可继发鳞癌。病理学有典型角化不全的柱状鸡眼样板。本病有多种临床类型，有经典型、限局型、播散型、线状、疣状增生型及浅表播散光线型等。

治疗要点：可采用冷冻或者激光治疗，或局部外用水杨酸软膏、维 A 酸等。

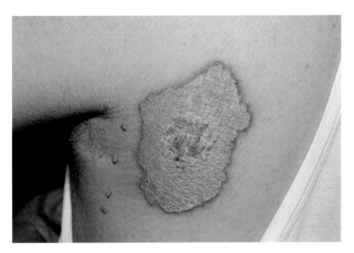

图 13-4-1 汗孔角化症

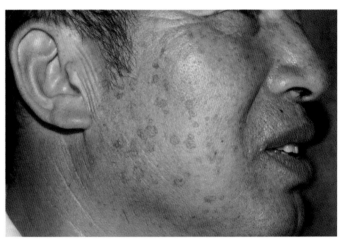

图 13-4-3 浅表光线型汗孔角化症

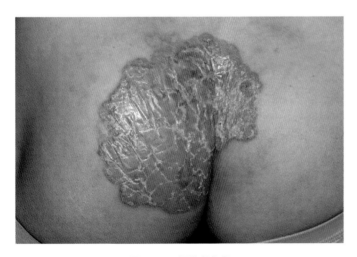

图 13-4-2 汗孔角化症

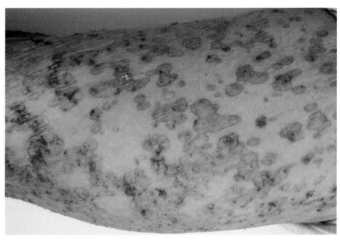

图 13-4-4 浅表播散型汗孔角化症

图 13-4-5 浅表播散型汗孔角化症

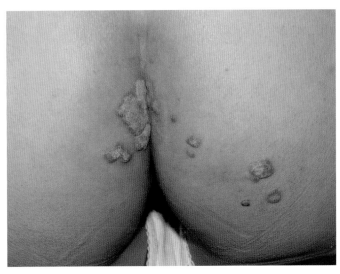

图 13-4-7 疣状增生型汗孔角化症

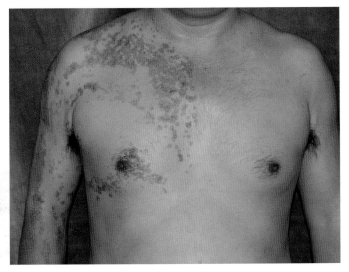

图 13-4-6 线状汗孔角化症

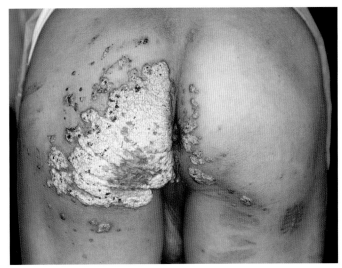

图 13-4-8 疣状增生型汗孔角化症

掌跖角皮症

Palmoplantar Keratoderma

是一组遗传性皮肤病，有许多亚型。大体上可分两类，一类病变仅限于皮肤，另一类为外胚叶广泛的病变，除皮肤外，还有黏膜、甲、头发、牙及神经系统的异常。

201

表皮松解性掌跖角皮症

Epidermolytic Palmoplantar Keratoderma，EPPK

最为常见，为常染色体显性遗传。由编码角蛋白 9 或 1 的 *KRT9* 或 *KRT1* 基因突变所致。

诊断要点：多于出生后不久开始发病。皮损好发于手掌及足跖，较少累及手背及足背。患处皮肤明显角化、粗糙、肥厚，呈黄色，角化斑块边缘呈粉红色，剧烈摩擦后可出现水疱。有的病人有局部多汗症，足汗较多，有臭味。易发生皲裂。慢性病程。

治疗要点：严重病例可口服阿维 A 治疗。外用水杨酸、维 A 酸等。

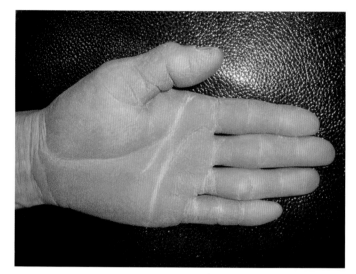

图 13-5-2　表皮松解性掌跖角皮症

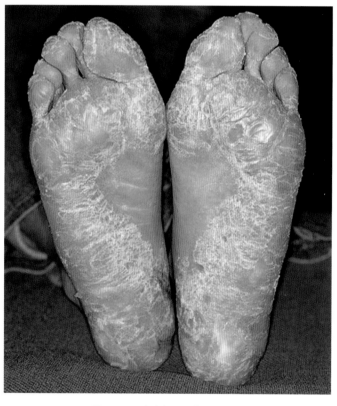

图 13-5-1　表皮松解性掌跖角皮症

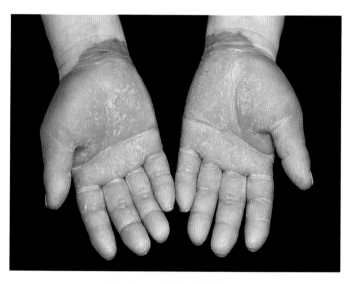

图 13-5-3　表皮松解性掌跖角皮症

伴腔口周围角化的残毁性掌跖角皮症（Olmsted 综合征）

Olmsted Syndrome

又名 Olmsted 综合征，为一种严重的遗传角化性皮肤病，主要表现为出生不久即出现的腔口周围，特别是口周和肛周的角化，伴有掌跖残毁性角化，因角化肥厚严重导致指趾屈曲、挛缩或断裂，从而致残。患者可以出现严重脱发，以及剧烈的皮肤瘙痒或者红斑肢痛症。多数为常染色体显性遗传，少数为隐性遗传或半显性遗传。本病的致病基因为 *TRPV3* 基因，是我国皮肤科医生首先发现。

诊断要点：多于出生后不久发病。手掌、足跖有极严重角化、残毁，伴口周、鼻周或肛周角化以及剧烈瘙痒是本病特征性表现，部分患者病理检查可以发现真皮浅层有大量肥大细胞浸润。

治疗要点：口服阿维 A，尽早服用可以避免或者延缓残毁性损害的发生。

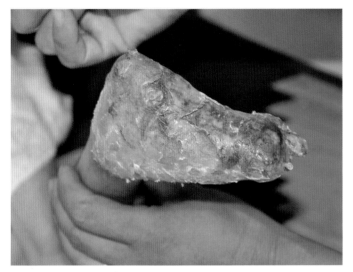

图 13-6-1　Olmsted 综合征　严重角化足趾断裂

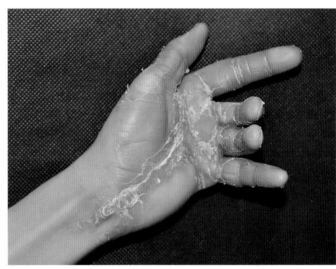

图 13-6-3　Olmsted 综合征　角化导致手指屈曲挛缩

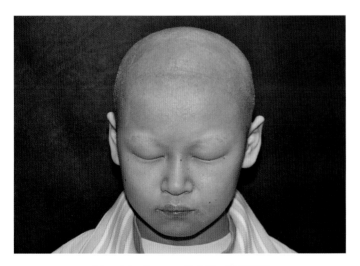

图 13-6-2　Olmsted 综合征　毛发脱落

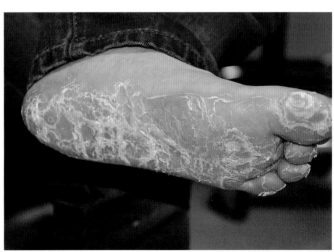

图 13-6-4　Olmsted 综合征　足跖严重角化

203

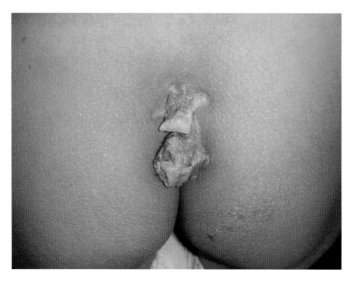

图 13-6-5　Olmsted 综合征　肛周角化斑块

伴发牙周病掌跖角皮症

Palmoplantar Keratoderma with Periodontosis, Papillon-Léfevre Syndrome

又名 Papillon-Léfevere 综合征,为常染色体隐性遗传。系编码 cathepsin C 蛋白的 *CTSC* 基因发生了突变。

诊断要点:多于儿童开始发病。皮损为掌跖角化,在手掌、足跖有界限清楚的红斑鳞屑、过度角化性损害,对称分布。在肘、膝及跟腱处也有角化损害。指甲可有横沟、凹凸不平。于皮肤改变之同时患儿牙齿发生牙周病。少数病例同时伴有脉络膜及小脑幕处钙化。

治疗要点:无有效治疗方法。外用角质剥脱剂等对症治疗。

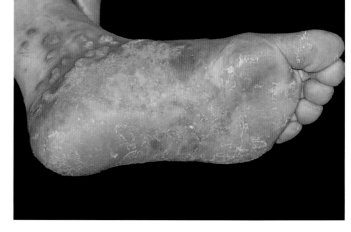

图 13-7-2　伴发牙周病掌跖角皮症

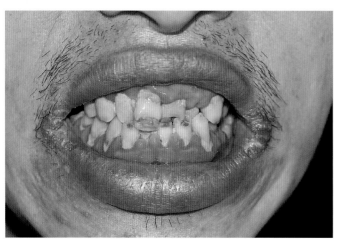

图 13-7-1　伴发牙周病掌跖角皮症

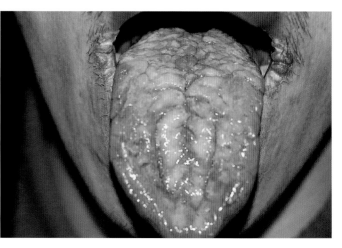

图 13-7-3　伴发牙周病掌跖角皮症

持久性豆状角化过度症

Hyperkeratosis Lenticularis Perstans

又称 Flegel 病。本病罕见，多数病例为散发，少数为常染色体显性遗传。

诊断要点：患者多为中年男性。基本皮损为疣状角化过度性、棕黄色丘疹或斑丘疹，3～5mm 大小。好发于足背，也见于小腿、上臂、手背等。无自觉症状。

治疗要点：外用维 A 酸类，或含水杨酸、尿素等角质溶解剂。

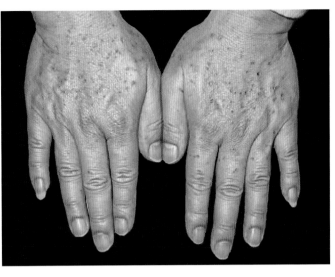

图 13-8-2 持久性豆状角化过度症

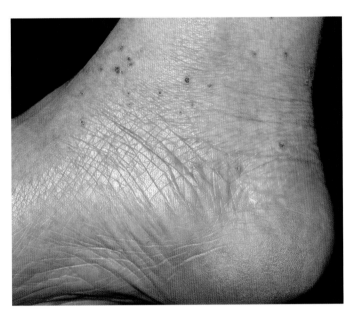

图 13-8-1 持久性豆状角化过度症

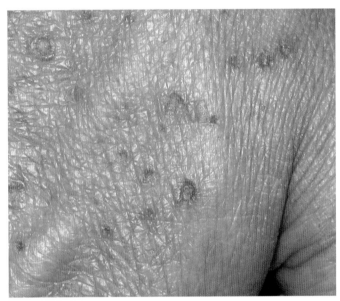

图 13-8-3 持久性豆状角化过度症

更年期角化症

Keratoderma Climactericum

发生在绝经期的女性。为手掌、足跖角化性斑块，好发于受压部位。皮肤干燥粗糙，冬季加重，可有皲裂。过了绝经期可逐渐缓解。对症处理。外用含水杨酸、尿素的制剂等。

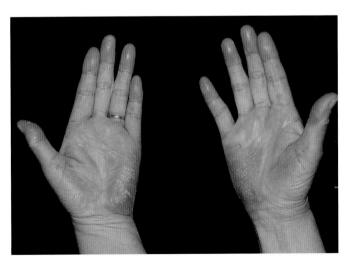

图 13-9-1 更年期角化症

205

穿通性角化过度症
Hyperkeratosis Follicularis et Parafollicularis in Cutem Penetrans

又称 Kyrle 病（Kyrle's disease）。多数为散发病例，也有常染色体显性遗传的。致病基因不清楚。

诊断要点：多见于成年人。皮损可发于任何部位，以四肢伸侧，尤以下肢为多。皮损为毛囊角化性丘疹，逐渐增大，周围绕以红晕，嵌入皮肤的圆锥形角栓易被剥除，遗留凹陷，可互相融合。无自觉症状，病程慢性。

治疗要点：一般治疗无效，可试用维 A 酸类口服。外用含维 A 酸、水杨酸或糖皮质激素的制剂。大的损害可手术切除、电烧、激光除去。

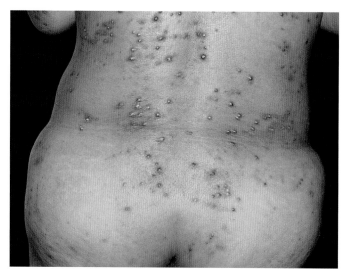

图 13-10-1　穿通性角化过度症

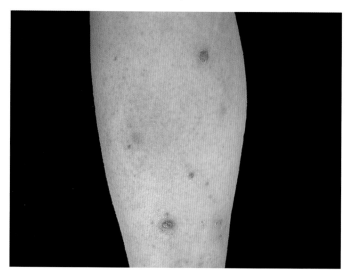

图 13-10-2　穿通性角化过度症

乳头乳晕过度角化症
Hyperkeratosis of the Nipple and Areola

少见，大多见于青春期后女性。乳头及乳晕角化过度，表面粗糙、增厚，境界清楚。单侧或双侧。一般无自觉不适。外搽低浓度维 A 酸乳膏或 5% ~ 10% 水杨酸软膏。

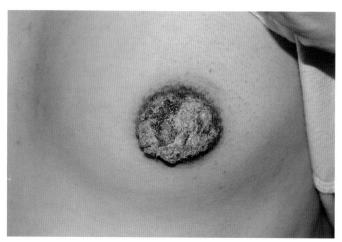

图 13-11-1　乳头乳晕过度角化症

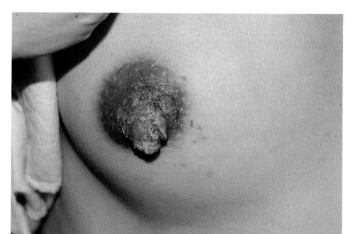

图 13-11-2　乳头乳晕过度角化症

砷角化症

Arsenical Keratosis

由于长期服用含砷的药物如含雄黄的中药制剂,或长期饮用含砷量高的水,造成体内砷剂过多而发病。后者发病具地区性、群发性的特点。

诊断要点: 为多发性角化性损害,手掌、足跖有点状角化过度。在躯干、四肢有角化性斑片或疣状增生,并有色素沉着及点状色素减退,如雨滴状。砷角化性皮损可继发原位鳞癌(鲍温病)或鳞状细胞癌。发、甲、皮肤及血清中砷水平增高。

治疗要点: 长期服用维生素 A 或 β-胡萝卜素,或者口服阿维 A 进行治疗。行驱砷治疗。局部可外用 10% 尿素软膏等。对已发生癌变的皮损应予手术切除。

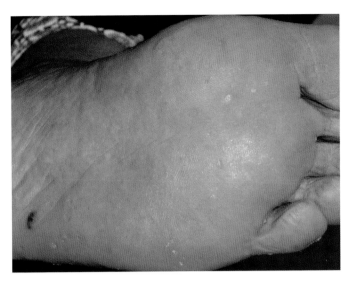

图 13-12-3　砷角化症,示足跖点状角化

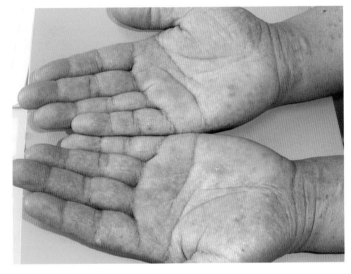

图 13-12-1　砷角化症,示手掌点状角化

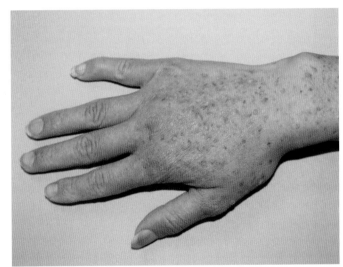

图 13-12-4　砷角化症

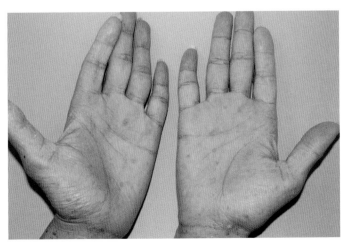

图 13-12-2　砷角化症,示手掌点状角化

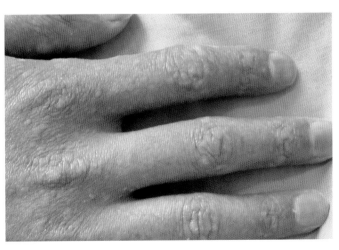

图 13-12-5　砷角化症

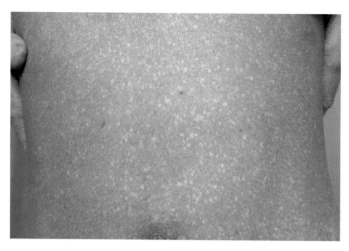

图 13-12-6 砷角化症，示雨滴状色素改变

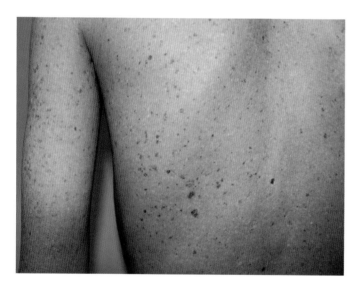

图 13-12-7 砷角化症

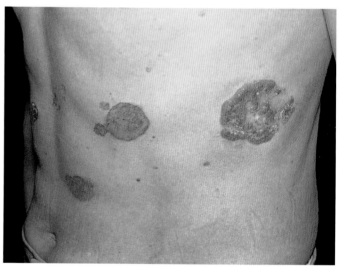

图 13-12-8 砷角化症，示鲍温病改变

毛发苔藓

Lichen Pilaris

又称毛周角化病或毛发角化病（keratosis pilaris），为常染色体显性遗传，可单独存在或者并发于寻常型鱼鳞病。

诊断要点： 多见于青春发育期的男、女青年。皮损为毛囊角化性丘疹，密集成片，但不融合，触之粗糙似锉刀状，呈正常肤色或淡红色。主要发生于双上臂伸侧，也可发生于双大腿伸侧、臀部、面颊部。对称分布，皮肤干燥。

治疗要点： 外用 10% 尿素软膏、维 A 酸软膏、阿尔法羟酸霜剂。

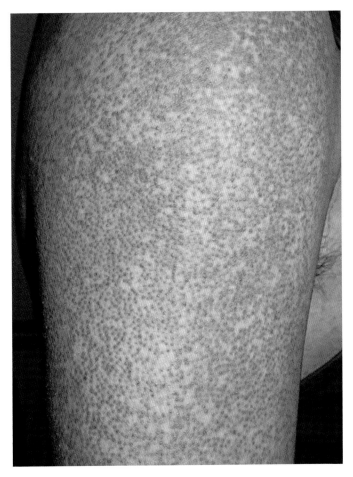

图 13-13-1 毛发苔藓

剥脱性角质松解症

Keratolysis Exfoliativa

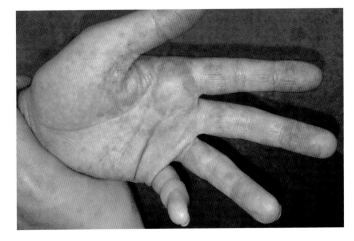

多见于青少年。常伴多汗,以双手发病常见。开始时皮肤瘙痒,可看红斑,继之发生剥脱,尤以指腹、大小鱼际处较重,数周后可自愈。发病有季节性,每于季节交替时发病,如入春或入秋时。应注意皮肤护理,外搽护肤品、尿素乳膏、复方乳酸软膏等。避免接触刺激物。

图 13-14-1 剥脱性角质松解症

波西尼亚型掌跖角化症

Palmoplantar Keratoderma Bothnia Type

好发于北欧波西尼亚海湾,中国也有报道。为常染色体显性异常,其致病基因为水通道蛋白 AQP5,是我国皮肤病医生首先发现其致病基因。

诊断要点:主要表现为弥漫性掌跖角化,出生不久后出现,角化越过交界累及手背、足背,通常伴有手足多汗及异味,容易合并真菌感染,遇水后角质肿胀发白明显,如海绵吸水后改变。本病诊断要点:弥漫性掌跖角化伴明显多汗,遇水后角质发白肿胀明显,通常有家族史。

治疗:尚无有效治疗方法,外用尿素软膏、水杨酸软膏或者维 A 酸软膏可能有一定效果,严重多汗可对症治疗。必要时可阿维 A 口服治疗。

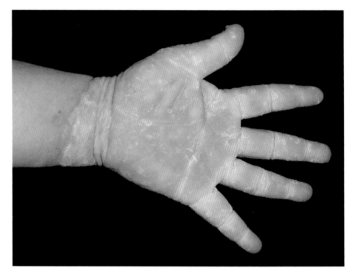

图 13-15-2 波西尼亚型掌跖角化症 遇水后

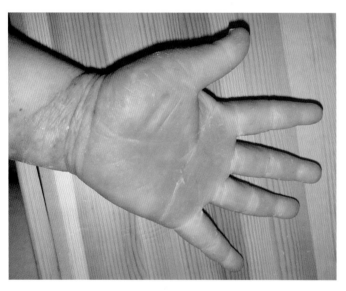

图 13-15-1 波西尼亚型掌跖角化症 遇水前

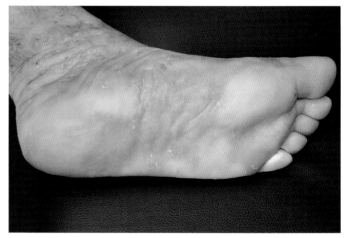

图 13-15-3 波西尼亚型掌跖角化症 多汗导致足底角质发白

长岛型掌跖角化症

Nagashima-type Palmoplantar Keratosis

可能是中国及日本人最常见的一种遗传性掌跖角化症。为常染色体隐性遗传,致病基因为 *SERPINB7*,中国人携带该基因致病性突变位点的概率高达3%。

为出生至3岁左右开始出现的手掌及足跖的弥漫性红斑及角化,可越过交界累及手、足背及手腕、脚踝、跟腱。肘部及膝前也经常受累。可合并轻度手足多汗表现。无有效治疗方法。

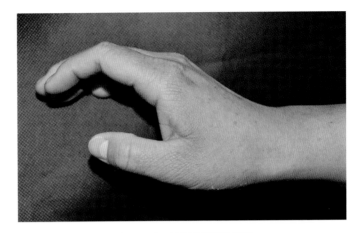

图 13-16-2 长岛型掌跖角化症

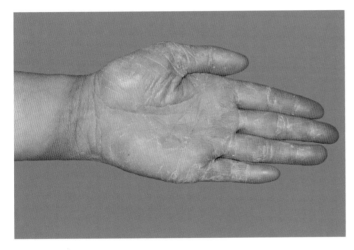

图 13-16-1 长岛型掌跖角化症

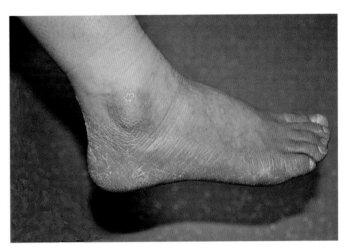

图 13-16-3 长岛型掌跖角化症

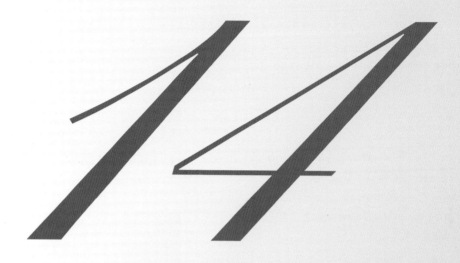

第十四章　丘疹鳞屑性皮肤病（1）
Papulosquamous Dermatoses（1）

银屑病

Psoriasis

是皮肤科常见、多发病,由 T 细胞介导。病因尚未完全阐明,可能与细菌感染、遗传、高代谢综合征、劳累等有关。

寻常型银屑病

Psoriasis Vulgaris

是临床上最为常见的类型。

诊断要点: 任何年龄均可发病。多数患者冬重夏轻。好发于头部、四肢伸侧及骶尾部。多为上覆银白色成层鳞屑的斑丘疹、斑块,刮除鳞屑后有薄膜现象和点状出血,进展期有同形反应。常伴甲病变。皮损可分为进行期、静止期和消退期。

治疗要点: 尚无根治疗法。系统治疗:因细菌感染引起者应用抗生素。口服复方青黛丸、雷公藤多苷等,慢性斑块病例可口服维 A 酸类药物、环孢素或甲氨蝶呤及生物制剂等。应注意药物不良作用。物理治疗:NB-UVB(窄波紫外线)、准分子激光等。局部治疗可外用水杨酸软膏,焦油制剂,糖皮质激素制剂,蒽林软膏,活性维生素 D_3 衍生物如卡泊三醇、他卡西醇软膏,维 A 酸类制剂等。临床可多种疗法联合应用。

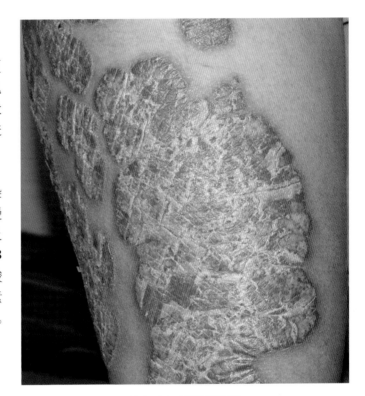

图 14-1-2　寻常型银屑病

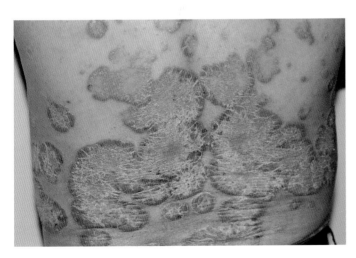

图 14-1-1　寻常型银屑病

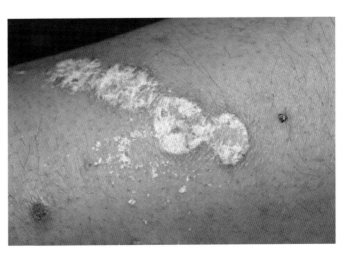

图 14-1-3　寻常型银屑病

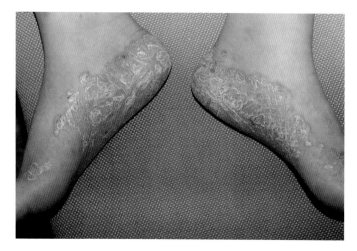

图 14-1-4　寻常型银屑病

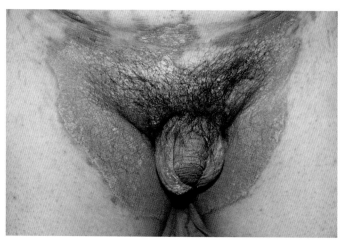

图 14-1-7　寻常型银屑病

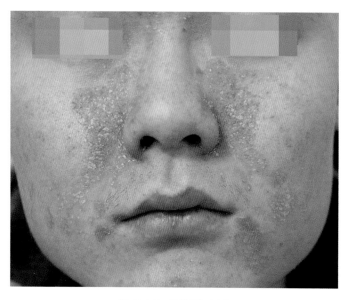

图 14-1-5　寻常型银屑病

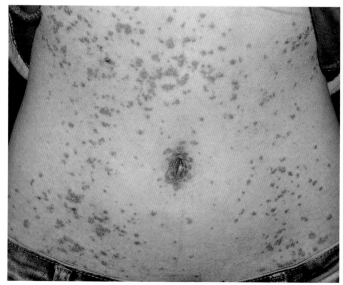

图 14-1-8　寻常型银屑病

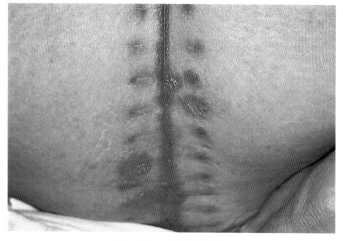

图 14-1-6　寻常型银屑病

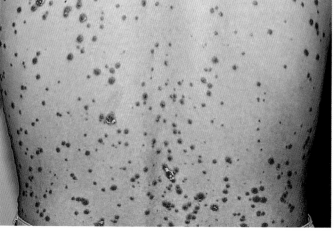

图 14-1-9　寻常型银屑病

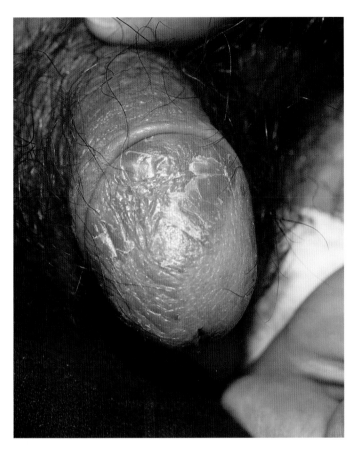

图 14-1-10 龟头银屑病

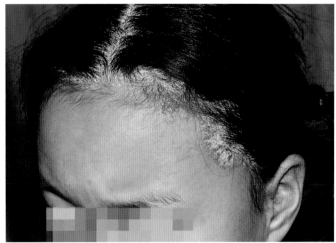

图 14-1-12 寻常型银屑病

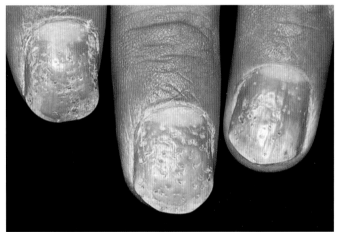

图 14-1-13 银屑病甲改变

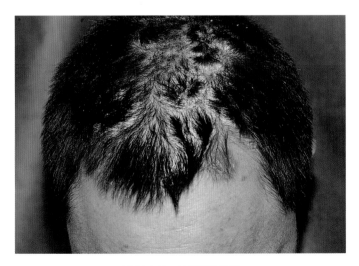

图 14-1-11 寻常型银屑病

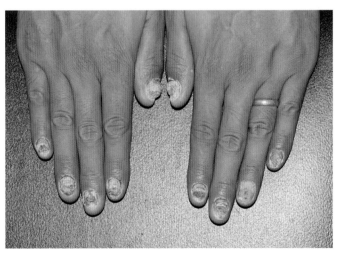

图 14-1-14 甲银屑病

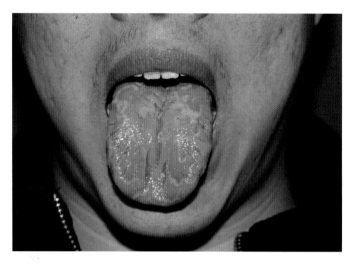

图 14-1-15　银屑病沟纹舌

关节病型银屑病
Psoriatic Arthritis

诊断要点： 多数病人有银屑病病史，少数初发时侵犯关节。最常侵犯指、趾末节小关节，轻度肿胀伴疼痛。重者可侵犯大关节，久之关节畸形。脊柱受累可致脊柱强直，活动受限。病人指、趾甲大多受累。X 线检查有骨关节破坏改变。类风湿因子阴性。

治疗要点： 非糖皮质激素抗炎药物为早期轻型的首选药物，能有效地减轻疼痛和关节红肿。还可选择环孢素、生物制剂、维 A 酸、雷公藤、柳氮磺吡啶、糖皮质激素等。

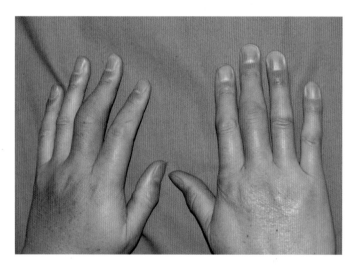

图 14-2-1　关节病型银屑病，示指间关节肿胀

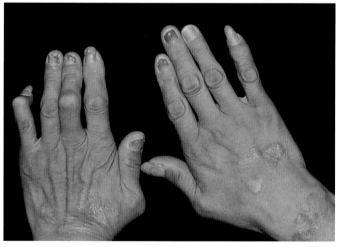

图 14-2-2　关节病型银屑病，示指间关节肿胀

脓疱型银屑病
Pustular Psoriasis

大多在银屑病的基础上发生脓疱损害，常伴有高热等全身症状。临床有局限性和泛发性两型。

诊断要点： 在原发病损上发生脓疱，少数病人开始即为脓疱型银屑病。局限型者损害仅限于掌跖，反复发作，称为掌跖脓疱病。泛发型者，全身发生粟粒大或米粒大脓疱，可互相融合形成脓湖。病人伴有高热、关节痛等全身症状，少数可伴发沟纹舌。

治疗要点： 系统治疗包括阿维 A、甲氨蝶呤、生物制剂、环孢素、糖皮质激素、秋水仙碱等。全身支持治疗。

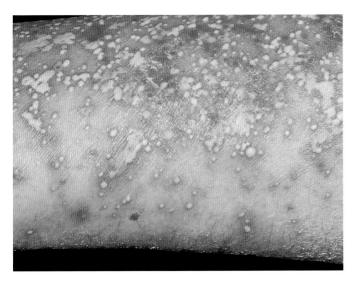

图 14-3-1 脓疱型银屑病

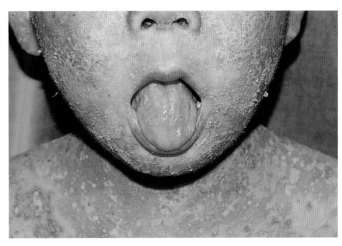

图 14-3-4 脓疱型银屑病

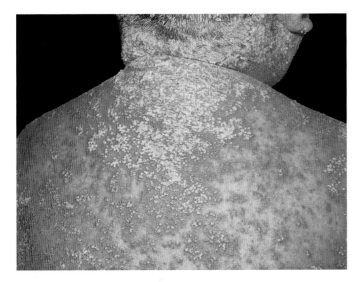

图 14-3-2 脓疱型银屑病

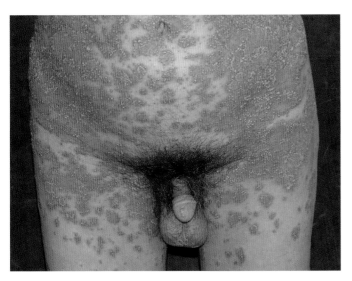

图 14-3-3 脓疱型银屑病

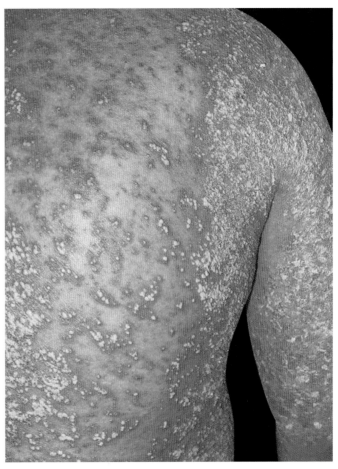

图 14-3-5 脓疱型银屑病

红皮病型银屑病
Psoriatic Erythroderma

又称银屑病性红皮病。多为银屑病处治不当而诱发,慢性经过。

诊断要点: 大多因银屑病治疗不当如滥用糖皮质激素系统治疗而激惹,发生红皮病。全身大面积皮肤潮红、水肿,大量脱屑。泛发脓疱型银屑病也常表现为红皮病。

治疗要点: 加强支持治疗和皮肤、黏膜的护理,外用润肤剂。系统治疗包括甲氨蝶呤、维 A 酸类、生物制剂、环孢素、糖皮质激素等。

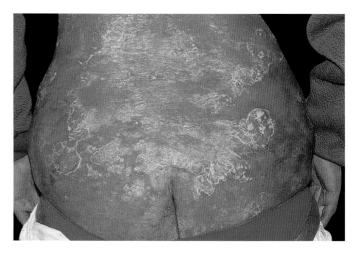

图 14-4-2 红皮病型银屑病(发生在脓疱型银屑病基础上)

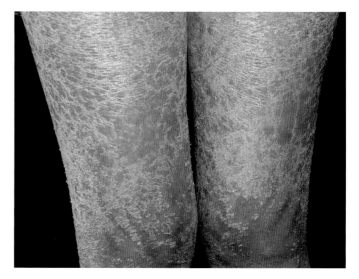

图 14-4-3 红皮病型银屑病

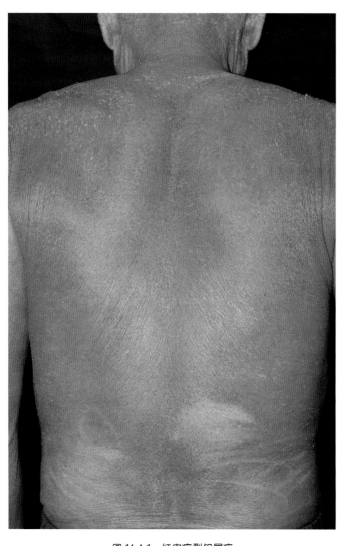

图 14-4-1 红皮病型银屑病

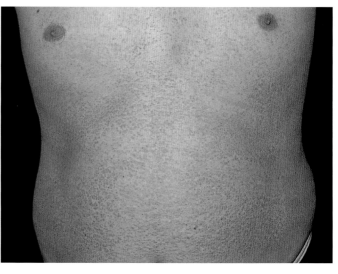

图 14-4-4 红皮病型银屑病

掌跖脓疱病

Palmoplantar Pustulosis

有认为本病是一种限局性脓疱性银屑病。

诊断要点：皮损常对称分布，多位于手掌鱼际和跖中部，表现为在正常皮肤或红斑基础上粟粒大小脓疱，约 1~2 周脓疱干燥结痂，成鳞屑脱落。脓疱呈周期性成批发生，反复发作。无系统症状，病程慢性。

治疗要点：以局部治疗为主，外用药有糖皮质激素、他扎罗汀等，外用后需封包，可提高疗效。窄波紫外线照射。口服药物有阿维 A、甲氨蝶呤、环孢素、秋水仙碱、雷公滕多苷等。

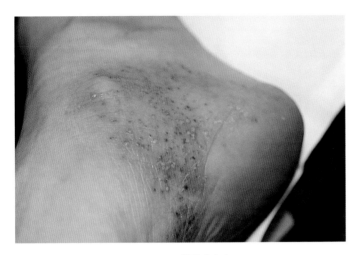

图 14-5-1 掌跖脓疱病

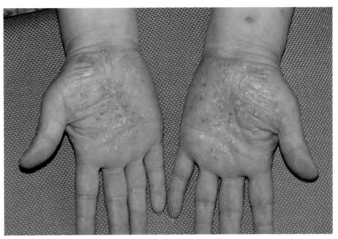

图 14-5-3 掌跖脓疱病

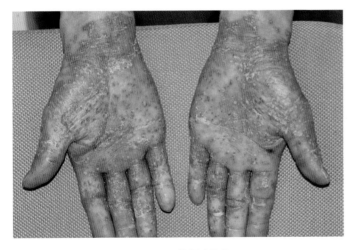

图 14-5-2 掌跖脓疱病

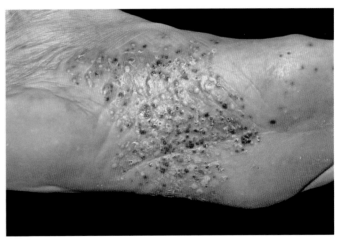

图 14-5-4 掌跖脓疱病

连续性肢端皮炎

Acrodermatitis Continua

为一种始发于手指、足趾的慢性无菌性脓疱病，呈慢性、进行性病程。

诊断要点：初发于肢端，尤其是手指末端。皮损为粟粒大或米粒大、浅黄色小脓疱。脓疱也常见于甲板下，可将甲板破坏而脱落。反复发作，从 1 个手指发展到多个手指，治疗不当、过度刺激可以发展成全身性脓疱病。部分患者可有沟纹舌。

治疗要点：糖皮质激素软膏、他克莫司软膏外用。严重的病例可选择系统治疗：阿维 A、环孢素、甲氨蝶呤、生物制剂等。局部窄波紫外线照射。

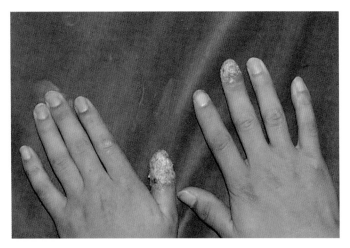

图 14-6-1 连续性肢端皮炎

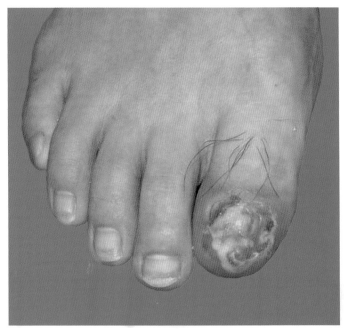

图 14-6-3 连续性肢端皮炎

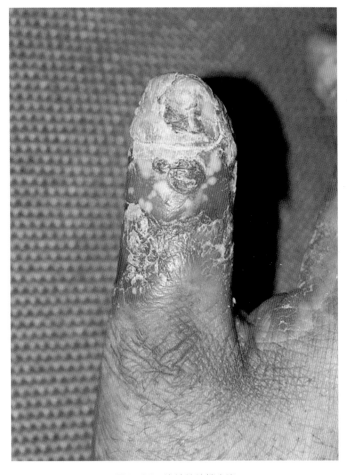

图 14-6-2 连续性肢端皮炎

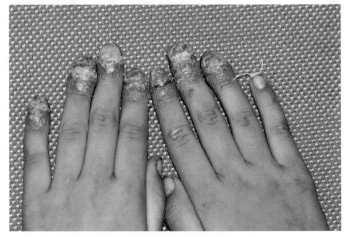

图 14-6-4 连续性肢端皮炎

诊断要点：一般在妊娠中期发病。发病急，病人有高热，全身不适。全身皮肤广泛红斑，其上有粟粒大小或米粒大之密集脓疱，融合成脓湖。脓疱细菌培养阴性。

治疗要点：以支持疗法和对症处理为主，糖皮质激素与抗生素联合应用，对控制急性期症状有较好疗效。严重患者可考虑终止妊娠。

疱疹样脓疱病

Impetigo Herpetiformis

　　是一种无菌性脓疱病。常于妊娠期发病，分娩后能缓解，再次妊娠又可复发。

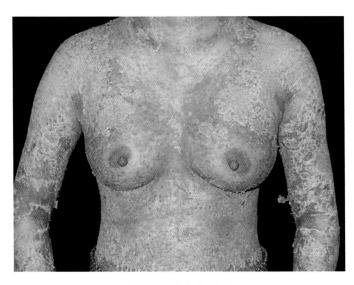

图 14-7-1 疱疹样脓疱病

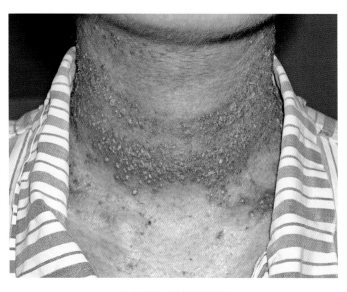

图 14-7-3 疱疹样脓疱病

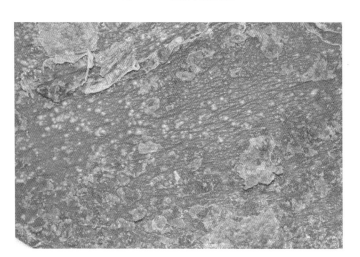

图 14-7-4 疱疹样脓疱病

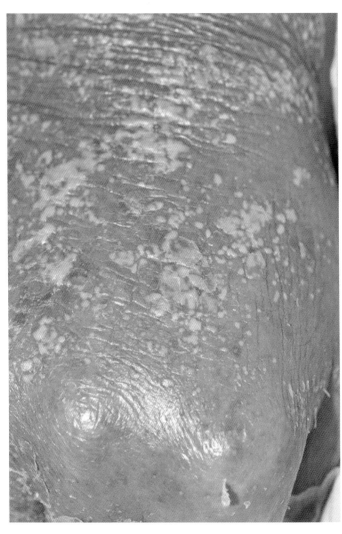

图 14-7-2 疱疹样脓疱病

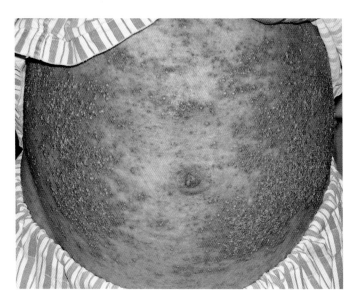

图 14-7-5 疱疹样脓疱病

急性痘疮样苔藓样糠疹

Pityriasis Lichenoides et Varioliformis Acuta

又称 Mucha-Habermann 病。

诊断要点：青少年多见。好发于躯干及四肢，尤其四肢屈侧，皮损呈多形性，有斑疹、丘疹、鳞屑，水疱、坏死、结痂，愈后可有瘢痕。皮损成批发生，同时可见到新旧皮疹。少数患者出现坏死和溃疡性皮疹，伴有高热和全身症状。

治疗要点：服用红霉素或四环素类抗生素。外用糖皮质激素。紫外线照射。严重患者可系统使用糖皮质激素、氨甲蝶呤等。

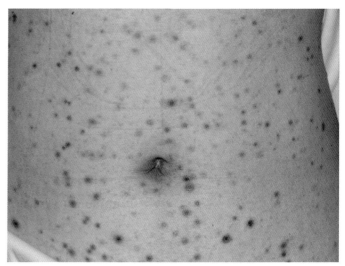

图 14-8-3 急性痘疮样苔藓样糠疹

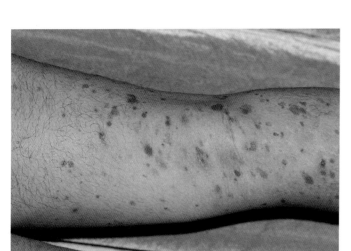

图 14-8-1 急性痘疮样苔藓样糠疹

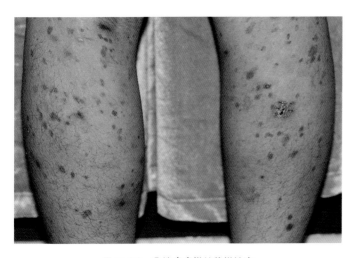

图 14-8-2 急性痘疮样苔藓样糠疹

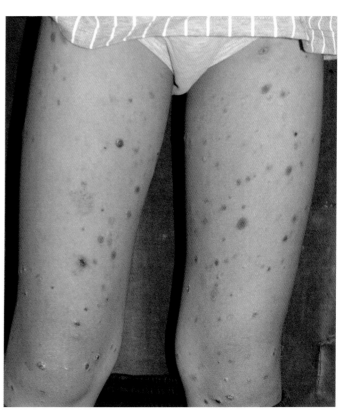

图 14-8-4 急性痘疮样苔藓样糠疹

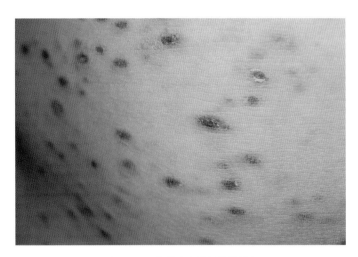

图 14-8-5　急性痘疮样苔藓样糠疹

副银屑病

Parapsoriasis

　　为一组病因不明的慢性红斑鳞屑性皮肤病,包括点滴状副银屑病,慢性苔藓样糠疹等。

　　诊断要点:好发于躯干和四肢。皮损为点滴状(又称为点滴状副银屑病)、斑片状的淡红色斑疹,无明显浸润,表面少量鳞屑。慢性病程。通常无自觉症状。

　　治疗要点:紫外线照射,治疗配合外用润肤剂。

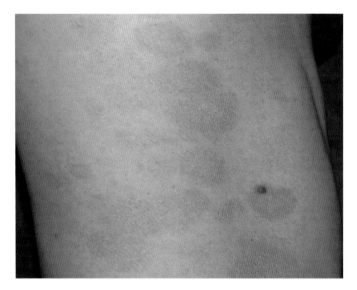

图 14-9-2　副银屑病

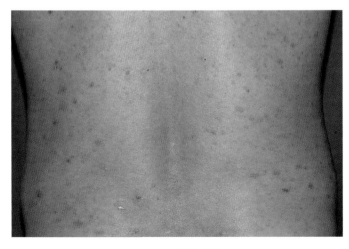

图 14-9-1　副银屑病

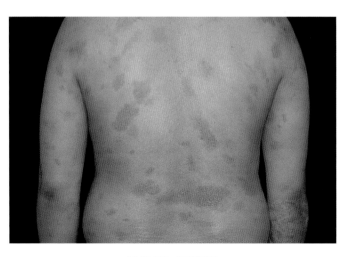

图 14-9-3　副银屑病

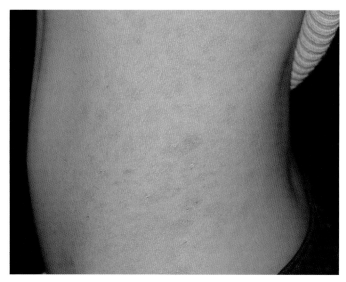

图 14-9-4　副银屑病

玫瑰糠疹

Pityriasis Rosea

为自限性发疹性皮肤病。病因不明,有认为可能与 HHV 感染有关。

诊断要点: 多见于青壮年。皮损多发生在颈部以下的躯干和四肢近端,对称分布。为椭圆形红斑鳞屑损害。呈玫瑰红色或淡黄色,皮损长轴与皮纹走行一致。自觉轻度瘙痒,经 6~8 周自愈,很少复发。

治疗要点: 本病有自限性,以缩短病程和缓解症状为目的。可作紫外线照射,外用润肤剂。

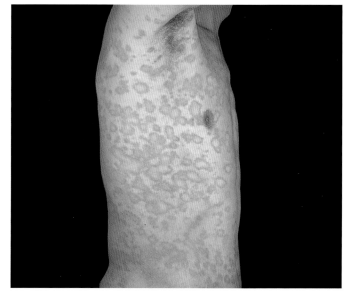

图 14-10-2　玫瑰糠疹

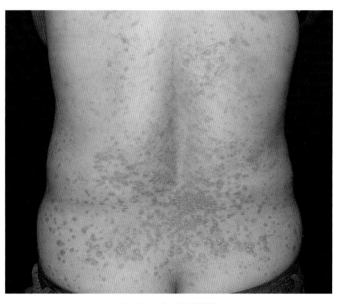

图 14-10-1　玫瑰糠疹

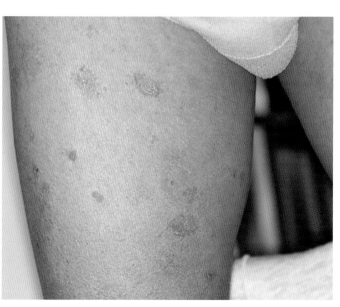

图 14-10-3　玫瑰糠疹

白色糠疹

Pityriasis Alba

又称单纯糠疹,俗称"桃花癣"。

诊断要点: 多见于学龄前儿童。好发于面部。皮损为一块或数块、钱币状大小的白色或淡红色斑,有少量糠状鳞屑。无自觉症状。至青春发育期可自愈。

治疗要点: 外用5%硫磺软膏、润肤剂。

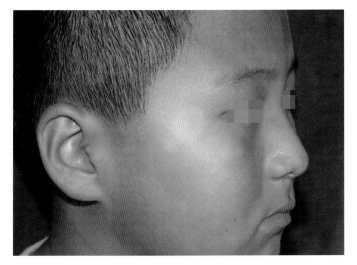

图 14-11-1 白色糠疹

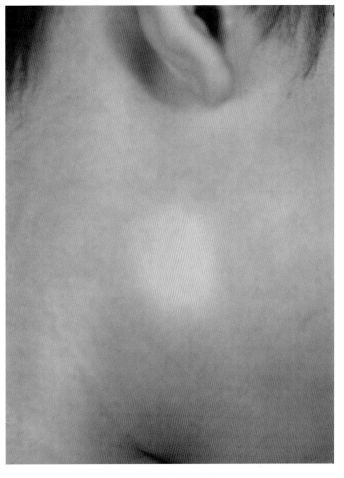

图 14-11-2 白色糠疹

毛发红糠疹

Pityriasis Rubra Pilaris

慢性的红斑鳞屑性疾病,可发展为红皮病。分为儿童发病和成人发病两种情况。

诊断要点: 皮损分布于头、面、躯干、四肢等。特征性皮损为毛囊性角化丘疹和大片状红色斑片,上附细碎糠状鳞屑。皮损间可见正常皮肤小岛。可伴有掌跖角化及甲改变。多数患者在数年内可自愈。病理以毛囊角栓,角化不全与角化亢进交替为特点。

治疗要点: 口服维A酸类、维生素A药,也可选择氨甲蝶呤、生物制剂。外用润肤剂、钙泊三醇软膏等。窄波UVB照射治疗。

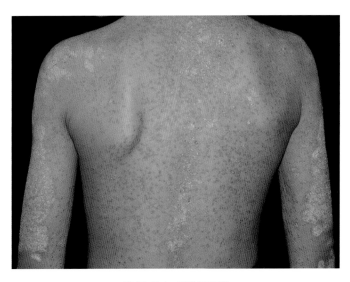

图 14-12-1 毛发红糠疹

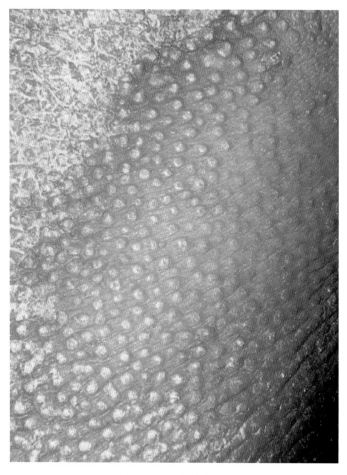

图 14-12-2　毛发红糠疹

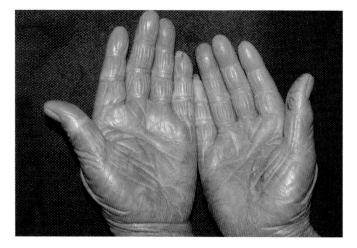

图 14-12-3　毛发红糠疹

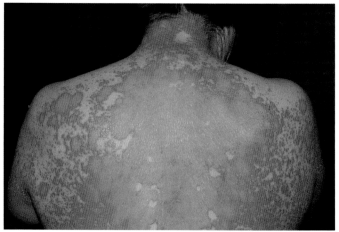

图 14-12-4　毛发红糠疹

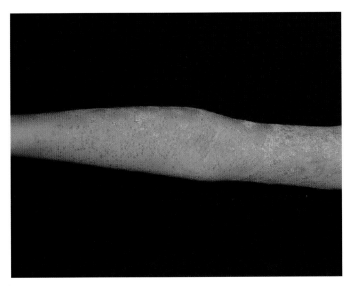

图 14-12-5　毛发红糠疹

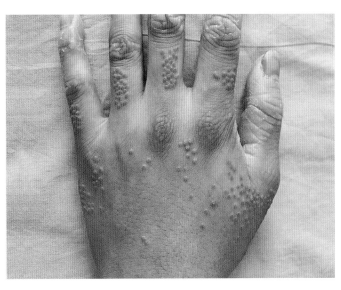

图 14-12-6　毛发红糠疹

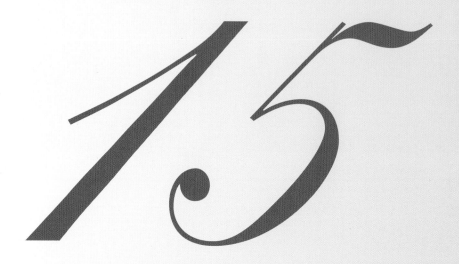

第十五章 丘疹鳞屑性皮肤病（2）
Papulosquamous Dermatoses（2）

扁平苔藓

Lichen Planus

以具有特征性紫红色扁平丘疹为特点,常见。病因不明。

诊断要点: 好发于成年人。既侵犯皮肤,也常同时侵犯黏膜。腕部屈侧为好发部位。典型皮损为多角形、紫红色扁平丘疹。涂上石蜡油后,可见细浅的白色条纹,称为韦氏(Wickham)纹。皮疹可互相融合,密集成片。急性期可有同形现象。常侵犯口唇、口腔颊黏膜及外生殖器黏膜,也常有甲损害。病理以表皮角化亢进,颗粒层楔形增厚,基底细胞液化变性,真皮浅层带状淋巴细胞浸润为特点。

治疗要点: 无特效疗法。外用糖皮质激素、维 A 酸制剂、钙调磷酸酶抑制剂等。口服药物有糖皮质激素、维 A 酸、环孢素、雷公藤、沙利度胺等。光疗也可应用。

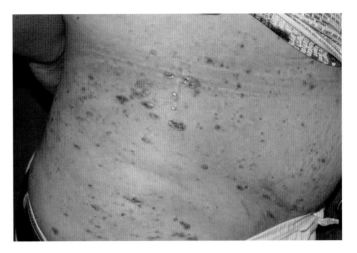

图 15-1-3　扁平苔藓,泛发性

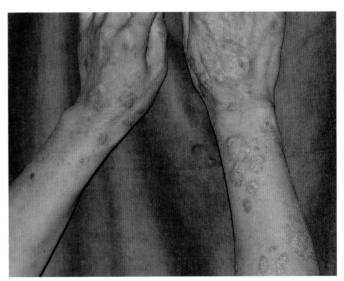

图 15-1-4　扁平苔藓,泛发性

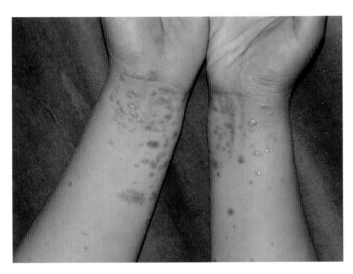

图 15-1-1　扁平苔藓

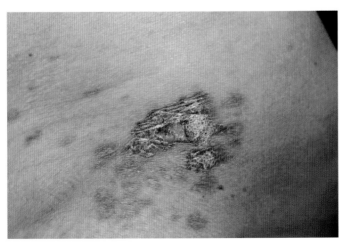

图 15-1-2　扁平苔藓

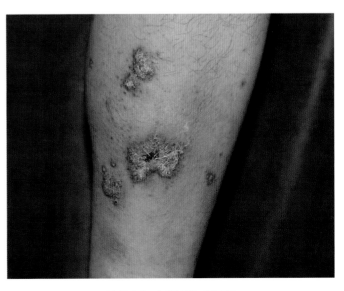

图 15-1-5　扁平苔藓,肥厚性

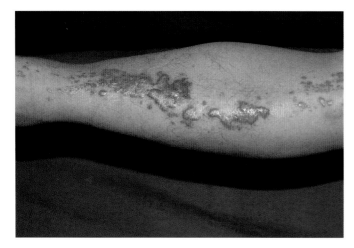

图 15-1-6 扁平苔藓，线状肥厚性

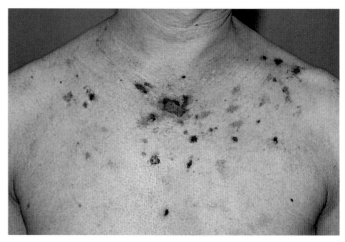

图 15-1-9 扁平苔藓，大疱性

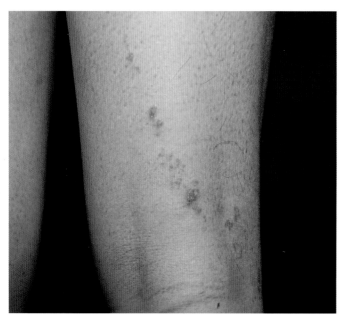

图 15-1-7 扁平苔藓，线状

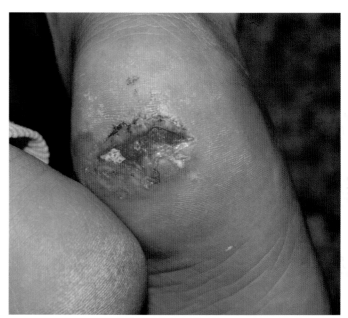

图 15-1-10 扁平苔藓，溃疡性

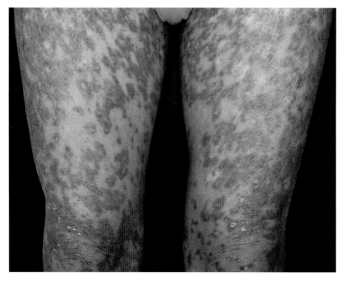

图 15-1-8 扁平苔藓，色素性

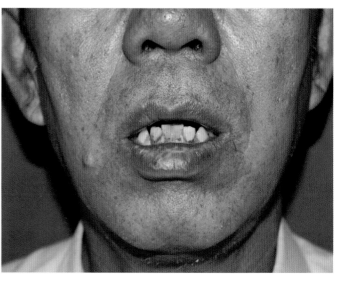

图 15-1-11 扁平苔藓，黏膜损害

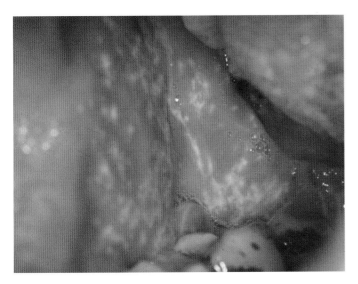

图 15-1-12 扁平苔藓，颊黏膜损害

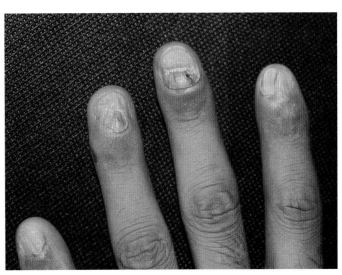

图 15-1-14 扁平苔藓，甲损害

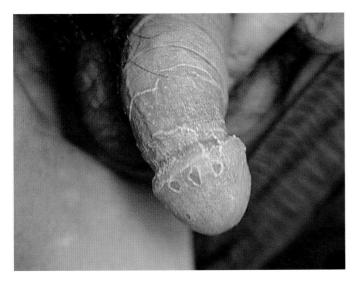

图 15-1-13 扁平苔藓，黏膜损害

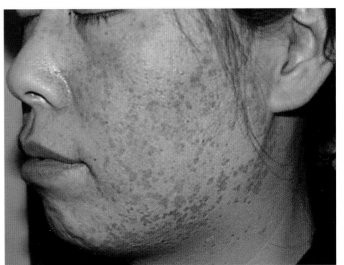

图 15-1-15 扁平苔藓，光化性

线状苔藓
Lichen Striatus

诊断要点：多见于儿童。好发于单侧肢体。皮损为淡红色或褐色丘疹，呈线状排列。无自觉症状或偶有痒感。大多经 1~2 年能自行消退。

治疗要点：外用糖皮质激素、维 A 酸软膏或 5% 水杨酸软膏可促进其消退。

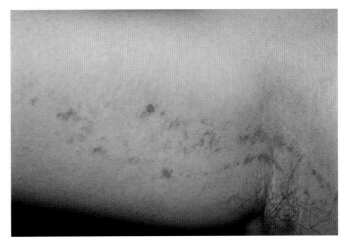

图 15-2-1 线状苔藓

231

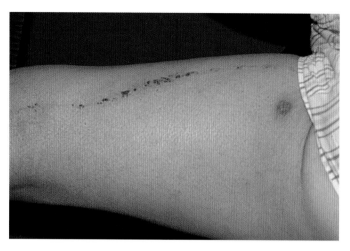

图 15-2-2　线状苔藓

小棘苔藓
Lichen Spinulosus

以毛囊棘状突出为特点,故又名棘状角化病。

诊断要点: 多见于成年人。好发于颈、躯干、上臂伸侧及臀部。皮损为针头大的毛囊性丘疹,中央有一丝状角质小棘,触之似锉刀样,密集排列,互不融合。无自觉症状或稍有痒感。

治疗要点: 口服维生素 A 及维生素 E。外用 5% 水杨酸软膏、维 A 酸软膏或 10% 尿素软膏。

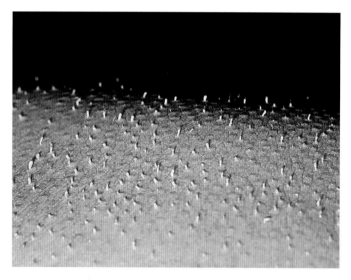

图 15-3-1　小棘苔藓

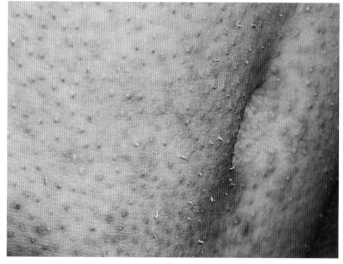

图 15-3-2　小棘苔藓

光泽苔藓

Lichen Nitidus

诊断要点：多见于青少年，男性多见。好发于阴茎、龟头、前臂、大腿内侧或肩胛部。典型皮损为大头针大小、表面光亮、无鳞屑的圆顶丘疹。无自觉症状。大多能自行消退。

治疗要点：外用 10% 尿素软膏或 0.1% 维 A 酸软膏。

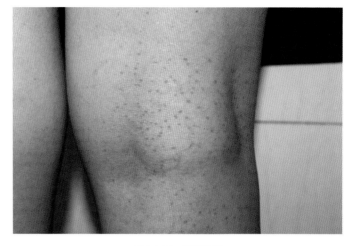

图 15-4-2　光泽苔藓

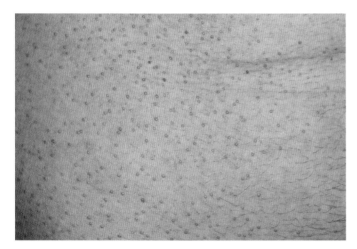

图 15-4-1　光泽苔藓

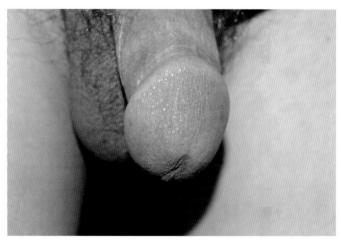

图 15-4-3　光泽苔藓

硬化性苔藓

Lichen Scleroses

以硬化萎缩为特点，呈白色点状苔藓样斑片。男性可由包茎而诱发。

诊断要点：可发生在各年龄段。好发于躯干、四肢近端及生殖器部位。皮损初为毛囊性瓷白色斑点，以后扩大互相融合成轻度硬化的斑片。发生在外阴及肛门的初为轻度浸润性红斑，之后发生萎缩、硬化，伴色素减退，损害可呈环形或哑铃形。无自觉症状，外阴部损害可自觉瘙痒。病理示表皮变薄，基底细胞液化变性，真皮浅层胶原纤维早期水肿，均一红染，后期硬化。

治疗要点：外用钙调磷酸酶抑制剂如他克莫司、鱼肝油软膏或己烯雌酚软膏、维 A 酸软膏等。

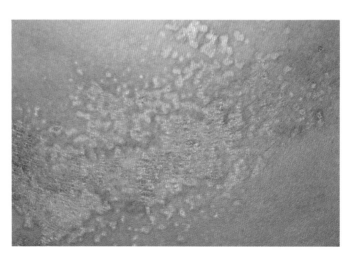

图 15-5-1　硬化性苔藓

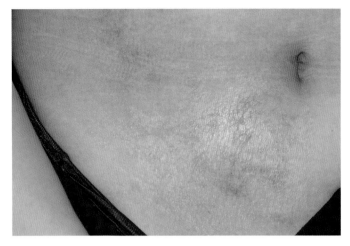

图 15-5-2 硬化性苔藓

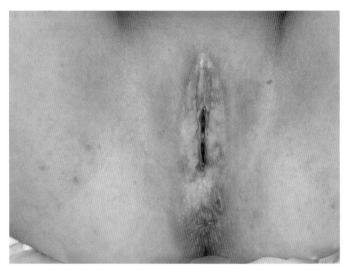

图 15-5-4 硬化性苔藓

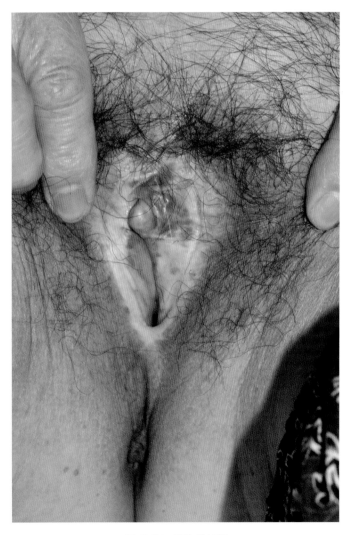

图 15-5-3 硬化性苔藓

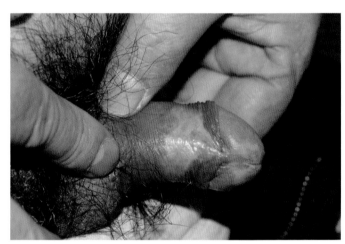

图 15-5-5 硬化性苔藓

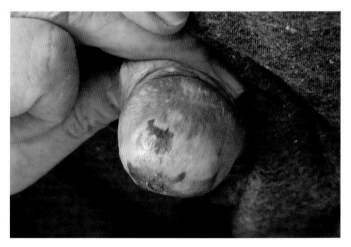

图 15-5-6 硬化性苔藓，包茎引起

嗜酸性脓疱性毛囊炎
Eosinophilic Pustular Folliculitis

又称 Ofuji 病(太藤病),病因不明。

诊断要点: 患者大多为中青年,基本损害为毛囊性、

无菌性脓丘疹或脓疱疹,好发于面部、前胸及后背等。病程慢性,反复发作。

治疗要点: 可口服氨苯砜、沙利度胺、雷公藤、维 A 酸制剂等,必要时糖皮质激素。可外用糖皮质激素、维 A 酸制剂。

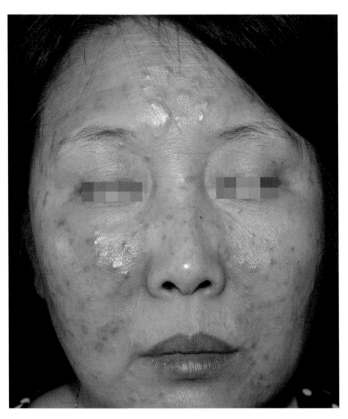

图 15-6-1 嗜酸性脓疱性毛囊炎

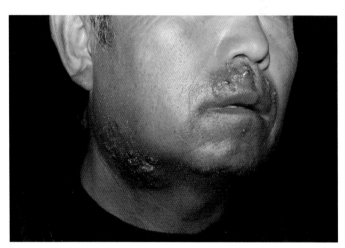

图 15-6-2 嗜酸性脓疱性毛囊炎

连圈状秕糠疹
Pityriasis Circinata

又称正圆形糠秕疹。患者常有鱼鳞病家族史。

诊断要点: 女性多见。为圆形或卵圆形、直径数厘米、上附秕糠状不易剥离鳞屑的淡褐色斑疹,单个或多发,好发于躯干及四肢近端。皮疹冬重夏轻,无自觉症状。

治疗要点: 口服或肌内注射维生素 A。外用维 A 酸、水杨酸、尿素霜或鱼肝油等制剂。

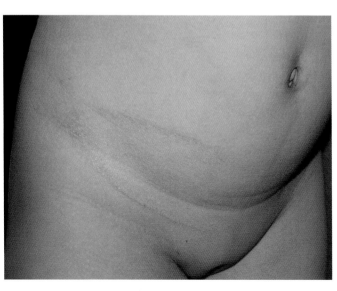

图 15-7-1 连圈状秕糠疹

235

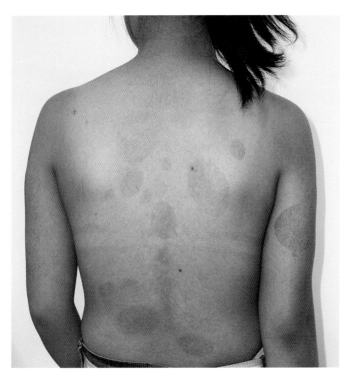

图 15-7-2　连圈状秕糠疹

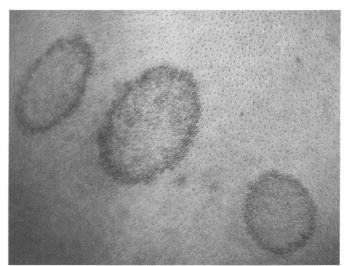

图 15-7-3　连圈状秕糠疹

持久性色素异常性红斑

Erythema Dyschromicum Perstans

又称灰皮病。

诊断要点：为缓慢进展的灰色、灰蓝色或灰棕色的椭圆形斑疹或斑片，皮损长轴与皮纹一致。好发于颈部、躯干和上肢近端，常对称分布。组织学检查示真皮内较多噬黑素细胞。

治疗要点：本病可自行消退。注意防晒，外用糖皮质激素、维 A 酸制剂。可口服抗生素、维生素 A、氨苯砜、羟氯喹等。

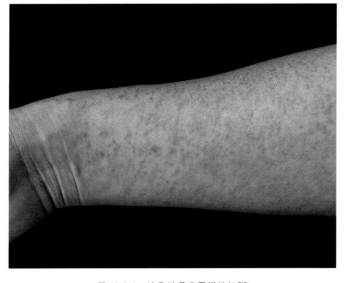

图 15-8-1　持久性色素异常性红斑

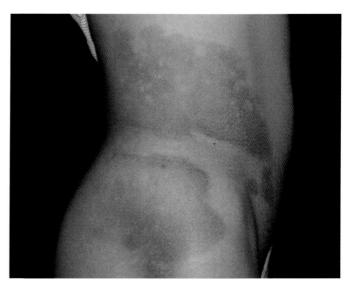

图 15-8-2　持久性色素异常性红斑

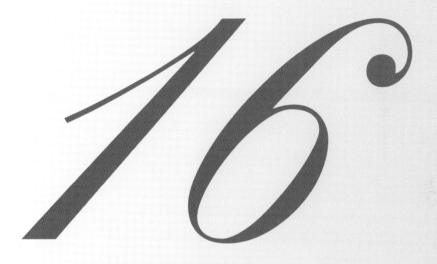

第十六章　真皮弹性纤维性疾病
Dermal Elastosis

弹力纤维性假黄瘤

Pseudoxanthoma Elasticum, PXE

为常染色体隐形和显性遗传性疾病。因弹力纤维断裂、变性而致病。

诊断要点： 多于儿童及青春期发病。好发于颈部、腋下及腹股沟等处。皮损为淡黄色融合性斑块，呈鹅卵石样，对称分布。无自觉症状。可有眼底视神经乳头周围放射状血管样条纹，也可累及心血管及胃肠道。病理示真皮中部弹力纤维变性、扭转、断裂。

治疗要点： 无有效治疗方法。

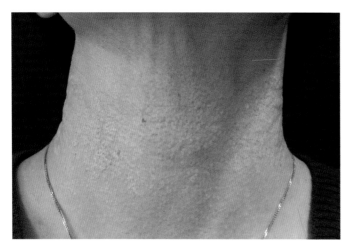

图 16-1-1 弹力纤维性假黄瘤

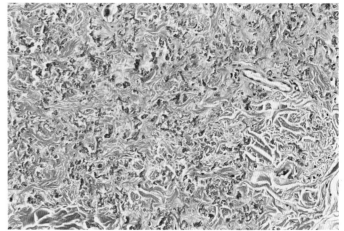

图 16-1-3 弹力纤维性假黄瘤病理示真皮中部弹力纤维断裂，变性

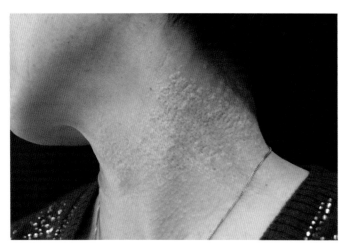

图 16-1-2 弹力纤维性假黄瘤

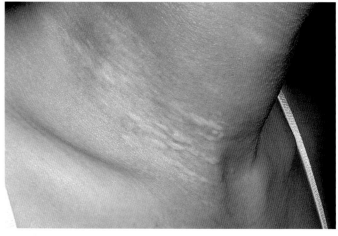

图 16-1-4 弹力纤维性假黄瘤

弹性假黄瘤样真皮乳头弹力纤维溶解症

Pseudoxanthoma Elasticum-like Papillary Dermal Elastolysis

可能是皮肤的老年性改变。

诊断要点： 表现为颈部及锁骨上 2~4mm 黄色对称性质软丘疹，常融合成鹅卵石样斑块，也可见于前臂屈侧、腋窝及下腹部。与弹性假黄瘤相似，但无系统受累。无自觉症状。丘疹病理表现为真皮乳头层部分或是完全弹力纤维溶解，胶原纤维正常。

治疗要点： 无有效治疗方法。

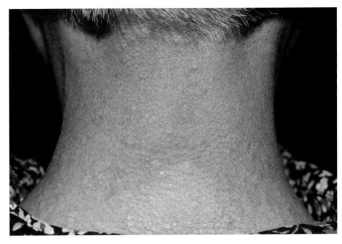

图 16-2-1 弹性假黄瘤样真皮乳头弹力纤维溶解症

皮肤松弛症

Dermatochalasia

本病可先天性，也可获得性。

诊断要点： 表现为皮肤松弛、下垂及弹性下降，呈早老外貌。病理为真皮弹性纤维断裂或缺失。

治疗要点： 无有效治疗方法。

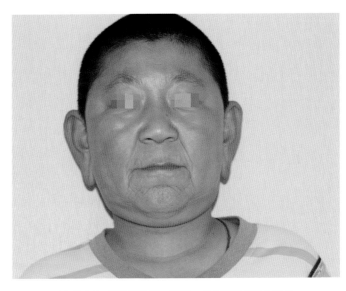

图 16-3-1 皮肤松弛症 12 岁，发生皮肤松弛 1 年余

匐行性穿通性弹力纤维病

Elastosis Perforans Serpiginosa

近半数与遗传性疾病如唐氏综合征、皮肤弹性过度伴发。

诊断要点： 常在青壮年发病，基本损害为 2~5mm 的角化性丘疹，呈环形或匐行排列。好发于颈侧，也可见于面部、上肢屈侧。无自觉症状。皮疹可持续数年，也可自然消退。病理为由真皮伸出的嗜酸性弹性纤维穿通进入表皮而形成延长的弯曲管道。

治疗要点： 可外用维 A 酸制剂。

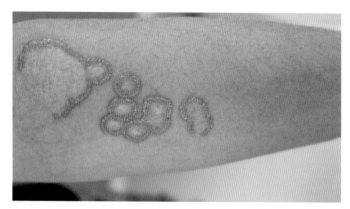

图 16-4-1 匐行性穿通性弹力纤维病

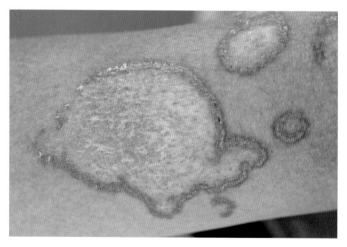

图 16-4-2 匐行性穿通性弹力纤维病

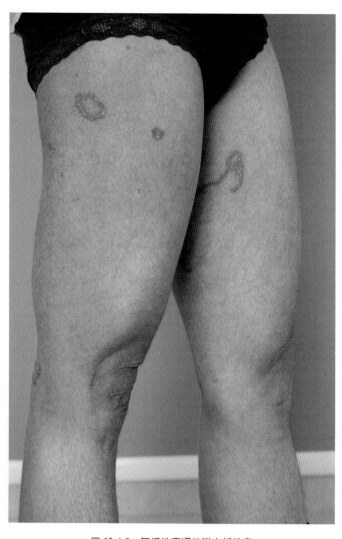

图 16-4-3 匐行性穿通性弹力纤维病

皮肤弹性过度

Cutis Hyperelastica

又称 Ehlers-Danlos 综合征,为遗传性胶原异常性疾病。

诊断要点:表现为皮肤弹性过度,皮肤捏起后可拉得很长。皮肤柔软,摸之有绒样感。关节可过度伸展。皮肤的脆性增加,外伤后可以形成较大的伤口,愈合缓慢,愈后留下萎缩性疤痕。

治疗要点:无有效治疗方法,应注意保护皮肤,避免创伤。

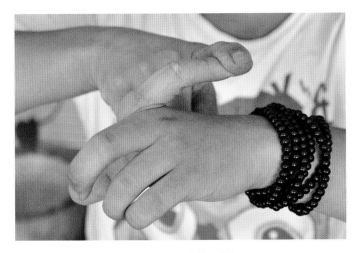

图 16-5-1 皮肤弹性过度

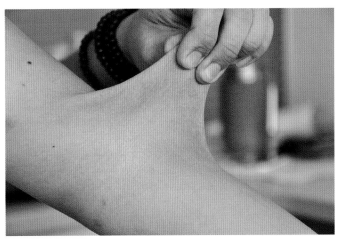

图 16-5-3 皮肤弹性过度

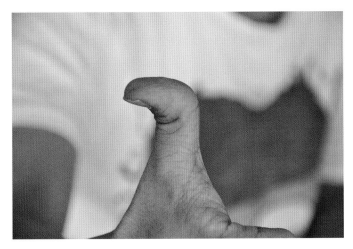

图 16-5-2 皮肤弹性过度

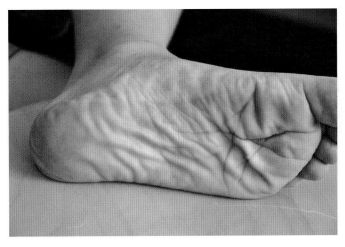

图 16-5-4 皮肤弹性过度

特发性真皮中部弹性纤维溶解症
Idiopathic Middermal Elastolysis

诊断要点：病因不明。表现为钱币大小、境界清楚的皱纹性淡色斑。皮损好发于躯干、上肢和颈部。无自觉症状。病理弹性纤维染色显示界限清晰的真皮中部弹性纤维缺如。

治疗要点：无有效治疗方法。

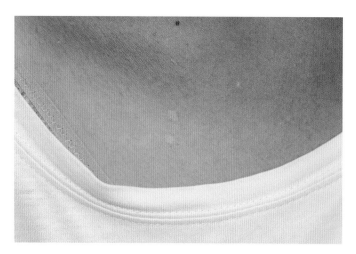

图 16-6-1　特发性真皮中部弹性纤维溶解症

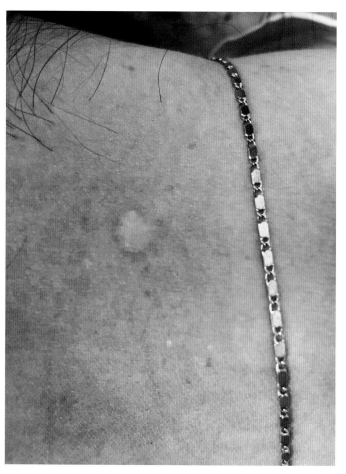

图 16-6-2　特发性真皮中部弹性纤维溶解症

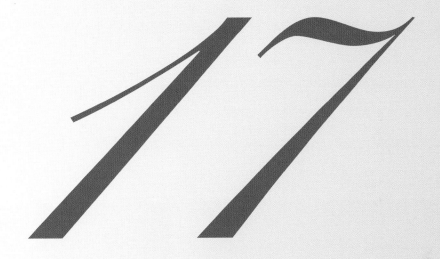

第十七章　萎缩性皮肤病
Atrophic Dermatoses

萎缩纹
Striae Atrophicae

指各种原因使皮肤弹力纤维断裂而形成的条索状萎缩性凹陷。

诊断要点：可见于任何年龄，孕妇见于腹部；体重增长过快者见于大皱褶部、股内侧或臀部；糖皮质激素治疗及内分泌疾病引起的萎缩纹可广泛分布于全身。皮损通常多发、对称的线状萎缩，早期为红色，陈旧者呈白色萎缩纹。无自觉症状。

治疗要点：无有效的治疗。局部外用维 A 酸、左旋维生素 C 或激光等方法可能改善外观。

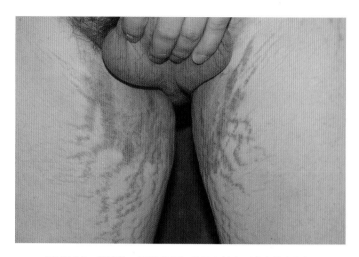

图 17-1-2 萎缩纹 因股癣反复外用含糖皮质激素药膏引起

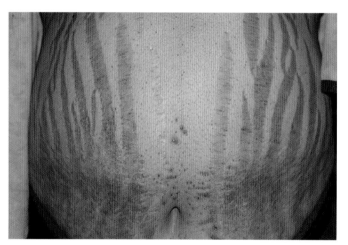

图 17-1-1 萎缩纹 男，21 岁，因长期服用大量泼尼松引起

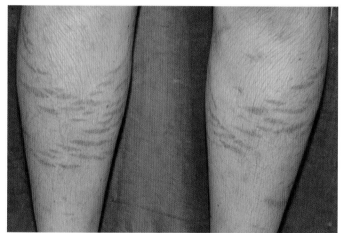

图 17-1-3 萎缩纹 女，12 岁，因近期生长迅速引起

面部偏侧萎缩
Hemiatrophia Facialis

为一侧面部进行性萎缩性疾病。原因不明，可由限局性硬皮病引起。

诊断要点：好发于儿童。皮损先于一侧面部出现不规则的色素改变，继而出现缓慢的进行性皮肤、皮下脂肪、肌肉，甚至骨骼的萎缩，使患侧组织明显小于健侧，造成严重的毁容。

治疗要点：无有效的治疗方法，可做填充术。

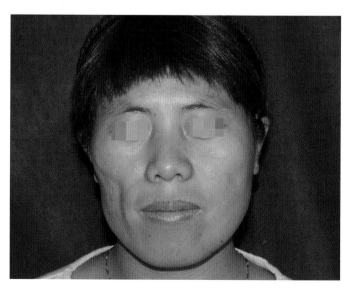

图 17-2-1 面部偏侧萎缩

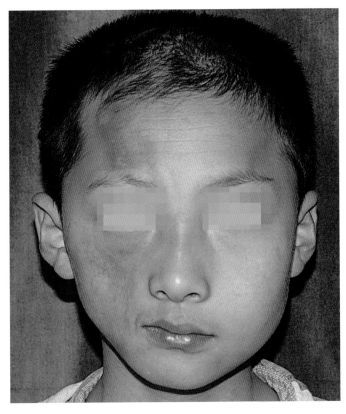

图 17-2-2　面部偏侧萎缩

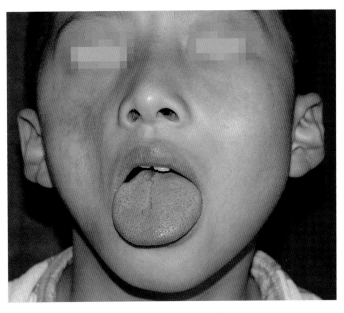

图 17-2-3　面部偏侧萎缩

腹部离心性脂肪营养不良
Abdominal Centrifugal Lipodystrophy

为一种原因不明的局限性特发性皮下脂肪萎缩。

诊断要点：患者多为儿童，发病年龄大多在 5 岁

内，女孩多见。好发于腹部、腹股沟及外阴。表现为皮下脂肪萎缩，皮肤凹陷，缓慢地离心性扩大，皮下血管清晰可见。无自觉症状，多数病例至青春期可自行恢复。

治疗要点：为自限性疾病，无须特殊治疗。在病变进展期可试抗感染治疗。

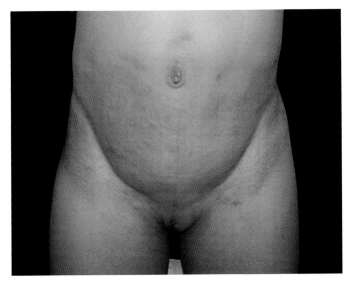

图 17-3-1　腹部离心性脂肪营养不良

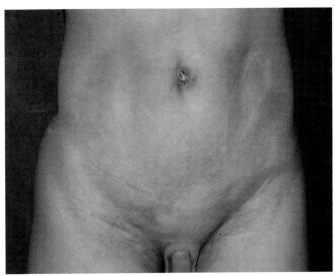

图 17-3-2　腹部离心性脂肪营养不良

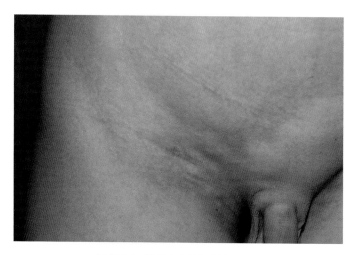

图 17-3-3　腹部离心性脂肪营养不良

限局性皮下脂肪萎缩
Partial Lipodystrophy

诊断要点：本病有家族性和获得性两型。家族性：发生在儿童，对称部位的脂肪萎缩，可合并胰岛素抵抗、高脂血症等代谢异常。获得性：多数在儿童期发病，女性多见。为从面部开始脂肪萎缩，逐渐扩展至上半身，而下半身脂肪可正常或异常堆积。可合并系统性红斑狼疮等自身免疫病。

治疗要点：尚无特效疗法，可做局部物理治疗或做自体脂肪填充术。

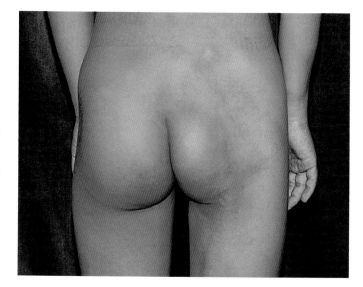

图 17-4-1　限局性皮下脂肪萎缩

指（趾）断症
Ainhum

诊断要点：为一种病因不明的指、趾部特发性纤维组织疾病，发生环状缩窄和自截。一般从一侧某一指（趾）尤其是第一趾间关节屈侧横沟处发生线形缩窄，并向侧面和背面进行性发展，形成环形深沟，致指（趾）缺血、坏死。收缩环的远端指（趾）头呈球状，最终完全脱落。病程缓慢。

治疗要点：无有效治疗方法，注意对手指、足趾的保护，防止外伤，必要时局部注射倍他米松或手术治疗以减轻缩窄的进展。

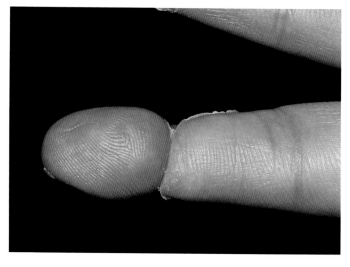

图 17-5-1　指断症

虫蚀状皮肤萎缩
Atrophodermal Vermicularis

诊断要点：发生在面颊部，通常幼年起病。皮损为呈虫蚀状萎缩性凹陷，形状不规则，互不融合，呈网状或蜂窝状分布。

治疗要点：无特殊治疗，皮肤磨削术和激光治疗可用于改善外观。

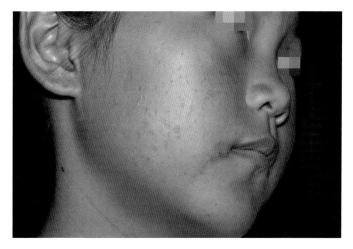

图 17-6-1　虫蚀状皮肤萎缩

斑状萎缩
Anetoderma

是一种因真皮弹性组织局灶性溶解引起的皮肤松弛。病因不明。

诊断要点：通常起病于青年人，好发部位为胸部、背部、颈部和上肢。为局限性的皮肤萎缩、凹陷，淡红色，皮下血管清晰可见。

治疗要点：缺乏有效的治疗，可系统应用羟氯喹、青霉素 G 及维生素 E 等。

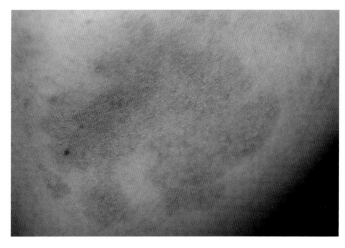

图 17-7-1　斑状萎缩

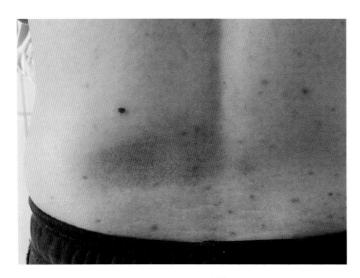

图 17-7-2 斑状萎缩

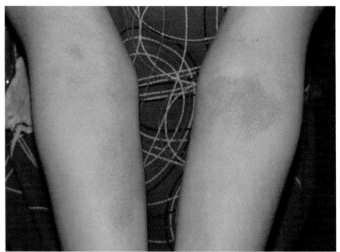

图 17-7-3 斑状萎缩

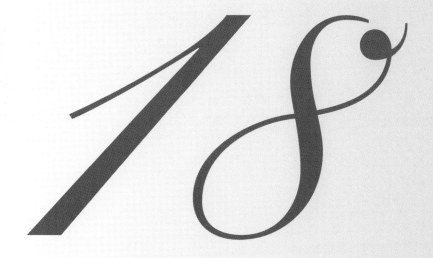

第十八章　皮肤血管炎
Cutaneous Vasculitis

皮肤小血管炎
Cutaneous Small Vessel Vasculitis

又称皮肤白细胞碎裂性血管炎（cutaneous leukocyto-clastic vasculitis）、变应性血管炎（allergic vasculitis）。由于各种因素如感染、异性蛋白、药物等引起，严重时侵及内脏，免疫复合物引起的血管炎。

诊断要点：多发生于青壮年。损害在下肢伸侧，尤其小腿和足背。皮疹形态多样，典型损害为出血性斑丘疹、荨麻疹、紫癜、小结节及溃疡等，愈后遗留瘢痕。内脏以肾脏受累较为常见。可伴有发热及关节疼痛。本病易反复发作，迁延不愈。病理为白细胞碎裂性血管炎。

治疗要点：去除病因，避免可疑致敏药物，对感染灶应予抗生素治疗。急性期应卧床休息，抬高患肢。系统治疗可选用氨苯砜、秋水仙碱、吲哚美辛、雷公藤多苷等，必要时应用糖皮质激素。

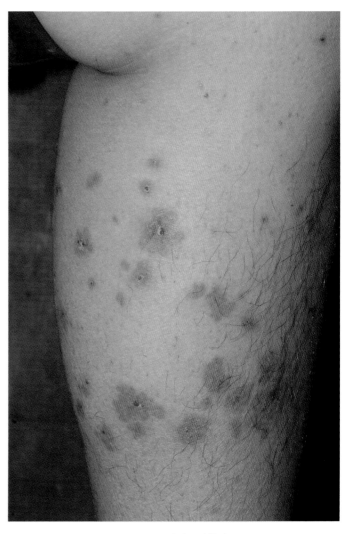

图 18-1-3　皮肤小血管炎

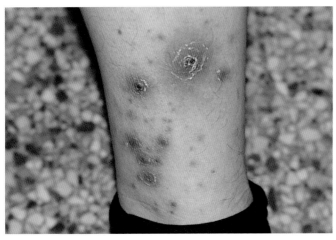

图 18-1-1　皮肤小血管炎

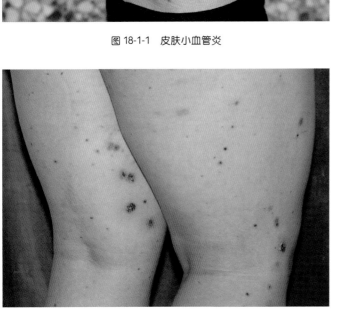

图 18-1-2　皮肤小血管炎

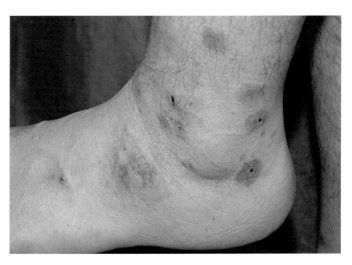

图 18-1-4　皮肤小血管炎

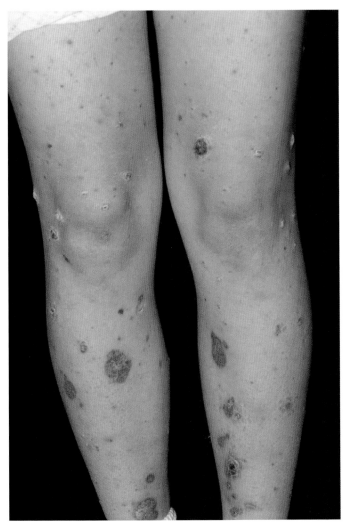

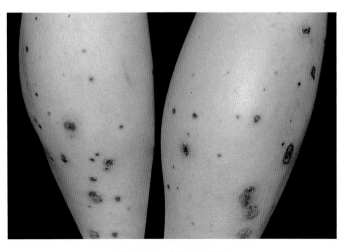

图 18-1-6　皮肤小血管炎

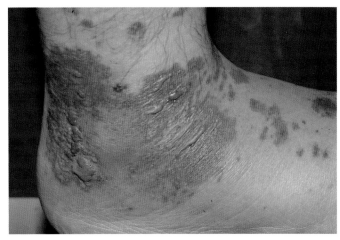

图 18-1-5　皮肤小血管炎

图 18-1-7　皮肤小血管炎

过敏性紫癜

Anaphylactoid Purpura

病理上也表现为白细胞碎裂性血管炎。

诊断要点：好发于儿童及中青年，发病前常有上呼吸道感染史。典型皮损为针尖至黄豆大小的可触及性紫癜，对称分布于下肢伸侧。约经 1~2 周后逐渐转为褐色斑点或消退，可反复出现。本病有单纯型、关节型、胃肠型和肾型。病理示白细胞碎裂性血管炎，免疫荧光血管壁上有 IgA 沉积。

治疗要点：注意休息。避免致敏因素，预防感染。单纯型紫癜，可用抗组胺药物、维生素 C、芦丁、钙剂等；对病情较重、伴有全身症状的肾型、关节型、胃肠型紫癜可应用糖皮质激素。对病情迁延者可内服雷公藤多苷、氨苯砜、秋水仙碱等。

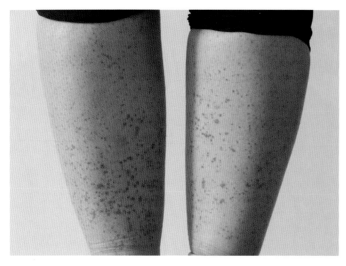

图 18-2-1 过敏性紫癜

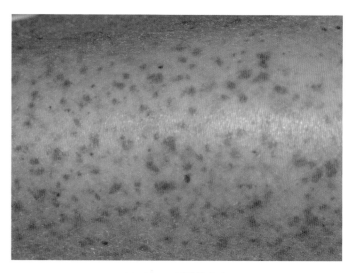

图 18-2-3 过敏性紫癜

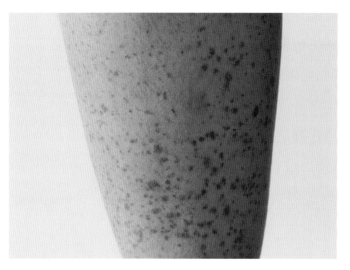

图 18-2-2 过敏性紫癜

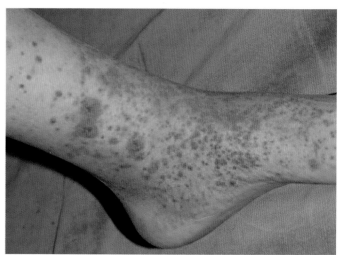

图 18-2-4 过敏性紫癜

持久性隆起性红斑

Erythema Elevatum Diutinum, EED

诊断要点：中年发病，发病与感染、血液病、自身免疫性疾病等有关。典型损害为紫红色、暗红色及褐色，隆起皮面的斑块，如钱币状大小，境界清楚，质硬。好发于四肢关节的伸侧面、手足背及臀部。皮损多发，对称分布。自觉疼痛或瘙痒。病程慢性。病理示典型白细胞碎裂性血管炎的改变。直接免疫荧光检查显示免疫球蛋白、补体在血管周围沉积。

治疗要点：首选氨苯砜，100~150mg/d，应注意药物的副作用。必要时可服用糖皮质激素，局部外用或局部注射糖皮质激素。

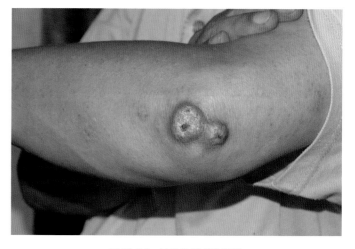

图 18-3-1 持久性隆起性红斑

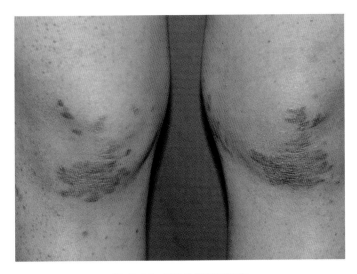

图 18-3-2　持久性隆起性红斑

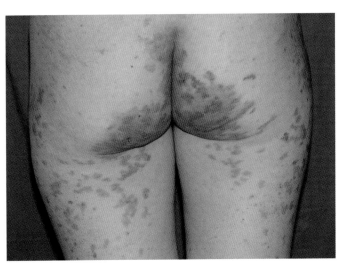

图 18-3-4　持久性隆起性红斑

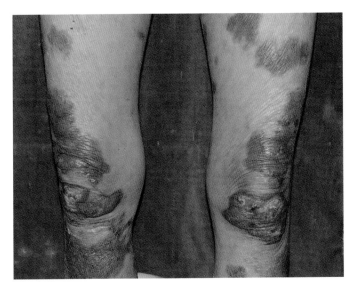

图 18-3-3　持久性隆起性红斑

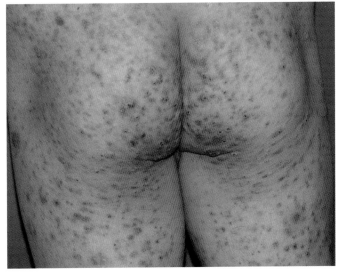

图 18-3-5　持久性隆起性红斑

急性发热性嗜中性皮病

Acute Febrile Neutrophilic Dermatosis

又名 Sweet 综合征。

诊断要点：多见于中年，以女性多见。典型皮损为鲜红或暗红色浮肿性斑块，边缘隆起，呈假水疱样。皮损中央可消退，边缘向外扩展，呈环状损害。好发于面、颈、四肢，常不对称，自觉疼痛和压痛。可复发。部分患者伴发热、关节痛、肌痛等。病理示真皮乳头水肿，浅中层弥漫嗜中性粒细胞浸润。实验室检查血常规白细胞总数、嗜中性粒细胞数增高。

治疗要点：口服糖皮质激素，亦可服用氨苯砜、秋水仙碱、雷公藤多苷。可适当应用抗生素。

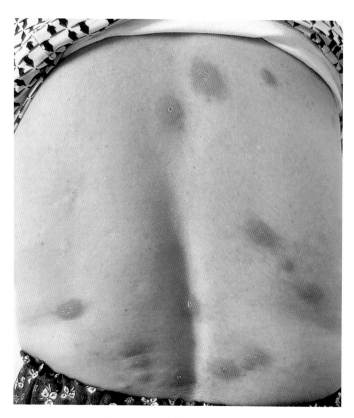

图 18-4-1 急性发热性嗜中性皮病

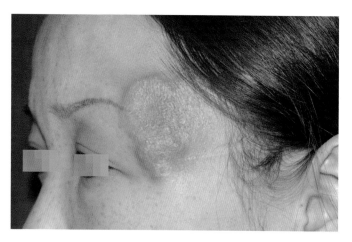

图 18-4-2 急性发热性嗜中性皮病

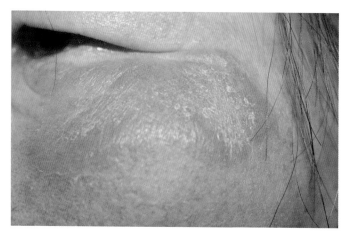

图 18-4-3 急性发热性嗜中性皮病

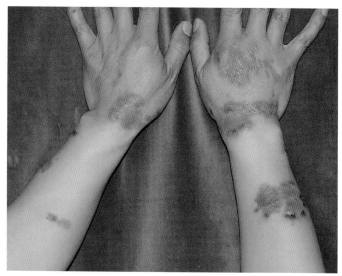

图 18-4-4 急性发热性嗜中性皮病

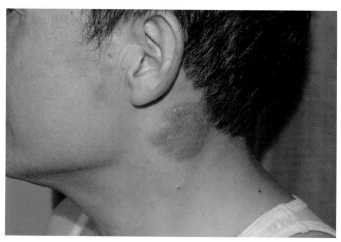

图 18-4-5 急性发热性嗜中性皮病

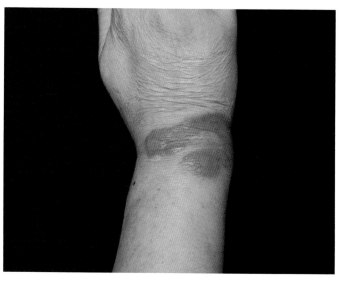

图 18-4-6 急性发热性嗜中性皮病

结节性红斑

Erythema Nodosum

诊断要点： 中青年女性多见。好发于小腿伸侧，皮损为蚕豆大小的皮下结节，红色，稍隆起于皮面，有压痛。皮损数目不定，不破溃。常伴全身不适、发热、关节疼痛等。患者发病前可有上呼吸道感染、扁桃腺炎等。实验室检查可有白细胞增高、血沉增快、抗链 O 升高。病理示间隔性脂膜炎。

治疗要点： 注意卧床休息，抬高患肢。常给予抗生素，如米诺环素或阿奇霉素。非甾体类抗炎药有助于减轻疼痛，如吲哚美辛或阿司匹林。病情较重者可同时给予糖皮质激素。

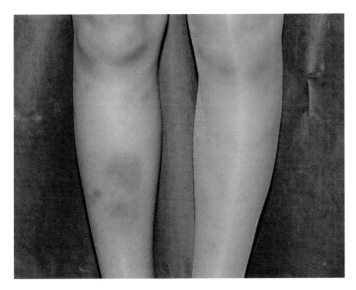

图 18-5-1　结节性红斑

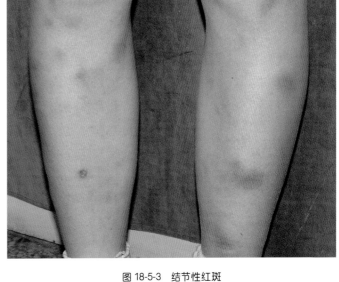

图 18-5-3　结节性红斑

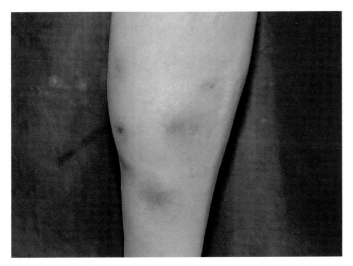

图 18-5-2　结节性红斑

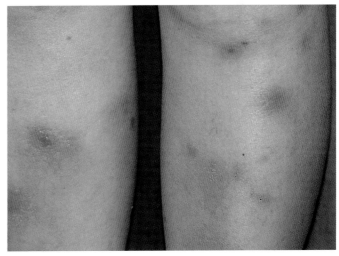

图 18-5-4　结节性红斑

坏疽性脓皮病

Pyoderma Gangrenosum

一种少见的非感染性嗜中性皮病,皮肤表现为复发性疼痛性坏死性溃疡,常伴有系统性疾病。

诊断要点: 好发于中年人,常伴有系统性疾病如溃疡型结肠炎等。皮损可发生在身体的任何部位,好发于小腿。初起为无菌性脓疱,破溃后成为溃疡,并不断向周围发展,可达10cm或更大。典型皮损为潜行性溃疡,溃疡较为深在,边缘呈紫红色,轻度水肿隆起。基底为坏死组织。自觉疼痛,可有发热等全身症状。病程慢性,反复发作。

治疗要点: 首选糖皮质激素。必要时可佐以免疫抑制剂如环孢素、硫唑嘌呤等。伴溃疡性结肠炎者可内服柳氮磺吡啶。也可使用英夫利西单抗、阿达木单抗等生物制剂。溃疡局部应清洁换药。

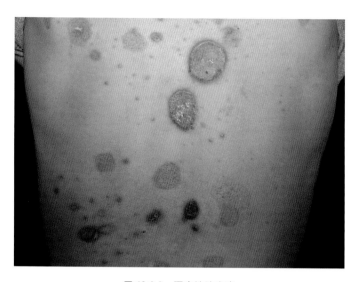

图 18-6-2 坏疽性脓皮病

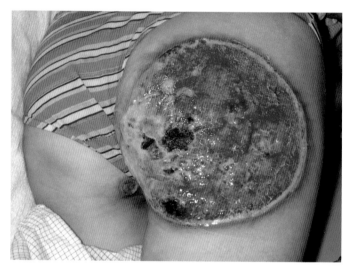

图 18-6-3 坏疽性脓皮病

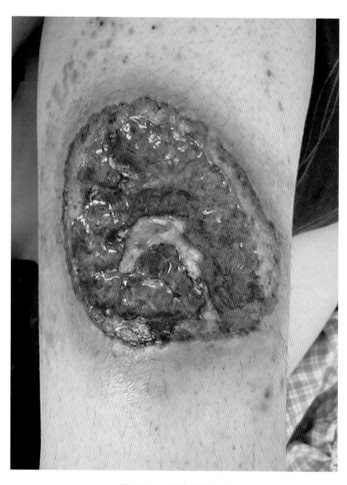

图 18-6-1 坏疽性脓皮病

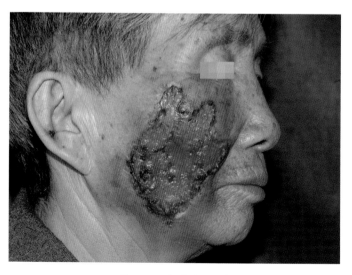

图 18-6-4 坏疽性脓皮病

白塞病

Behcet's Disease

又称眼-口-生殖器综合征（oculo-oral-genital syndrome），是一种累及皮肤黏膜的多器官疾病。

诊断要点：青壮年多见。主要特点为反复发作的口腔溃疡，疼痛明显；生殖器溃疡，常较口腔溃疡大而深，可单发也可多发，疼痛剧烈；约半数患者会出现眼部病变，包括角膜炎、结膜炎、虹膜睫状体炎等；皮肤病变有结节性红斑、毛囊炎、皮肤针刺反应阳性等。患者可有疲乏、低热、关节痛等全身不适。

治疗要点：口腔和外阴溃疡可用含糖皮质激素、抗生素和局麻药的药膜，有眼损害、血管炎、内脏受累等应及时系统用药，可选用糖皮质激素、沙利度胺、秋水仙碱等。严重病例还可选用环磷酰胺或环孢素。

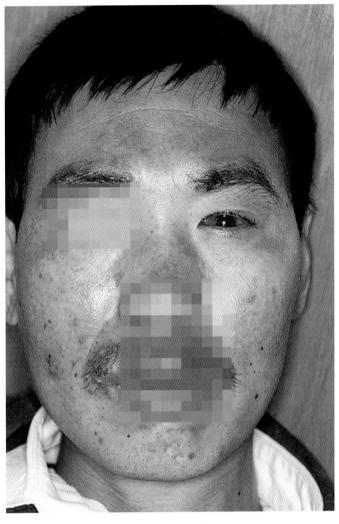

图 18-7-3 白塞病

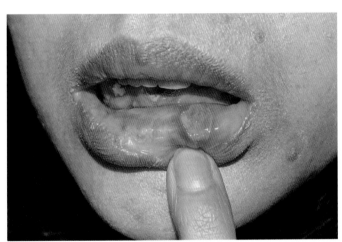

图 18-7-1 白塞病

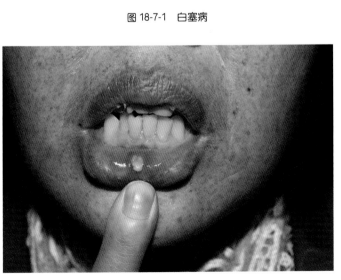

图 18-7-2 白塞病

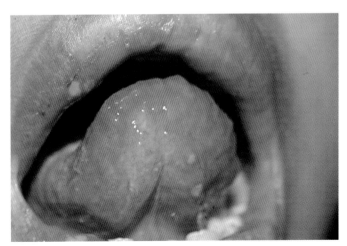

图 18-7-4 白塞病

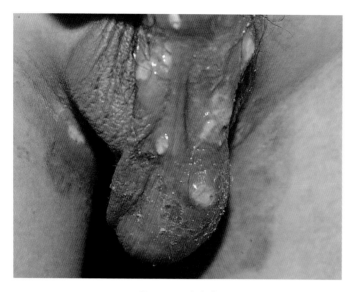

图 18-7-5 白塞病

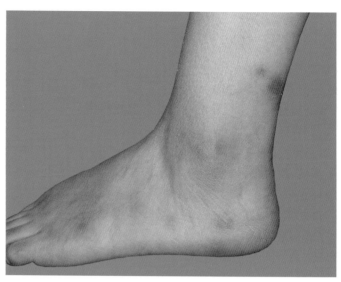

图 18-7-7 白塞病结节性红斑

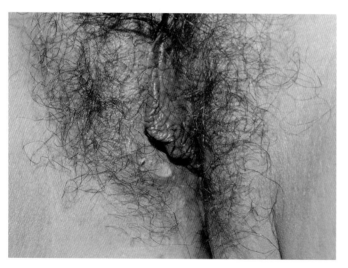

图 18-7-6 白塞病

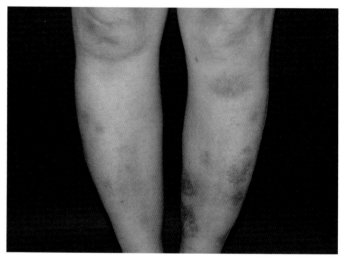

图 18-7-8 白塞病结节性红斑

恶性萎缩性丘疹病

Malignant Atrophic Papulosis

又称 Degos 病,是一种皮肤、肠道闭塞性动脉炎综合征,可致死。

诊断要点:患者多为青年。皮损好发于躯干。特征性皮损呈现瓷白色,轻度凹下,周边有炎性红晕;消退后留有萎缩。皮疹分批出现。肠道受累时出现腹痛、便血及腹膜炎等症状。病理示血管内血栓形成,楔形坏死。

治疗要点:本病预后不良。可试用阿司匹林、潘生丁等抗凝药物。

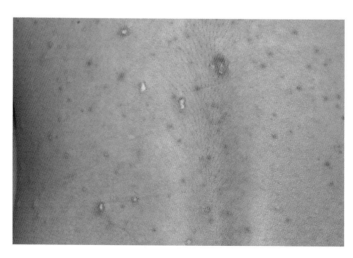

图 18-8-1 恶性萎缩性丘疹病

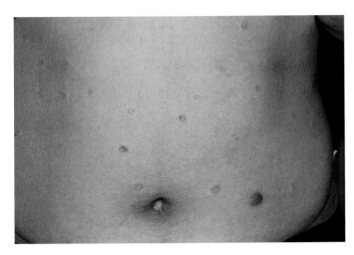

图 18-8-2 恶性萎缩性丘疹病

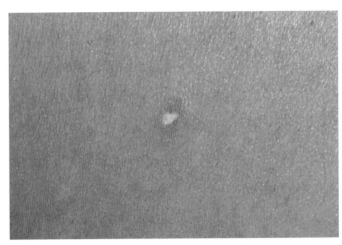

图 18-8-3 恶性萎缩性丘疹病

色素性紫癜性皮病

Pigmentary Purpuric Dermatosis

诊断要点：主要临床特征是紫癜（红细胞外渗）和黄棕色的色素斑（含铁血黄素在真皮沉积）。常见于小腿，患者多为中老年人，常伴有下肢静脉曲张。病程慢性，不时有新出疹，而原有皮疹也可自然消退。自觉症状轻微或稍痒。

进行性色素性紫癜样皮病：损害初起为针头大小红色瘀点，逐渐融合成片，为棕色或棕褐色斑疹，无皮屑。

毛细血管扩张性环状紫癜：初为针帽大出血性斑点，离心性向外增大，成为红色环状斑片，无皮屑。皮疹常成批出现。

色素性紫癜性苔藓样皮病：好发于小腿下方，近踝部。皮损为紫红色或紫褐色，呈轻度苔藓样增厚，表面有少量鳞屑。自觉不同程度的瘙痒。

皮损病理的共同特点是真皮乳头内有血管外红细胞，浅层血管周围有淋巴细胞及组织细胞浸润，并可见噬含铁血黄素细胞。

治疗要点：休息时抬高患肢。避免持重物及长久站立。治疗静脉曲张，穿静脉曲张袜。局部外搽润肤乳，瘙痒者可外用糖皮质激素制剂。口服维生素 C、芦丁等。

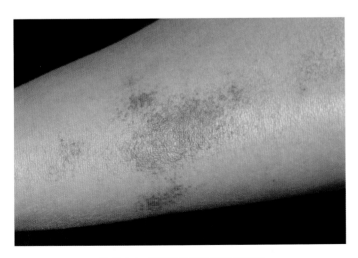

图 18-9-1 进行性色素性紫癜样皮病

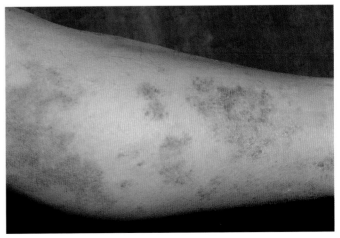

图 18-9-2 进行性色素性紫癜样皮病

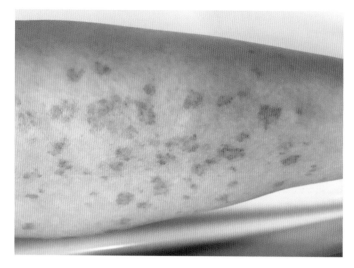

图 18-9-3　毛细血管扩张性环状紫癜

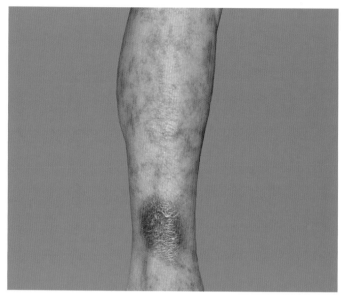

图 18-9-5　色素性紫癜性苔藓样皮炎

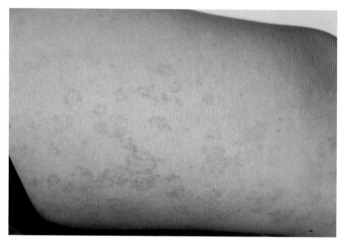

图 18-9-4　毛细血管扩张性环状紫癜

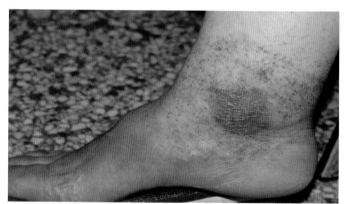

图 18-9-6　色素性紫癜性苔藓样皮炎

荨麻疹性血管炎

Urticarial Vasculitis

以持久的风团样损害为特征的白细胞破碎性血管炎。

诊断要点： 多发生于中青年。损害表现为风团样红斑，可持续72h以上，自觉瘙痒，多伴有疼痛或灼热感，消退后遗留色素沉着。常反复发作。实验室检查血中C1q、C2、C3、C4等可降低。病理示白细胞破碎性血管炎，并有嗜酸性粒细胞浸润。

治疗要点： 可应用羟氯喹、吲哚美辛或免疫抑制药物，必要时可应用糖皮质激素。注意随访，除外潜在疾病如系统性红斑狼疮、干燥综合征等。

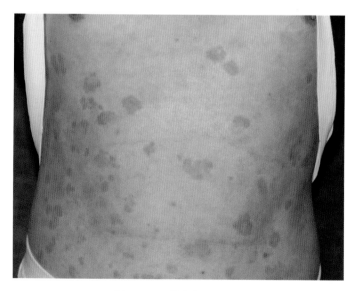

图 18-10-1　荨麻疹性血管炎

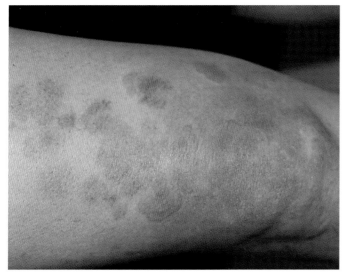

图 18-10-2 荨麻疹性血管炎

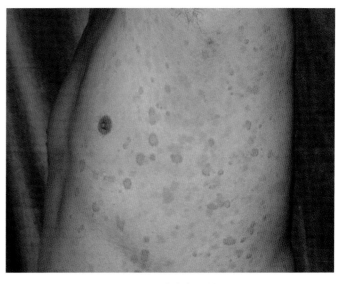

图 18-10-3 荨麻疹性血管炎

结节性多动脉炎

Polyarteritis Nodosa

是中、小动脉的坏死性血管炎，为一少见而严重的多系统损害疾病。

诊断要点：多发生于青壮年男性。常累及肾、心、胃肠道和神经系统。皮肤损害见于约 40% 的患者，可见网状青斑和皮下结节，结节质坚实，有触痛，中央可坏死。病理示坏死性全血管炎。结节性多动脉炎缺乏特异性实验室检查指标，常规检查有助于确认受累器官及其程度。实验室检查：白细胞计数增高、贫血、血沉增快及尿检查异常等，IgG 和循环免疫复合物增高。

治疗要点：中、高剂量糖皮质激素治疗或冲击疗法。亦可并用环磷酰胺或硫唑嘌呤等免疫抑制剂。对免疫抑制剂治疗无效者，可用 TNF 拮抗剂和抗 CD20 单抗治疗有效。系统型出现全身症状者可给予对症处理。

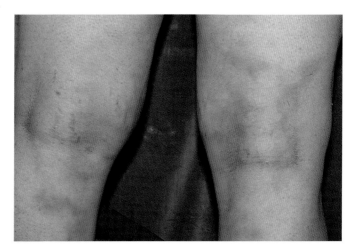

图 18-11-2 结节性多动脉炎

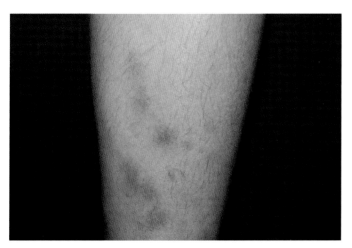

图 18-11-1 结节性多动脉炎

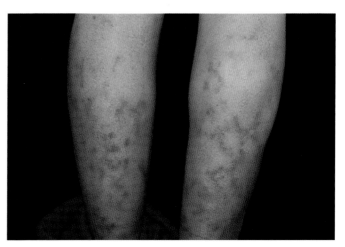

图 18-11-3 结节性多动脉炎

变应性肉芽肿病

Allergic Granulomatosis, Churg-Strauss Syndrome, Eosinophilic Granulomatosis with Polyangiitis

以中小动脉为主的肉芽肿性血管炎,伴慢性鼻窦炎、哮喘和嗜酸性粒细胞增多的多系统疾病。

诊断要点:多发生于女性。常先有长期反复发作的哮喘史。发病较急,发热、乏力。肺为主要受累器官,表现为游走性肺炎,伴发哮喘。心、肾、胃肠道等皆可受累。皮损多发生于四肢伸侧,表现为可触及的瘀斑、皮下结节或多形红斑样损害等。病理示中小动脉管壁及其周围组织坏死性血管炎、坏死性肉芽肿及嗜酸性粒细胞浸润。实验室检查白细胞总数、嗜酸性粒细胞数及IgE值增高。

治疗要点:主要应用较大剂量糖皮质激素治疗,亦可应用环磷酰胺、硫唑嘌呤、氨甲蝶呤、吗替麦考酚酯等免疫抑制剂。

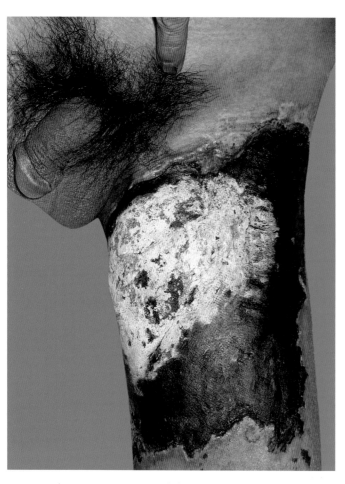

图 18-12-1 变应性肉芽肿病

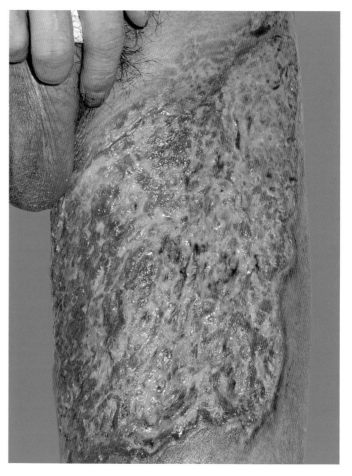

图 18-12-2 变应性肉芽肿病去除坏死痂后

颞动脉炎

Temporal Arteritis

系发生在中等或大动脉的肉芽肿性血管炎。

诊断要点:多发生于老年。前驱症状有头痛、乏力等。单侧或双侧颞动脉剧烈疼痛,呈硬索状,搏动减弱或消失。眼或颈动脉损害表现为单侧或双侧视力障碍等。皮损为颞部索条、炎性红斑、压痛等。白细胞数增高、血沉增快。病理示以淋巴细胞和组织细胞浸润为主的全血管炎。

治疗要点:以糖皮质激素治疗为主,待症状缓解后渐减量。

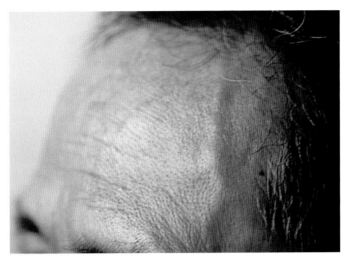

图 18-13-1　颞动脉炎

巨细胞性动脉炎
Giant Cell Arteritis

又称无脉症(Takayasu's vasculitis)。主要侵犯主动脉及其分支,为肉芽肿性血管炎,导致血管狭窄,脉搏减弱或消失。

诊断要点: 好发于中青年女性。临床表现分为两期,无脉前期:体重下降,不适,发热,肌疼和关节痛等;无脉期:脉搏明显减弱或消失。由于大血管炎症及缺血可出现高血压、癫痫、头痛、充血性心力衰竭、心率不齐等。皮疹形态多样,可呈坏疽性脓皮病样、下肢结节、浅表静脉炎、紫癜等。病理示肉芽肿性血管炎,也可出现结节性多动脉炎样改变。血管造影对诊断有决定意义。

治疗要点: 以糖皮质激素治疗为主,待症状缓解后渐减量,佐以环磷酰胺。病情控制后需请心血管外科治疗。

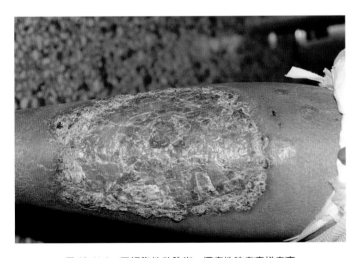

图 18-14-1　巨细胞性动脉炎,坏疽性脓皮病样皮疹

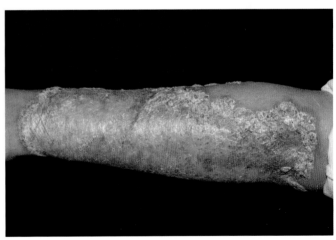

图 18-14-2　巨细胞性动脉炎,坏疽性脓皮病样皮疹

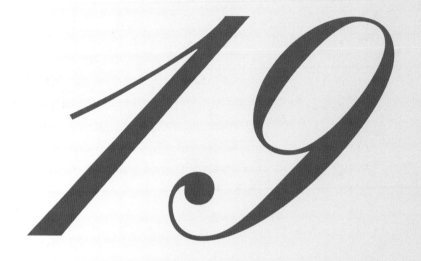

第十九章　皮肤脉管性疾病
Cutaneous Vascular Diseases

毛细血管扩张症

Telangiectasia

分为原发性(如泛发性特发性毛细血管扩张症)和继发性两类。

诊断要点: 表现为皮肤表面纤细、相互交织、红色的网,压之褪色。原发性如毛细血管痣,Bloom 综合征是发生在面部及上肢的先天性毛细血管扩张性红斑,遗传性出血性毛细血管扩张即 Osler 综合征等。继发性常见于其他皮肤病如系统性红斑狼疮、异色性皮肌炎等。

治疗要点: 治疗原发疾病。以激光、强脉冲光或电解等可破坏扩张的毛细血管。

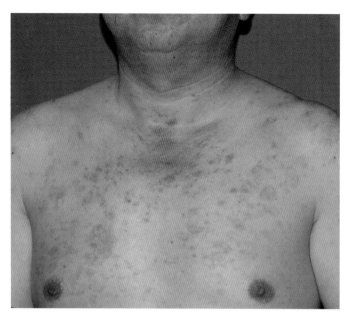

图 19-1-2　泛发性特发性毛细血管扩张症

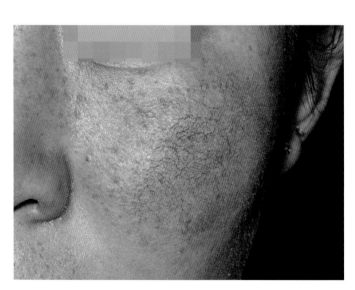

图 19-1-1　毛细血管扩张症

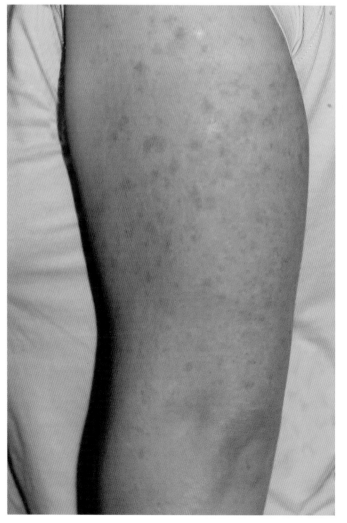

图 19-1-3　泛发性特发性毛细血管扩张症

遗传性出血性毛细血管扩张症
Hereditary Hemorrhagic Telangiectasia

即 Osler 综合征。

为常染色体显性遗传性疾病。以皮肤黏膜出现多数扩张的毛细血管为特点，内脏如肺、胃肠道内也可有病变。鼻出血是常见的临床表现。无有效治疗方法。

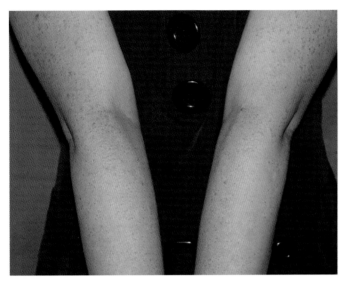

图 19-2-1　遗传性出血性毛细血管扩张症

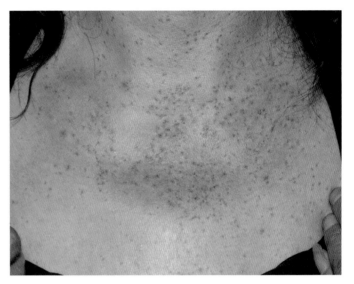

图 19-2-2　遗传性出血性毛细血管扩张症

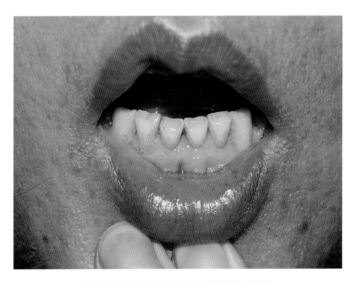

图 19-2-3　遗传性出血性毛细血管扩张症

蜘蛛痣
Nevus Araneus, Spider Angioma

为中央略隆起的红点，向四周有放射状的毛细血管，状如蜘蛛故名。以大头针帽轻轻按压中央隆起处，红色放射状的条纹将消失。好发于面部及躯干上部。在慢性肝病者多见，也可见于正常人。

治疗要点：治疗原发性疾病。可用激光、电解术破坏中心扩张的血管。

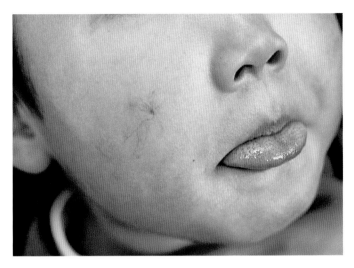

图 19-3-1　蜘蛛痣

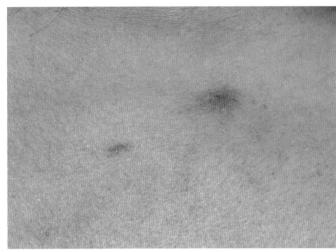

图 19-3-2　蜘蛛痣（患者长期酗酒，有慢性肝病）

紫癜
Purpura

皮肤或黏膜的出血性损害，压之不褪色。

诊断要点：小的浅表出血为瘀点（petechiae），片状出血为瘀斑（ecchymoses）。紫癜可由于血小板量或质的缺陷、凝血机制的紊乱或血管的异常所致。根据引起紫癜的原因，紫癜有不同类型，如血小板减少性紫癜、老年性紫癜、暴发性紫癜（如播散性血管内凝血）、外伤性紫癜、压力性紫癜（见第七章物理性皮肤病）。

治疗要点：针对病因治疗，如补充血小板，给予维生素 C、钙剂等。

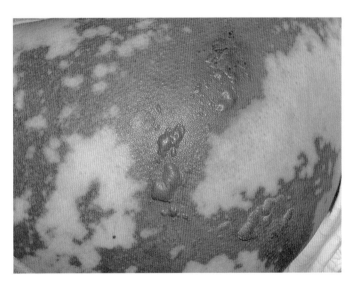

图 19-4-2　暴发性紫癜

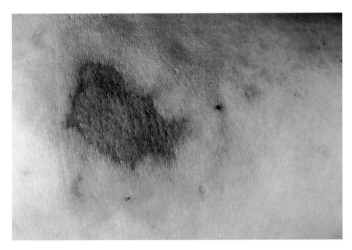

图 19-4-1　暴发性紫癜

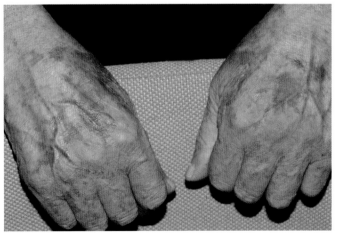

图 19-4-3　老年性紫癜

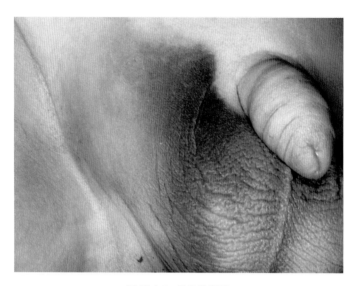

图 19-4-4　外伤性紫癜

淋巴水肿

Lymphoedema

由淋巴回流障碍所引起。

诊断要点：有原发性及继发性。原发性大多为先天性，由于淋巴管先天畸形所致；继发性常继发于其他病变，如反复发作的丹毒、乳腺癌根治术后同侧上肢肿胀，癌肿压迫引起淋巴回流受阻等。淋巴水肿多见于下肢，也可见于其他部位。表现为苍白肿胀，压之呈可凹性。长期的淋巴水肿可致表面乳头瘤样增生，真皮纤维结缔组织增生。

治疗要点：应针对原发疾病进行治疗。局部物理治疗。

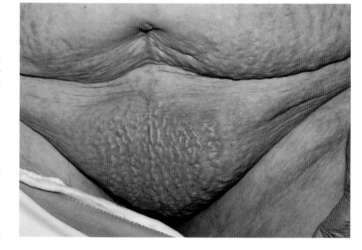

图 19-5-2　淋巴水肿（肿瘤引起）

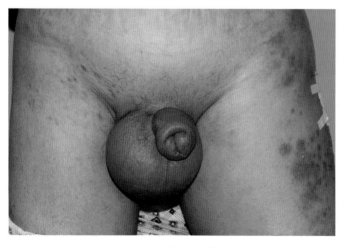

图 19-5-1　淋巴水肿（肿瘤引起）

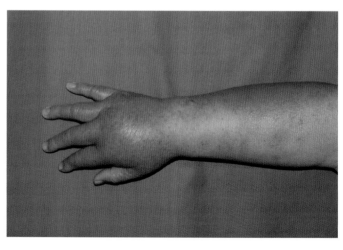

图 19-5-3　淋巴水肿（乳腺癌根治术后，继发丹毒）

网状青斑

Livedo Reticularis

指在皮肤上出现的青紫色网状纹理,可以是生理性的,也可以是病理性的。可由于血管病变所致;也可继发于其他疾病,如系统性红斑狼疮、皮肌炎、冷球蛋白血症、结节性多动脉炎等。

诊断要点: 表现为直径 1~3cm 的网状红斑,在温度低的环境中更为明显。生理性的在遇冷后出现,多见于女性及儿童的下肢,无自觉症状。病理性的可泛发于躯干、四肢。

治疗要点: 主要应针对原发疾病。患者应注意保暖,给予扩血管药,低分子右旋糖酐静脉滴注有一定帮助。

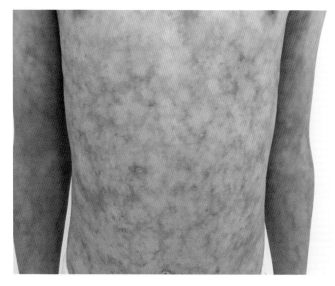

图 19-6-3 网状青斑

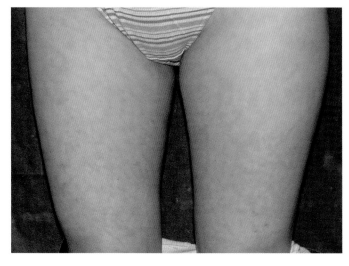

图 19-6-1 网状青斑(生理性对寒冷的反应)

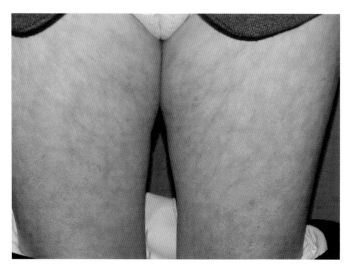

图 19-6-4 网状青斑(SLE 患者)

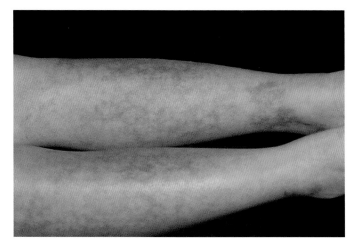

图 19-6-2 网状青斑

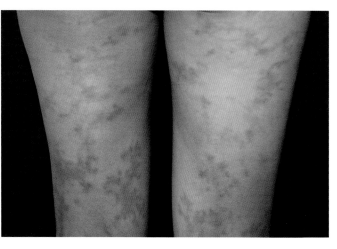

图 19-6-5 网状青斑(结节性多动脉炎患者)

269

青斑样血管病
Livedoid Vasculopathy

又称白色萎缩(atrophie blanche)。特发性,或继发于其他疾病,如抗磷脂抗体综合征、SLE 等。

诊断要点:患者以中青年居多,皮损好发于下肢,对称在踝周和足部,表现为炎症性紫瘢性损害,中央可出现水疱、坏死及溃疡。溃疡不易愈合,愈后成为不规则形的白色萎缩瘢痕,可伴疼痛。病理示小血管管腔内血栓形成和管壁玻璃样变为特点,可见血管外红细胞,但炎症并不明显。

治疗要点:吸烟者应戒烟。以抗凝、促纤溶、免疫调节和扩张血管为主,如阿司匹林、双嘧达莫、己酮可可碱等。减轻疼痛和护理伤口。

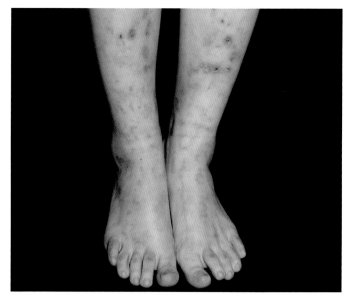

图 19-7-3　青斑样血管病

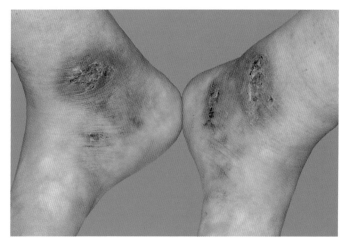

图 19-7-1　青斑样血管病

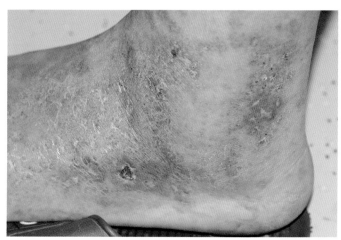

图 19-7-4　青斑样血管病

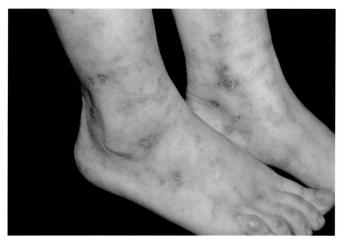

图 19-7-2　青斑样血管病

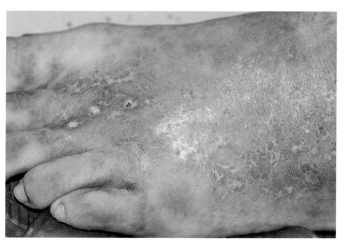

图 19-7-5　青斑样血管病,示白色萎缩性疤痕

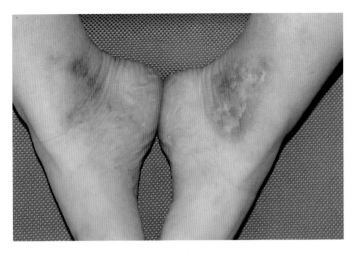

图 19-7-6　青斑样血管病，示白色萎缩性疤痕

雷诺病

Raynaud Disease

由于血管神经功能紊乱引起的肢端小动脉痉挛性疾病。

诊断要点：好发于青年女性，平时肢端肤温较低。寒冷、精神紧张常为发作诱因，累及四肢末端，尤以手指多见。发作时皮肤呈典型三个时相变化，初为局部小动脉痉挛、缺血致皮肤苍白，数分钟后静脉被动充血而呈皮肤发绀，最后小动脉扩张充血、循环恢复而使皮肤发红，整个过程一般持续数分钟至 1 小时。病程较久、发作频繁者可引起末节手指萎缩变硬、溃疡及坏死等。发生在系统性红斑狼疮、系统性硬皮病等患者的称为雷诺征。

治疗要点：注意保暖，戒烟。避免指趾端外伤，避免情绪紧张。口服血管扩张剂，如硝基地平等钙通道阻滞剂，前列腺素及类似物如前列地尔、伊洛前列素等。同时应治疗原发疾病。

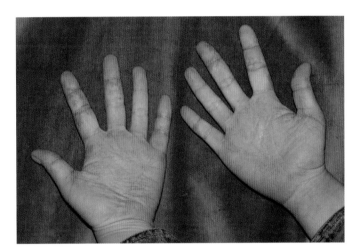

图 19-8-2　雷诺病（系统性红斑狼疮患者）

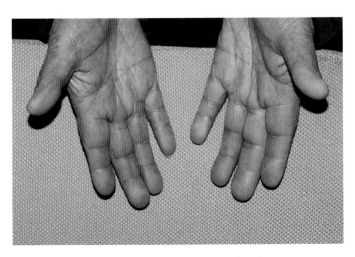

图 19-8-1　雷诺病（系统性红斑狼疮患者）

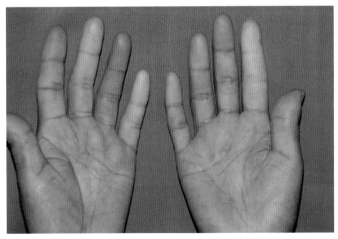

图 19-8-3　雷诺病（系统性硬皮病患者）

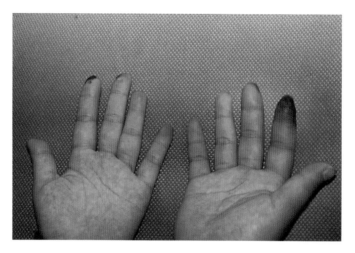

图 19-8-4 雷诺病，示指端缺血，坏死

静脉曲张综合征

Venous Varicose Syndrome

包括静脉曲张、慢性静脉功能不全及静脉淤滞性溃疡，这是静脉曲张发展的不同阶段。

诊断要点：

静脉曲张：患侧下肢，特别是小腿有结节状及壶腹状的膨起。瘀滞性皮炎：小腿远端呈棕褐色，有脱屑，皮疹易渗出、结痂，继发感染，迁延不愈。皮损渐发生纤维化、硬化。静脉淤滞性溃疡：可在受到轻微创伤后发生，由于局部血运不好，溃疡常经久不愈。

治疗要点：休息时抬高患肢，平时穿静脉曲张袜，改善下肢静脉功能，促进溃疡愈合。局部清洁换药，皮损按皮炎处理。静脉曲张严重者需手术去除扩张的静脉。

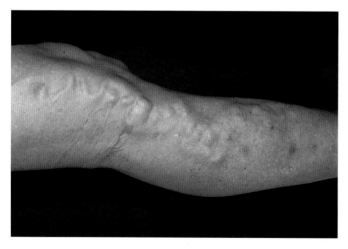

图 19-9-1 静脉曲张综合征

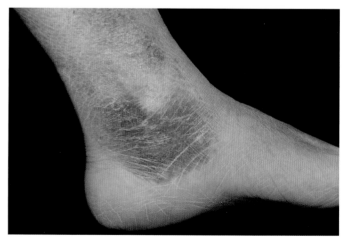

图 19-9-2 静脉曲张综合征淤滞性皮炎

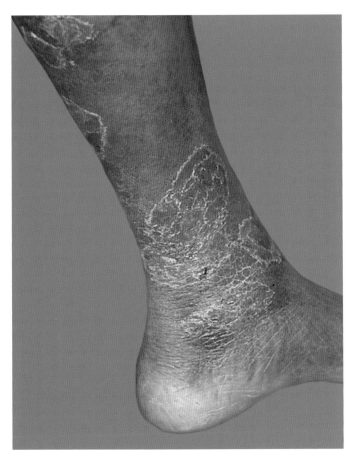

图 19-9-3　静脉曲张综合征淤滞性皮炎

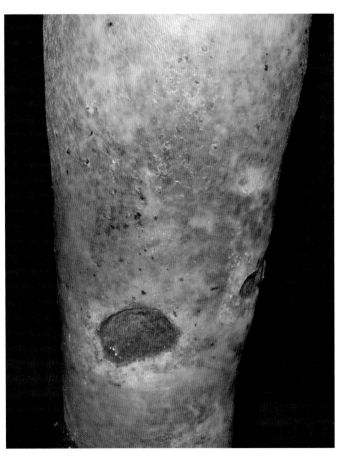

图 19-9-4　静脉曲张综合征淤滞性溃疡

血栓闭塞性脉管炎

Thromboangiitis Obliterans

　　发病为动脉粥样硬化,造成周围动脉管腔狭窄乃至闭塞。长期抽烟、糖尿病者易患本病。常同时伴有其他动脉粥样硬化的病变,如冠心病等。

　　诊断要点:多见于中老年男性。患者出现间歇性跛行,在行走中因肢体剧烈疼痛而不得不停下来,稍息后可缓解又继续行走。患者下肢远端,尤其是趾端皮肤苍白,肤温降低。足背动脉搏动微弱,自觉疼痛。病变进一步发展,患肢的足部或趾端可发生境界清楚、黑色限局性的干性坏疽。

　　治疗要点:请心血管及血管外科的医生协同治疗;可给予血管扩张的药物、降压药、降血脂药等;必要时手术治疗。患者应戒烟,患肢应注意保暖,避免外伤。

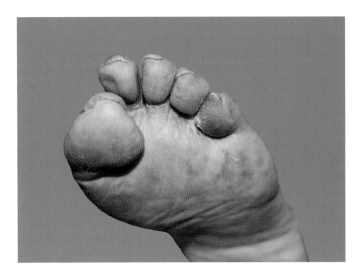

图 19-10-1　血栓闭塞性脉管炎

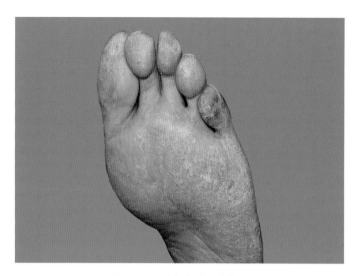

图 19-10-2　血栓闭塞性脉管炎

Marshall-White 综合征

Marshall-White Syndrome

为毛细血管功能失调导致的缺血性白斑。多发于四肢末端,为淡白色斑点,直径2~4mm,低温下表现明显。若患肢下垂,白斑更加显著;患肢抬高,白斑可消失。不必治疗。

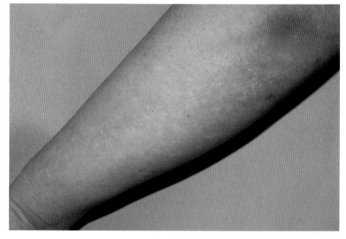

图 19-11-1　Marshall-White 综合征

贫血痣

Nevus Anemicus

为一种先天性血管发育缺陷。

儿童及青年发病,至成年停止发展,但持续终生不退。损害好发于躯干和面部,单侧局限性分布。圆形或不规则形淡白斑,境界不清,玻片压诊后白斑消失。摩擦局部皮肤后,损害周围正常皮肤发红,而白斑不变红。无特效治疗方法。

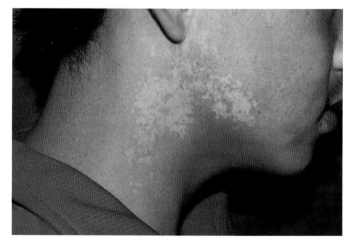

图 19-12-1　贫血痣

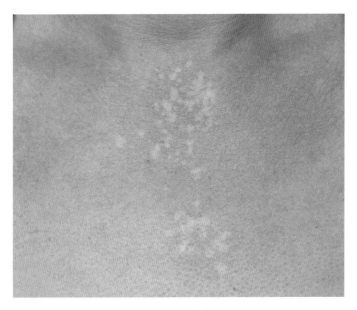

图 19-12-2　贫血痣

浅表血栓静脉炎
Superficial Thrombophlebitis

可因静脉给药、外伤或在下肢静脉曲张基础上发生。

诊断要点：沿浅表静脉走行方向红肿、压痛，可及条索状物，炎症消退后则为硬的索条。如果发生在深部静脉，如下肢深部静脉的血栓，则可造成阻塞部位以下肢体的明显肿胀。病理示皮下组织内静脉腔内血栓，可部分或完全阻塞管腔。

治疗要点：局部热敷、理疗。内服非甾体类抗炎药如阿司匹林等。

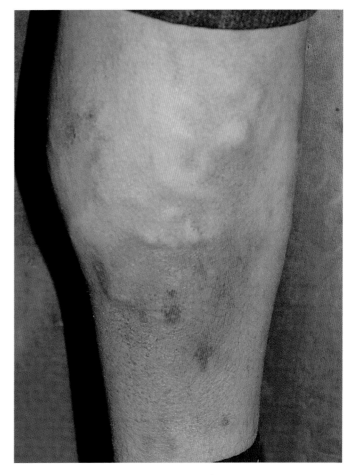

图 19-13-1　浅表血栓静脉炎

硬化性血栓静脉炎

Sclerosing Thrombophlebitis

又称 Mordor's 病(Mondor's disease),为发生在乳房及胸前壁皮下组织内浅表静脉的血栓性静脉炎。临床表现为皮下索状物,有触痛,上面的皮肤有线状凹陷。还可见于胸侧、上腹部及阴茎。发生可能与创伤等有关。治疗同血栓性静脉炎。本病数月后可自行缓解,一般不必治疗。

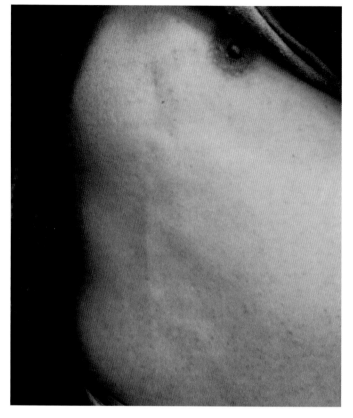

图 19-14-1 硬化性血栓静脉炎

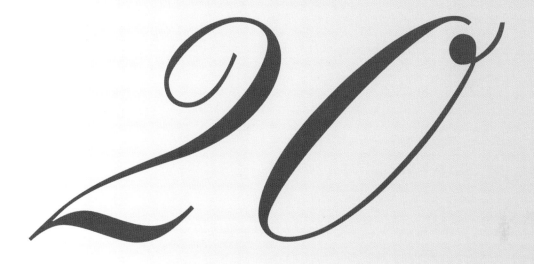

第二十章　非感染性肉芽肿
Noninfectious Granuloma

结节病

Sarcoidosis

结节病是一种多系统肉芽肿性疾病。病因尚不明确,有认为与分枝杆菌感染有关。

诊断要点:皮肤损害可以是首发或唯一的临床表现。表现为红棕色的结节、斑块,好发于面、躯干上部及四肢,常对称分布。病理示真皮内上皮样细胞组成的裸结节。内脏损害常累及淋巴结、肺脏,特别是肺门淋巴结肿大,肝脾大,关节炎和眼损害等。X线示肺门淋巴结肿大。

治疗要点:糖皮质激素是系统性结节病的主要治疗方法。皮肤结节病可服用米诺环素、羟氯喹、沙利度胺等。

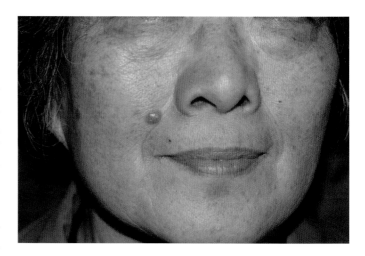

图 20-1-2 结节病

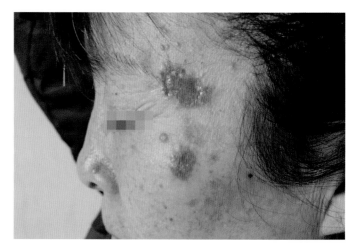

图 20-1-3 结节病

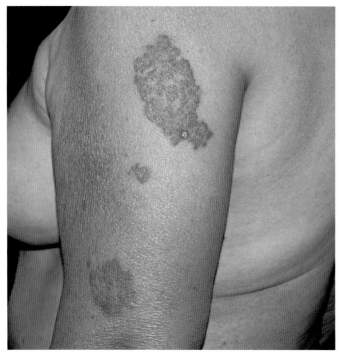

图 20-1-1 结节病

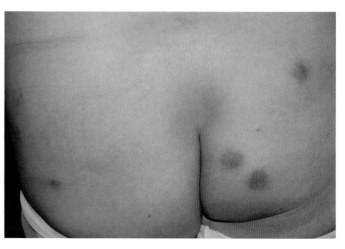

图 20-1-4 结节病

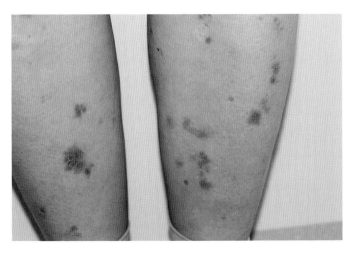

图 20-1-5 结节病

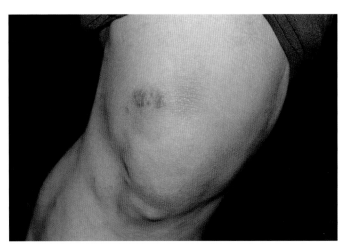

图 20-1-6 结节病

环状肉芽肿

Granuloma Annulare

以皮损呈环状为特点的肉芽肿性疾病。单发者可能与局部刺激有关,播散者常伴发糖尿病。

诊断要点: 好发于手背、前臂、颈部、足及小腿,典型皮损为环状的斑丘疹或斑块,肤色或淡红色。单发或多发,少部分患者皮损可泛发于躯干及四肢。一般无自觉症状。病理示真皮浅中层栅状肉芽肿,中央有黏蛋白沉积。

治疗要点: 局部治疗首选强效激素外用或封包,激素局封,其次可选用冷冻、光疗、CO_2 激光治疗。泛发者应检查有否糖尿病,并做相应治疗。可口服烟酰胺、异维A酸、氨苯砜、羟氯喹等。

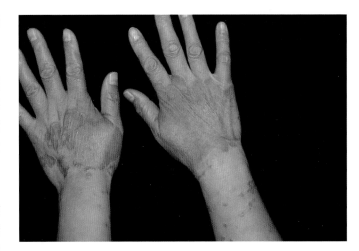

图 20-2-2 环状肉芽肿

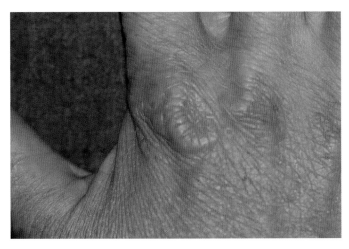

图 20-2-1 环状肉芽肿

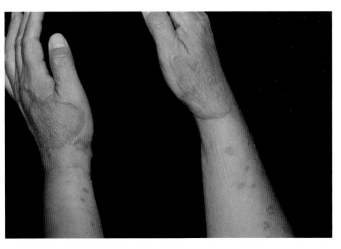

图 20-2-3 环状肉芽肿

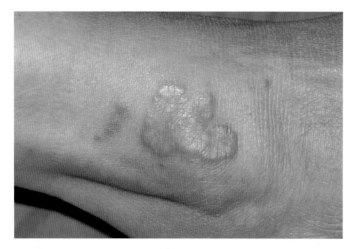

图 20-2-4　环状肉芽肿

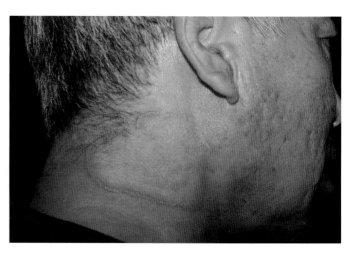

图 20-2-7　环状肉芽肿

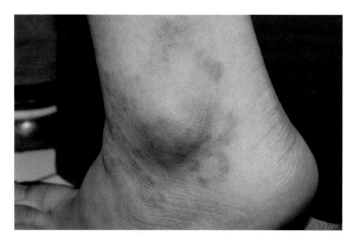

图 20-2-5　环状肉芽肿

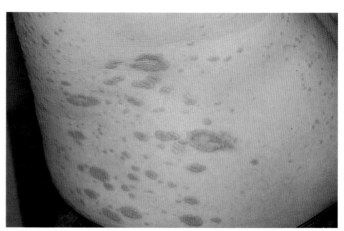

图 20-2-8　环状肉芽肿

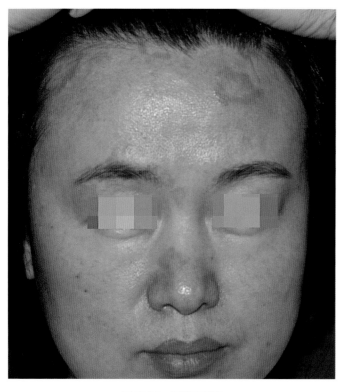

图 20-2-6　环状肉芽肿

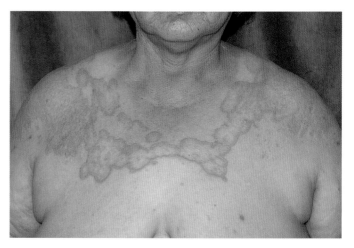

图 20-2-9　环状肉芽肿

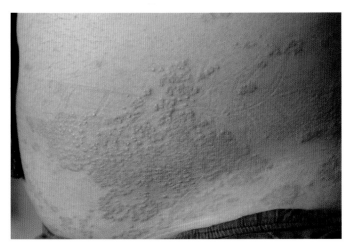

图 20-2-10　环状肉芽肿

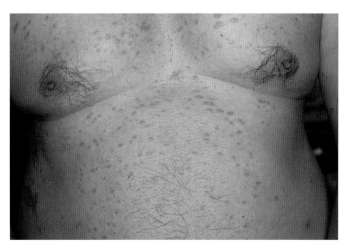

图 20-2-11　环状肉芽肿

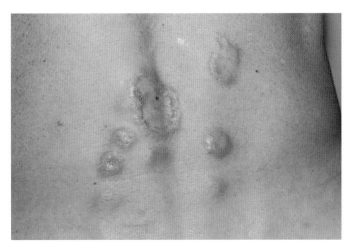

图 20-2-12　环状肉芽肿

类脂质渐进性坏死

Necrobiosis Lipoidica

皮损以黄褐色斑块为特点。部分患者发病与糖尿病有关,是糖尿病小血管病变的结果。

诊断要点: 中老年多见。好发于胫前。典型皮损为红黄色及褐色斑块,卵圆形或不规则,质硬,表面光滑,常有毛细血管扩张,外观似硬斑病。病理示真皮及皮下脂肪层胶原渐进坏死,周围有栅栏状排列的组织细胞,两种病变交替出现形成"三明治"样结构。

治疗要点: 积极治疗糖尿病。皮损部位强效糖皮质激素制剂外用或封闭治疗。

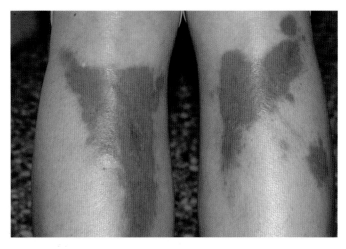

图 20-3-1　类脂质渐进性坏死

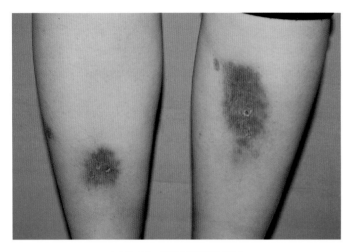

图 20-3-2 类脂质渐进性坏死

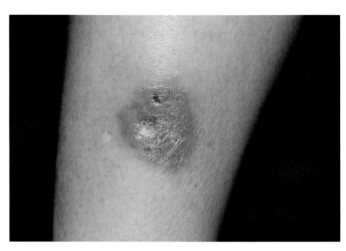

图 20-3-4 类脂质渐进性坏死

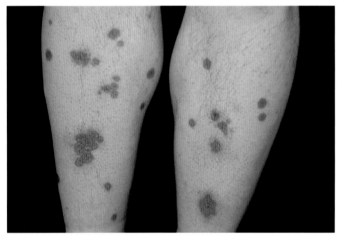

图 20-3-3 类脂质渐进性坏死

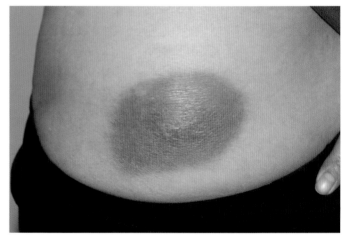

图 20-3-5 类脂质渐进性坏死

异物肉芽肿

Foreign Body Granuloma

各种异物(如残留的手术缝线、文身染料、填充剂等)进入人体引起的肉芽肿性损害。

诊断要点：皮损初为丘疹、结节，逐渐发展成深在性肿块，质硬，浸润明显。可有压痛。病理示真皮及皮下组织肉芽肿改变，可见多核异物巨细胞及异物。

治疗要点：尽量手术清除异物，对非感染性因素引起的较小损害可试用糖皮质激素制剂局部封闭。

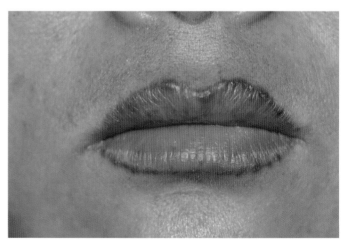

图 20-4-1 异物肉芽肿（文唇线所致）

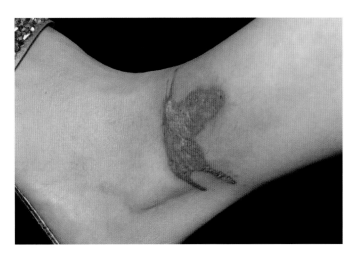

图 20-4-2　异物肉芽肿（文身引起）

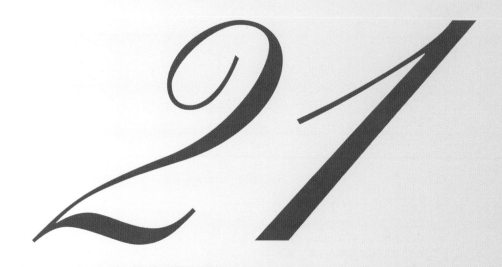

第二十一章　皮肤附属器疾病（1）
Diseases of the Skin Appendages（1）

石棉状糠疹

Pityriasis Amiantacea

是一种头皮慢性脱屑性疾病。

诊断要点：好发于青少年,毛发近头皮处有白色发鞘。重者头皮被较厚的屋瓦状白色鳞屑覆盖。患处毛发生长不受影响,头皮无明显炎症,可有轻度瘙痒。真菌镜检阴性。

治疗要点：外用硫磺软膏,以含酮康唑、联苯苄唑的香波洗头。口服维生素 B_6。

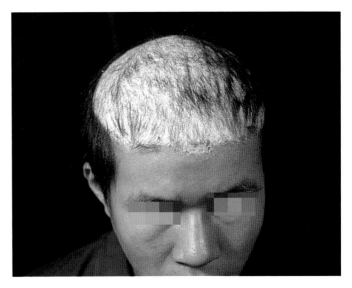

图 21-1-1 石棉状糠疹

脂溢性皮炎

Dermatitis Seborrheica

诊断要点：好发于头皮、鼻唇沟、耳后及上胸等脂溢部位,上附黄红色糠样、油腻性痂屑。好发于皮脂腺分泌旺盛的中青年。发病与糠秕马拉色菌过度增生有关。

治疗要点：口服 B 族维生素,四环素类如米诺环素、多西环素。外用含硫磺、抗真菌或糖皮质激素制剂。头皮脂溢性皮炎可使用抗真菌香波每日一次或隔日一次。

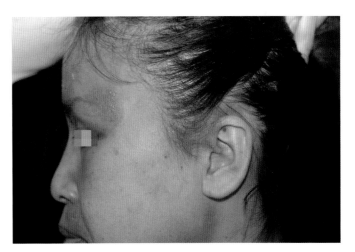

图 21-2-2 脂溢性皮炎

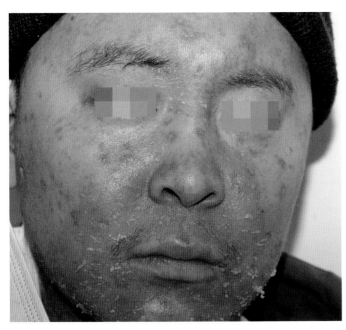

图 21-2-1 脂溢性皮炎

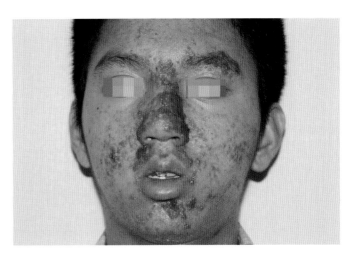

图 21-2-3 脂溢性皮炎

寻常痤疮

Acne Vulgaris

为毛囊、皮脂腺的慢性炎症。发病与雄性激素分泌、毛囊口栓塞、皮脂分泌过多及细菌感染有关。

诊断要点：青少年发病。好发于面部、胸背上部。常见皮疹有白头粉刺、黑头粉刺、炎性丘疹、脓疱。严重者伴有结节、囊肿、瘢痕、萎缩等。

治疗要点：以粉刺为主外用维 A 酸如阿达帕林凝胶或维 A 酸软膏；以炎症为主时用消炎药如过氧苯甲酰凝胶或克林霉素溶液等，炎症明显可口服抗生素如米诺环素、多西环素；结节囊肿性患者可口服异维 A 酸。

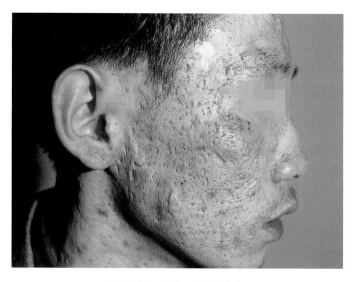

图 21-3-3 痤疮，以痘坑为主

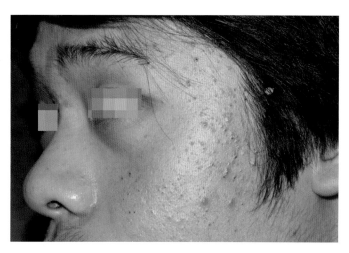

图 21-3-1 痤疮，示黑头及白头粉刺

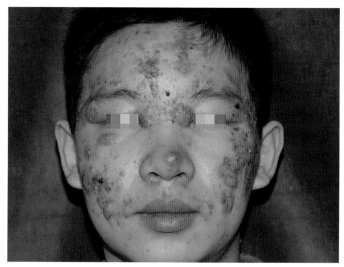

图 21-3-4 结节及囊肿性痤疮

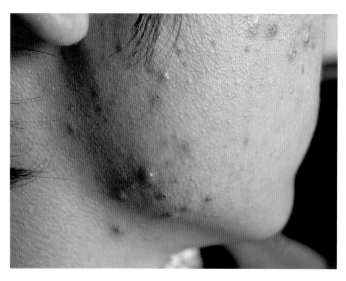

图 21-3-2 痤疮，以毛囊炎为主

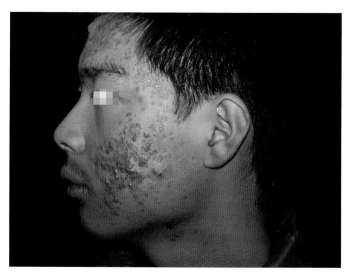

图 21-3-5 结节及囊肿性痤疮

毛囊闭锁三联征

Follicular Occulusion Triad

为聚合性痤疮、化脓性汗腺炎及头部脓肿性穿掘性毛囊及毛囊周围炎,可同时发生。

治疗要点: 口服异维 A 酸,可佐以小剂量糖皮质激素。炎症明显者可选用适当抗生素,如四环素类或克林霉素和雷米封。局部外用抗菌药物。皮损内注射曲安西龙混悬液。紫外线、红外线照射有一定帮助。严重病例可结合外科手术治疗。TNF-α 抑制剂可用于严重的化脓性汗腺炎。

聚合性痤疮

Acne Conglobata

重症痤疮,患者多为青年男性。

诊断要点: 以囊肿为主,常多个融合成暗红色隆起,触之囊性感,有脓液溢性。病程慢性,顽固难治。可口服异维 A 酸。

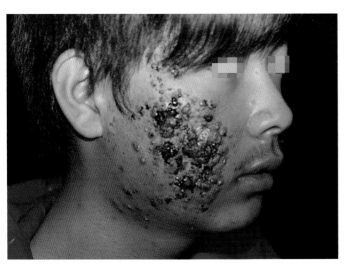

图 21-4-1 聚合性痤疮

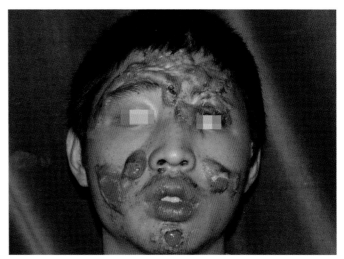

图 21-4-2 聚合性痤疮

头部脓肿性穿掘性毛囊及毛囊周围炎

Folliculitis and Perifolliculitis Capitis Abscedens et Suffodiens

是多数聚集的毛囊及毛囊周围炎在深部融合后相互贯穿形成的脓肿。患者多为男性。

诊断要点: 主要发生在头部,也可见于后背、臀部等。损害为多数半球形结节、脓肿。脓肿间相互沟通,有多个脓头,呈"筛状溢脓"。病程慢性,反复发作。

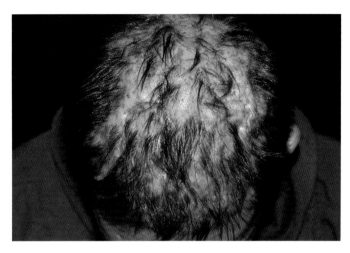

图 21-5-1　头部脓肿性穿掘性毛囊及毛囊周围炎

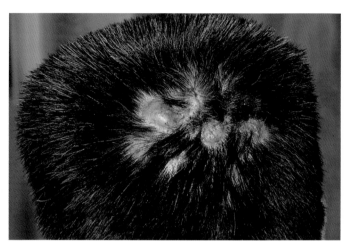

图 21-5-2　头部脓肿性穿掘性毛囊及毛囊周围炎

化脓性汗腺炎
Hidradenitis Suppurativa

是顶泌腺的慢性化脓性炎症。好发于中青年女性。

诊断要点： 见于顶泌腺丰富的腋窝、腹股沟、外阴和肛周。皮损为多发皮下硬结，表面可破溃化脓，可形成瘘管。发生在肛周的可形成肛瘘。病程迁延，反复发作，常导致硬化和瘢痕形成。

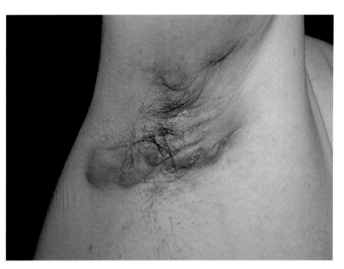

图 21-6-1　化脓性汗腺炎

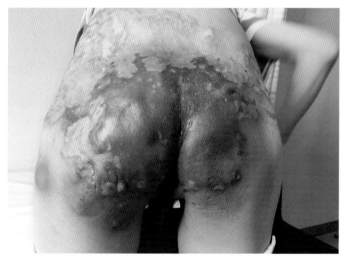

图 21-6-2　化脓性汗腺炎

新生儿痤疮
Neonatal Acne

新生儿痤疮是受母体激素水平的影响而见于新生儿

的痤疮。为面部的粉刺、丘疹，多在生后数月内自然消退。

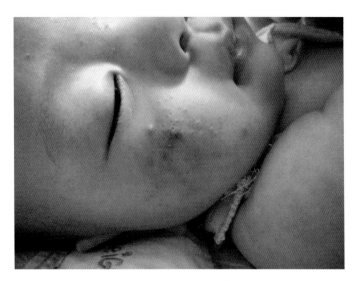

图 21-7-1　新生儿痤疮

成簇性眼眶周粉刺

Grouped Periorbital Comedones

　　与长期日晒有关。见于老年、长期户外工作者。皮损多局限于下眼睑外方,为成群的黑头粉刺,无炎症。患者应注意防晒。皮损可外用维 A 酸制剂。

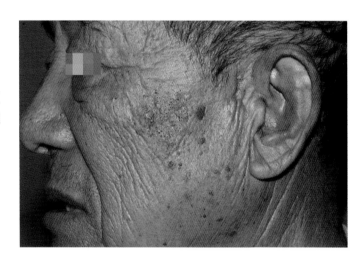

图 21-8-1　成簇性眼眶周粉刺

老年性皮脂腺增生

Senile Sebaceous Hyperplasia

　　是皮脂腺增生所致。属老年性皮肤改变,多见于 50 岁以上。好发于额部及颊部。皮损为淡黄色半球形隆起的小结节,单发或多发。本病系良性病变,无需治疗,用激光点灼可去除。

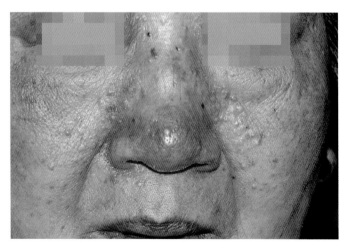

图 21-9-1　老年性皮脂腺增生

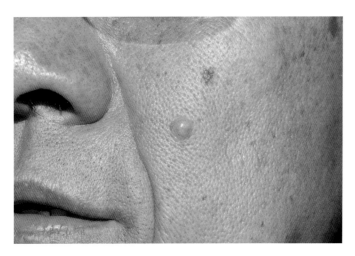

图 21-9-2 老年性皮脂腺增生

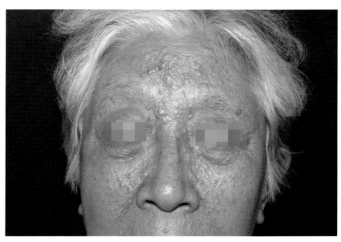

图 21-9-3 老年性皮脂腺增生

玫瑰痤疮

Rosacea

又称酒渣鼻,为颜面中部慢性炎症性皮肤病。病因复杂,部分与毛囊虫有关。

诊断要点:好发于中年,以女性多见。皮损位于鼻及其周围皮肤。临床分为以下几型,红斑毛细血管扩张型:鼻及其周围皮肤红斑,伴毛细血管扩张;丘疹脓疱型:在红斑基础上发生丘疹、脓疱,迁延反复;肥大型:晚期患者鼻头肥大增生呈结节状,表面毛孔扩张,毛细血管扩张明显,此型仅见于男性;还有肉芽肿型等。患者常有眼症状,如睑缘炎、结膜炎等。

治疗要点:清淡饮食,避免情绪激动、辛辣食品及烈性酒,防晒。红斑期可用激光或强脉冲光治疗,外用溴莫尼定或羟甲唑啉。丘疹脓疱期可口服甲硝唑、多西环素等。外用硫磺、甲硝唑及抗生素制剂。肥大型可结合手术治疗。

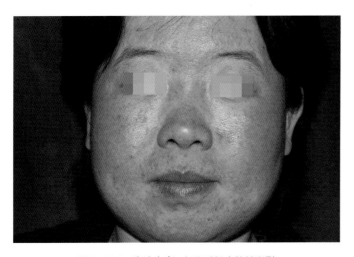

图 21-10-1 玫瑰痤疮 红斑毛细血管扩张型

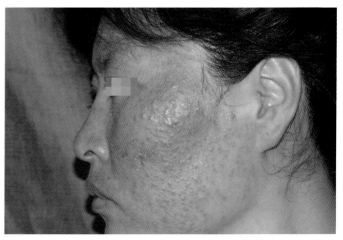

图 21-10-2 玫瑰痤疮 丘疹脓疱型

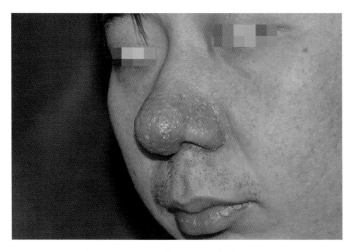

图 21-10-3 玫瑰痤疮 丘疹脓疱型及肥大型

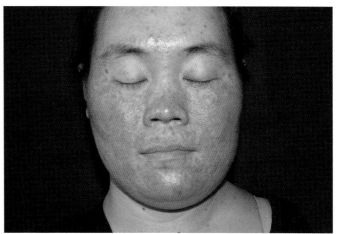

图 21-10-5 玫瑰痤疮 肉芽肿型

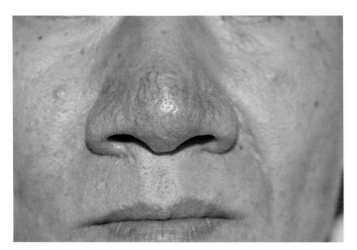

图 21-10-4 玫瑰痤疮 肥大型

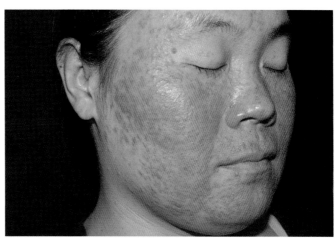

图 21-10-6 玫瑰痤疮 肉芽肿型

顶泌腺痒疹

Fox-Fordyce Disease

为发生于顶泌汗腺区域的慢性瘙痒性疾病。

诊断要点：患者多为青中年女性。皮疹局限于腋下、阴阜、肛门生殖器区域,部分患者也可出现于乳晕、脐窝。对称分布,皮损为密集的坚实丘疹,圆顶,不融合。瘙痒明显。

治疗要点：外用糖皮质激素、钙调磷酸酶抑制剂等。

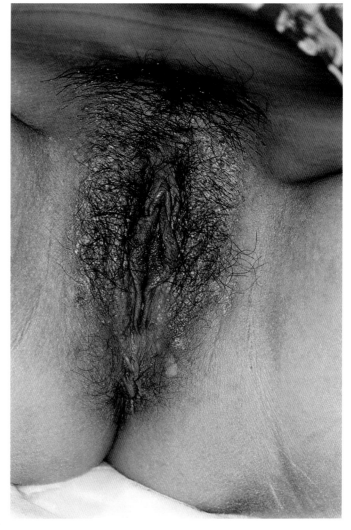

图 21-11-1　顶泌腺痒疹

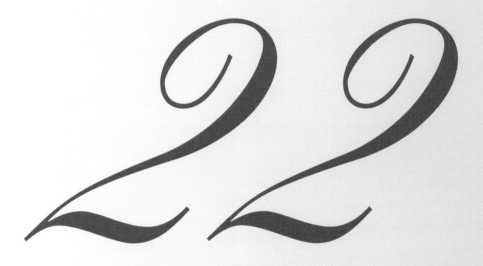

第二十二章　皮肤附属器疾病（2）
Diseases of the Skin Appendages（2）

斑秃

Alopecia Areata

又称圆形秃发。发病可能与神经精神因素、免疫因素如甲状腺疾病有关。

诊断要点： 无症状性突然脱发。头部出现圆形及椭圆形脱发区，无炎症，单发或多发。严重者头发全部脱落，称为全秃（alopecia totalis）。若眉毛、胡须、腋毛、阴毛及全身毳毛等亦脱落，称为普秃（alopecia universalis）。匐行性斑秃指沿颞部及枕部头皮边缘呈带状脱发。

治疗要点： 有自身免疫病者应接受系统治疗。全秃或普秃者可短期系统用糖皮质激素。局部可糖皮质激素制剂外用和/或皮损内注射、辣椒碱软膏、米诺地尔液、氮芥酒精等，也可选用局部接触性免疫治疗，如 DPCP（二苯环丙酮）。

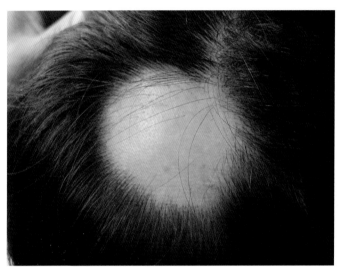

图 22-1-1 斑秃

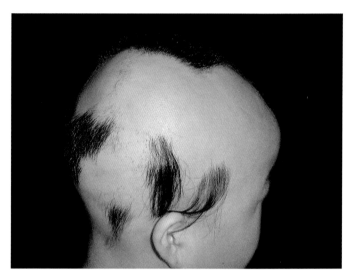

图 22-1-3 多发斑秃

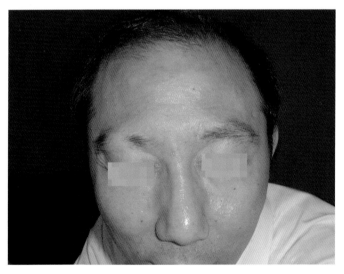

图 22-1-2 斑秃（眉）

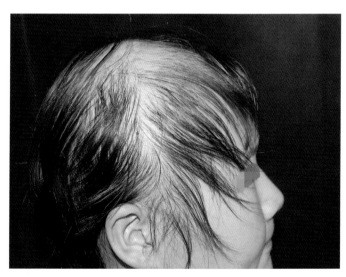

图 22-1-4 急性弥漫性全秃 进展期

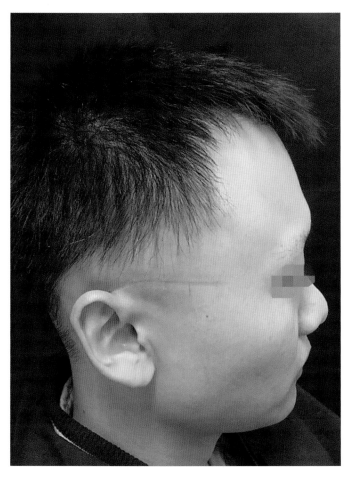

图 22-1-5 匐行性脱发

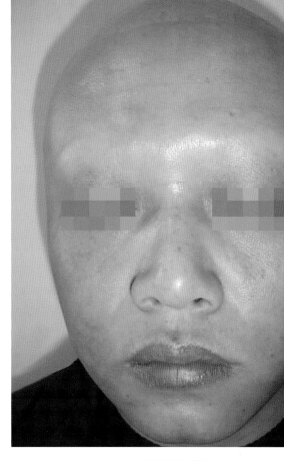

图 22-1-7 普秃

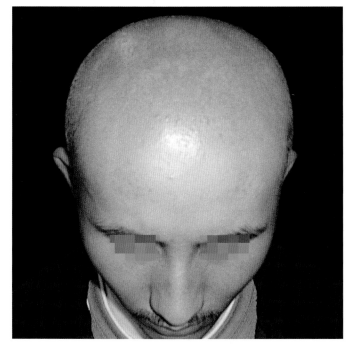

图 22-1-6 全秃

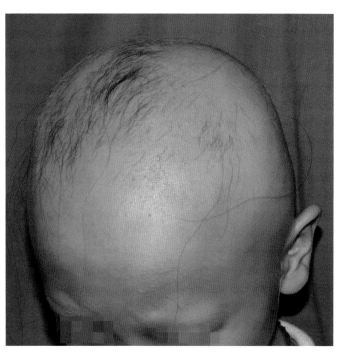

图 22-1-8 普秃 有部分毛发再生

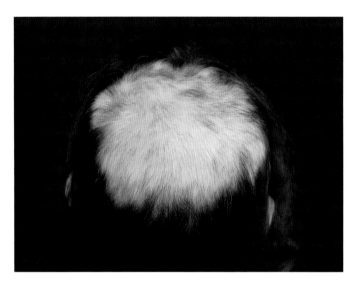

图 22-1-9 斑秃 恢复时长出的白发

雄激素性秃发

Androgenetic Alopecia

又根据在男性和女性中的主要表现分别称为男性型脱发(male pattern hair loss)和女性型脱发(female pattern hair loss)。病因与遗传和雄激素有关。男性多见,发病率约20%,常自20~30岁发病。初期表现为前发际两额颞角处毛发稀疏,继而前发际线逐渐向后退和/或顶后头发离心性稀疏,头部两侧及后枕下部毛发不受累。而女性发病率较低,约5%,多更年期前后发病,但也可青春期发病,一般前发际线无后退,顶部、颞部、枕上区域弥漫稀疏,以顶部为重。病程慢性。男性可内服非那雄胺 1mg/d,女性如伴高雄激素血症可口服抗雄激素类药物。外用米诺地尔溶液。药物控制病情的同时可行自体毛发移植术。

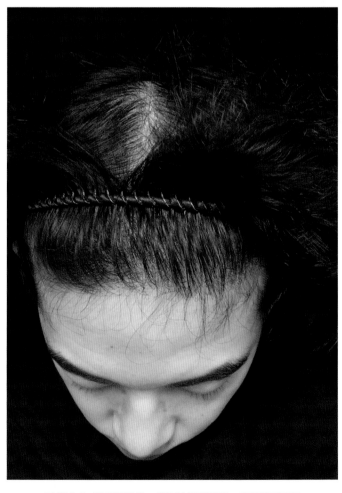

图 22-2-1 男性型脱发 发际线轻度稀疏,未见明显后退

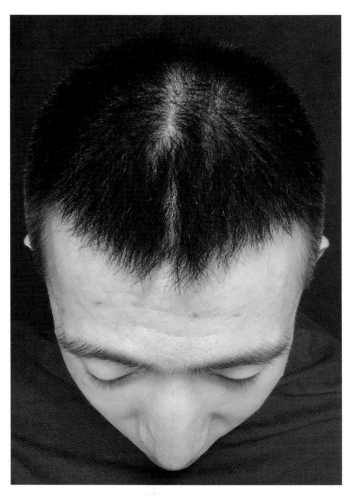

图 22-2-2　男性型脱发　发际线呈 M 形轻度后退

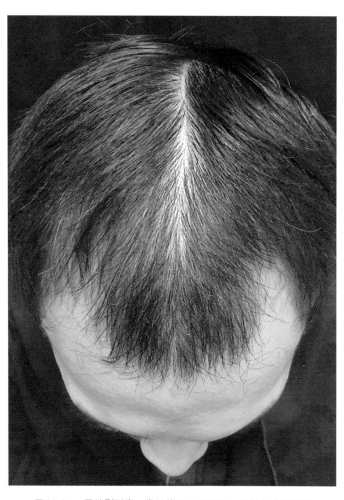

图 22-2-4　男性型脱发　发际线呈 M 形后退，顶前轻中度稀疏

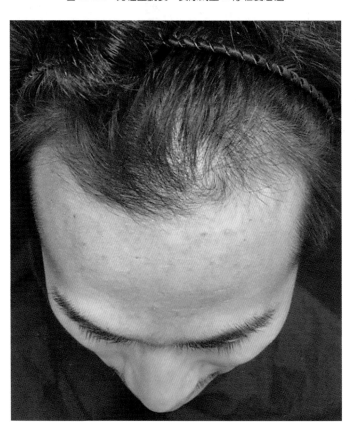

图 22-2-3　男性型脱发　发际线呈 M 形后退

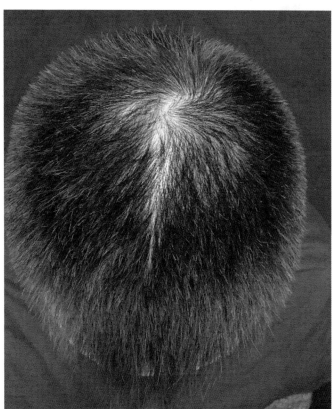

图 22-2-5　男性型脱发　顶后部稀疏

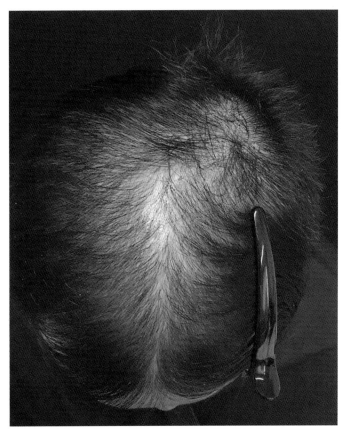

图 22-2-6 男性型脱发 顶部稀疏

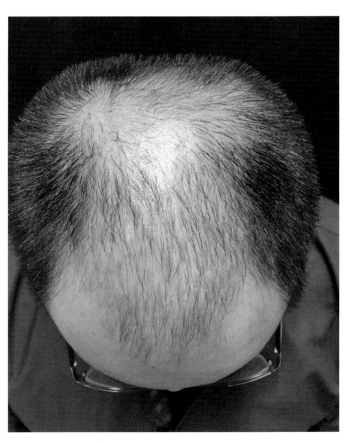

图 22-2-8 男性型脱发 额部及顶部稀疏

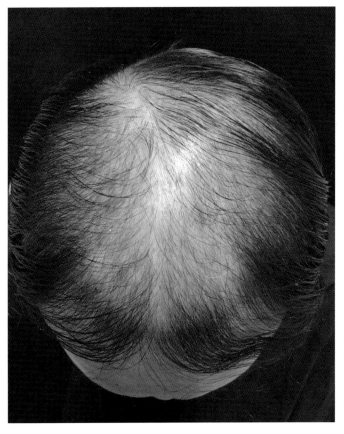

图 22-2-7 男性型脱发 顶部弥漫稀疏

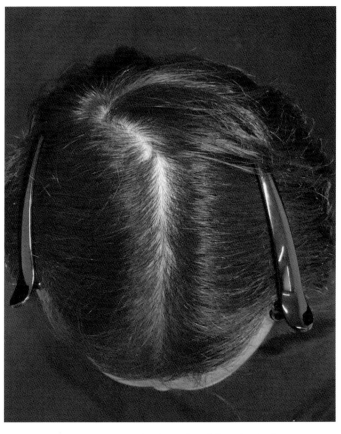

图 22-2-9 女性型脱发 顶部毛发轻度弥漫稀疏

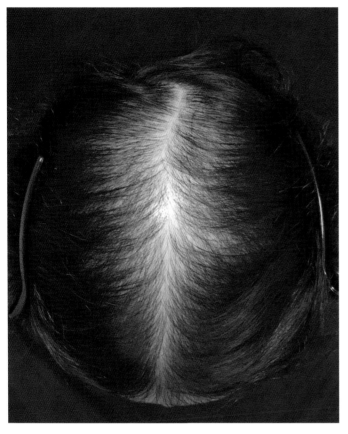

图 22-2-10 女性型脱发 顶部毛发弥漫稀疏

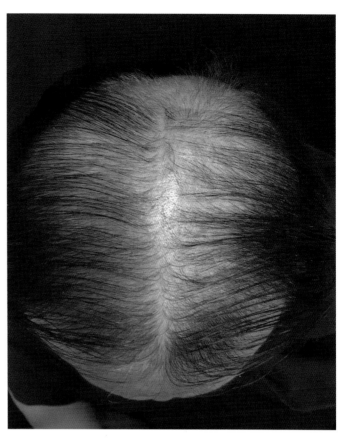

图 22-2-11 女性型脱发 顶部毛发明显弥漫稀疏

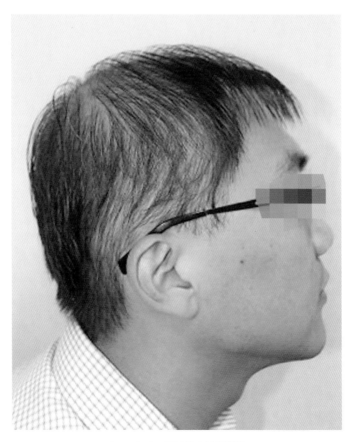

图 22-2-12 男性的女性型脱发

瘢痕性秃发

Cicatricial Alopecia

指各种原因造成毛囊破坏,引起永久性秃发。主要分两大类:(1)原发性瘢痕性秃发,炎症破坏以毛囊为主,常见病因如毛发扁平苔藓、盘状红斑狼疮、秃发性毛囊炎等;(2)继发性瘢痕性秃发,炎症破坏皮肤组织,包括毛囊,常见病因如带状硬皮病、烧伤等。如治疗不及时,毛囊可完全破坏,毛囊口消失,伴不同程度的皮肤萎缩或瘢痕。积极治疗原发疾病。病情稳定后永久性秃发区可行自体毛发移植。

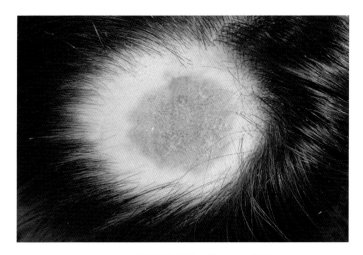

图 22-3-2 原发性瘢痕性秃发(DLE 引起)

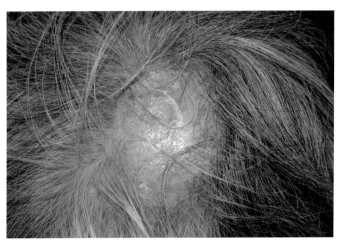

图 22-3-1 原发性瘢痕性秃发(DLE 引起)

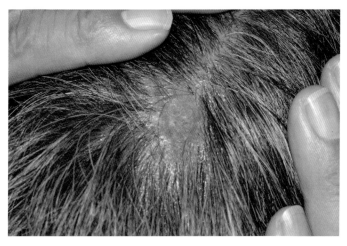

图 22-3-3 原发性瘢痕性秃发(扁平苔藓引起)

额部纤维性秃发

Frontal Fibrosing Alopecia, FFA

多认为属于毛发扁平苔藓的一个亚型。平均发病年龄约为 60 岁,多见于绝经后妇女。发病隐匿,患者常无意中发现额部发际线后退。可伴瘙痒。表现为沿前发际线、颞部分布的进行性带状毛发脱失,毛囊口可出现紫红色斑和角化。眉毛常受累,可先于头皮出现不规则脱落。阴毛、腋毛和胡须也可受累。多为经验治疗,口服羟氯喹 6 个月内可获得一定缓解;有报告非那雄胺(2.5～5mg/d)有助于控制疾病进展。局部可外用强效糖皮质激素制剂,0.1%他克莫司软膏,结合皮损内注射曲安奈德或复方倍他米松。

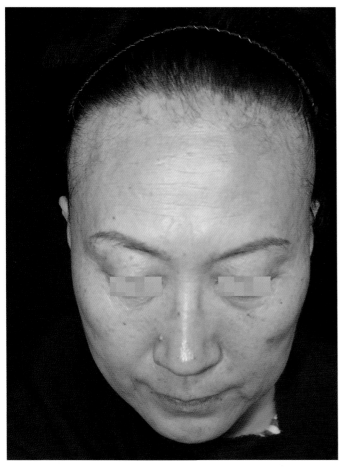

图 22-4-1 额部纤维性秃发 沿发际的带状秃发斑,毳毛也受累脱落

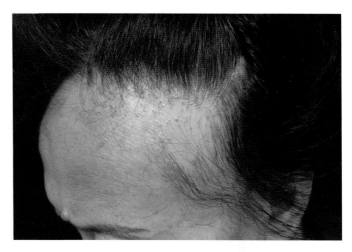

图 22-4-2 额部纤维性秃发 秃发斑周围毛囊口淡紫红色斑和丘疹

牵拉性秃发

Traction Alopecia

多数病例和发型梳理习惯有关,常有紧密编结绑扎的麻花辫、马尾辫或发髻。这是对毛囊轻微而长期的损伤导致的脱发。秃发斑常呈带状,累及头皮的边缘区域。去除对毛发的牵拉后头发可完全再生。但如果维持牵拉多年可导致永久性秃发。

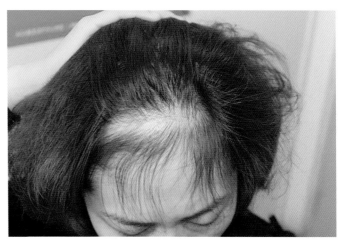

图 22-5-1 牵拉性秃发 长期盘发髻过紧

梅毒性秃发
Syphilitic Alopecia

　　详见第五章。属于二期梅毒疹表现,多为虫蚀样脱

发斑,也可表现为形状不规则的秃发斑或稀疏斑。经驱梅治疗后可完全恢复。

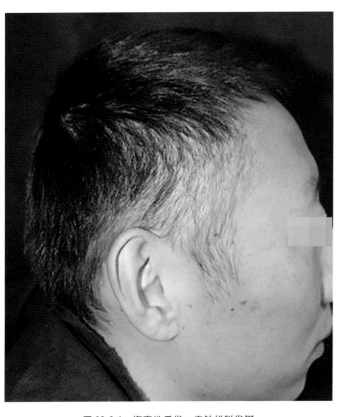

图 22-6-1　梅毒性秃发　虫蚀样脱发斑

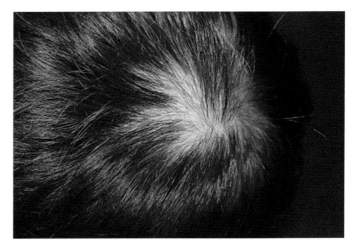

图 22-6-2　梅毒性秃发　不规则稀疏斑

颞部三角形秃发
Temporal Triangular Alopecia

　　也称为先天性三角形秃发。多于出生后数月内发现。可单侧或双侧发病,皮损呈三角形,底边朝上,局部只有毳毛而无终毛,持续终生。如成年后伴男性型秃发,可随发际线的后退而消失。出于美容目的,可行自体毛发移植治疗。

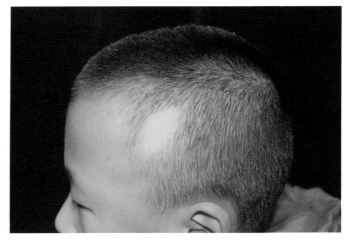

图 22-7-1　颞部三角形秃发

局部多毛症

Localized Hypertrichosis

　　分先天性及后天性。先天性:为局限性毛发发育异常,可合并痣样表现,多于骶尾部、耳廓或肘部等。位于骶尾部者,常伴有脊柱裂。后天性:主要为内分泌功能障碍、局部外用药物(如米诺地尔、糖皮质激素等)或慢性刺激等引起。药物或局部刺激导致的多毛症可在去除病因后自行消退,其他如不能消退则可采用激光术脱毛。

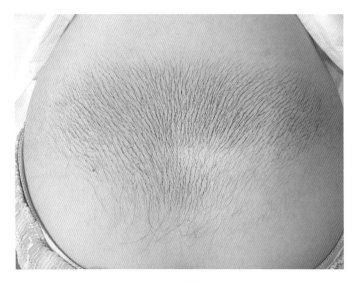

图 22-8-2　局部多毛症

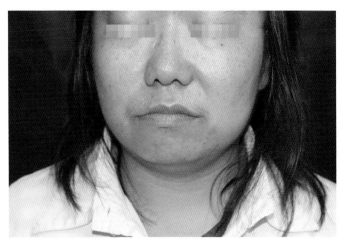

图 22-8-3　外用 5% 米诺地尔导致毳毛增多

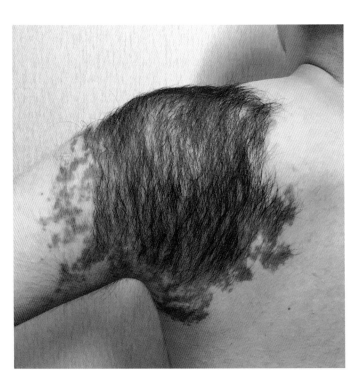

图 22-8-1　局部多毛症

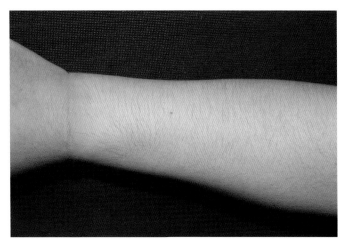

图 22-8-4　外用 5% 米诺地尔导致毳毛增多

念珠状发
Monilethrix

为常染色体显性遗传,儿童发病。特征为毛干粗细不匀,粗大处为梭形,两梭形结节之间变细,因此整根头发外观似一串佛珠。病发可局限于一处或弥漫全头部,头发稀少、干枯、易断。无有效疗法。

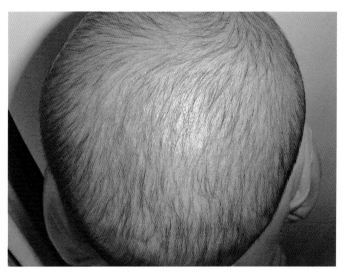

图 22-9-1 念珠状发

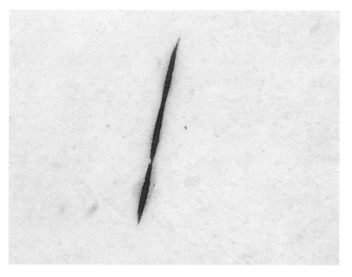

图 22-9-2 念珠状发 毛干间断缩窄

羊毛状发
Woolly Hair

常分三型:(1)弥漫性或泛发性羊毛状发:显性遗传或隐性遗传,可累及全头皮,伴或不伴其他异常;(2)羊毛状发痣:单发或多发局限性羊毛状发,可伴或不伴表皮痣、眼病变等其他异常;(3)获得性羊毛状发。除获得性羊毛状发外,均出生后即发现毛发异常,儿童期最严重。头发较正常发干细,卷曲,色泽稍淡,毛发生长缓慢,易折断而不能长长。无特殊治疗方法,至成年病情可减轻。

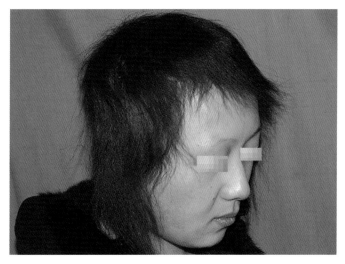

图 22-10-1 羊毛状发

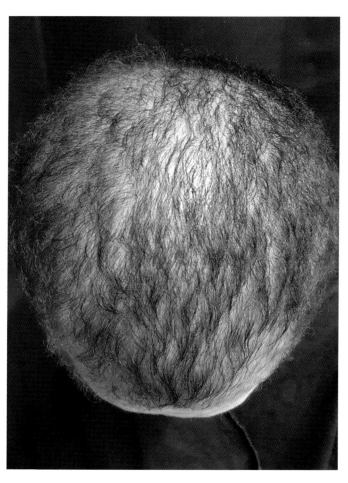

图 22-10-2 羊毛状发伴少毛症

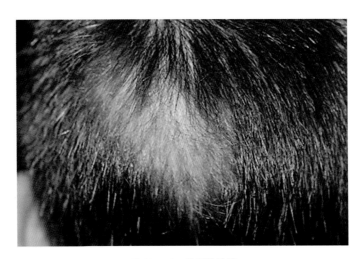

图 22-10-3　羊毛状发痣

先天性厚甲

Pachyonychia Congenita

　　为常染色体显性遗传,生后即发病。手足甲均增厚,近甲边缘处更明显。甲板厚,坚硬,甲下角化明显使甲呈黄色。可合并掌跖角化、毛周角化等。尚无有效治疗方法。

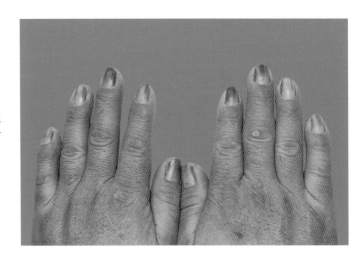

图 22-11-2　先天性厚甲

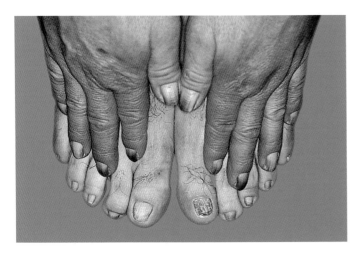

图 22-11-1　先天性厚甲

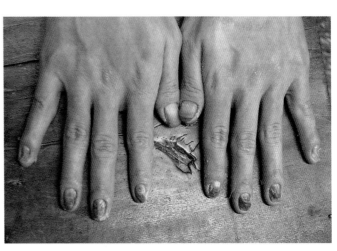

图 22-11-3　先天性厚甲

甲营养不良
Nail Dystrophy

　　各年龄均可发病。手足 20 个甲可同时受累，或部分甲受累。与斑秃、扁平苔藓和银屑病等皮肤疾病相关，或为特发性。甲板变薄，不透明，有纵嵴，色发黄或浑浊，甲脆易裂，游离缘易发生甲分离。活检有助于诊断原发病因。治疗原发病。特发性者无特效治疗方法，注意甲保护，可服用维生素 A、E。

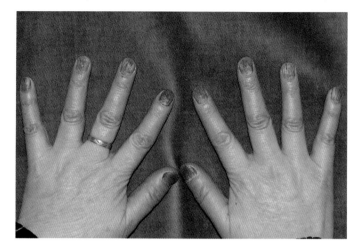

图 22-12-1　甲营养不良

杵状甲

Hippocratic Nail

　　大多继发于慢性心肺疾患、骨膜增生厚皮症等，少数为原发性。患者指趾末节肥大，呈鼓锤状。甲板也明显增大，圆形，甲板明显弯曲似球面状。治疗原发病。

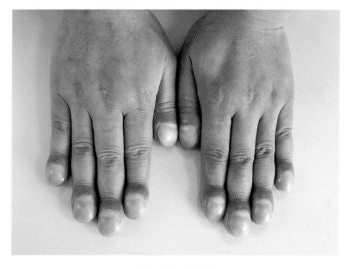

图 22-13-1　杵状甲

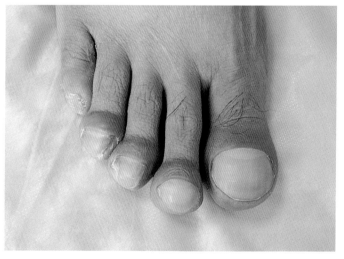

图 22-13-2　杵状甲

甲分离

Onycholysis

　　可与外伤、接触化学物质、药物、皮肤疾病（如银屑病、湿疹）、感染及甲下肿瘤等有关。一个或多个指甲受累。甲板远端或一侧与甲床分离，一般不超过甲板的一半。如长期固定单一甲受累，需警惕甲床肿瘤的可能。注意甲的保护，明确病因，治疗原发病。

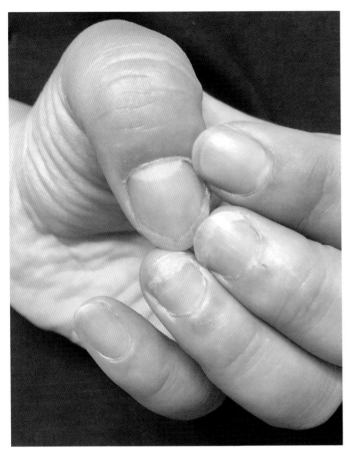

图 22-14-1 甲分离

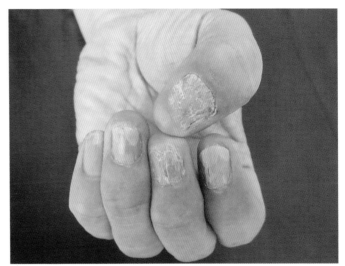

图 22-14-2 甲分离（扁平苔藓引起）

反甲

Koilonychia

又称匙状甲,可继发于缺铁性贫血、甲状腺功能异常、雷诺病、职业接触等。儿童期可为生理现象。表现为甲板薄,扁平,边缘上抬呈匙状。保护指甲,治疗原发病。

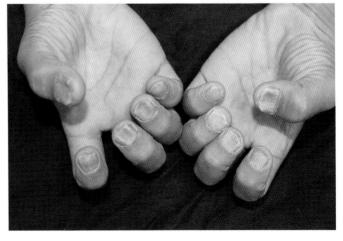

图 22-15-1 反甲

白甲

Leukonychia

有点状、线状、部分白甲和全部白甲四种类型。点状

白甲正常人群中多有出现,常见于儿童,与外伤相关。线状白甲常为横向平行甲半月的弧线,可因外伤、砷或铊中毒、药物或全身性疾患所致。部分白甲可并发于结核病、肾炎或Hodgkin病等。全部白甲多为遗传性,可伴其他发育异常。针对病因治疗。

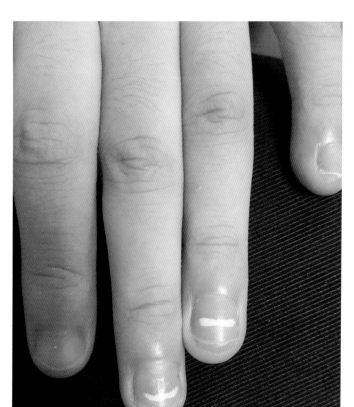

图 22-16-1 白甲

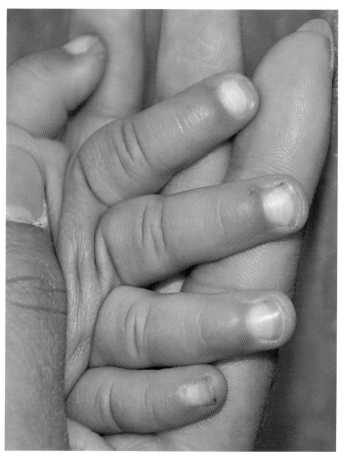

图 22-16-2 先天性白甲

甲胬肉

Pterygium Unguis

可见于扁平苔藓、瘢痕性类天疱疮、外周循环障碍、外伤、先天性角化不全等疾病时。表现为部分甲母质破坏,相应区域不能产生甲板,并与近端甲皱襞粘连,形成胬肉样结构,并向远端延伸,将甲板分成左右两部分。随着胬肉样结构的增宽,残留的甲板逐渐变小,最后消失完全被瘢痕所替代。积极治疗原发疾病,防止甲胬肉的发生或发展,已发生胬肉的部分无法治疗。

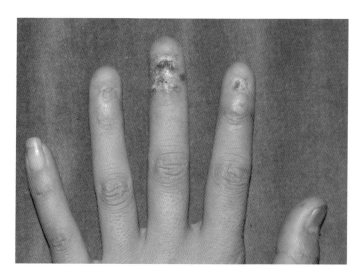

图 22-17-1 甲胬肉(扁平苔藓引起)

甲下出血

Subungual Hemorrhage

　　好发于足趾,常由穿鞋不当、踩压等引起的轻微创伤所致,多无明显症状。或可由重物砸伤或碾压等创伤所致,常伴疼痛,注意除外骨折。表现为甲板下紫褐色或紫黑色斑。此出血斑会随甲的生长而逐渐外移、脱落。创伤严重者可出现甲板脱落。

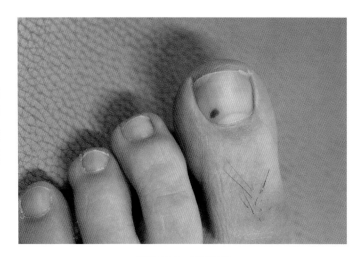

图 22-18-2　甲下出血

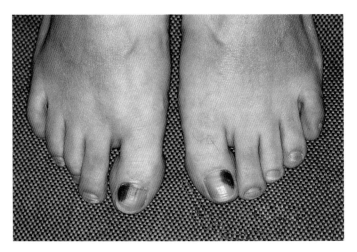

图 22-18-1　甲下出血

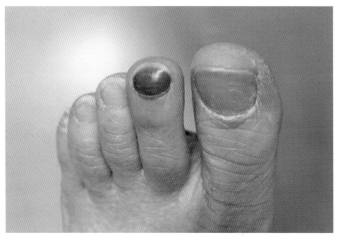

图 22-18-3　甲下出血

嵌甲

Onychocryptosis

　　也称内生甲(ingrowing nail),由于甲板侧角被侧甲皱壁包绕,甲板嵌入软组织内所致。患处常有挤压痛,易继发感出现红肿、疼痛,慢性者可有肉芽增生。多见于大拇趾。常因修甲过短、穿鞋不当或足部畸形(发生在足趾)所致。去除病因,避免甲板侧缘挤压,可手术进行甲板矫形或去除侧缘甲板及相应甲母质。根据感染情况适当给予抗生素内服或外用。

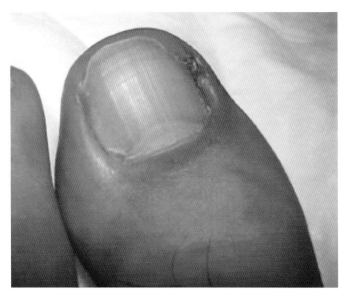

图 22-19-1　嵌甲

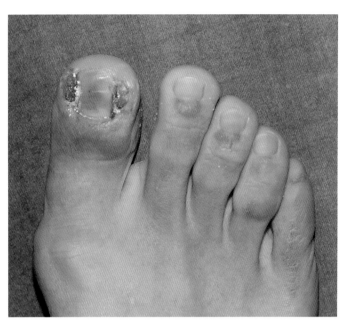

图 22-19-2 嵌甲

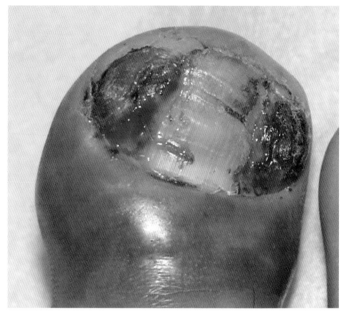

图 22-19-3 嵌甲

钳形甲

Pincer Nail

甲板沿横轴过度弯曲，其弯曲度自近端向远端逐渐

增加，严重时游离缘两侧甲板像钳子一样夹住甲床软组织，产生明显压痛。可能与遗传、甲板两侧挤压、外伤、趾骨退行性骨关节病、趾骨骨赘形成等相关。可借助持续性外力使甲板曲度减小，严重者可手术切除两侧甲母质、甲床成形、适度去除骨赘等治疗。

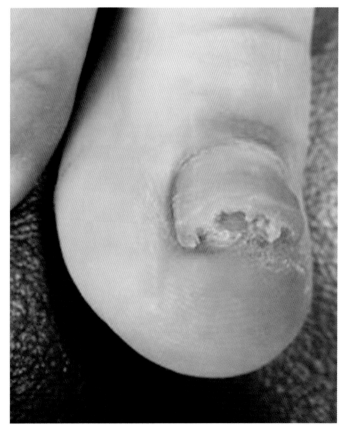

图 22-20-1 钳形甲

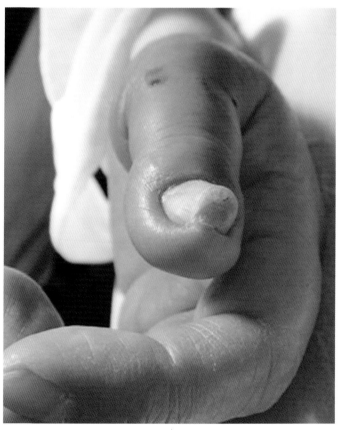

图 22-20-2 钳形甲

甲中线营养不良

Median Nail Dystrophy

由近端甲皱襞的损伤引起,导致对应部分甲板形成纵行沟或裂开,可随甲板的生长向远侧推移。多发生于拇指,常为无意识地反复抠抓甲小皮和近端甲皱襞所致,也称为 habit-tic deformity。局部保护,纠正不良行为,甲板可自行恢复。

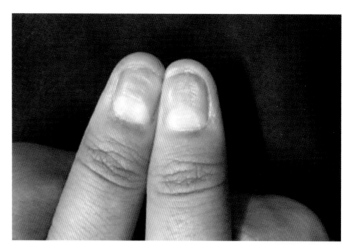

图 22-21-1　甲中线营养不良　常抠拇指近端甲皱襞

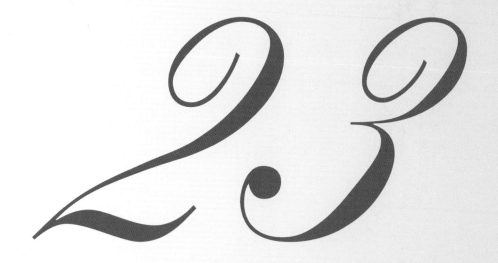

第二十三章　内分泌代谢及营养
障碍性皮肤病

Endocrine, Metabolic and Dysnutritional Dermatoses

胫前黏液性水肿

Pretibial Myxedema

常伴发甲状腺功能异常。

诊断要点：皮损常出现于双胫前，为斑块、结节，呈

橘皮样外观，严重者可明显隆起似肿瘤状。皮损坚实，压之无凹陷。无自觉症状。组织病理示真皮内有大量黏蛋白沉积。

治疗要点：积极治疗甲状腺疾病；皮损内注射糖皮质激素制剂。

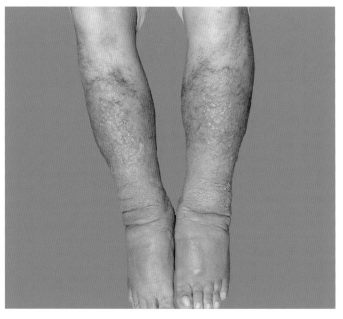

图 23-1-1 胫前黏液性水肿

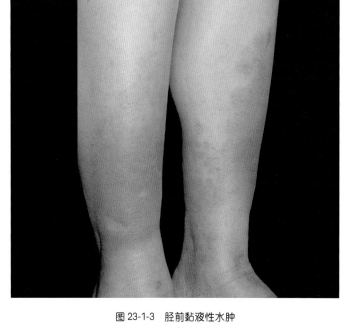

图 23-1-3 胫前黏液性水肿

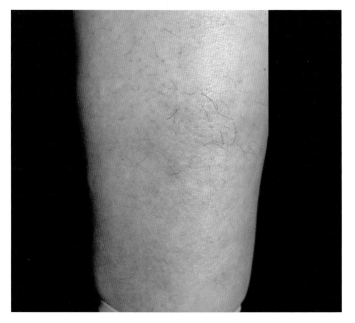

图 23-1-2 胫前黏液性水肿

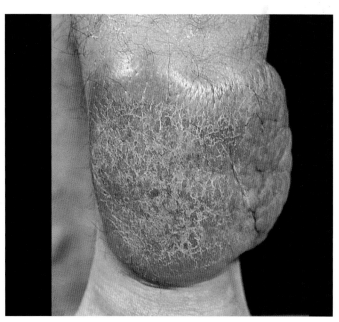

图 23-1-4 胫前黏液性水肿

硬化性黏液水肿

Scleromyxedema

病因不清。可能与皮肤中纤维母细胞增生和酸性黏多糖过度沉积有关。

诊断要点： 好发于中年人。典型皮损为淡红色及黄色丘疹、结节，有蜡样光滑，密集排列成苔藓样。好发于前臂伸侧、面部、手背及躯干。可弥漫性浸润增厚，出现狮面样面容。组织病理示真皮中层大量黏蛋白沉积。尚无有效治疗方法。

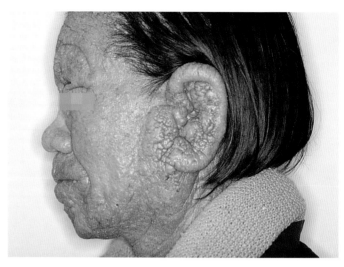

图 23-2-3　硬化性黏液水肿

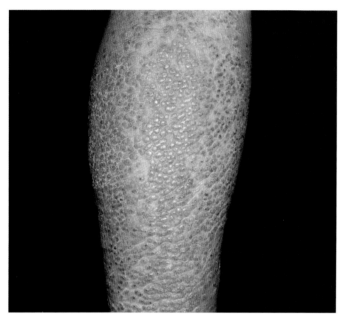

图 23-2-1　硬化性黏液水肿

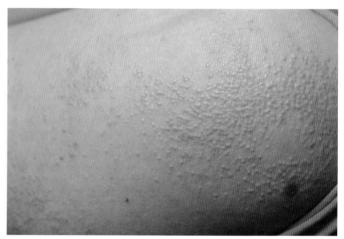

图 23-2-4　硬化性黏液水肿

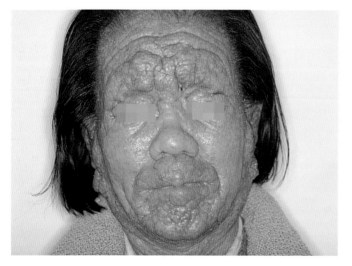

图 23-2-2　硬化性黏液水肿

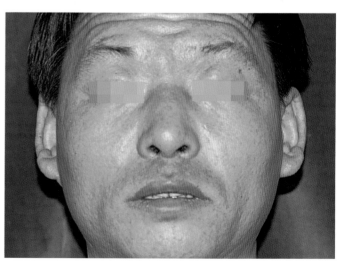

图 23-2-5　硬化性黏液水肿

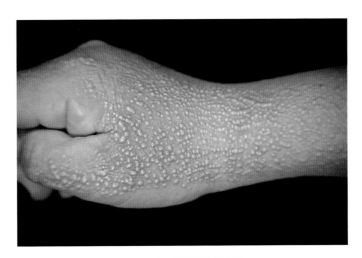

图 23-2-6　硬化性黏液水肿

毛囊黏蛋白病

Follicular Mucinosis

一种原因不明的毛囊上皮及毛囊周围黏蛋白沉积性疾病,可单独发生,也可与红斑狼疮、蕈样肉芽肿等伴发。

诊断要点:皮损主要发生于口周、头皮、眉毛等处。初为多发性毛囊性丘疹,逐渐融合成斑块、结节,质软,皮色及暗红色。伴不同程度的脱发,良性型者脱发可于数月后恢复,伴发红斑狼疮或蕈样肉芽肿者可永久性脱发。基本病理改变示毛囊上皮及其周围黏蛋白沉积。

治疗要点:无有效治疗方法。良性者可试用 X 线局部照射,糖皮质激素制剂局部封闭。伴蕈样肉芽肿者需采用抗肿瘤治疗。

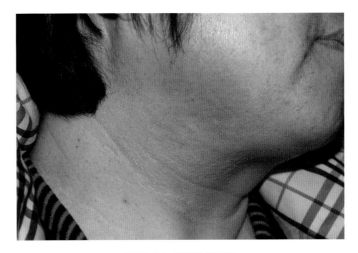

图 23-3-1　毛囊黏蛋白病

硬肿病

Scleredema

病因不明,可能与感染,特别是链球菌感染有关;糖尿病也是一个好发因素。

诊断要点:中年发病。发病前数周多有感染史。皮损见于颈项部及背部,皮肤肿胀似木板样硬,淡红,境界不清。如累及面部及口咽时,出现假面具样表情。病情在数周内达到高峰,持续数月数年可自然缓解。

治疗要点:早期抗感染治疗。治疗原发疾病。

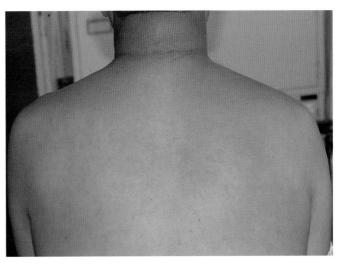

图 23-4-1　硬肿病

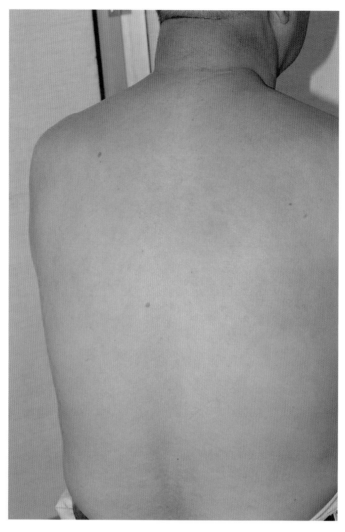

图 23-4-2　硬肿病

胡萝卜素血症

Carotenemia

因短期摄入大量含胡萝卜素类物质如胡萝卜、橘子、

南瓜、木瓜等引起。以皮肤、黏膜黄染为主要特征,尤以掌跖和面中央区域明显。巩膜不着色。减少有关摄入有关食物后,皮肤黄色可自然消退。

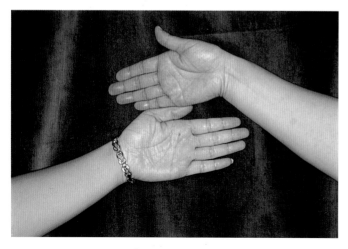

图 23-5-1　胡萝卜素血症

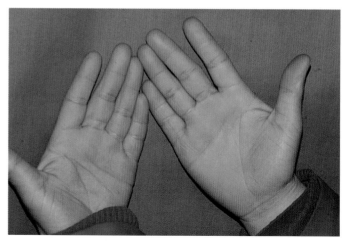

图 23-5-2　胡萝卜素血症

黑棘皮病

Acanthosis Nigricans

发病可能与遗传、内分泌、药物及肿瘤等因素有关。

诊断要点： 皮损好发于颈部、腋部、腹股沟、肛周、乳晕及面部。患处皮肤灰褐色或黑色，增厚、粗糙，触之似天鹅绒状。临床分为两型。恶性型：中老年发病，皮损严重，色深，广泛。患者消瘦，常伴内脏恶性肿瘤。良性型：①真性良性黑棘皮病：与遗传有关，幼年发病，皮损轻而限局，青春期后可缓解；②假性黑棘皮病：多发生在肥胖者，皮损限于皱褶处，体重恢复正常后皮损可消退。另外，某些综合征及服用糖皮质激素等药物亦可发生此病，但皮损较轻，停药后可消退。

治疗要点： 首先对因治疗，积极治疗肿瘤、内分泌疾患等原发病，肥胖者降低体重，停用可疑药物。局部外用尿素膏、维 A 酸霜等。

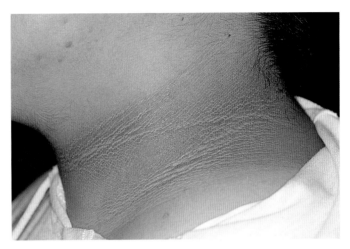

图 23-6-2 假性黑棘皮病

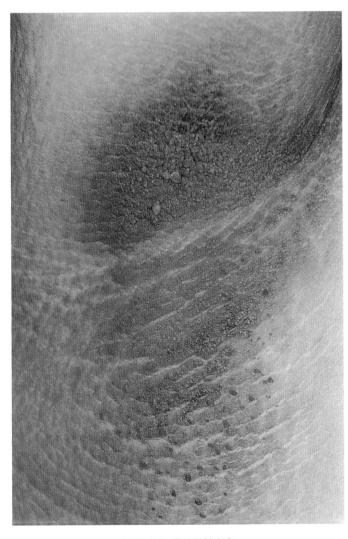

图 23-6-1 假性黑棘皮病

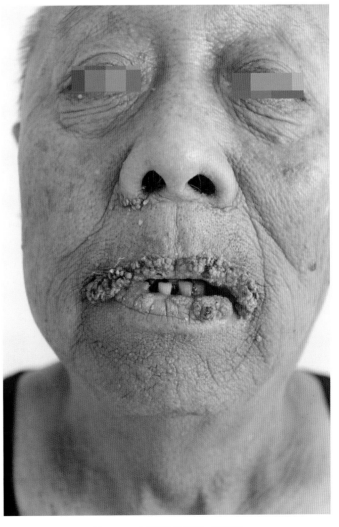

图 23-6-3 恶性黑棘皮病，伴胃癌

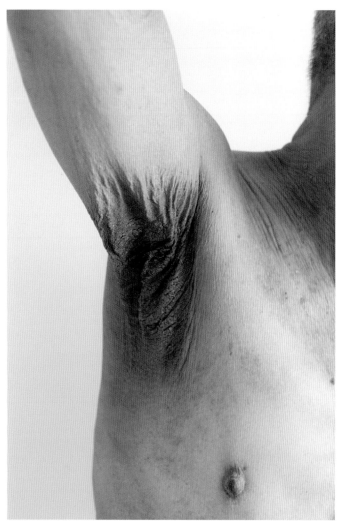

图 23-6-4　恶性黑棘皮病，伴胃癌

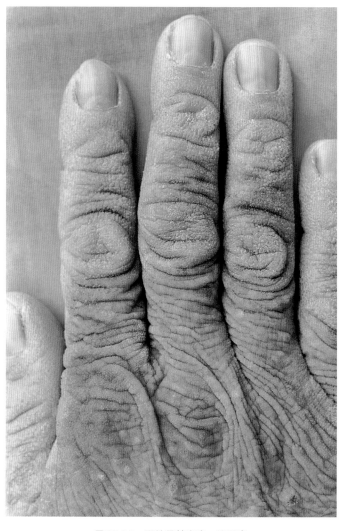

图 23-6-5　恶性黑棘皮病，伴胃癌

融合性网状乳头瘤病

Confluent and Reticulated Papillomatosis

　　可能与遗传或卵圆形糠秕孢子菌有关。皮损好发于两乳房间和背部中间区域。初为褐色扁平斑丘疹，表面轻度乳头瘤状。皮损逐渐增多，融合成不规则状及网状。病程慢性。真菌镜检可见卵圆形糠秕孢子菌。洗澡时用酮康唑洗剂，外用咪康唑乳膏、联苯苄唑液。口服米诺环素。

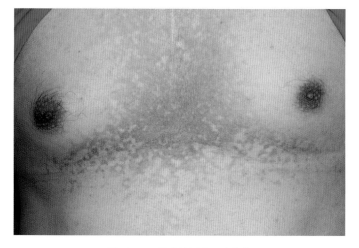

图 23-7-1　融合性网状乳头瘤病

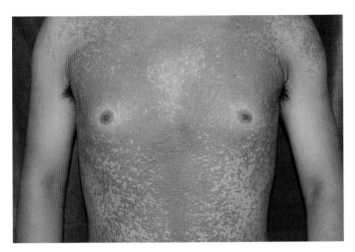

图 23-7-2　融合性网状乳头瘤病

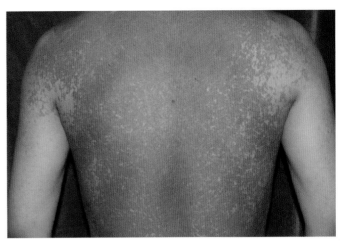

图 23-7-3　融合性网状乳头瘤病

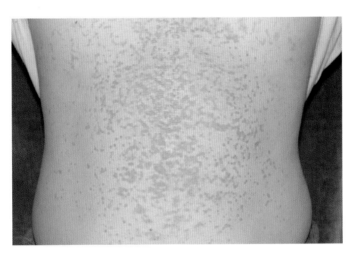

图 23-7-4　融合性网状乳头瘤病

坏死松解性游走性红斑

Necrolytic Migratory Erythema

发病者多伴发胰高血糖素瘤。

诊断要点：患者多为中老年。皮疹可泛发全身，好发于四肢、腹股沟、踝、足部。初为淡红色斑，边缘向周围逐渐扩大，呈环状、花边状。中央浅表性脱屑、糜烂、结痂。组织病理示表皮上半部松解坏死具有特征性。实验室检查示胰高血糖素增高，B超可发现胰腺肿瘤。

治疗要点：手术、化疗等治疗胰腺肿瘤。皮损外用糖皮质激素、硫酸锌制剂。

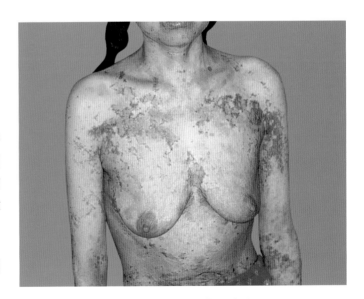

图 23-8-1　坏死松解游走性红斑

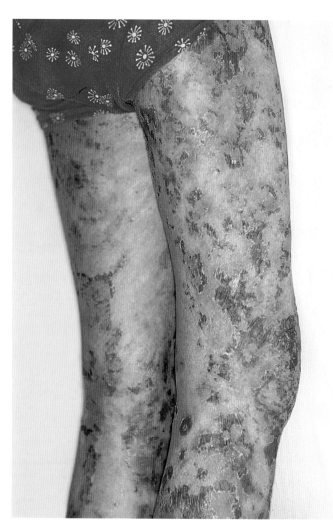

图 23-8-2　坏死松解游走性红斑

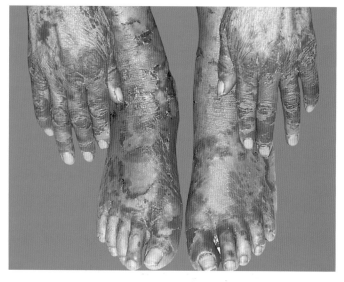

图 23-8-3　坏死松解游走性红斑

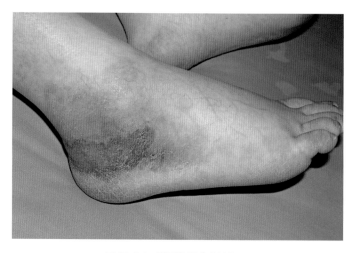

图 23-8-4　坏死松解游走性红斑

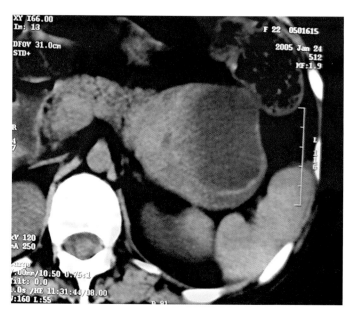

图 23-8-5　坏死松解游走性红斑（患者 CT 片示胰腺肿瘤）

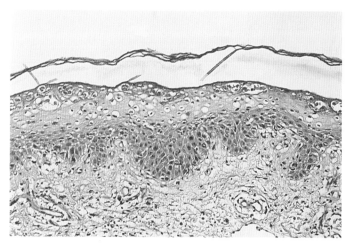

图 23-8-6　坏死松解游走性红斑病理

黄瘤病

Xanthomatosis

常因血脂升高,在组织局部沉着被组织细胞吞噬而出现黄色结节性临床表现。

诊断要点:根据皮疹特点分为6型,①结节性黄瘤:好发于四肢关节伸面,为大小不等黄色结节,质硬,可融合成斑块;②腱黄瘤:好发于跟腱和足背肌腱上,为结节、斑块;③发疹性黄瘤:皮疹泛发,多为0.2~0.5cm淡黄色丘疹,周围有红晕;④扁平黄瘤:扁平隆起性斑块,淡黄色,发生于颈、躯干和肩部;⑤掌黄瘤:发生于掌跖、指趾屈皱处,呈线状分布;⑥睑黄瘤:好发于双上眼睑内眦,对称分布的扁平黄色丘疹,斑片,境界清楚。实验室检查血脂、胆固醇、甘油三酯、脂蛋白等可升高。

治疗要点:降血脂治疗后部分病人皮疹可自然消退,否则可局部手术切除皮损。

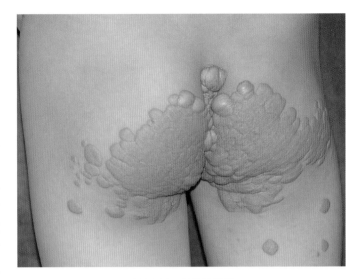

图 23-9-3　结节性黄瘤

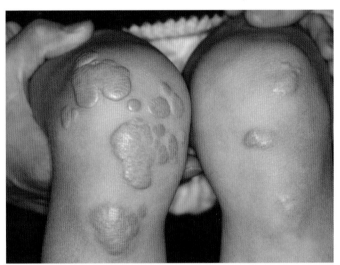

图 23-9-4　结节性黄瘤

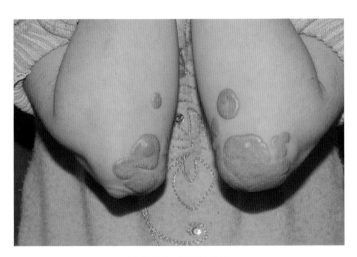

图 23-9-1　结节性黄瘤

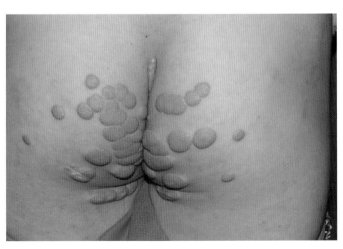

图 23-9-2　结节性黄瘤

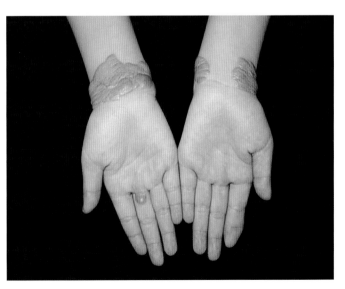

图 23-9-5　结节性黄瘤

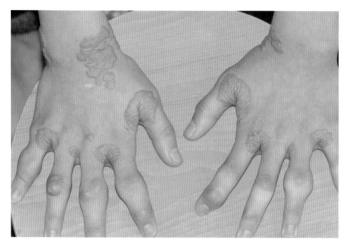

图 23-9-6　手指腱黄瘤，原发性高脂血症患者

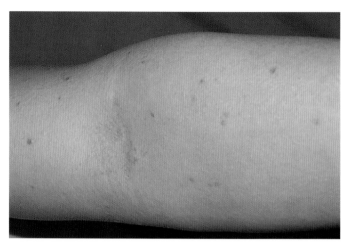

图 23-9-9　发疹性黄瘤

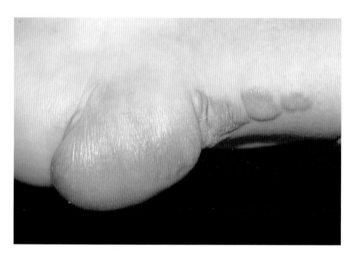

图 23-9-7　腱黄瘤

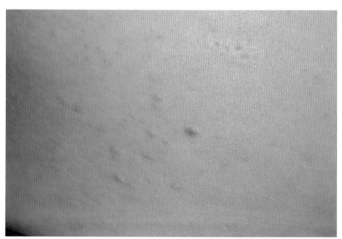

图 23-9-10　发疹性黄瘤

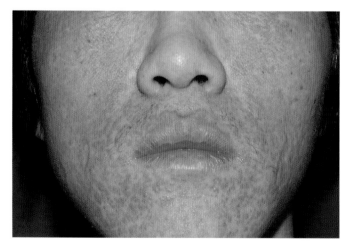

图 23-9-8　发疹性黄瘤

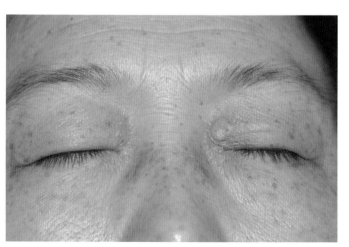

图 23-9-11　睑黄疣

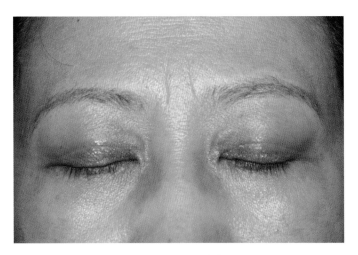

图 23-9-12　睑黄疣

播散性黄瘤

Xanthoma Disseminatum

可能为原发性组织细胞增生异常。皮损为黄色、棕色丘疹、结节，多发，对称分布。好发于躯体屈侧如腹股沟、腋下、颈部、肘窝，可伴黏膜损害或侵及眼。40%患者有尿崩症。实验室检查血脂基本正常。

尿崩症可用垂体后叶素治疗；皮损可试用二氧化碳激光、电凝固等方法治疗。

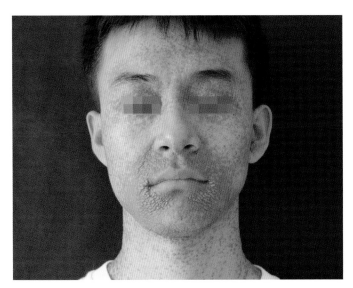

图 23-10-1　播散性黄瘤

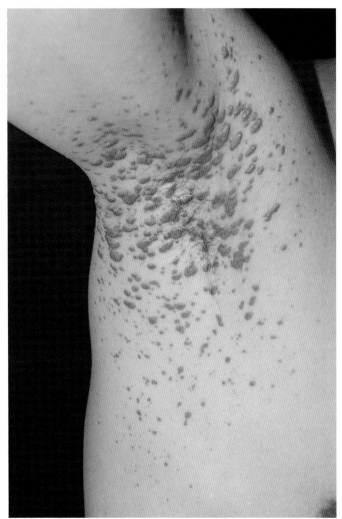

图 23-10-2　播散性黄瘤

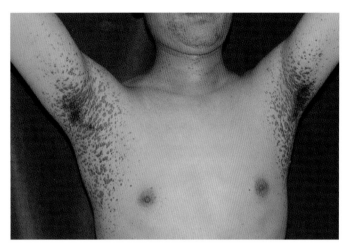

图 23-10-3 播散性黄瘤

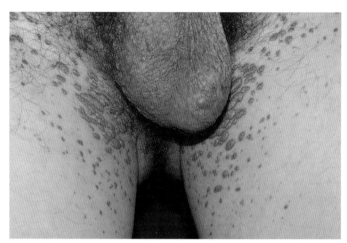

图 23-10-4 播散性黄瘤

黄色肉芽肿

Xanthogranuloma

病因不明，多数于生后 6 个月内发病，为 0.1～1.0cm 丘疹、结节，初为红色，而后变为黄色、棕色。皮疹数量不等，可多达数百。分布于头、面、躯干、四肢。口腔黏膜、眼、内脏可受累。病理示真皮弥漫组织细胞为主浸润，可见特征性 Touton 巨细胞。本病可自愈，一般不需治疗。

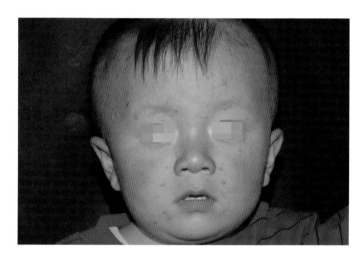

图 23-11-2 幼年黄色肉芽肿（年龄 13 个月）

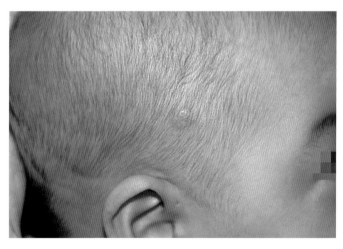

图 23-11-1 黄色肉芽肿

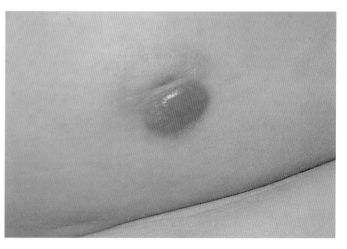

图 23-11-3 幼年黄色肉芽肿（年龄 4 个月）

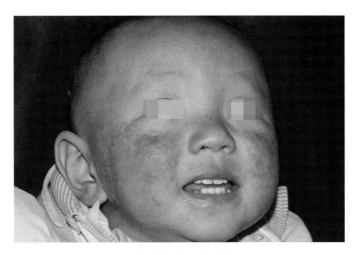

图 23-11-4　幼年黄色肉芽肿（年龄 12 个月）

伴有副球蛋白血症的渐进坏死性黄色肉芽肿

Necrobiotic Xanthogranuloma with Paraproteinemia

患者多为中老年人。皮损为橘红色、不规则的斑块，表面可见毛细血管扩张，好发于眼周、躯干及四肢近端。病程慢性进行性。可伴肝脾肿大和肺等系统病变，可伴贫血、白细胞减少、骨髓瘤或骨髓发育不良综合征。病理示真皮及皮下坏死性肉芽肿改变，在肉芽肿中可见胆固醇结晶裂隙及脂质空泡。电泳示副球蛋白带。主要针对副蛋白血症进行治疗。糖皮质激素配合免疫抑制剂内服有助皮损暂时消退和缓解。

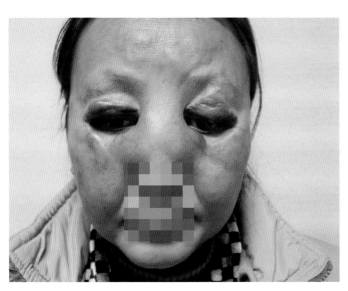

图 23-12-1　伴有副球蛋白血症的渐进坏死性黄色肉芽肿

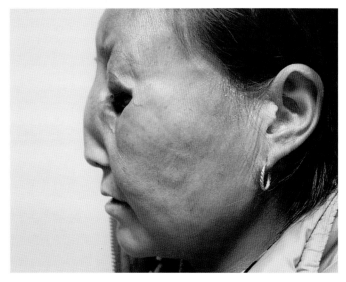

图 23-12-2　伴有副球蛋白血症的渐进坏死性黄色肉芽肿

弥漫性体部血管角皮瘤

Angiokeratoma Corporis Diffusum

为性联隐性遗传,是一种神经鞘磷脂病。

诊断要点：好发于青年男性。四肢、髋部和躯干有

数量不等的 2~4mm 暗红色或黑色斑疹、丘疹,压之不褪色。后期出现血管运动障碍,手变蓝色或苍白,也可发红,阵发性上肢烧灼感和刺痛感,高举上肢时即可获改善。常有角膜浑浊。

治疗要点：本病预后不良,多于 40 岁后死于脑血管意外。可试用输血浆、补充酶等方法。

图 23-13-1 弥漫性体部血管角皮瘤

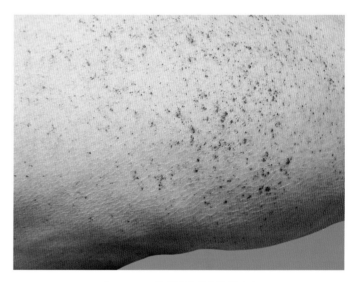

图 23-13-2 弥漫性体部血管角皮瘤

类脂蛋白沉着症

Lipoid Proteinosis

为常染色体隐性遗传,因糖蛋白代谢异常所致。

诊断要点：婴儿发病。主要症状声音嘶哑,舌增厚,质硬。检查见咽、会厌、声带有黄色结节。幼年时面部黄棕色小结节,眼睑缘有念珠状丘疹,眼睑增厚,肘膝关节部黄瘤样损害。可伴牙异常、糖尿病、癫痫等。

治疗要点：儿童期发生呼吸困难时可做气管切开。皮损尚无有效治疗方法。

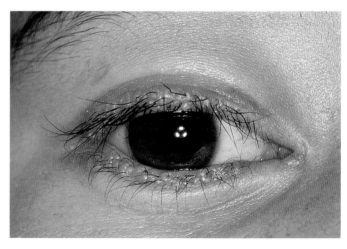

图 23-14-1 类脂蛋白沉着症

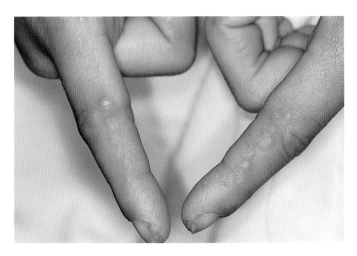

图 23-14-2　类脂蛋白沉着症

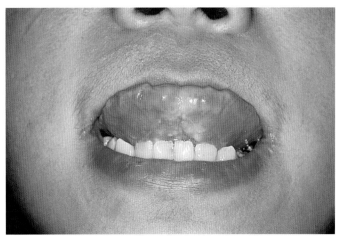

图 23-14-3　类脂蛋白沉着症

痛风

Gout

嘌呤代谢障碍性疾病。因血尿酸升高,尿酸盐结晶沉积于组织,引起急性或慢性关节炎。

诊断要点:中年男性发病居多。急性关节炎常为首发症状,好发于拇趾、踝、膝、腕关节,出现红肿、疼痛,常夜间发作。反复发作多年后引起关节畸形和僵硬,肾功能损害。约半数病人皮下结节,即痛风石。多位于耳部及指趾关节处,为绿豆大小硬结。血尿酸增高。

治疗要点:控制饮食,减少含嘌呤高的食物。急性关节炎时应用秋水仙碱或吲哚美辛、保泰松等。慢性痛风服用别嘌呤醇。

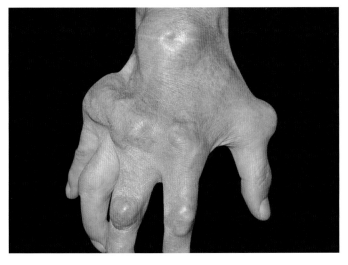

图 23-15-1　痛风

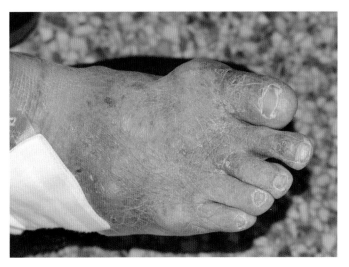

图 23-15-2　痛风

红细胞生成性原卟啉症

Erythropoietic Protoporphyria

为常染色体显性遗传,过量原卟啉产生光敏性皮肤损害。

诊断要点:幼年至青春期发病,男性多于女性。日晒后数小时暴露处皮肤出现浮肿性红斑、水疱,继而糜烂,结痂。皮损好发于鼻、口唇、耳廓。随日晒皮损反复发作,常遗留虫蛀状瘢痕。口唇常有放射状沟纹,部分患者有眼损害。实验室检查红细胞、血浆和大便中原卟啉增加,荧光显微镜下红细胞呈现数十秒橙红色荧光。

治疗要点:避免强烈日晒。口服 β-胡萝卜素、烟酰胺等,外用各种避光剂。

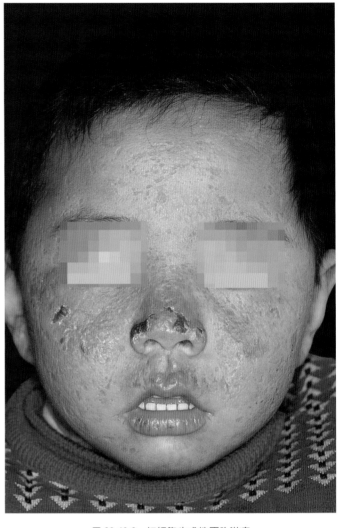

图 23-16-2 红细胞生成性原卟啉症

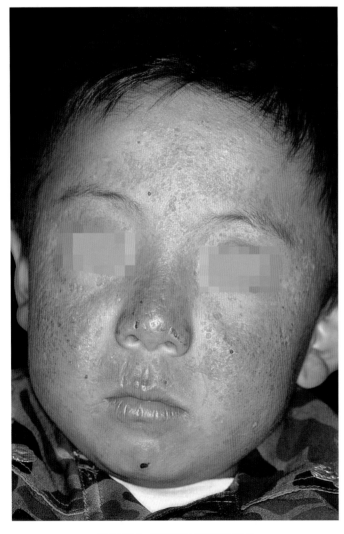

图 23-16-1 红细胞生成性原卟啉症

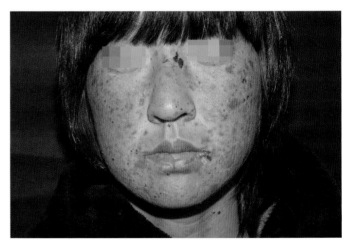

图 23-16-3 红细胞生成性原卟啉症

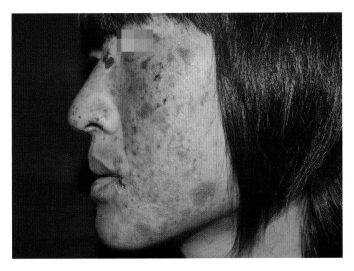

图 23-16-4 红细胞生成性原卟啉症

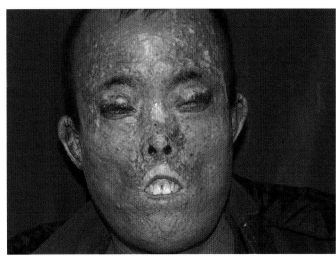

图 23-16-6 先天性红细胞生成性卟啉症（男，45 岁，自幼发病）

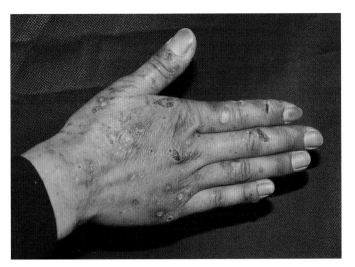

图 23-16-5 红细胞生成性原卟啉症

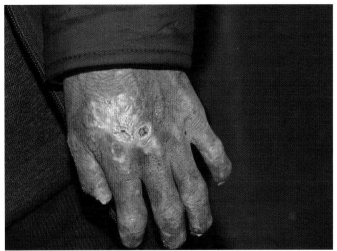

图 23-16-7 先天性红细胞生成性卟啉症（男，46 岁，自幼发病）

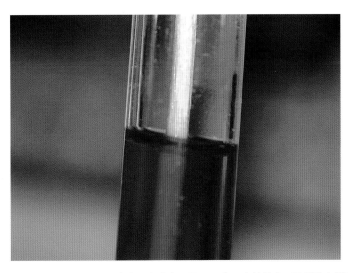

图 23-16-8 先天性红细胞生成性卟啉症（男，47 岁，自幼发病，尿呈酱油色）

迟发性皮肤卟啉症

Porphyria Cutanea Tarda

是卟啉症中最常见的一种类型。可能在遗传性酶缺陷基础上因肝损害（如长期酗酒）及服用某些药物或接触化学物质而发病。

诊断要点：多于 20 岁以后发病。皮损为红斑、水疱、糜烂结痂，慢性者有萎缩性瘢痕、粟丘疹。面颊、额部等处多毛。好发于手背、颜面、颈等暴露部位，日晒后加重，尿卟啉明显增加，伍德灯下尿呈珊瑚红色荧光。可有肝功能异常。特征性病理改变为真皮小血管壁有均一红染物质沉积。

治疗要点：去除各种诱因（如酗酒），注意防光。口服烟酰胺、β-胡萝卜素、碳酸氢钠、维生素 E 等。使用保肝药物。

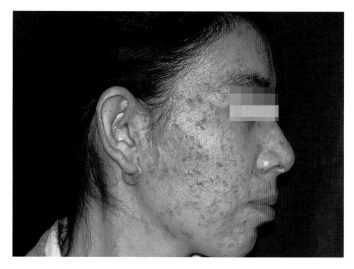

图 23-17-2 迟发性皮肤卟啉症

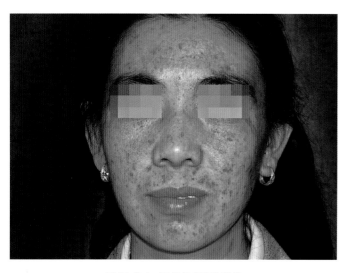

图 23-17-1 迟发性皮肤卟啉症

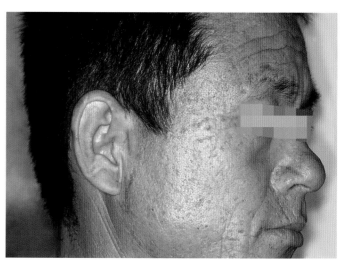

图 23-17-3 迟发性皮肤卟啉症

皮肤钙沉着症

Calcinosis Cutis

皮肤钙沉着症有原发及继发两型，原发型的无钙磷代谢异常，无外伤等明显诱因。继发型的可见于皮肌炎（参见第十章）、CREST 综合征等。

诊断要点：损害为丘疹、结节或斑块，直径 0.5cm 至数厘米，数目不定，皮色、象牙白或紫红色；质地较硬，可有疼痛。可破溃，排出细颗粒状乳酪样物质。常对称分布于四肢，也可发生于躯干、阴囊等处。组织病理示真皮或皮下组织内钙沉着。

治疗要点：可手术切除。

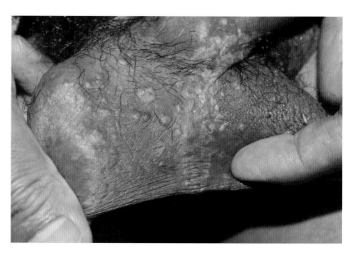

图 23-18-1 皮肤钙沉着症

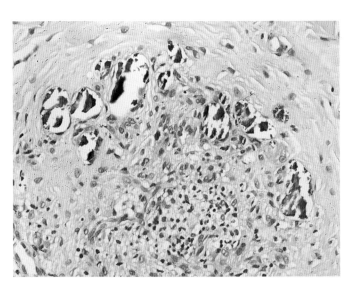

图 23-18-2 病理示皮肤钙化

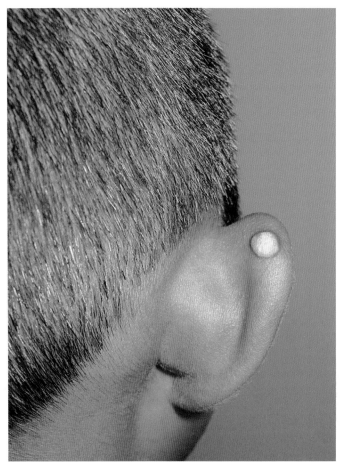

图 23-18-3 皮肤钙沉着症

皮肤淀粉样变病

Cutaneous Amyloidosis

以真皮内淀粉样物质沉着为特征。有原发性及继发性如长期慢性搔抓。

诊断要点：苔藓样型：典型损害为 2mm 左右坚实丘疹，半球形，表面粗糙、褐色。皮疹密集成片，但不融合。好发于双胫前，其次为上臂、腰背和大腿。自觉剧烈瘙痒。病程慢性。病理示真皮乳头嗜伊红染的无结构团块状物质。斑片型：好发于中老年。皮损常位于肩胛间区。皮损由多数褐色斑疹聚合成网状或波纹状。自觉症状不明显或有轻痒。少见的有结节型、斑块型、异色型等。

治疗要点：无满意治疗方法。局部外用具有止痒作用的外用药及糖皮质激素制剂，可用封包。

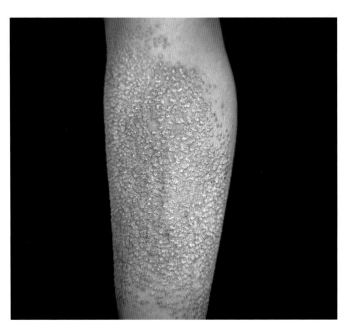

图 23-19-1 皮肤淀粉样变病

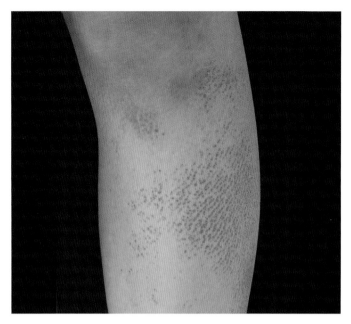

图 23-19-2 皮肤淀粉样变病 苔藓样型

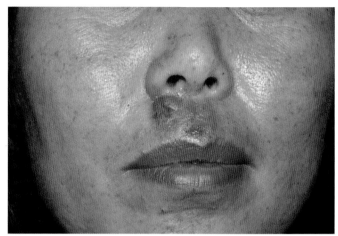

图 23-19-4 皮肤淀粉样变病 结节型

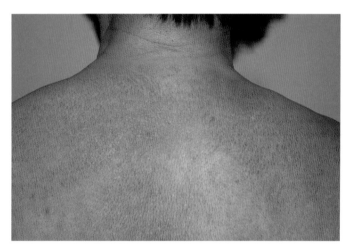

图 23-19-3 皮肤淀粉样变病 斑片型

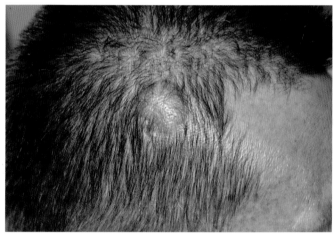

图 23-19-5 皮肤淀粉样变病 结节型

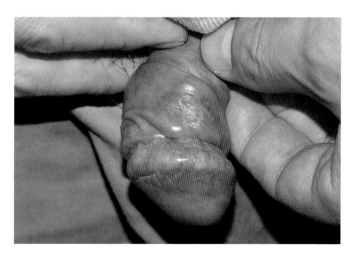

图 23-19-6 皮肤淀粉样变病 斑块型

原发性系统性淀粉样变病

Primary Systemic Amyloidosis

淀粉样蛋白沉积于心、肝、肾和胃肠等内脏器官,部分患者累及皮肤。本病发生常与多发性骨髓瘤有关。

诊断要点: 多见于中老年人。紫癜多见于面部,轻微外伤可诱发。特异性皮疹为丘疹及结节,光滑坚硬,皮色或紫红色,可融合成大斑块。可伴有巨舌。病理示真皮及皮下组织内嗜伊红淀粉样蛋白团块。尿中有本-周蛋白,血 γ-球蛋白增高,骨髓检查示浆细胞增生。

治疗要点: 无特效治疗。有骨髓瘤者首先治疗骨髓瘤,糖皮质激素系统治疗。

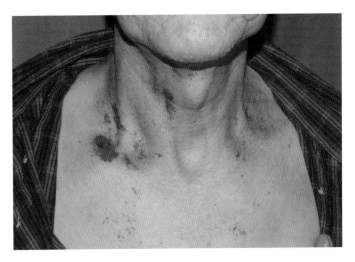

图 23-20-2 原发性系统性淀粉样变病

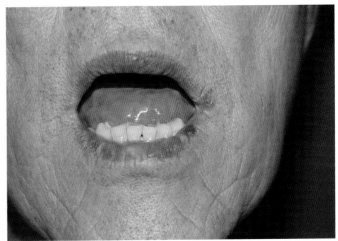

图 23-20-3 原发性系统性淀粉样变病

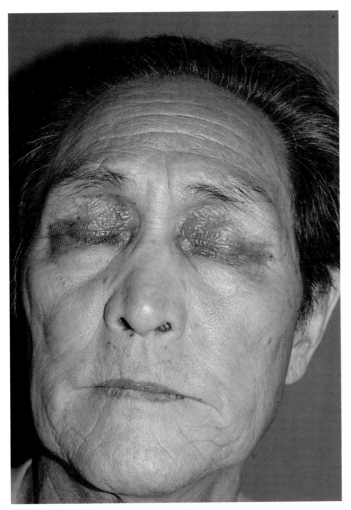

图 23-20-1 原发性系统性淀粉样变病

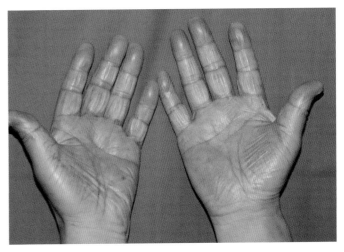

图 23-20-4 原发性系统性淀粉样变病

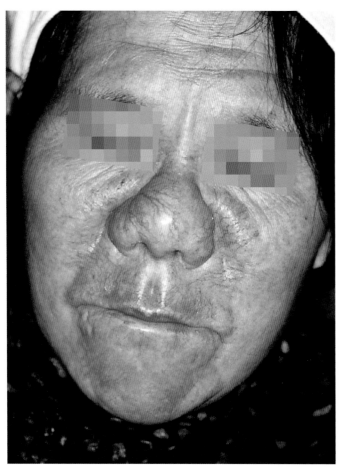

图 23-20-5 原发性系统性淀粉样变病

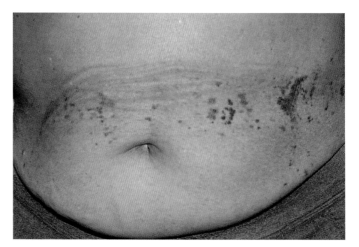

图 23-20-6 原发性系统性淀粉样变病

糖尿病性皮病

Diabetic Dermopathy

糖尿病性皮肤损害可多种多样,发生多与小血管及神经病变有关。

诊断要点: 皮肤及软组织感染:以毛囊炎、疖肿常见;局部缺血:肢端疼痛,严重时坏疽;神经疾病:初为趾尖疼痛,感觉异常,而后出现穿凿性溃疡;大疱性损害:多见于手足及受压部位;易发生皮肤瘙痒,念珠菌性阴道炎(女性)、龟头炎(男性);胫前小点初为丘疹或斑丘疹,以后成为凹陷性瘢痕。泛发的环状肉芽肿、类脂质渐进性坏死的发生也与糖尿病有关(请见第二十章)。

治疗要点: 积极治疗糖尿病。对症治疗,可应用抗生素、改善微循环药物及促进溃疡愈合的药物。

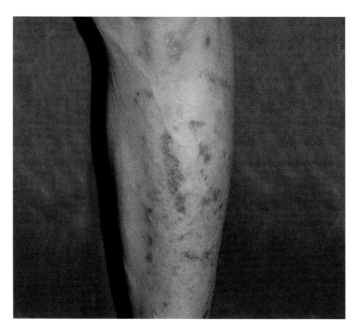

图 23-21-1 糖尿病胫前小点

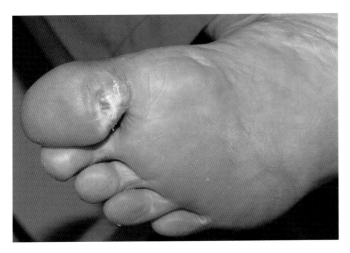

图 23-21-2　糖尿病足部溃疡

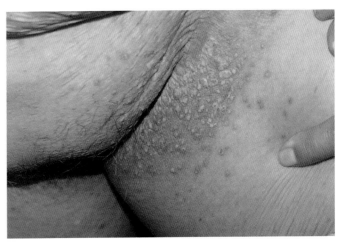

图 23-21-3　糖尿病合并念珠菌感染

维生素 A 缺乏症

Hypovitaminosis A

因体内维生素 A 缺乏而出现的皮肤病。

诊断要点：常发生于青少年。皮肤干燥、粗糙，可见毛囊角化性丘疹，坚实，中央有角栓。皮损见于四肢伸侧及肩、背、臀等处。可有夜盲，角膜干燥。伴有毛发稀疏脱落、干燥无光泽，甲变形。

治疗要点：治疗原发病，去除诱因。口服维生素 A，轻症者 5 万 U/d，严重者 10 万～20 万 U/d。补充富含维生素 A 的食物如动物肝脏、牛奶、胡萝卜等。

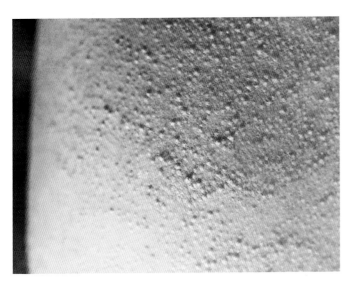

图 23-22-1　维生素 A 缺乏症

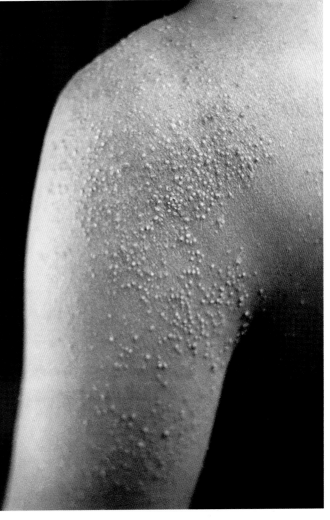

图 23-22-2　维生素 A 缺乏症

335

核黄素缺乏症
Ariboflavinosis, Vitamin B₂ Deficiency

即维生素 B₂ 缺乏。可因慢性胃肠道疾病、酗酒等引起。

诊断要点： 特征损害为口角炎、舌炎和阴囊炎。口角发白，浸渍，糜烂，皲裂。舌面光滑，有沟纹。阴囊红斑，上有灰色及褐色鳞屑。

治疗要点： 治疗原发病，去除诱因。口服核黄素 5mg/次，每天 3 次。多食用动物肝脏、牛奶及豆类、谷物等。

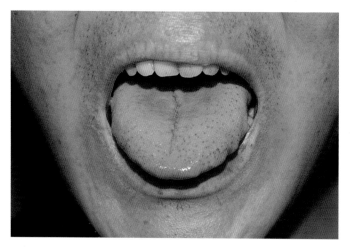

图 23-23-1　核黄素缺乏症

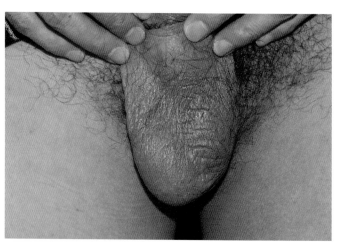

图 23-23-2　核黄素缺乏症

烟酸缺乏症
Pellagra

因维生素 B₃ 即烟酸缺乏引起，可因酗酒、厌食或化疗致严重胃肠道反应、不思进食等原因引起。临床以皮炎、肠道及神经精神症状为特征。

诊断要点： 在日光暴露部位出现鲜红及紫红斑，肿胀，渗出，久之肥厚，粗糙，棕褐色，可伴有口炎、舌炎、牛肉样舌。胃肠道症状：恶心、呕吐、腹泻。精神神经症状：失眠、焦虑、抑郁等，周围神经炎，如肢体麻木、烧灼感及疼痛。

治疗要点： 治疗原发疾病，去除诱因。口服烟酸 50～100mg/次，每日 3 次。多食用动物蛋白和糙米等。防止日晒，外用防光剂。加强支持治疗。

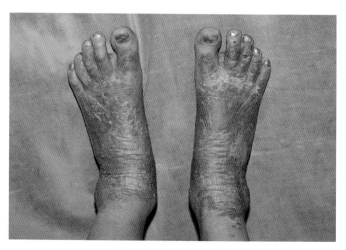

图 23-24-1　烟酸缺乏症

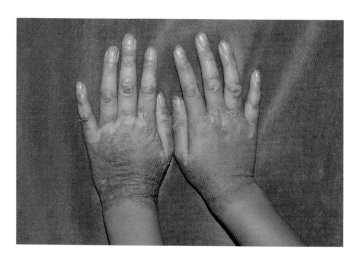

图 23-24-2　烟酸缺乏症

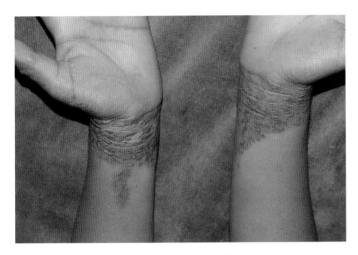

图 23-24-3 烟酸缺乏症

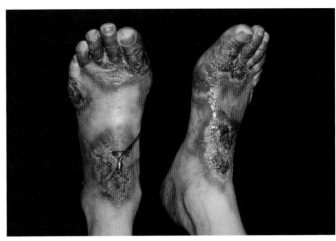

图 23-24-5 烟酸缺乏症

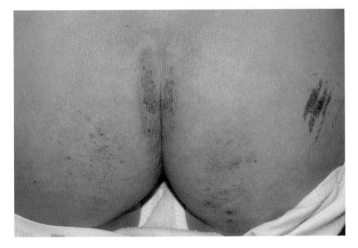

图 23-24-4 烟酸缺乏症

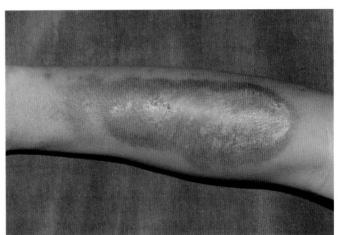

图 23-24-6 烟酸缺乏症

生物素缺乏症

Biotin Deficiency

生物素即维生素 B_7 缺乏可以是先天或获得性,后者由于摄入量不足、酗酒等。

诊断要点: 以结膜炎、脱发、特应性皮炎、感觉亢进和/或感觉异常、抑郁和肌痛为特征。尿中有机酸(如 3-羧异戊酸)排泄增加。若怀疑遗传性的,可以作基因分析,也可以测定外周血淋巴细胞生物素酶活性或羧化酶活性。

治疗要点: 动物肝脏是生物素的最佳来源,其他如肉类、蛋黄、牛奶、酵母、坚果和西红柿也含量较多。也可口服生物素片。

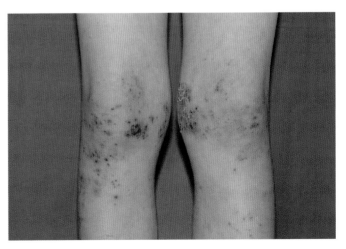

图 23-25-1 生物素缺乏症

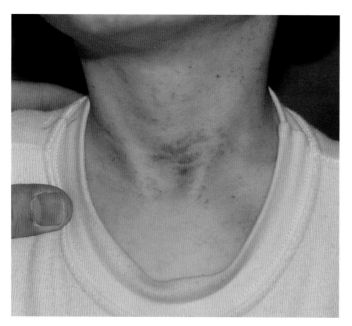

图 23-25-2 生物素缺乏症

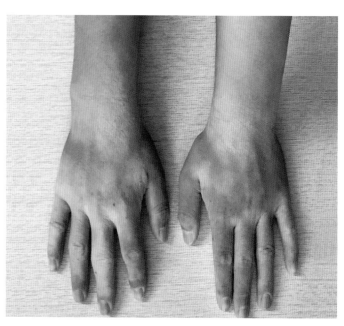

图 23-25-3 生物素缺乏症（13岁，自幼补充生物素）

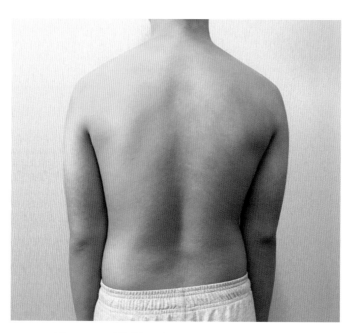

图 23-25-4 生物素缺乏症（13岁，自幼补充生物素）

肠病性肢端皮炎

Acrodermatitis Enteropathica

是常染色体隐性遗传性疾病，与肠道对锌吸收障碍有关。

诊断要点： 好发于婴幼儿，特别是在断奶后。主要表现为皮炎、腹泻和脱发。皮炎为鲜红或暗红斑，表面糜烂、渗出、结痂。好发于口周、外阴、肛周和四肢末端。多数病人有腹泻，水样便，次数多。头发稀疏、细软、无光泽，甲沟炎，甲板增厚。口腔念珠菌感染。可有抑郁、淡漠等精神症状。

治疗要点： 口服硫酸锌，50～100mg/次，每天3次。尽量母乳喂养。外用氧化锌软膏。腹泻严重者应加强支持治疗。

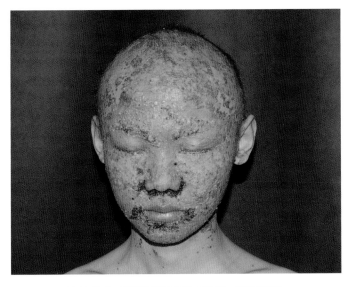

图 23-26-1　肠病性肢端皮炎（17 岁，自幼发病）

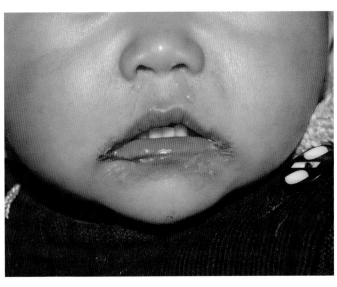

图 23-26-4　肠病性肢端皮炎

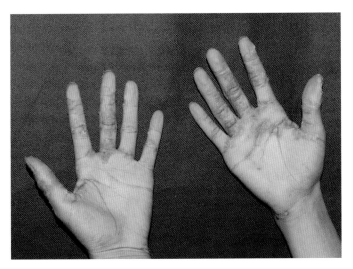

图 23-26-2　肠病性肢端皮炎（17 岁，自幼发病）

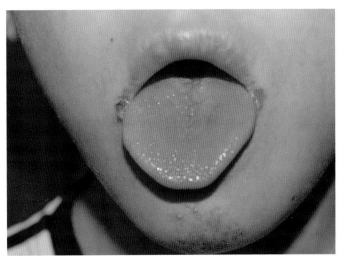

图 23-26-5　肠病性肢端皮炎

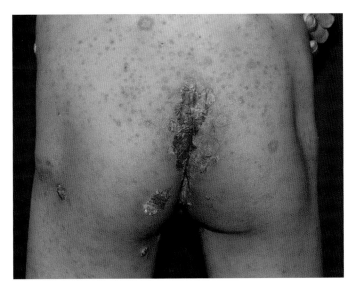

图 23-26-3　肠病性肢端皮炎（17 岁，自幼发病）

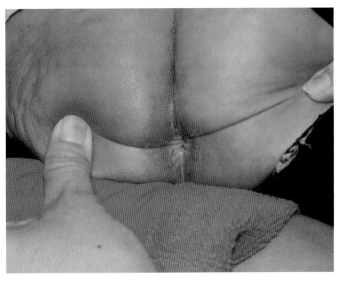

图 23-26-6　肠病性肢端皮炎

库欣综合征

Cushing's Syndrome

糖皮质激素过多所致。可由于体内糖皮质激素分泌亢进引起,也可继发于长期大量服用糖皮质激素。

诊断要点: 主要为向心性肥胖,满月脸,背部、腹部脂肪聚积。四肢远端相对细瘦,躯干、四肢有萎缩纹。多毛,常有痤疮、毛囊炎样损害。尿 24 小时 17-羟类固醇明显增高。

治疗要点: 如为内源性因素,首先治疗原发疾病。如因服用糖皮质激素引起,待药量减少后可缓解。

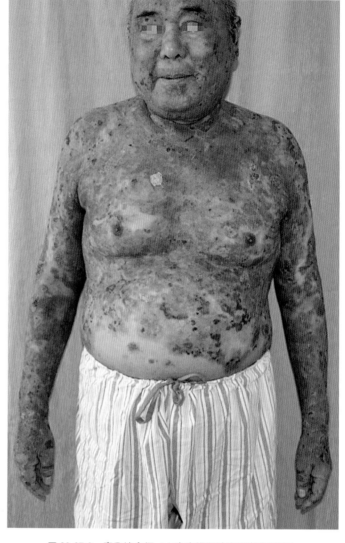

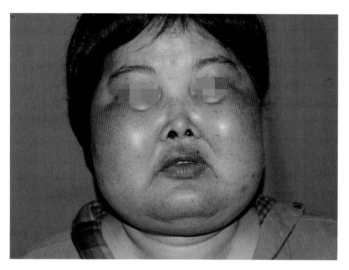

图 23-27-1 库欣综合征(大疱病服用糖皮质激素所致)

图 23-27-2 库欣综合征(大疱病服用糖皮质激素所致)

艾迪生病

Addison's Disease

因肾上腺功能不全引起。

诊断要点: 皮肤弥漫性棕黑色或青铜色色素沉着,暴露部位和反复受压和摩擦部位更明显。黏膜可受累。全身症状,如乏力、低血压、食欲不振、体重减轻等。尿及血中 17-羟皮质类固醇水平降低。

治疗要点: 治疗原发疾病,去除诱因。口服泼尼松 6.25~25mg/d 替代疗法。补充钠盐 5~10mg/d。

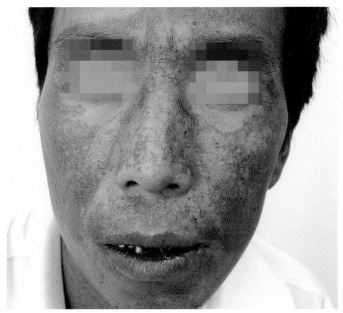

图 23-28-1 艾迪生病

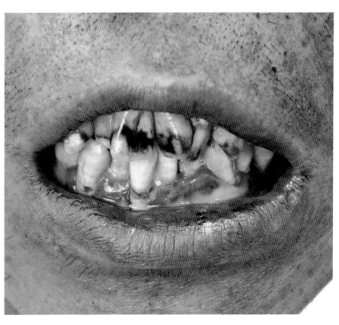

图 23-28-2 艾迪生病

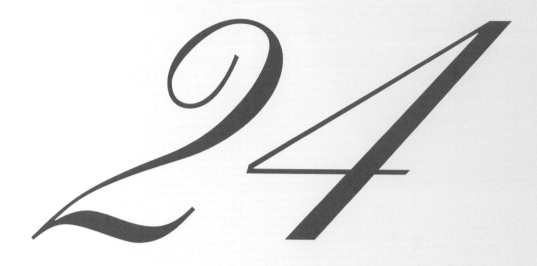

第二十四章　色素性皮肤病
Disturbances of Pigmentation

雀斑
Freckles

为常染色体显性遗传病。

诊断要点: 多于 5 岁左右发病,好发于面部等日光暴露部位。典型皮损为 1~2mm 左右的淡褐色斑疹,圆形或不规则状,数目十余个至上百个,散在不融合,常因日晒而加重。

治疗要点: 防止日晒。外用防晒剂,外用氢醌霜;可作脉冲激光治疗。

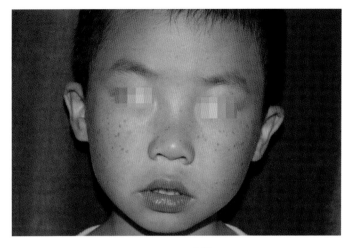

图 24-1-2 雀斑

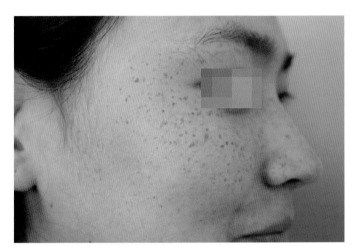

图 24-1-1 雀斑

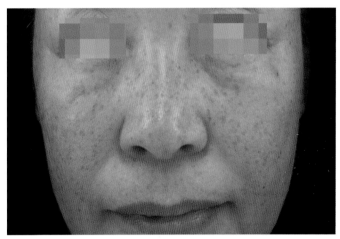

图 24-1-3 雀斑

咖啡斑
Cafe-au-lait Macules

多为先天性,可伴发神经纤维瘤病等。幼年发病。淡褐色斑片,境界清楚,皮损一至数片。皮损直径大于 1.5cm,数目多于 6 片者,可能伴有神经纤维瘤病。可尝试激光治疗。

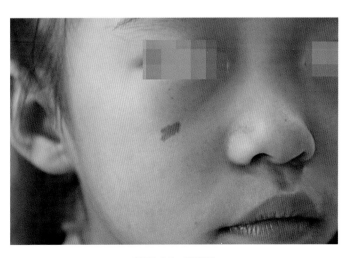

图 24-2-1 咖啡斑

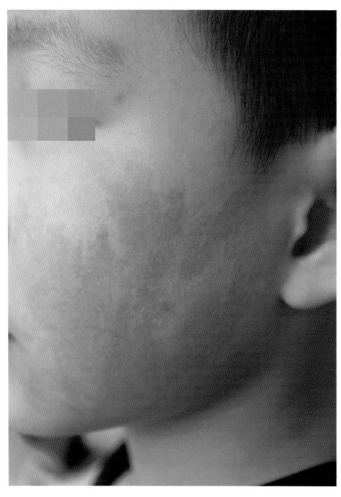

图 24-2-2　咖啡斑

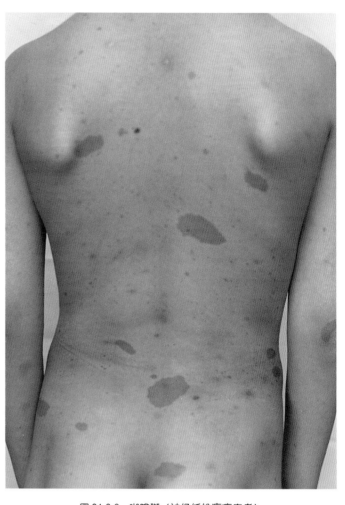

图 24-2-3　咖啡斑（神经纤维瘤病患者）

黄褐斑

Melasma

发病可能与妊娠、口服避孕药、内分泌失调、慢性肝病、精神因素有关。

诊断要点：中青年女性好发。皮损常对称分布于额部、颊部、鼻背及额部。为黄色及淡褐色斑片。日晒后加重。

治疗要点：积极治疗原发病。口服维生素 C、E。外用 3% 氢醌霜、维生素 E 霜等。

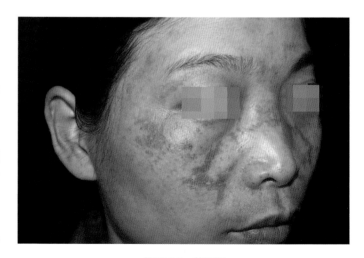

图 24-3-1　黄褐斑

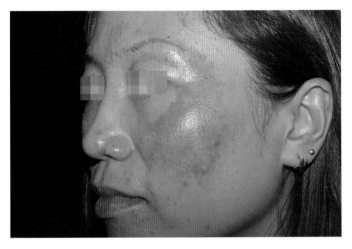

图 24-3-2 黄褐斑

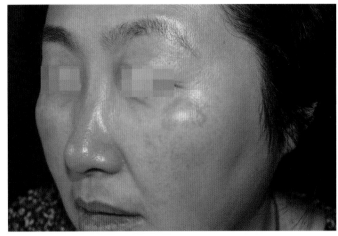

图 24-3-3 黄褐斑

黑变病

Melanosis

是一种外露部位弥漫性色素沉着疾病。病因不明，可能与接触焦油类物质、劣质化妆品、环境因素及日光照晒有关。

诊断要点： 皮损为灰褐色或棕褐色斑片，呈弥漫性或网状，境界不清，可有网状毛细血管扩张及细碎鳞屑。好发于面部、颈部、胸背上部。日晒后加重。病理示界面改变，真皮乳头内可见较多噬黑素细胞。

治疗要点： 脱离可疑接触物质，避免强烈日晒。口服大剂量维生素 C、E。外用氢醌霜等。

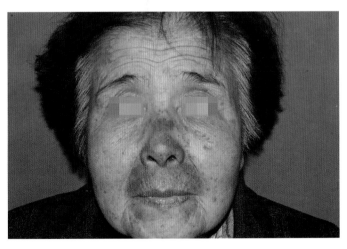

图 24-4-1 黑变病

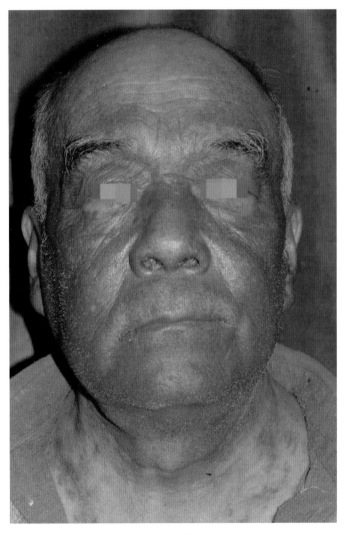

图 24-4-2 黑变病

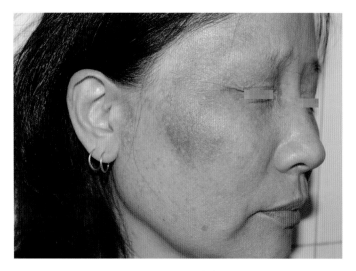

图 24-4-3　黑变病

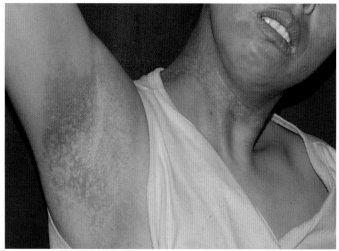

图 24-4-5　黑变病

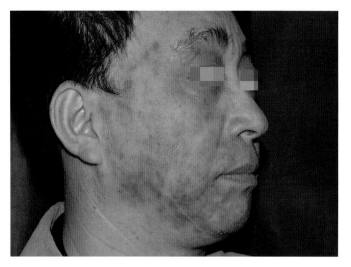

图 24-4-4　黑变病

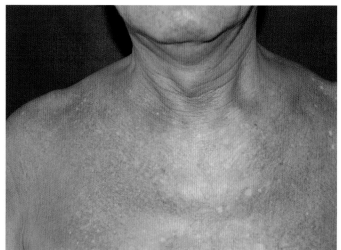

图 24-4-6　黑变病

屈侧网状色素异常症

Reticular Pigmented Anomaly of the Flexures

是一种罕见的色素异常病。幼儿发病。皮损好发于躯干及颈、肩和大腿部。初为色素斑,逐渐发展融合成网状。尚无有效治疗方法。

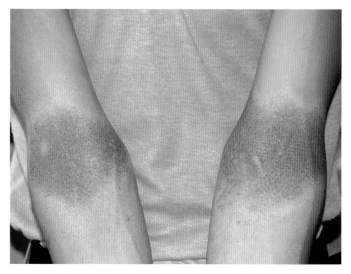

图 24-5-1　屈侧网状色素异常症

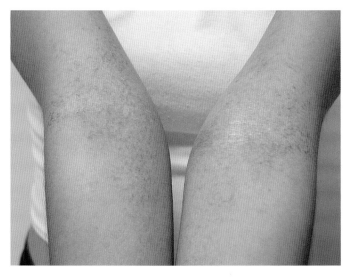

图 24-5-2　屈侧网状色素异常症

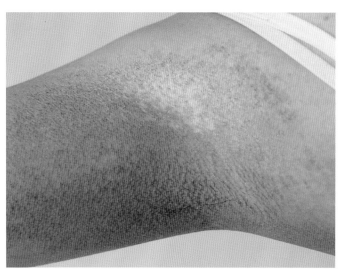

图 24-5-3　屈侧网状色素异常症

网状肢端色素沉着症

Reticulate Acropigmentation

为常染色体显性遗传性疾病。儿童期发病。初为双

手背对称性雀斑样褐色斑,逐渐发展,融合成网状。可波及躯干、四肢。尚无有效治疗方法。

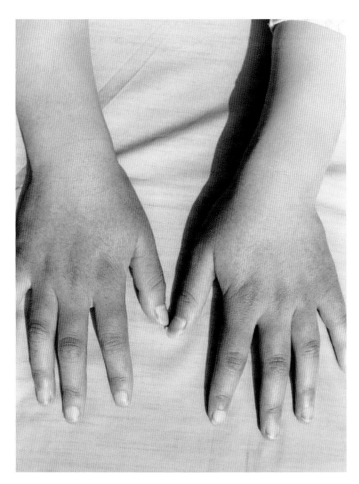

图 24-6-1　网状肢端色素沉着症

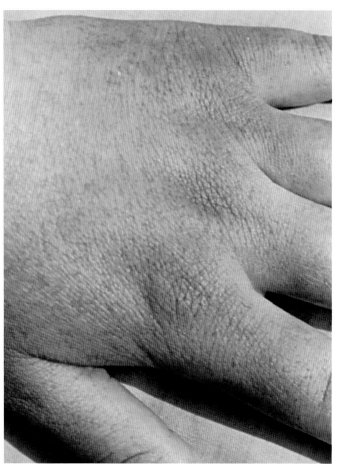

图 24-6-2　网状肢端色素沉着症

遗传性对称性色素异常症
Dyschromatosis Symmetrica Hereditaris

系一种少见的显性遗传性皮肤病。患者进行性出现

色素沉着和色素减退斑交织成网状。多见于四肢伸侧，尤其是手、足背。

无特殊治疗方法。

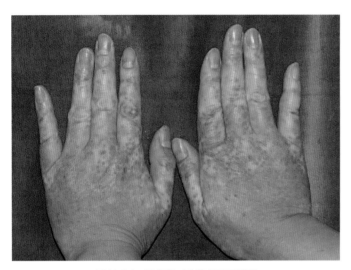

图24-7-1　遗传性对称性色素异常症

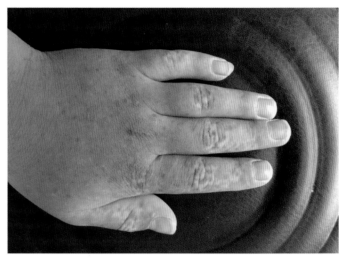

图24-7-3a　遗传性对称性色素异常症

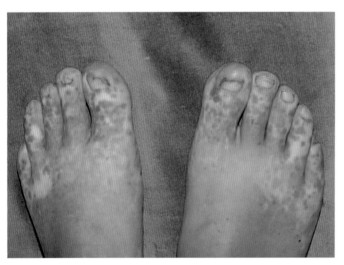

图24-7-2　遗传性对称性色素异常症

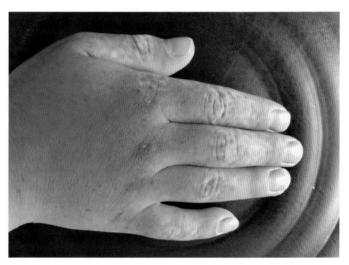

图24-7-3b　遗传性对称性色素异常症

遗传性泛发性色素异常症
Dyschromatosis Universalis Hereditaris

为常染色体显性或隐性遗传病。可早年发病。皮疹广泛分布于躯干和四肢，无不适。主要损害为密集米粒至绿豆大小的褐色斑疹，境界较清楚，一般不融合。色素斑间有多数色素减退斑。对暴露部位皮损可采用脉冲激光治疗。

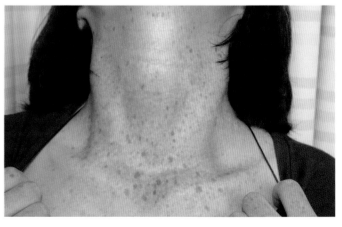

图24-8-1　遗传性泛发性色素异常症

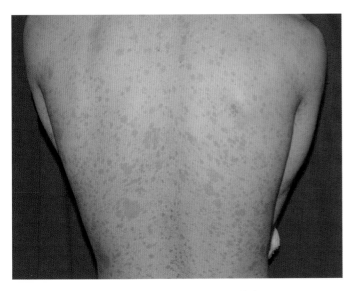

图 24-8-2　遗传性泛发性色素异常症

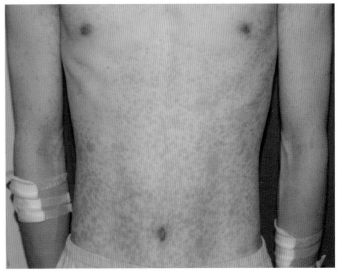

图 24-8-3　遗传性泛发性色素异常症

多发性斑状色素沉着症

Pigmentation Macularis Multiplex

又可称色素性玫瑰疹。青壮年发病。皮疹泛发于躯干、四肢近端，散在对称分布。皮损为 1~2cm 左右的青灰色、棕灰色斑疹，圆形，境界不很清楚，表面光滑。无自觉症状。口服大量维生素 C、E。外用氢醌霜。

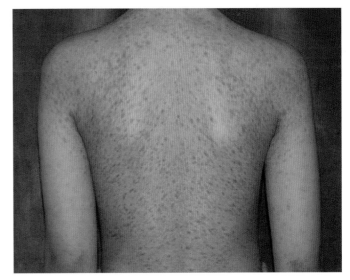

图 24-9-2　多发性斑状色素沉着症

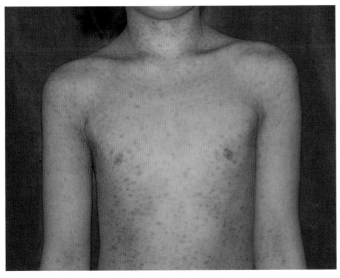

图 24-9-1　多发性斑状色素沉着症

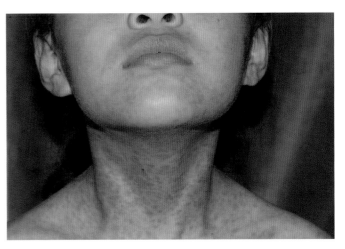

图 24-9-3　多发性斑状色素沉着症

炎症后色素沉着
Postinflammatory Hyperpigmentation

皮肤炎症后可遗留色素改变,以色素沉着为多见。

典型的如固定药疹后的色素斑。

一般随时间会慢慢自消退。

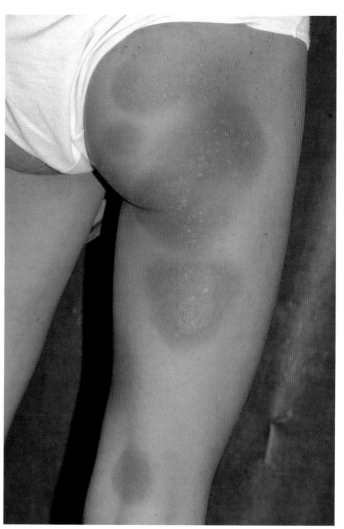

图 24-10-2　固定药疹后色素沉着

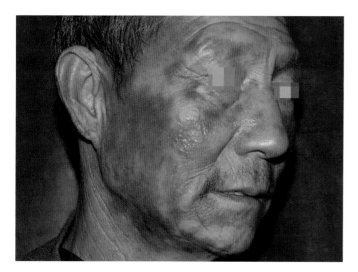

图 24-10-1　炎症后色素沉着

单纯黑子
Lentigo Simple

又称单纯雀斑样痣,俗称痦子。幼年发病,随年龄

可逐渐增多。皮疹可发生于任何部位。为 2~3mm 的褐色及黑褐色斑疹,或稍隆起,圆形,颜色均一。日晒后不加重。病理示表皮基底层黑素细胞数目增加,表皮突延伸。不需治疗。必要时可液氮冷冻、二氧化碳激光。

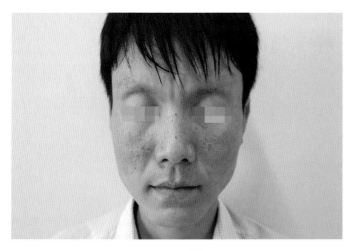

图 24-11-1　单纯黑子

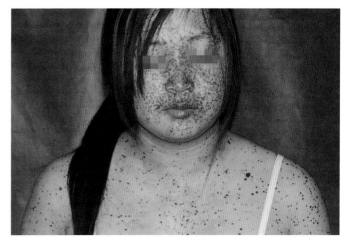

图 24-11-3　多发性黑子综合征

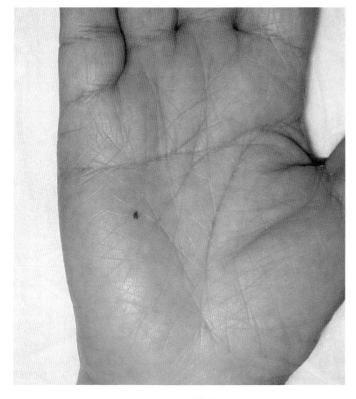

图 24-11-2　单纯黑子

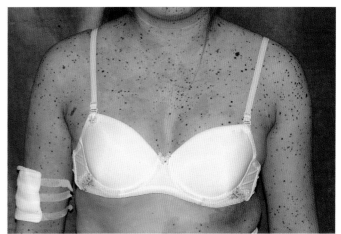

图 24-11-4　多发性黑子综合征

色素沉着-息肉综合征
Pigmentation-Polyposis Syndrome

又称 Peutz-Jeghers 综合征,为常染色体显性遗传。

诊断要点: 幼年发病。口周黑子,主要发生于下唇、口腔黏膜,皮疹 2~7mm,不融合,也可出现于手足部。胃肠道息肉,主要是小肠息肉,出现腹痛腹泻、便血。肠息肉为腺瘤,可恶变。

治疗要点: 对息肉有恶变,或便血严重者应实施外科手术切除。

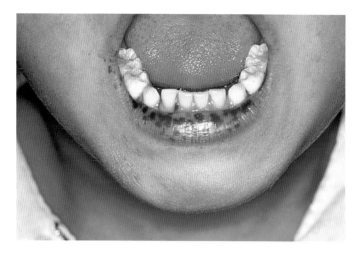

图 24-12-1 色素沉着-息肉综合征

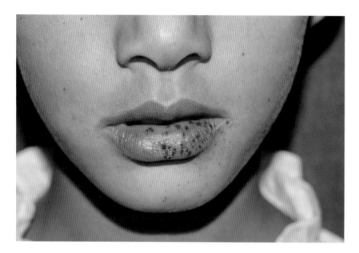

图 24-12-2 色素沉着-息肉综合征

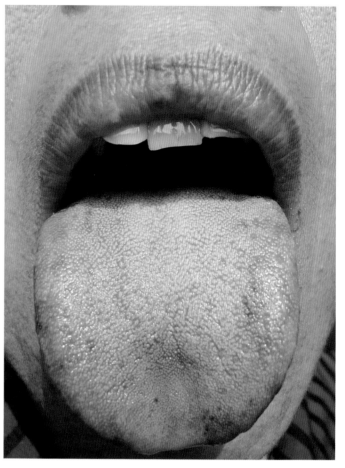

图 24-12-3 色素沉着-息肉综合征

皮肤黏膜黑子综合征

Mucocutaneous Lentigo Syndrome

又称 Laugier-Hunziker 综合征,是一个获得性综合征。一般在 30 岁后发病,特点是唇、口腔黏膜(硬腭、颊黏膜、软腭和齿龈)、指和掌部的色素沉着斑,50% 以上患者可见纵行黑甲,无肠息肉。本综合征皮损在病理上与色素沉着-息肉综合征的皮损无法区别。不必治疗。

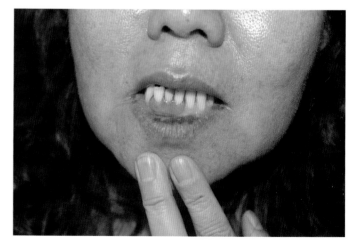

图 24-13-1 皮肤黏膜黑子综合征

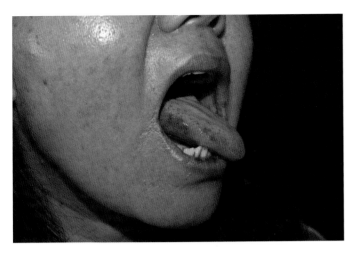

图 24-13-2 皮肤黏膜黑子综合征

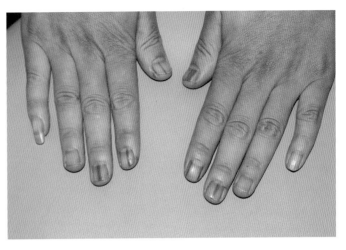

图 24-13-3 皮肤黏膜黑子综合征

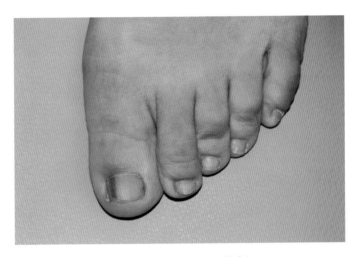

图 24-13-4 皮肤黏膜黑子综合征

斑痣

Nevus Spilus

出生时或幼年发病。典型损害为淡褐色斑片,直径数厘米至十余厘米,椭圆形或不规则状,境界清楚,表面散在棕褐色斑疹或斑丘疹,单发。不需治疗,必要时可切除后植皮。

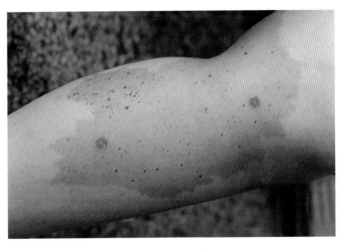

图 24-14-1 斑痣

黑素细胞痣

Melanocytic Nevus

简称色素痣,分交界痣、复合痣和皮内痣。有先天及后天性色素痣。

诊断要点:交界痣:为褐黑色斑疹,一般数毫米,圆形,境界清楚,边缘规则,颜色均一,好发于外露部位。复合痣:黑褐色圆形轻度隆起皮面的斑丘疹。皮内痣:为淡褐色或皮色半球状丘疹或结节,质软,成年多见。病理的基本特点为黑素痣细胞形成巢,无核非典型性。痣细胞巢仅位于表皮真皮交界处者称交界痣,若真皮内也有痣细胞巢者为复合痣,痣细胞巢仅见于真皮内者为皮内痣。

治疗要点:一般不需要治疗。如需要治疗,手术彻底切除为宜。

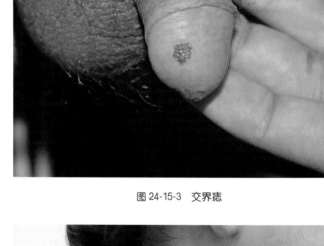

图 24-15-3 交界痣

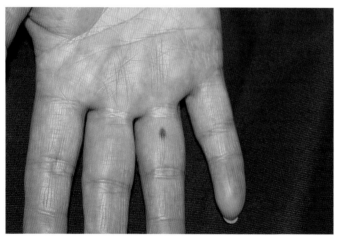

图 24-15-1 交界痣

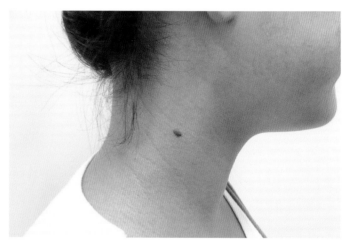

图 24-15-4 复合痣

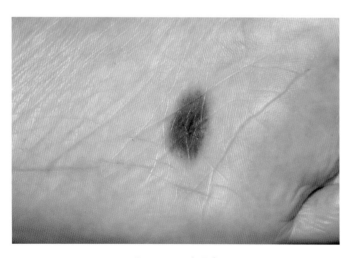

图 24-15-2 交界痣

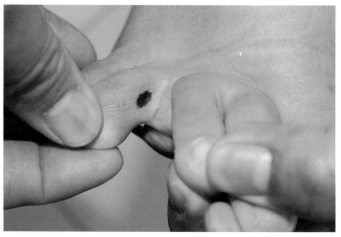

图 24-15-5 复合痣

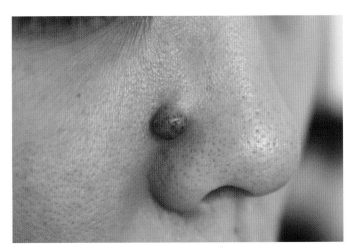

图 24-15-6 皮内痣

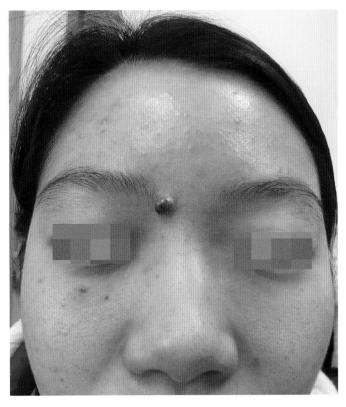

图 24-15-7 皮内痣

甲母痣

Naevi of the Nail Matrix

临床为甲板下一褐色或黑褐色条带,边界规则,颜色均一。如果损害颜色在短期内加深或不均一,增宽超过3mm,边界不规则,应在甲母处取病变组织做病理检查以除外恶变,需积极治疗。

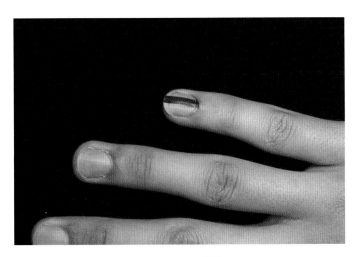

图 24-16-1 甲母痣

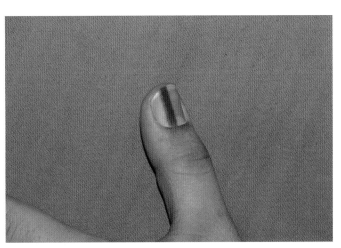

图 24-16-2 甲母痣

先天性色素痣

Congenital Melanocytic Nevus

出生时即有。皮损大小不等，一般比后天性色素痣大，直径多大于 1cm，有时皮损累及躯干大部或某一肢体，伴局部多毛，称兽皮样痣。先天性色素痣有恶变的可能，尤其是直径大于 10cm 的先天性色素痣，应引起注意。对位于头面部等暴露部位的色素痣可手术切除。大的先天性色素痣有癌变迹象的，应及时作病理检查，并应手术切除。

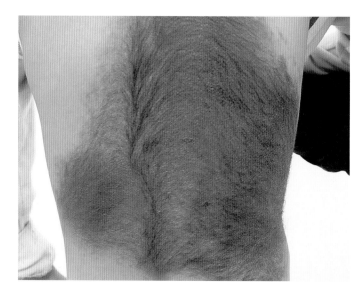

图 24-17-3　先天性色素痣

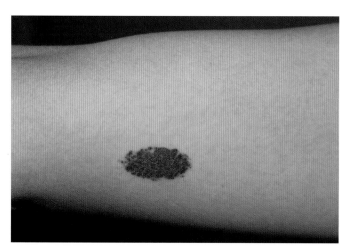

图 24-17-1　先天性色素痣

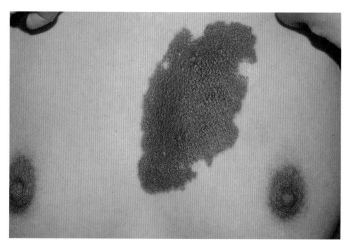

图 24-17-4　先天性色素痣

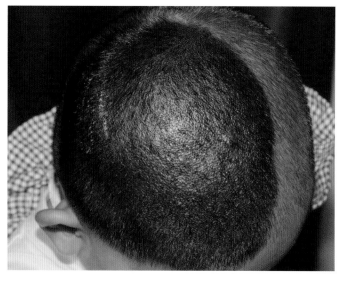

图 24-17-2　先天性色素痣

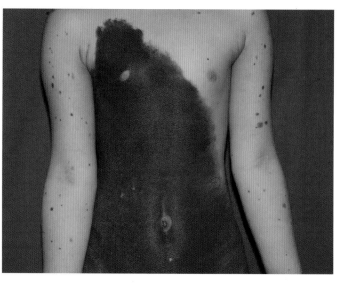

图 24-17-5　先天性色素痣

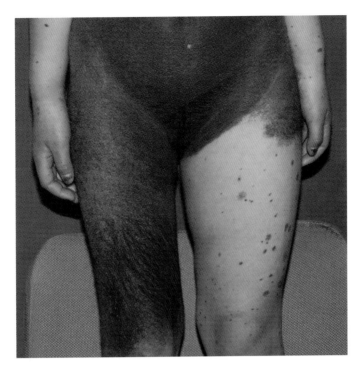

图 24-17-6　先天性色素痣

良性幼年黑素瘤

Benign Juvenile Melanoma

　　又称 Spitz 痣,是黑素细胞的一种良性肿瘤,因其组织病理与恶性黑素瘤相似而易误诊。多见于儿童。皮损为 0.5cm 左右的丘疹、结节,呈粉红色、红色或红褐色。好发于面部。病理特点为交界处痣细胞巢较大,椭圆形,长轴与表皮垂直,与周围纤维组织间有裂隙。损害境界清楚。必要时手术切除。

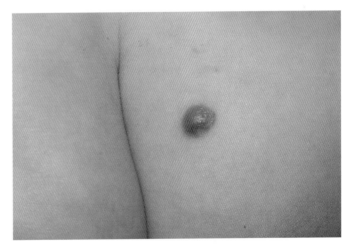

图 24-18-2　良性幼年黑素瘤

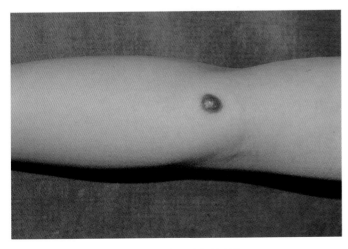

图 24-18-1　良性幼年黑素瘤

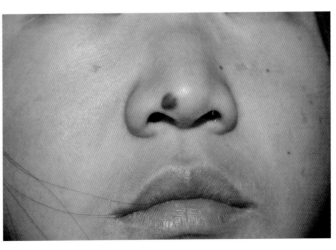

图 24-18-3　良性幼年黑素瘤

蓝痣

Blue Nevus

分为普通型及细胞型两种。普通型多为蓝色及蓝黑色结节,直径2~6mm,幼年发病,好发于上肢和面部。细胞型为蓝黑色较大结节,常发于臀部和骶尾部,出生时发病,可发生恶变。普通型蓝痣一般不需治疗,细胞型蓝痣应手术切除。

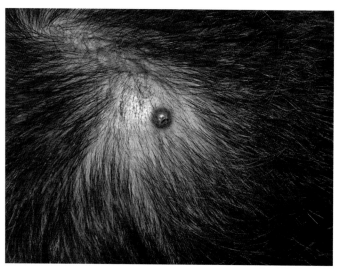

图 24-19-1 蓝痣

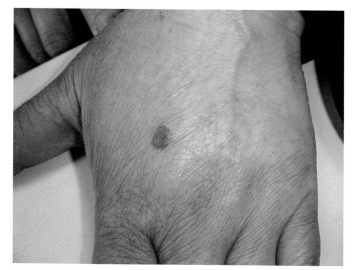

图 24-19-2 蓝痣

蒙古斑

Mongolian Spot

指位于腰骶部和臀部的蓝色斑片,皮损境界不清,数厘米至十余厘米。出生时即有,学龄前可消退。

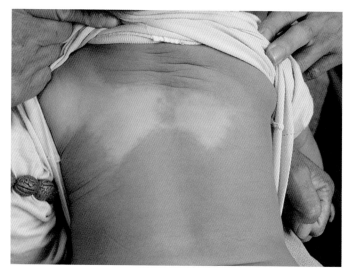

图 24-20-1 蒙古斑

眼上腭部褐青色痣

Nevus-Fuscocaeruleus Ophthalmo-Maxillaris

又称太田痣（nevus of Ota），好发于三叉神经第一、第二支支配区域，即上下眼睑、额部和颞部，褐色及青蓝色斑片，常累及巩膜，一般单侧分布。脉冲激光治疗较理想。

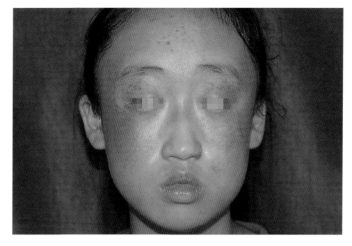

图 24-21-2 眼上腭部褐青色痣（双侧）

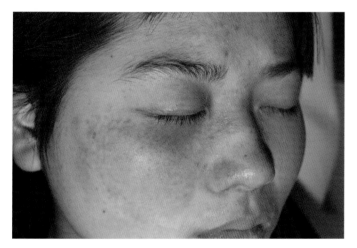

图 24-21-1 眼上腭部褐青色痣

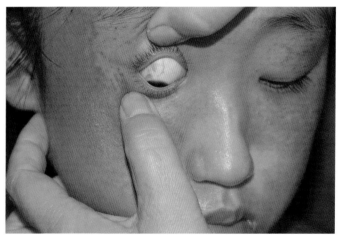

图 24-21-3 眼上腭部褐青色痣

获得性颧部褐青色痣

Acquired Nevus-Fuscocaeruleus of Zygomaticus

成年后发病，女性多见。为颧部、颞部褐色或褐青色的 2~3mm 斑疹，多发而不融合，对称分布。激光治疗效果好。应注意防晒。

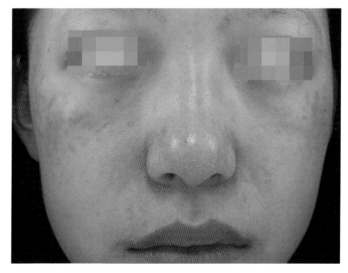

图 24-22-1 获得性颧部褐青色痣

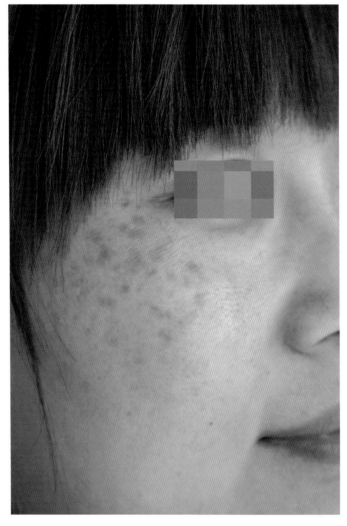

图 24-22-2　获得性颧部褐青色痣

色素性毛表皮痣
Pigmented Hairy Epidermal Nevus

亦称 Becker 痣。青少年发病。好发于肩部、肩胛骨区及前胸。皮损为淡褐色及褐色斑,手掌大小或更大,境界清楚,其上可有粗毛。目前尚无有效治疗方法。

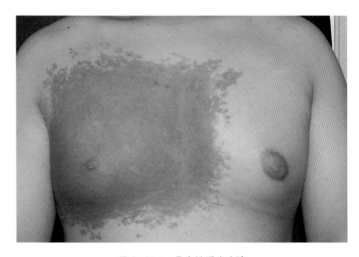

图 24-23-1　色素性毛表皮痣

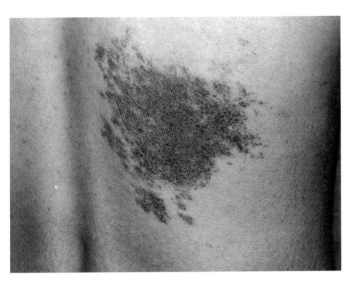

图 24-23-2　色素性毛表皮痣

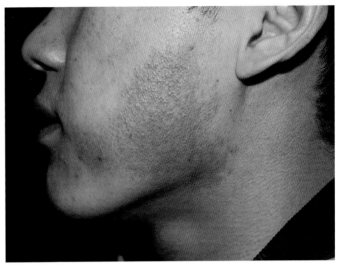

图 24-23-3　色素性毛表皮痣

无色素痣

Achromic Nevus

出生时即有。为限局性色素减退斑。常位于躯干，成单侧分布。无有效治疗方法，可试用自体表皮移植。

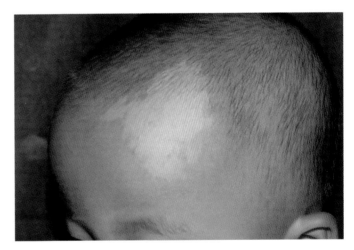

图 24-24-2　无色素痣

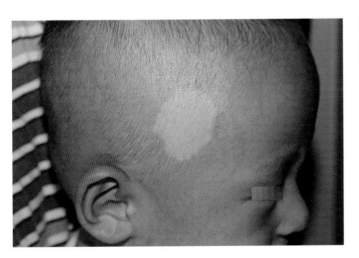

图 24-24-1　无色素痣

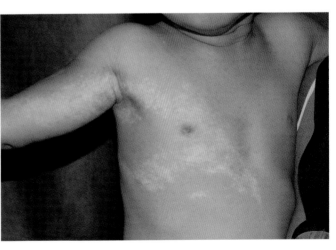

图 24-24-3　无色素痣，单侧节段分布

白癜风

Vitiligo

病因可能与自身免疫、遗传、神经调节等因素有关。

诊断要点：皮损特点为乳白色的斑片，境界清楚，无症状。白斑可限局，也可泛发，可单侧按皮节及某一皮神经分布。

治疗要点：外用0.1%甲氧沙林(8-MOP)溶液，配合日晒或紫外线(窄波紫外线或 PUVA)治疗。外用糖皮质激素制剂。对小片皮损可负压吸疱后自体植皮，也可作自体黑素细胞接种。

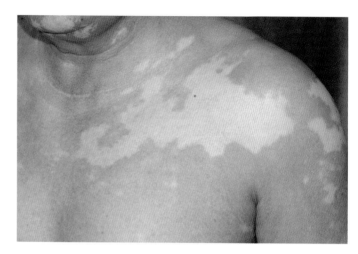

图 24-25-3 白癜风

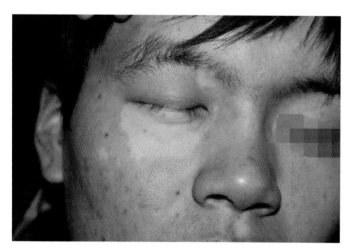

图 24-25-1 白癜风

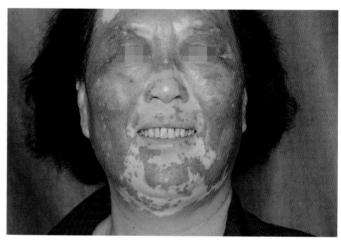

图 24-25-4 白癜风

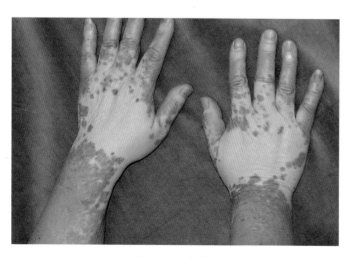

图 24-25-2 白癜风

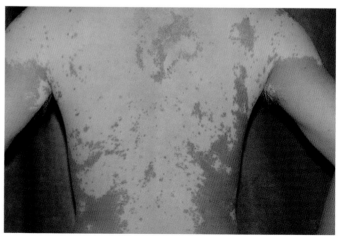

图 24-25-5 白癜风经光疗后，从毛囊口先出现色素再生

晕痣
Halo Nevus

因机体产生抗黑素细胞的免疫反应所引起。原有色素痣周边出现白色环状损害,该色素痣颜色可变淡。一般不需治疗,可外用糖皮质激素制剂。

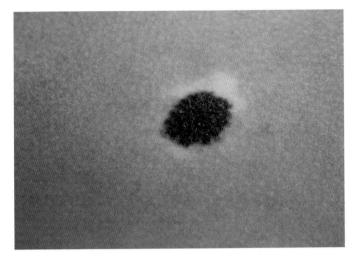

图 24-26-1 晕痣

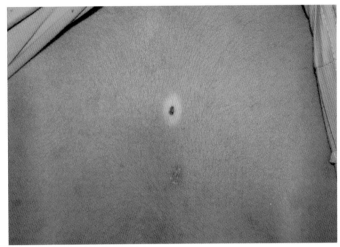

图 24-26-2 晕痣

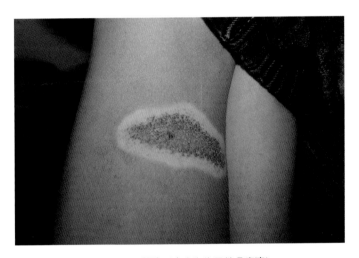

图 24-26-3 晕痣(中央为先天性色素痣)

老年性白斑
Senile Leukoderma

为皮肤老化的表现之一。中老年发病,随年龄逐渐增多。躯干、四肢非暴露部位白色斑疹,2~5mm 大小,圆形,境界清楚。不需治疗。

图 24-27-1 老年性白斑

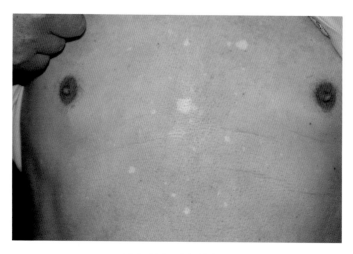

图 24-27-2　老年性白斑

白化病
Albinism

常染色体隐性遗传病。患者毛发、眼和皮肤缺乏色素。毛发淡黄色,纤细。眼畏光流泪。皮肤乳白色、粉红色,干燥,易发生各种日光性损害。尚无有效治疗方法。患者应避免日晒,并外用防晒霜。

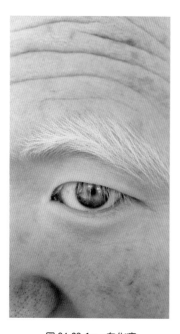

图 24-28-1a　白化病

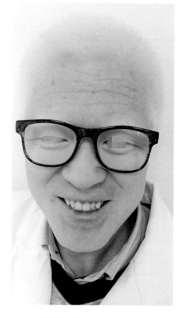

图 24-28-1b　白化病

斑驳病
Piebaldism

常染色体显性遗传病。特征性表现为前额中央呈菱形的色素脱失斑,邻近部位的头发发白。躯干、四肢可出现色素脱失斑,以股内侧为多见。

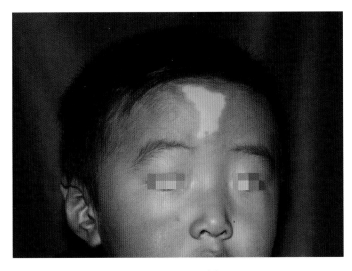

图 24-29-1 斑驳病

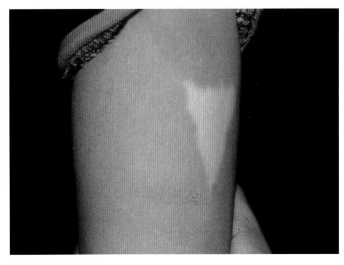

图 24-29-2 斑驳病

文身

Tattoo

　　是将不可溶性色素注入人皮肤以产生永久性文字、图案。染料可以是胭脂红、靛蓝、朱砂、印度墨、铬绿及古蓝等。文身可引起光敏、异物肉芽肿反应。特殊体质可发生瘢痕疙瘩。多数蓝黑色文身可采用 Q 开关 1064nm 或 755nm 脉冲激光有效祛除。红色文身可采用 Q 开关 532nm 脉冲激光治疗。

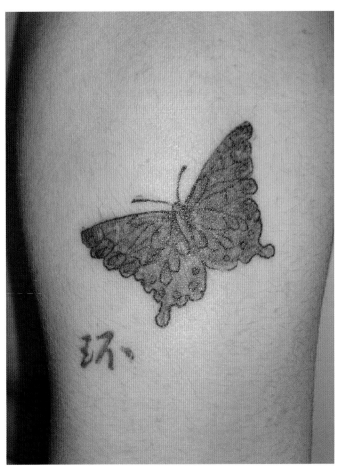

图 24-30-2 文身

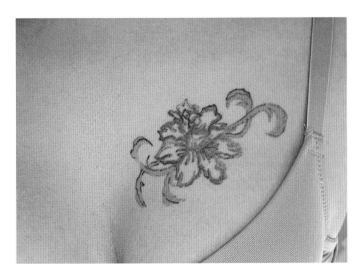

图 24-30-1 文身

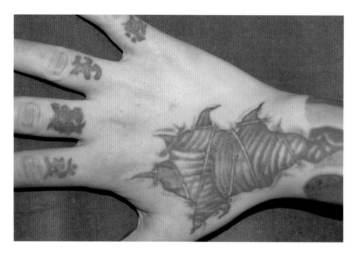

图 24-30-3 文身

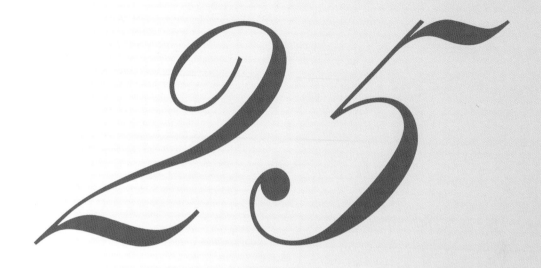

第二十五章　遗传性皮肤病
Genodermatoses

色素失禁症
Incontinentia Pigmenti

为 X 连锁显性遗传,致病基因为 *IKBKG* 基因,由于该基因功能十分重要,因此若男性出现该基因缺陷将会导致胚胎期死亡,故多数患者为女性。

诊断要点: 主要见于女性,临床分为红斑水疱期、疣状增殖期和色素失禁期。红斑水疱期:生后一周左右发病,躯干、四肢屈侧红斑、水疱、脓疱,持续 2 个月左右;疣状增殖期:原皮损区出现疣状增殖性损害,持续 2 个月左右;色素失禁期:原皮损区出现淡褐色及褐色斑疹和斑片,形状不规则,有些似漩涡状或泼墨状,数年后可逐渐消退。

组织病理:红斑水疱期主要为表皮嗜酸性海绵水肿,可形成表皮内水疱。真皮浅层嗜酸性粒细胞浸润。

治疗要点: 本病无需治疗,2 岁后开始逐渐消退。

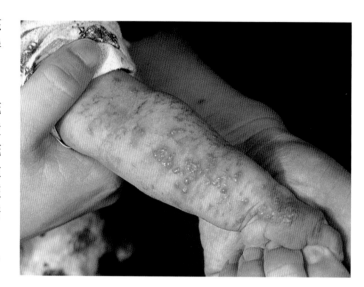

图 25-1-2　色素失禁症

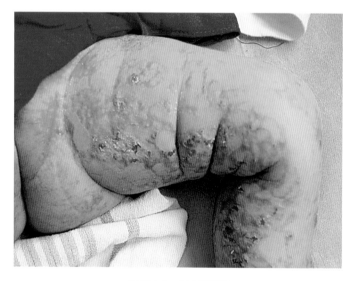

图 25-1-1　色素失禁症

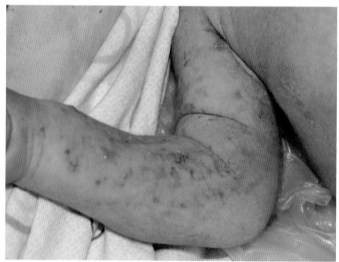

图 25-1-3　色素失禁症

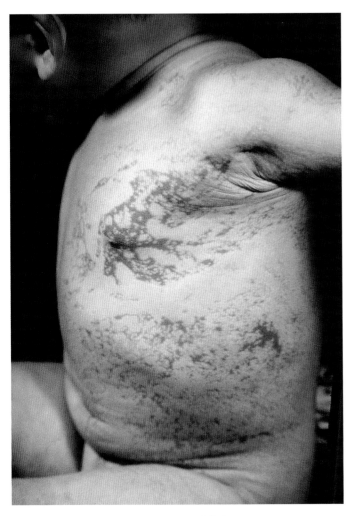

图 25-1-4　色素失禁症

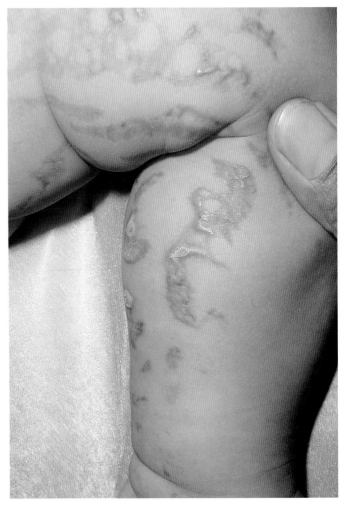

图 25-1-5　色素失禁症

神经纤维瘤病

Neurofibromatosis

是由于 *NF1* 或 *NF2* 基因突变导致的常染色体显性遗传病，是一种神经外胚叶异常。

诊断要点：神经纤维瘤：儿童发病，躯干及四肢近端为主多发性数毫米至数厘米的半球状或带蒂的肿瘤，柔软，皮色、粉红色或褐色，随年龄增多增大，成年发展较慢。皮损常沿神经干分布，多发，为皮内及皮下软性结节、斑块。部分神经纤维瘤体可呈浸润性生长，累及筋膜、肌肉甚至骨骼，可产生剧烈疼痛及严重外观畸形，这种类型的神经纤维瘤称为丛状神经纤维瘤，具有一定恶变概率。咖啡斑：常见于躯干，特别在腰背部，数厘米大小的褐色斑片，卵圆形，境界清楚。腋窝及腹股沟多发小雀斑为本病特征性表现。黏膜损害：少数患者口腔出现乳头状瘤，巨舌。中枢神经损害：近半数患者智力发育不良，颅内肿瘤及癫痫发作。

治疗要点：目前仍无有效方法控制病情发展，对较大的损害手术切除。

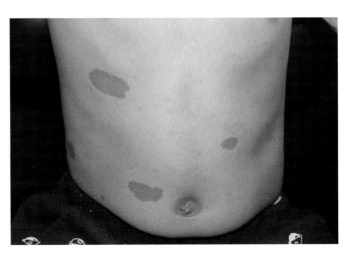

图 25-2-1　神经纤维瘤病　咖啡斑

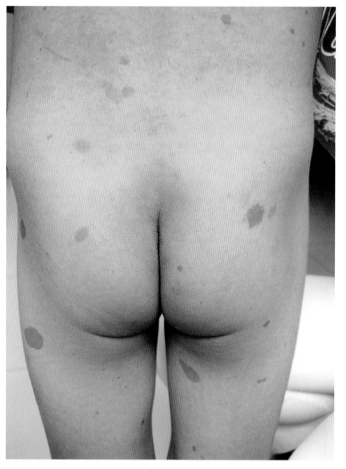

图 25-2-2 神经纤维瘤病

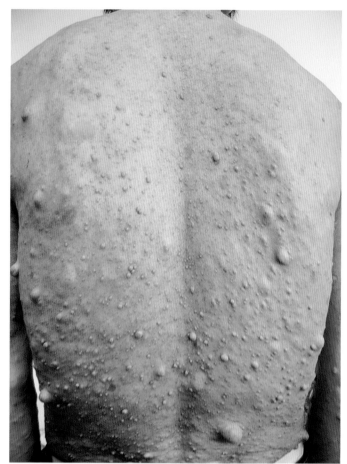

图 25-2-4 神经纤维瘤病

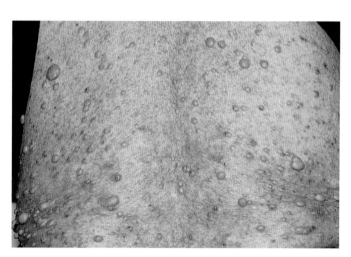

图 25-2-3 神经纤维瘤病

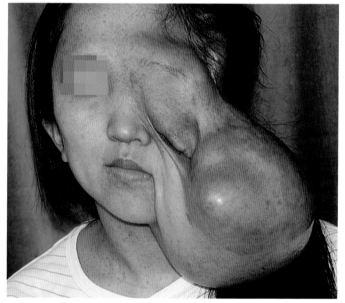

图 25-2-5 神经纤维瘤病

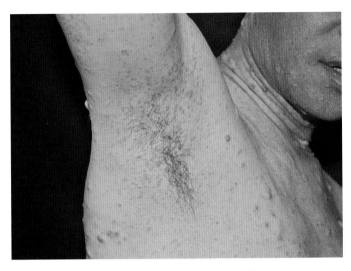

图 25-2-6 神经纤维瘤病 腋窝雀斑

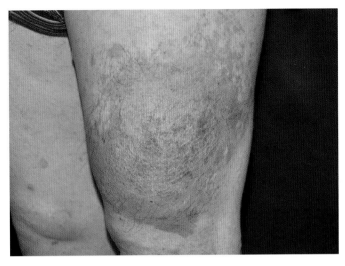

图 25-2-7 神经纤维瘤病 丛状神经纤维瘤

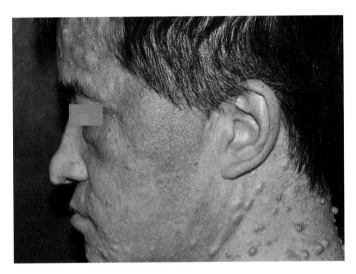

图 25-2-8 神经纤维瘤病 丛状神经纤维瘤

单纯型大疱性表皮松解症

Epidermolysis Bullosa Simplex, EBS

为常染色体显性遗传,主要是由于编码角蛋白 K5 或 K14 的基因突变引起。裂隙主要出现在表皮基底细胞胞浆中。

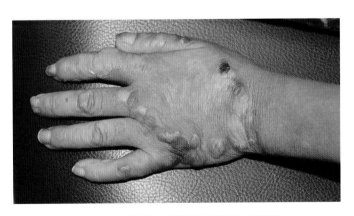

图 25-3-1 单纯型大疱性表皮松解症 泛发型

诊断要点: 多于 2 岁内发病。手、足、肘、膝等易摩擦部位出现水疱、大疱。尼氏征阴性,黏膜及指甲损害少,成年时可见指甲脱落,一般不留瘢痕,但水疱愈合后容易伴有色素沉着,甚至可以出现全身泛发性网状色素沉着改变。成年后可出现局灶性掌跖角化症。

治疗要点: 避免外伤及摩擦。皮损局部抗感染,保护。对症止痒治疗可以减少水疱的产生。

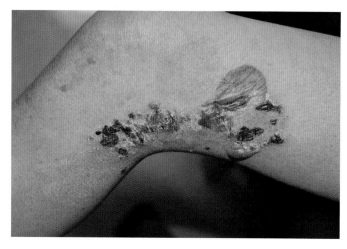

图 25-3-2　单纯型大疱性表皮松解症　泛发型

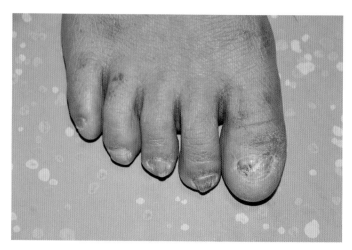

图 25-3-5　单纯型大疱性表皮松解症合并甲营养不良

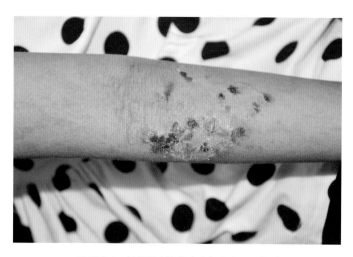

图 25-3-3　单纯型大疱性表皮松解症　泛发型

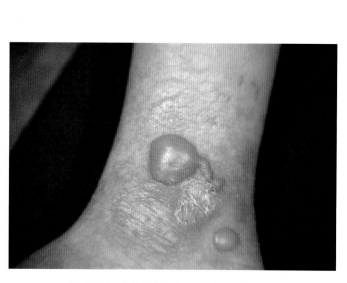

图 25-3-4　单纯型大疱性表皮松解症　手足型

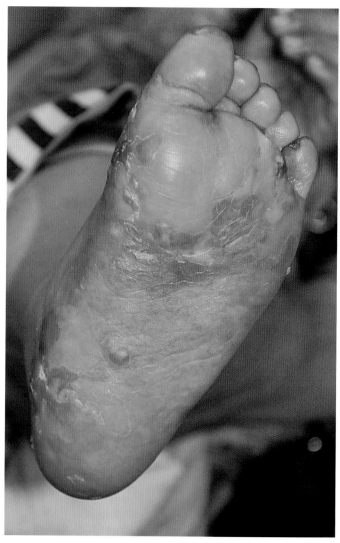

图 25-3-6　单纯型大疱性表皮松解症　局限型

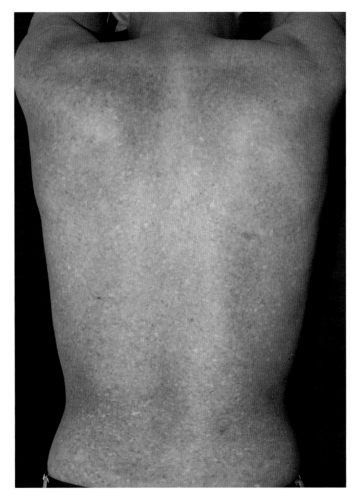

图 25-3-7 单纯型大疱性表皮松解症合并泛发性网状色素沉着

交界型大疱性表皮松解症

Junctional Epidermolysis Bullosa，JEB

裂隙主要发生在基底膜透明板内，可由于编码 Laminin332、17 型胶原、网格蛋白或整合素 α6β4 基因突变所致。为常染色体隐性遗传。

诊断要点：患儿在出生时即有大片水疱和糜烂，皮损面积广泛，常伴有严重的口腔受累、胃肠道损害或幽门闭锁、喉气管狭窄、泌尿生殖系和眼部病变。水疱愈合可以出现增生性瘢痕或者挛缩。患者通常指甲和毛发会出现脱落，牙齿可以出现牙釉质发育不良或者缺乏牙釉质，可以发生气管或喉部狭窄，以及泌尿道狭窄或者梗阻。死亡率很高。

治疗要点：尚无有效治疗方法。对症处理。注意各种可能出现的并发症，需要多学科综合治疗。

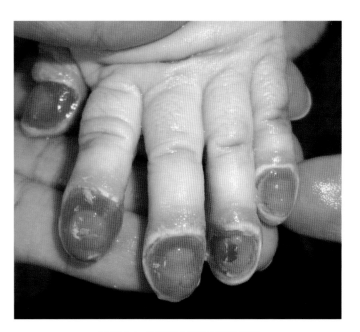

图 25-4-1 交界型大疱性表皮松解症

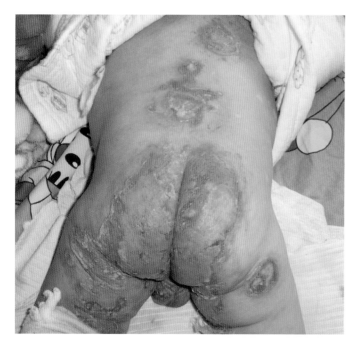

图 25-4-2　交界型大疱性表皮松解症

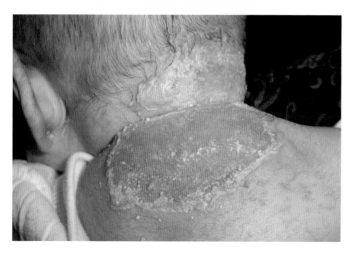

图 25-4-3　交界型大疱性表皮松解症

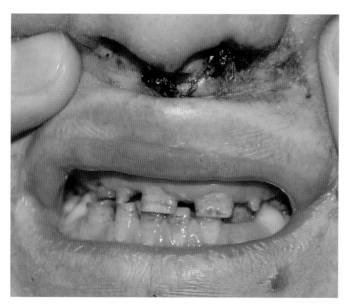

图 25-4-4　交界型大疱性表皮松解症　牙釉质发育不良

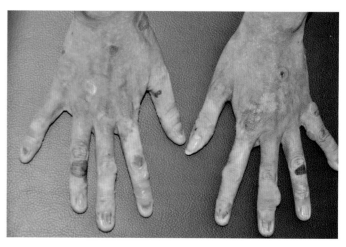

图 25-4-5　交界型大疱性表皮松解症

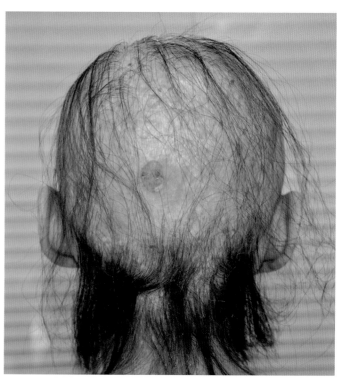

图 25-4-6　交界型大疱性表皮松解症　弥漫性脱发

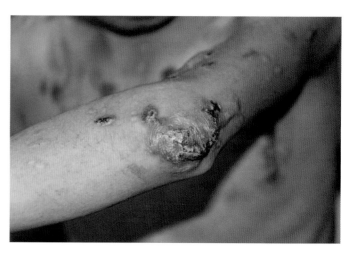

图 25-4-7　交界型大疱性表皮松解症　增生性瘢痕

营养不良型大疱性表皮松解症

Dystrophic Epidermolysis Bullosa, DEB

分常染色体显性遗传营养不良型大疱性表皮松解症（DDEB）和常染色体隐性遗传营养不良型大疱性表皮松解症（RDEB）两种，后者病变广泛而严重。营养不良型EB的所有亚型都是因编码Ⅶ型胶原的基因 *COL7A1* 突变引起。大疱发生在基底膜的致密板下带。

诊断要点： 四肢伸侧，尤其是手指、腕、踝、肘、膝等易摩擦处反复张力性大疱、血疱，严重时躯干部皮肤广泛受累，愈后留有萎缩性瘢痕，皮肤呈皱纹纸样，肢体挛缩，活动受限。粟丘疹常见。口腔及食管黏膜亦可受累。指趾甲脱落，瘢痕形成。以后可在瘢痕基础上发生皮肤鳞状细胞癌。

治疗要点： 无有效治疗方法。可试服苯妥英钠，损害广泛时可试用糖皮质激素。对症处理。注意保护皮肤，预防外伤，糜烂面应注意护理，预防发生瘢痕粘连。

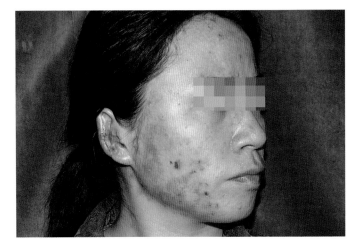

图 25-5-2　常染色体显性遗传营养不良型大疱性表皮松解症

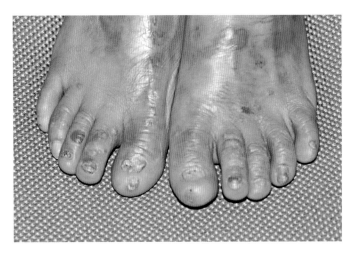

图 25-5-3　常染色体显性遗传营养不良型大疱性表皮松解症

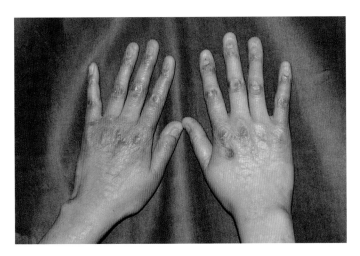

图 25-5-1　常染色体显性遗传营养不良型大疱性表皮松解症

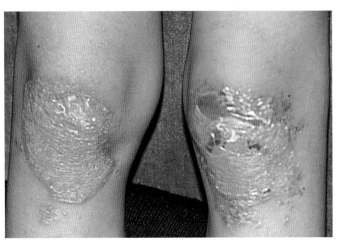

图 25-5-4　常染色体显性遗传营养不良型大疱性表皮松解症

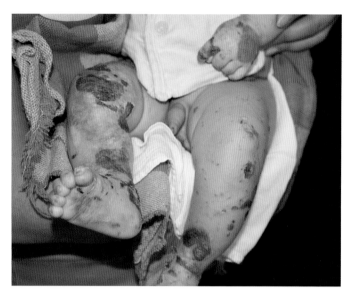

图 25-5-5　常染色体隐性遗传营养不良型大疱性表皮松解症　出生时胫前皮肤缺失

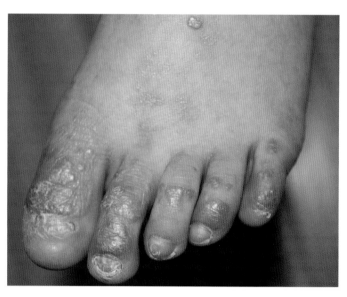

图 25-5-8　常染色体隐性遗传营养不良型大疱性表皮松解症　甲营养不良

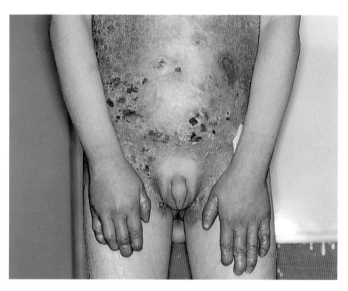

图 25-5-6　常染色体隐性遗传营养不良型大疱性表皮松解症

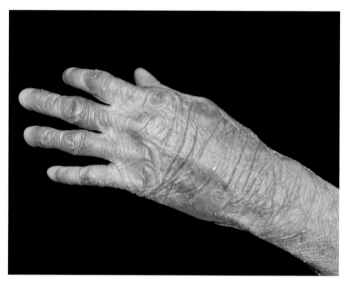

图 25-5-9　常染色体隐性遗传营养不良型大疱性表皮松解症　手指屈曲伴指蹼上延

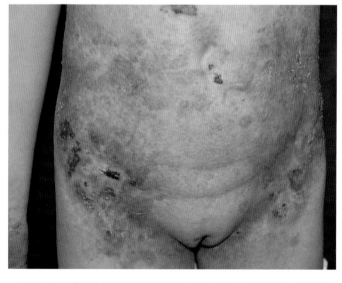

图 25-5-7　常染色体隐性遗传营养不良型大疱性表皮松解症　反转型

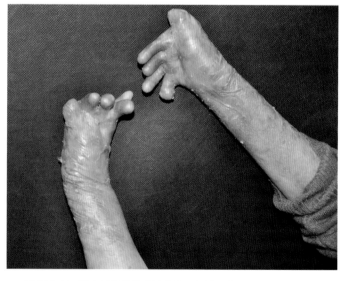

图 25-5-10　常染色体隐性遗传营养不良型大疱性表皮松解症　严重手指挛缩，并指

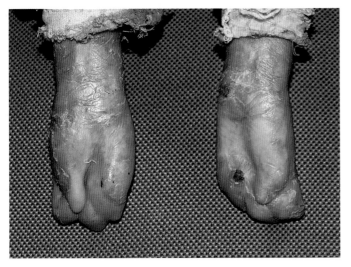

图 25-5-11 常染色体隐性遗传营养不良型大疱性表皮松解症

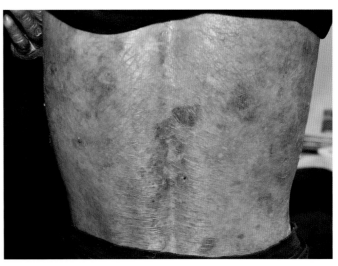

图 25-5-12 常染色体隐性遗传营养不良型大疱性表皮松解症 羊皮纸样萎缩

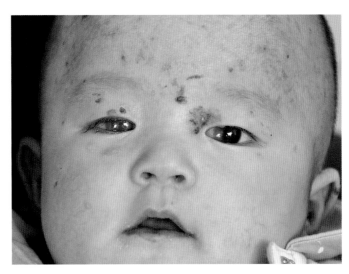

图 25-5-13 常染色体隐性遗传营养不良型大疱性表皮松解症 角膜膜状物覆盖

痒疹型营养不良型大疱性表皮松解症

Dystrophic Epidermolysis Bullosa Pruriginosa

常染色体显性遗传，也是由编码Ⅶ型胶原的基因 *COL7A1* 突变引起。

诊断要点：幼儿期发病，也可成年后发病。皮损好发于躯干、四肢。反复出现水疱和大疱，特征性损害为成年后四肢伸侧的痒疹样结节，以胫前最明显，瘙痒显著，易误诊为结节性痒疹、肥厚性扁平苔藓等。患者常伴有不同程度的指（趾）甲受累，有的甲缺如，有的则为甲肥厚。

治疗要点：尚无特效治疗方法。可外用多虑平软膏止痒。

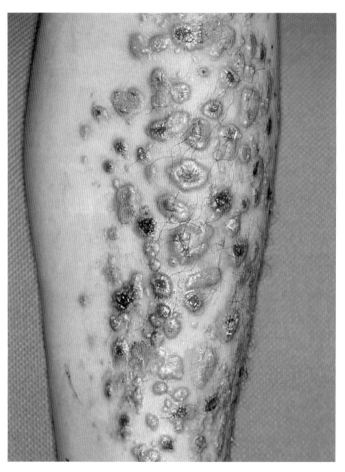

图 25-6-1　痒疹型营养不良型大疱性表皮松解症

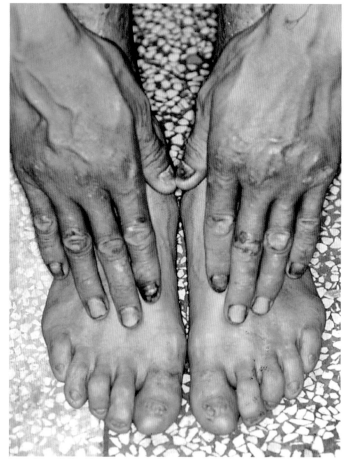

图 25-6-3　痒疹型营养不良型大疱性表皮松解症

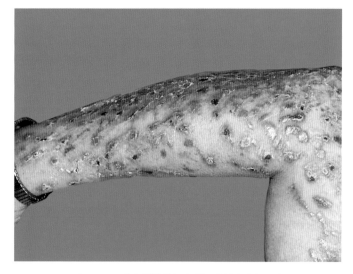

图 25-6-2　痒疹型营养不良型大疱性表皮松解症

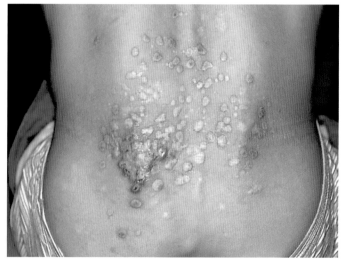

图 25-6-4　痒疹型营养不良型大疱性表皮松解症

金德勒综合征
Kindler Syndrome

又称伴大疱的皮肤异色症（poikiloderma with bullae）。为常染色体隐性遗传病。致病基因为 *FERMT1*，编码 Kindlin-1，这是一个细胞膜上与信号传导相关的蛋白。

患者在出生时或生后不久发病。主要特点为肢端受轻度创伤后出现水疱或大疱，进行性皮肤异色改变，尤其在日光暴露部位。皮肤对光敏感。由于瘢痕，近端指关节出现假性并指症。成人面部的鼻小、唇薄，似硬皮病样或着色性干皮病样面容。甲营养不良。不少患者出现食管狭窄，并可在皮损基础上发生鳞状细胞癌。患者应防光，对早期可疑的皮肤癌变应及早发现，并作相应治疗。

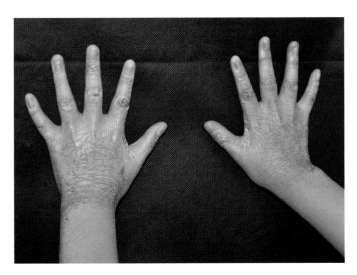

图 25-7-1　金德勒综合征

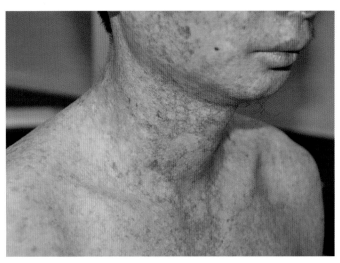

图 25-7-3　金德勒综合征　皮肤异色

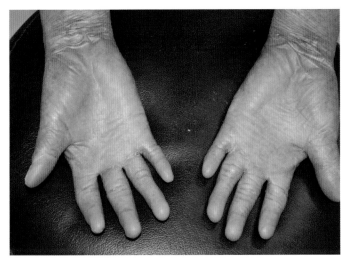

图 25-7-2　金德勒综合征　指纹及掌纹消失

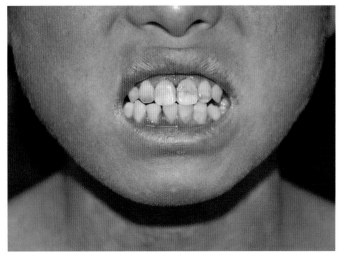

图 25-7-4　金德勒综合征　牙周病

家族性慢性良性天疱疮
Familial Benign Chronic Pemphigus

又称 Hailey-Hailey 病，为一种常染色体显性遗传性皮肤病，系编码钙泵的 *ATA2C1* 基因突变所致。

诊断要点： 多于青春期后开始发病，男性病情较严重。50%～70%患者有家族遗传史。皮损好发于颈、腋、肘窝、腹部、乳房下及腹股沟部，对称分布，夏重冬轻。皮损为密集的大疱或水疱，容易破溃、渗出、结痂，很像湿疹或脓疱病。在腹股沟处皮损痒，反复搔抓可出现苔藓化肥厚。组织病理：表皮基底细胞层上裂隙或水疱，表皮细胞大片松解，似倒塌的砖墙。

治疗要点： 无特效治疗方法，只能采取对症治疗。注意局部清洁，干燥，可试服烟酰胺，外用糖皮质激素制剂。

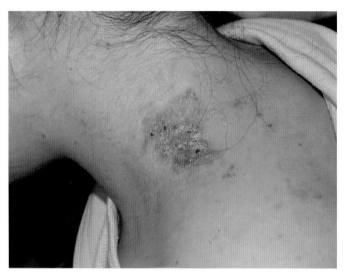

图 25-8-1　家族性慢性良性天疱疮

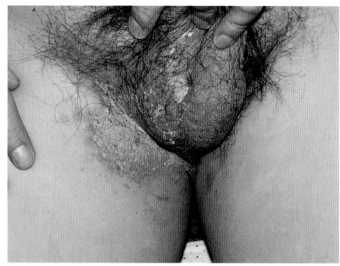

图 25-8-4　家族性慢性良性天疱疮

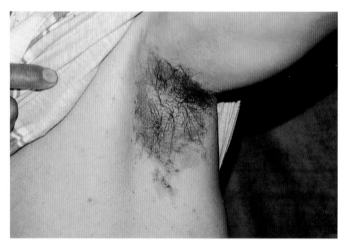

图 25-8-2　家族性慢性良性天疱疮

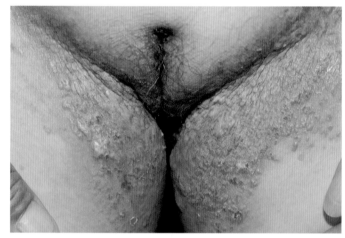

图 25-8-5　家族性慢性良性天疱疮

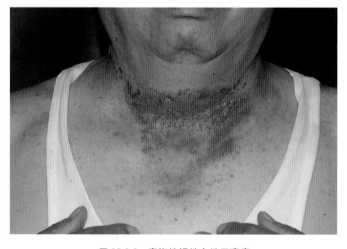

图 25-8-3　家族性慢性良性天疱疮

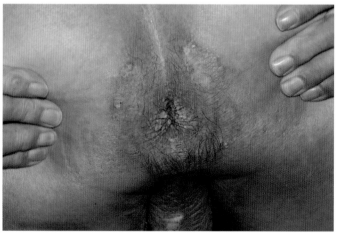

图 25-8-6　家族性慢性良性天疱疮

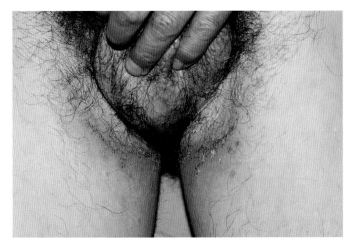

图 25-8-7　家族性慢性良性天疱疮

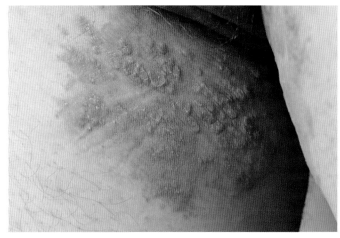

图 25-8-8　家族性慢性良性天疱疮

寻常型鱼鳞病

Ichthyosis Vulgaris

为鱼鳞病中最常见的一种,常染色体半显性遗传。

诊断要点: 通常幼年发病。四肢伸侧为主,对称性淡褐色菱形或多角形鳞屑,胫前最明显。冬重夏轻。病程慢性。可伴有毛周角化和掌跖角化过度。

治疗要点: 外用各种润肤剂,如尿素霜、鱼肝油软膏、维 A 酸霜等。严重者口服阿维 A。

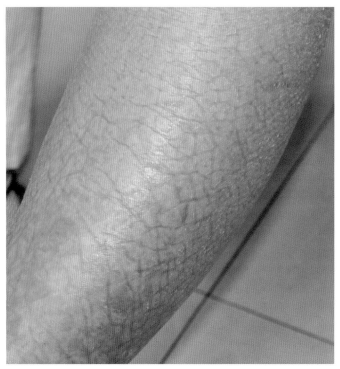

图 25-9-2　寻常型鱼鳞病

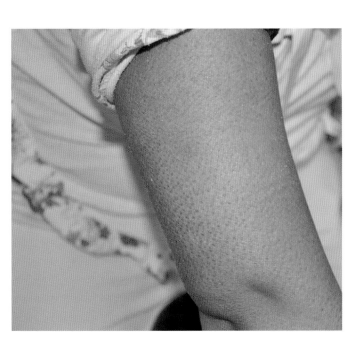

图 25-9-1　寻常型鱼鳞病

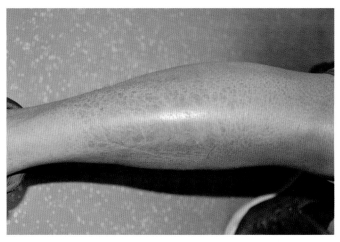

图 25-9-3　寻常型鱼鳞病

381

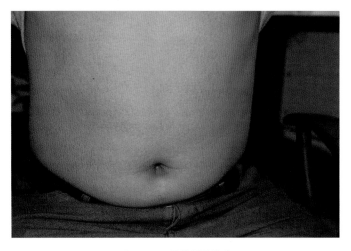

图 25-9-4　寻常型鱼鳞病

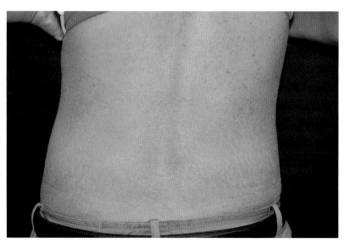

图 25-9-5　寻常型鱼鳞病

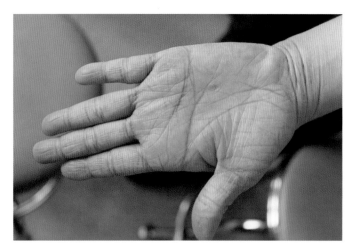

图 25-9-6　寻常型鱼鳞病　掌纹粗乱

表皮松解性角化过度鱼鳞病

Epidermolytic Hyperkeratosis Ichthyosis

又称先天性大疱性鱼鳞病样红皮病，为常染色体显性遗传。为编码角蛋白1或10的基因突变所致。

诊断要点：出生时即有。皮损在屈侧较重，腋部、腹股沟、腕肘等皱褶处更明显，出现灰棕色疣状鳞屑。全身覆盖盔甲样鳞屑，鳞屑脱落后出现粗糙潮湿的表皮，可见松弛性大疱。皮损可遍及全身，也可呈限局性及线状等其他异型。慢性病程，病情随年龄增长有逐渐减轻趋势。组织病理示角化亢进，颗粒层细胞胞浆有空泡变性，可见粗大透明角质颗粒。

治疗要点：外用维A酸霜，适用于疣状增殖性损害。外用10%甘油和3%乳酸溶液，适用于湿润性损害。也可口服维A酸类药物。

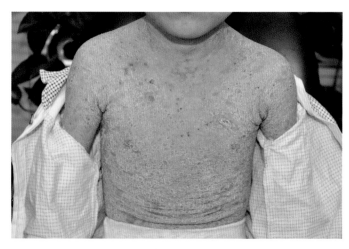

图 25-10-1　表皮松解性角化过度鱼鳞病

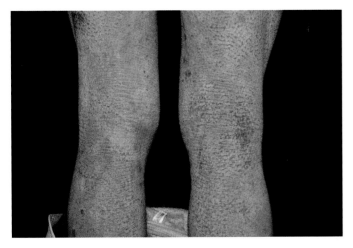

图 25-10-2 表皮松解性角化过度鱼鳞病

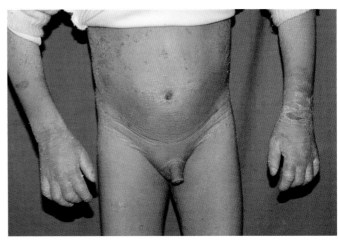

图 25-10-3 表皮松解性角化过度鱼鳞病

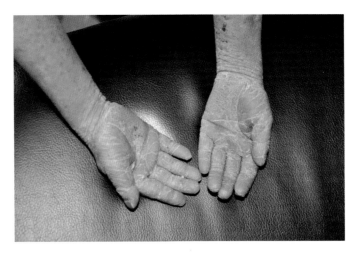

图 25-10-4 表皮松解性角化过度鱼鳞病伴掌跖角化

性连锁鱼鳞病

X-Linked Ichthyosis, XLI

X 连锁隐性遗传，故仅在男性发病，发病率为 1:2000~1:6000。XLI 的基因位点位于 X 染色体 Xp22.3 区域，编码类固醇硫酸酯酶的 STS 基因。

诊断要点：患者出生时就可见皮损，常累及躯干、四肢伸侧，皱褶部位也可显著受累，不伴有掌跖皱纹增多、毛周角化或者特应性体质。皮损比寻常型鱼鳞病更明显且严重。患者血清、表皮和鳞屑中的胆固醇硫酸盐增高，血清胆固醇硫酸酯的升高对该病有诊断价值。荧光素原位杂交(FISH)可以用于诊断 XLI 的携带情况。也可用荧光原位杂交检测胎盘类固醇硫酸酯酶缺陷对 XLI 进行产前诊断。

治疗要点：外用各种润肤剂，如尿素霜、鱼肝油软膏、维 A 酸霜等。

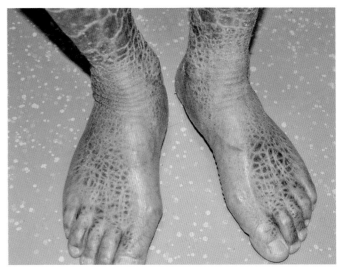

图 25-11-1 性连锁鱼鳞病

383

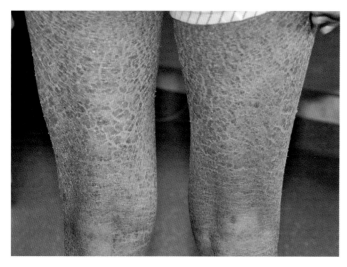

图 25-11-2　性连锁鱼鳞病

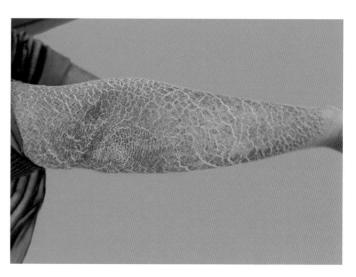

图 25-11-3　性连锁鱼鳞病

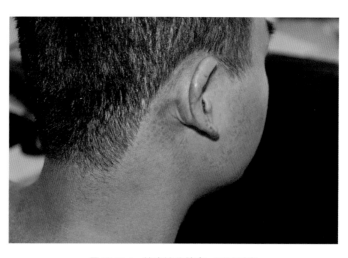

图 25-11-4　性连锁鱼鳞病　耳后受累

板层状鱼鳞病

Lamellar Ichthyosis

为常染色体隐性遗传。主要为定位于染色体 14q. 11 的转谷氨酰胺酶 1 基因（*TGM1*）发生了突变，导致细胞粘连和细胞被膜蛋白交联缺陷所致。

诊断要点：出生时或出生后不久发病。较大的棕灰鳞屑，方形，中央附着，周边游离。轻症者仅累及肘窝、腋窝及颈侧；重者发生红皮病，鳞屑厚如铠甲。掌跖角化。部分患者有口唇、睑外翻，手掌角化挛缩，以及瘢痕性脱发。组织病理示角化亢进，颗粒层增厚，皮突延伸。

治疗要点：对红皮病者外用单软膏、甘油等保护性药物，外用维 A 酸霜、尿素软膏等软化角质，出现严重眼睑外翻、瘢痕性脱发或者手指挛缩时应积极口服阿维 A 治疗。

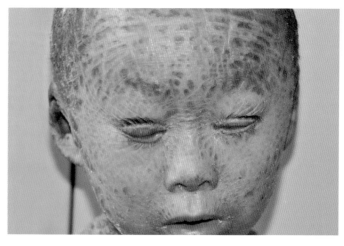

图 25-12-1　板层状鱼鳞病　眼睑外翻

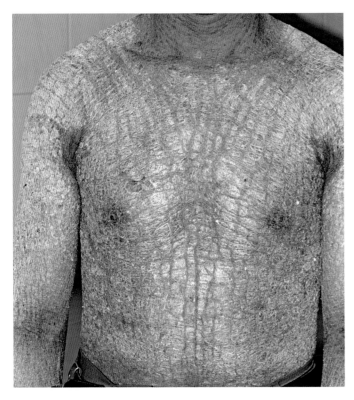

图 25-12-2　板层状鱼鳞病

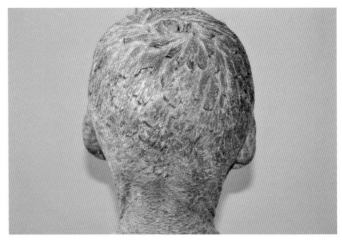

图 25-12-4　板层状鱼鳞病

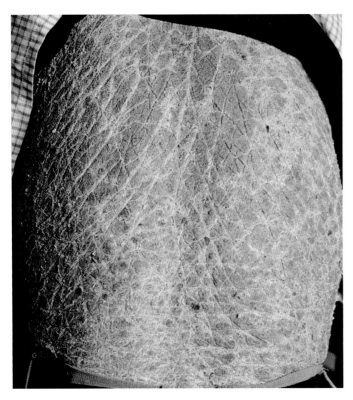

图 25-12-3　板层状鱼鳞病

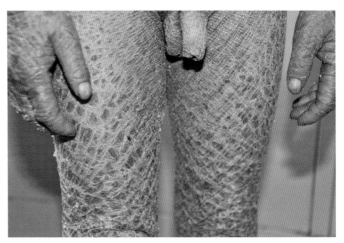

图 25-12-5　板层状鱼鳞病

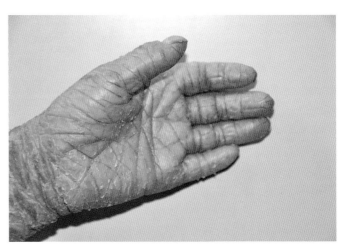

图 25-12-6　板层状鱼鳞病

胶样婴儿
Collodion Fetus

为一种罕见遗传病,可与鱼鳞病及其他遗传病伴发。

出生时患儿全身被紧束的羊皮纸样或胶样膜包裹,患儿活动受限,常有睑外翻。出生 24 小时后开始出现裂隙和脱落。皮损广泛,屈侧尤重,鳞屑大而厚。病情可在脱屑后减轻及恢复,亦可长期不愈。无特效治疗,主要是对症保护。

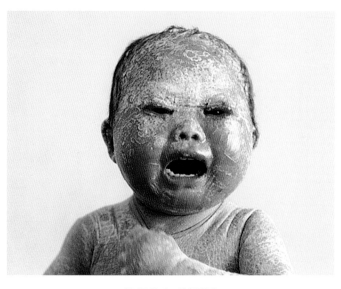

图 25-13-1 胶样婴儿

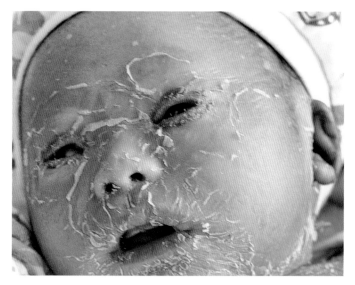

图 25-13-2 胶样婴儿

Netherton 综合征
Netherton Syndrome

是一种常染色体隐性遗传的皮肤病。是由染色体 5q32 上的 *SPINK5* 基因突变造成。特征表现为迂回状鱼鳞病、特征性的毛干缺陷(套叠状发)和特应性体质。

诊断要点:患者表现为广泛的脱屑性红斑,严重的病例可以持续终生,或者逐渐发展为较轻的回旋形线状鱼鳞病。毛发易折断,显微镜下可见毛发呈现竹节状(套叠状发)。可有广谱的过敏现象,如特应性皮炎和高血清 IgE 水平。细菌感染、高渗性脱水、体温过低、极度体重下降是常见的并发症,这些可能是由严重的表皮屏障功能改变造成的。这些并发症常导致很高的出生后死亡率。

治疗要点:目前尚无有效治疗方法。

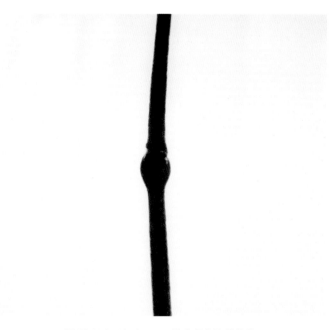

图 25-14-1 Netherton 综合征的竹节状发

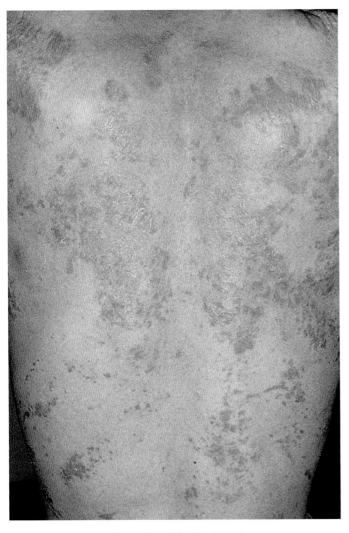

图 25-14-2　Netherton 综合征

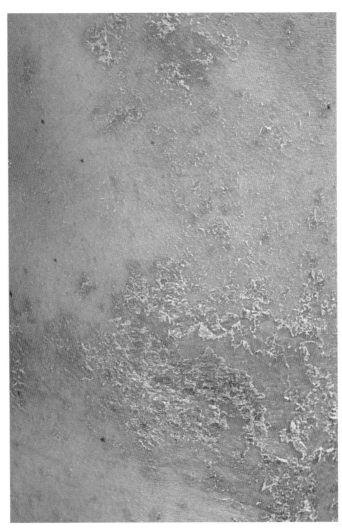

图 25-14-3　Netherton 综合征

获得性鱼鳞病
Acquired Ichthyosis

常继发于一些系统性疾病，如霍奇金病、非霍奇金淋巴瘤、蕈样肉芽肿、多发性骨髓瘤等，还有甲状腺疾病、结节病、麻风病等。

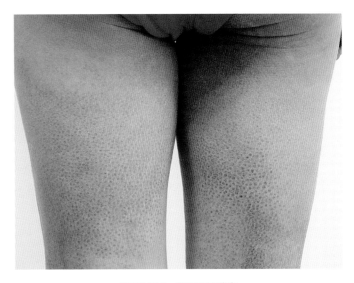

图 25-15-1　获得性鱼鳞病

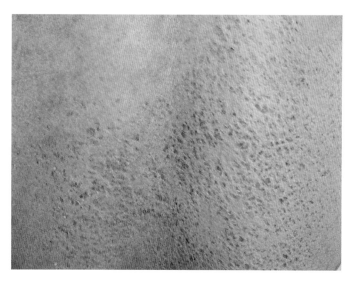

图 25-15-2　获得性鱼鳞病

鳞状毛囊角化症
Keratosis Follicularis Squamosa

本病常与鱼鳞病伴发,有人将其归入鱼鳞病病谱中。

诊断要点:多见于成年人。好发于腋下、侧胸部、臀部及大腿,对称性分布。皮损以毛囊为中心,呈黑点状角化,中央附着于毛囊,周边向外伸展为 5~6mm 之圆形鳞片样角化斑片,边缘翘起,该处色素稍浅。无自觉症状。呈慢性病程,部分能消退。

治疗要点:服用维 A 酸类药物。外用 5% 水杨酸软膏、10% 尿素软膏。

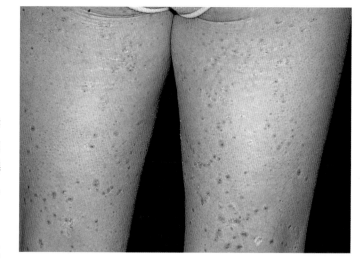

图 25-16-1　鳞状毛囊角化症

进行性对称性红斑角皮症
Progressive Symmetric Erythrokeratodermia

属常染色体显性遗传,具不完全外显率,偶有散发病例。有 1 号染色体长臂上的兜甲蛋白(loricrin)突变的报告。

诊断要点:常 1 岁以内发病,表现为肘、膝伸侧和臀部以及手足背面及头部发生的固定而对称的红斑鳞屑性斑块,有时伴有瘙痒。面、胸和腹部一般不受累。斑块在发病后的头几年逐渐扩大,然后趋于稳定,青春期可部分消退。

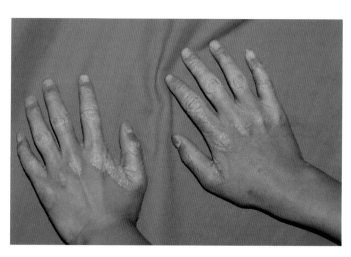

图 25-17-1　进行性对称性红斑角皮症

治疗要点:无有效治疗方法。

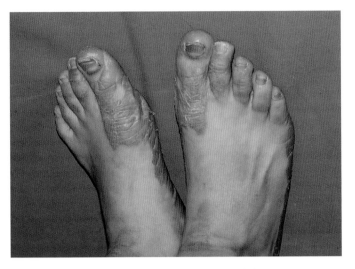

图 25-17-2 进行性对称性红斑角皮症

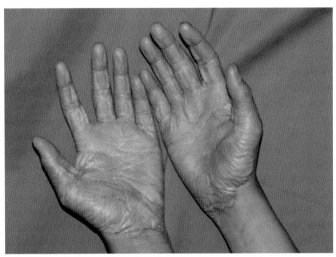

图 25-17-3 进行性对称性红斑角皮症

可变性红斑角皮症

Erythrokeratodermia Variabilis

为常染色体显性遗传。系编码缝隙连接蛋白 30.3；或缝隙连接蛋白 30 基因突变，该基因定位于 1q34-35。

诊断要点：多于出生后不久或 3 岁以内发病。皮损可发于任何部位，以四肢伸侧、臀部和面部为多见，常伴发掌跖角皮症。皮损特点为角化过度性红斑，形态奇特，边界清晰，形态和大小可在短时间内发生变化，皮损成斑片或环形。呈慢性经过，但青春期后常能减轻。

治疗要点：无有效治疗方法。口服维 A 酸制剂，同时应用抗组胺药，但疗效欠佳。

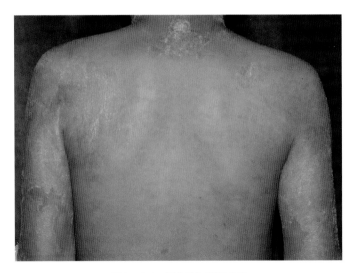

图 25-18-2 可变性红斑角皮症

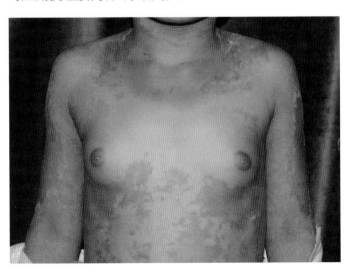

图 25-18-1 可变性红斑角皮症

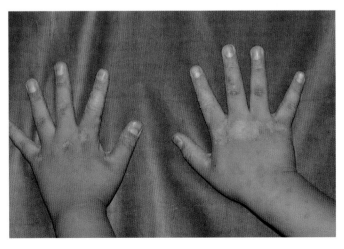

图 25-18-3 可变性红斑角皮症

389

回状头皮
Cutis Verticis Gyrata

分为真性和继发性两类。前者指因发育异常而引起的回状头皮,后者指继发于外伤、局部皮肤疾患、肿瘤、某些全身性疾病及先天性结缔组织过度增生等。

诊断要点:男性多见。头皮发生皱叠及凹陷性沟嵴,2~20个沟嵴不等,分布对称,沟宽约1cm,外观不规则似脑回状,其上头发正常。

治疗要点:继发于其他疾病者应积极治疗原发疾病。面积不大及继发于肿瘤者可手术治疗。

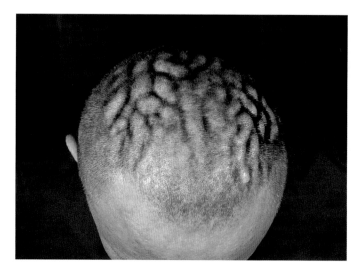

图 25-19-1　回状头皮

先天性外胚叶发育不良
Congenital Ectodermal Dysplasia

分为有汗性及无汗性两种。可以是常染色体显性、隐性或性连锁遗传性疾病,可以由多个基因的突变所致,有很大的异质性。临床以出汗异常、牙齿、毛发及甲发育异常为特征。

诊断要点:男性多见。出汗少或无汗,严重者夏季可发烧。特殊面容,额头凸出,颧骨高而宽,鼻梁塌陷如马鞍形,鼻尖小且上翘,口唇增厚,似早老症。牙齿异常,乳牙及恒牙完全缺如或部分缺失,残留的牙齿呈圆锥形,歪曲不整。牙龈萎缩,唾液腺发育不良。毛发异常,眉毛外2/3缺如,头发稀疏,细而短。体格发育矮小,可伴其他发育异常。

治疗要点:无有效治疗方法,应限制体力劳动,不宜在热环境中生活。

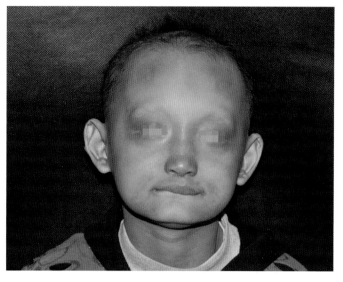

图 25-20-1　X-连锁外胚叶发育不良

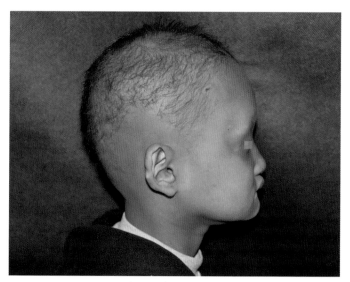

图 25-20-2　X-连锁外胚叶发育不良

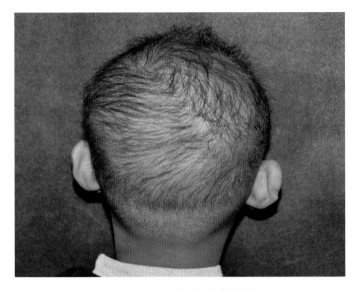

图 25-20-3 X-连锁外胚叶发育不良

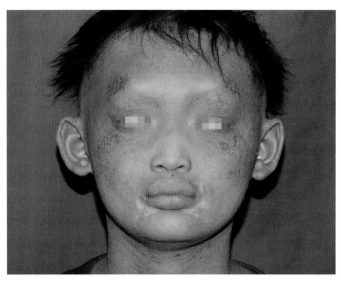

图 25-20-4 X-连锁外胚叶发育不良伴特应性皮炎

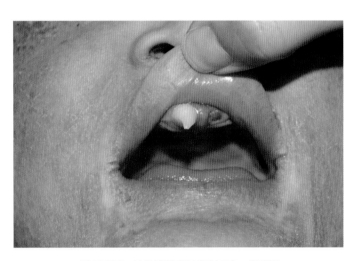

图 25-20-5 X-连锁外胚叶发育不良 楔形牙

先天性外胚叶发育不良/皮肤脆性增加综合征

Congenital Ectodermal Dysplasia/Skin Fragility Syndrome

常染色体隐性遗传,由编码 PKP1 蛋白(桥粒斑蛋白的主要成分)的 *PKP1* 基因突变所致。

诊断要点: 出生时皮肤脆性增加,面部、臀部、肢端及四肢伸侧等易受创伤部位容易出现水疱、表皮剥脱及糜烂,头发稀少、短,易脱落。幼儿时出现口周持久的红斑,口唇皲裂。甲增厚和营养不良,掌跖角化。患者不伴有其他系统和组织的损害。

治疗要点: 尚无有效治疗方法。

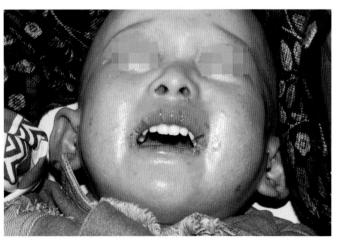

图 25-21-1 先天性外胚叶发育不良/皮肤脆性增加综合征

着色性干皮病

Xeroderma Pigmentosum

常染色体隐性遗传。因核酸内切酶异常造成 DNA 修复障碍所致。临床以光暴露部位色素增加和角化及癌变为特征。

诊断要点： 幼年发病，常有家族发病史。面部等暴露部位出现红斑、褐色斑点及斑片，伴毛细血管扩张，间有色素脱失斑和萎缩或瘢痕。皮肤干燥。数年内发生基底细胞癌、鳞癌及恶性黑素瘤。皮肤和眼对日光敏感。病情随年龄逐渐加重，多数患者于 20 岁前因恶性肿瘤而死亡。

治疗要点： 避免日晒，应用各种防光剂，如二氧化钛软膏、PABA 霜等。积极治疗各种肿瘤，应定期检查，发现肿瘤后及早手术治疗。

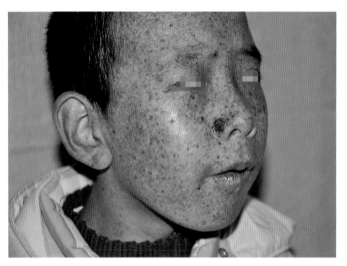

图 25-22-1 着色性干皮病

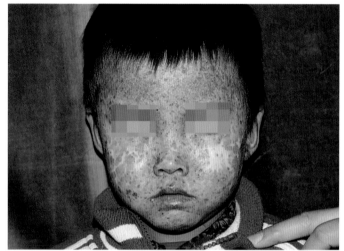

图 25-22-3 着色性干皮病

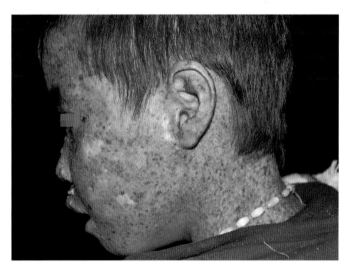

图 25-22-2 着色性干皮病

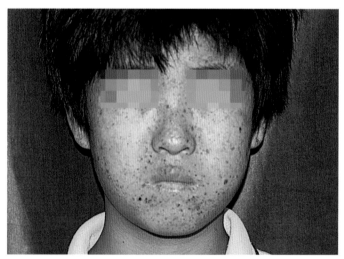

图 25-22-4 着色性干皮病

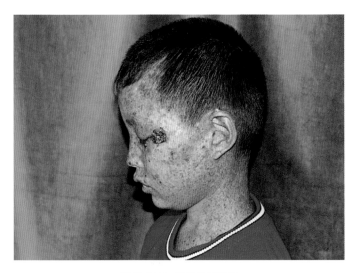

图 25-22-5　着色性干皮病

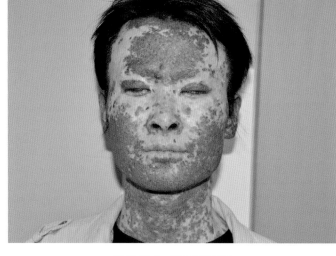

图 25-22-6　着色性干皮病

结节性硬化症
Tuberous Sclerosis

是一种皮肤神经综合征。为常染色体显性遗传，也有不少是散发病例，无家族发病史。致病基因为定位于9q34 的 *TSC1* 或定位于 6p13.3 的 *TSC2*。

诊断要点：多于幼年发病。血管纤维瘤：为鼻唇沟、颊部及下颌为主多发性红黄色丘疹或结节，1～5mm 大小，表面光滑，伴毛细血管扩张。甲周纤维瘤：指（趾）甲周淡红色增生物，呈疣状，坚硬，单发或多发。鲛鱼皮斑：为结缔组织痣，表现为稍隆起皮面的淡褐色斑块，表面不平，好发于腰骶部。柳叶状白斑：为发生于躯干的淡白斑，1～3cm 长，如柳叶状。部分患者有智力降低和癫痫。

治疗要点：无有效治疗方法。面部皮损可二氧化碳激光治疗，但有复发可能。

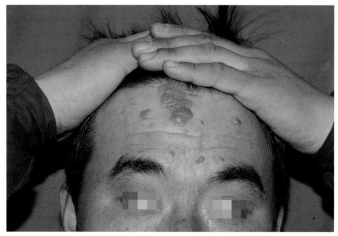

图 25-23-2　结节性硬化症　结缔组织痣

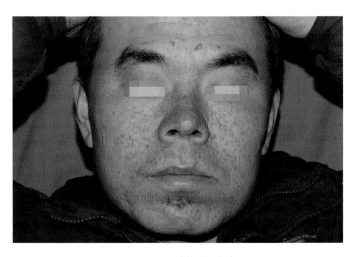

图 25-23-1　结节性硬化症

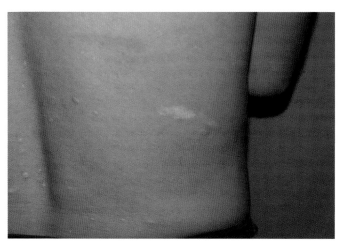

图 25-23-3　结节性硬化症　结缔组织痣及柳叶状白斑

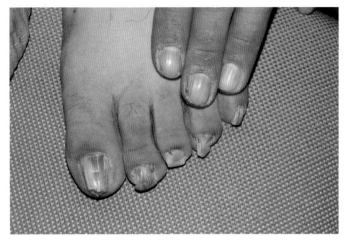

图 25-23-4 结节性硬化症 甲周纤维瘤

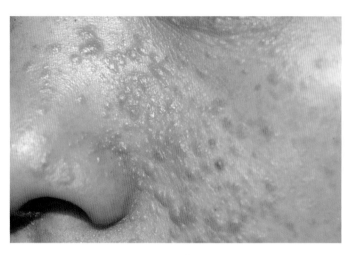

图 25-23-6 结节性硬化症

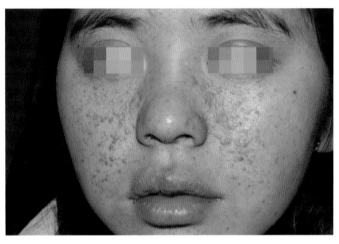

图 25-23-5 结节性硬化症

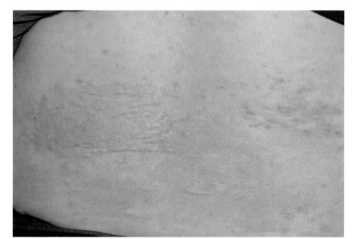

图 25-23-7 结节性硬化症 结缔组织痣

遗传性并指症

Hereditary Comptodactyly

表现为手足并指(趾),可同时合并其他发育异常。

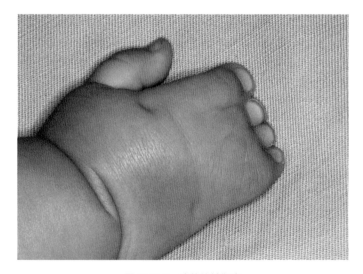

图 25-24-1 遗传性并指症

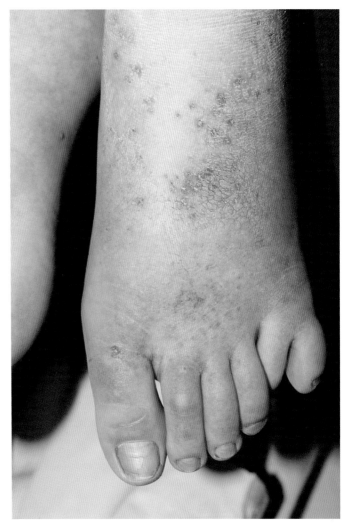

图 25-25-1　残留性多指症

残留性多指症
Rudimentary Polydactyly

指在正常指面长出一附加指,俗称六指。本病为常染色体显性遗传,但男性明显多于女性。出生时在手侧缘有一结节状或指状增生物,其中可有软骨,可呈蒂状或疣状。最常发生于小指的基底部,有时为双侧性。可行手术切除。

婴儿指（趾）纤维瘤病
Infantile Digital Fibromatosis

出生或 3 岁内发病。一个及数个指（趾）发生坚硬、光滑、粉红色结节,多见于末节指（趾）骨的伸侧。2~3 岁后可自行消退,留有瘢痕。可手术切除。

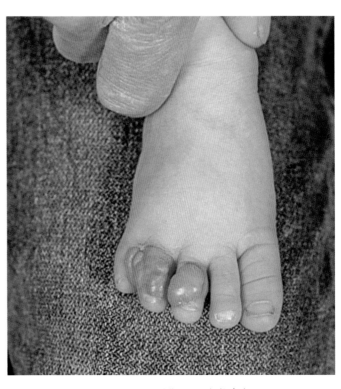

图 25-26-1　婴儿指（趾）纤维瘤病

骨膜增生厚皮症

Pachydermoperiostosis

分原发性及继发性两类。原发性属常染色体显性或隐性遗传。继发性常因肝、肺及消化道疾病或恶性肿瘤而激发。男性多见。

诊断要点： 原发性：青春期后发生。前额、颊部皮肤明显增厚，出现皱褶，头皮增厚形成回状头皮，手足皮肤增厚，无皱褶，常有多汗，常伴有明显杵状指。四肢因骨膜增厚呈圆柱状，踝、膝关节肿胀积液。可伴智力迟钝。发病后 5~10 年病情可稳定不继续发展。继发性：中老年发病。骨膜增厚快而明显，常有疼痛，但皮肤病变较轻。

治疗要点： 原发性无有效治疗方法。继发性治疗原发疾病。

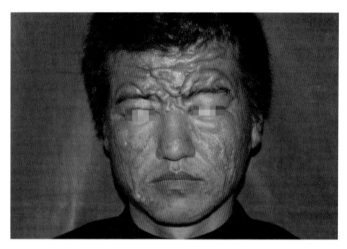

图 25-27-1　骨膜增生厚皮症

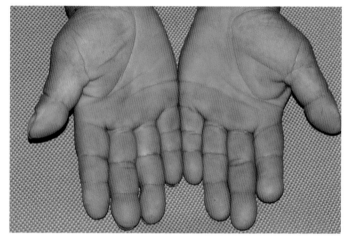

图 25-27-3　骨膜增生厚皮症

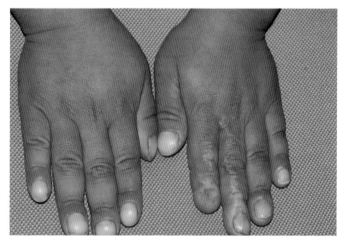

图 25-27-2　骨膜增生厚皮症

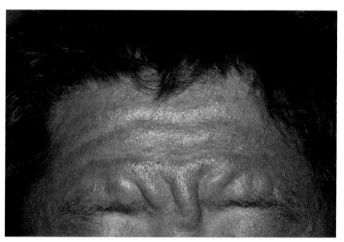

图 25-27-4　骨膜增生厚皮症

变形综合征

Proteus Syndrome

多数为散发病例，可能系体细胞突变所致。在初生或 1 岁内发病。主要表现为偏侧肥大、皮下团块、掌跖呈脑回状或结节状团块、鲜红斑痣、咖啡斑、线状疣状表皮痣。此外，还可有外生骨疣、脊柱侧弯。尚无治疗方法。

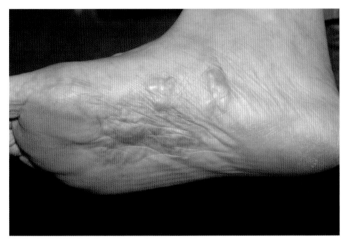

图 25-28-1　变形综合征

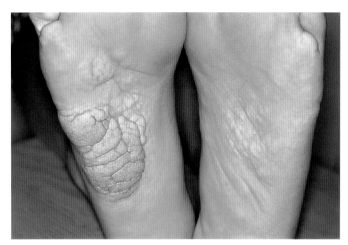

图 25-28-3　变形综合征

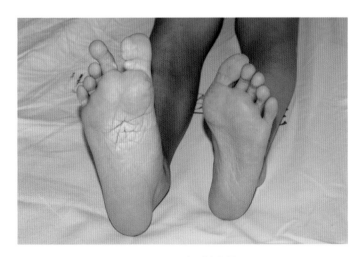

图 25-28-2　变形综合征

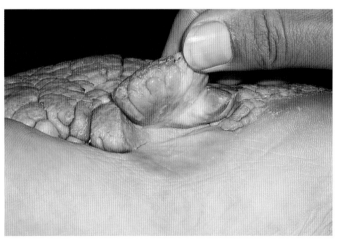

图 25-28-4　变形综合征

Bloom 综合征

Bloom's Syndrome

系常染色体隐性遗传。

婴儿期发病,表现为面部毛细血管扩张性蝶形红斑,可累及手背和前臂。患者光敏;垂体性侏儒;其他畸形。患者应避光,对症处理。

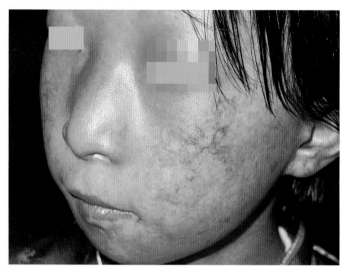

图 25-29-3　Bloom 综合征

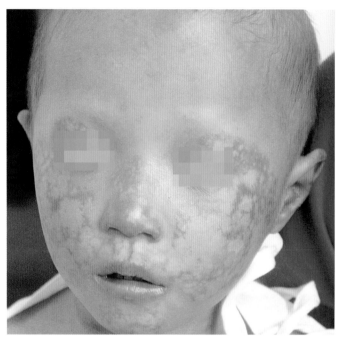

图 25-29-1　Bloom 综合征

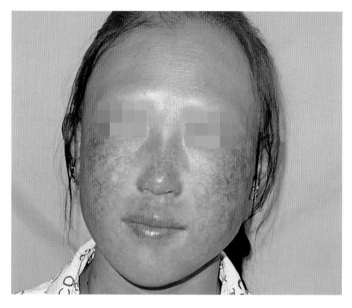

图 25-29-4　Bloom 综合征

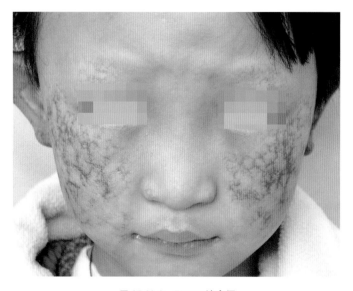

图 25-29-2　Bloom 综合征

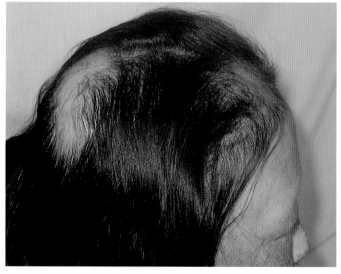

图 25-29-5　Bloom 综合征

副乳

Accessory Mamma

是一种乳腺的发育异常。

诊断要点：出生时发病,青春发育后更明显。主要发生在腋前线附近。单发或多发性结节,皮肤色或淡褐色。质地柔软,无不适感觉。

治疗要点：如果不影响美容,一般不必治疗。必要时可手术切除。

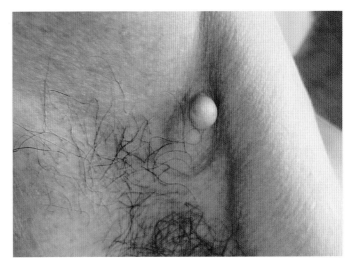

图 25-30-1 副乳

红斑肢痛症

Erythromelalgia

分为原发和继发性两类。后者与某些血液系统疾病或自身免疫病有关。原发性与钠离子通道的基因突变有关,致病基因为定位于 2q24.3 的 *SCN9A* 基因。

诊断要点：幼年发病。双足和小腿烧灼样疼痛,遇热加重,遇冷减轻。患者经常把下肢浸泡在冷水中或伸进冰箱内,以缓解疼痛。双足和小腿皮肤潮红。

治疗要点：可口服美西律、加巴喷丁或卡马西平等。严重者行腰交感神经节切除术。

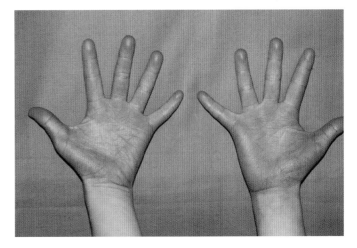

图 25-31-2 红斑肢痛症

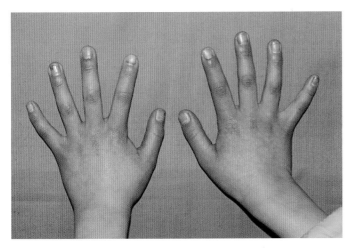

图 25-31-1 红斑肢痛症

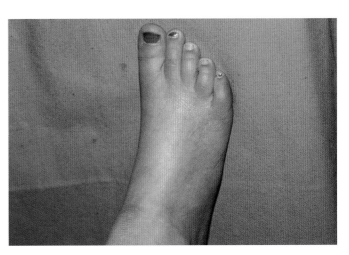

图 25-31-3 红斑肢痛症

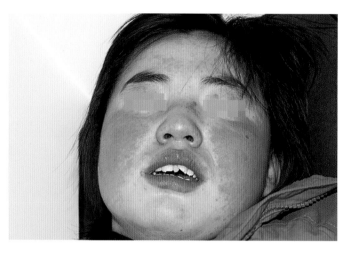

图 25-31-4　红斑肢痛症

X 连锁先天性角化不良
X-linked Dyskeratosis Congenita

为 X 连锁隐性遗传,致病基因定位在 Xq28 的 *DKC1* 基因上,该基因编码蛋白为角化不良素(dyskerin)。少数可以为常染色体显性或隐性遗传。常染色体显性遗传型的致病基因是定位在 3q21-28 编码端粒酶 RNA 成分的 *TREC* 基因。皮损特点为网状色素沉着和色素减退斑;皮肤萎缩和毛细血管扩张;好发于躯干上部、颈部和面部;甲萎缩;黏膜白斑,特别在颊黏膜;患者有贫血等系统损害。大多数患者在 30 岁以前出现一系甚至三系血细胞的减少,发生进行性骨髓造血功能衰竭,引起死亡。即使症状较轻的患者,发生各种恶性肿瘤的机会也远比正常人高。骨髓移植对部分患者有效。

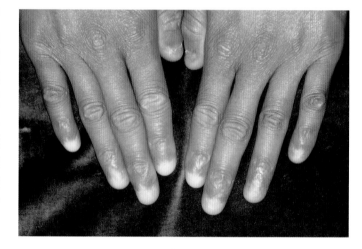

图 25-32-2　X 连锁先天性角化不良

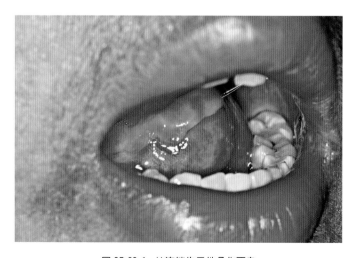

图 25-32-1　X 连锁先天性角化不良

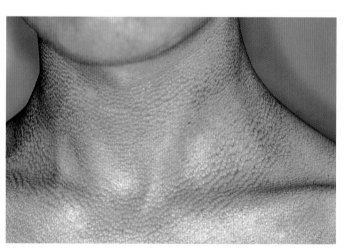

图 25-32-3　X 连锁先天性角化不良

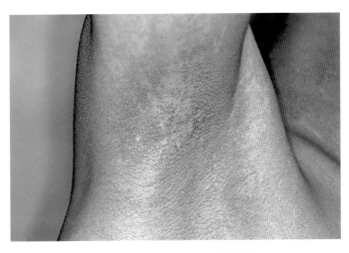

图 25-32-4　X 连锁先天性角化不良

遗传出血性毛细血管扩张症

Hereditary Hemorrhagic Telangiectasia, HHT

又称 Osler 病。为常染色体显性遗传,已发现两个突变基因,位于第 9 及 12 号染色体上,分别编码内皮因子(endoglin)和激活素样受体激酶 1(activin-like receptor kinase 1, ALK1),二者均与内皮细胞表达的 TGF-b 受体有关。表现为散在簇状毛细血管扩张,主要发生在口唇、舌、腭、鼻黏膜、掌跖甲床等;鼻出血和胃肠道出血;肺和颅内动静脉瘘。治疗可用雌激素制剂;鼻中隔手术;对症止血治疗。

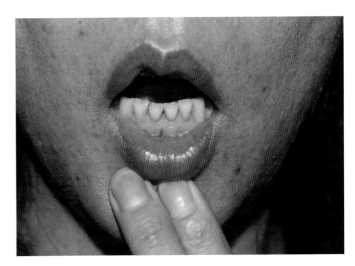

图 25-33-2　遗传出血性毛细血管扩张症

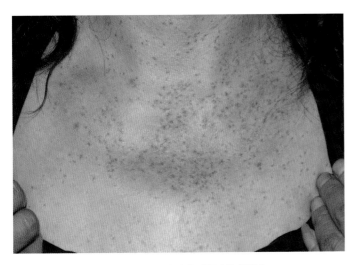

图 25-33-1　遗传出血性毛细血管扩张症

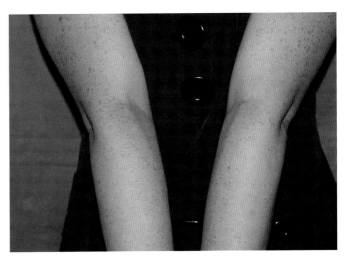

图 25-33-3　遗传出血性毛细血管扩张症

PLACK 综合征

PLACK Syndrome

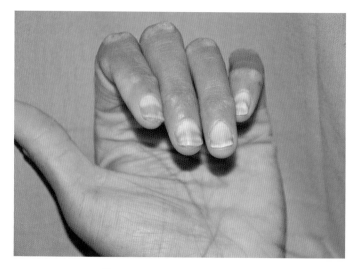

图 25-34-3　PLACK 综合征　白甲

罕见的常染色体隐性遗传性疾病，其致病基因为编码钙蛋白酶抑制蛋白的 *CAST* 基因。本病是我国皮肤科医生首先命名并确定致病基因的。

诊断要点：出生后不久出现全身大面积表皮剥脱，轻度摩擦后角质层即剥离，在手足部位可以出现明显的水疱，同时伴有白甲、指节垫、肢端点状角化、唇炎等异常。皮肤组织病理除了角质层缺如之外，有时可以看到轻度的棘层松解表现。

治疗要点：尚无有效治疗办法，局部对症处理，润肤治疗有一定效果。

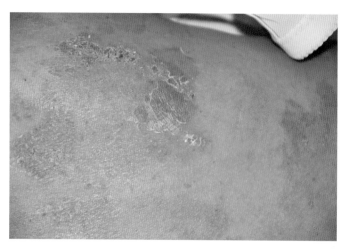

图 25-34-1　PLACK 综合征　皮肤剥脱

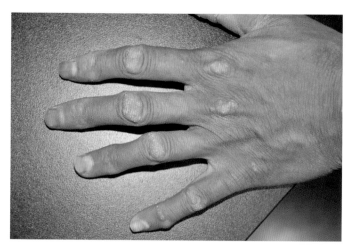

图 25-34-4　PLACK 综合征　肢端角化

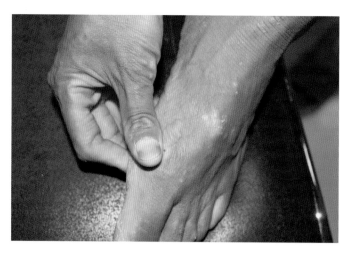

图 25-34-2　PLACK 综合征　肢端水疱

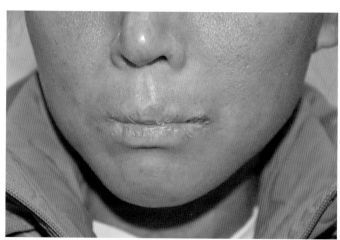

图 25-34-5　PLACK 综合征　唇炎

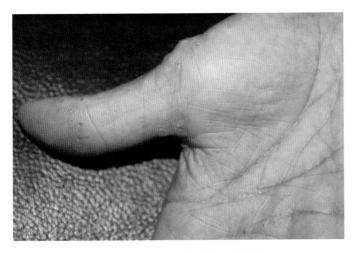

图 25-34-6　PLACK 综合征　点状角化

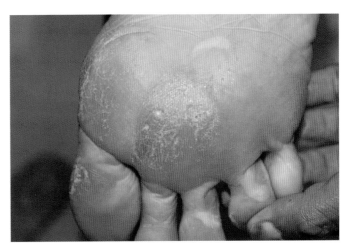

图 25-34-7　PLACK 综合征　足跖角化

纯发-甲型外胚叶发育不良

Pure Haire and Nail Ectodermal Dysplasia

这是一种极为罕见常染色体隐性遗传性皮肤病，其致病基因为 *HOXC13*，该基因可以通过 FOXN1 调控大量表达于毛发和指甲的角蛋白 85 的表达。这是我国医生首先发现致病基因的疾病。

诊断要点：出生后即发现全身毛发缺失，且无指、趾甲，随年龄增长无明显改善，指甲部位皮肤因摩擦出现代偿性增厚，腋窝毛囊口有时可及点状黑色发干。患者出汗及牙齿正常。

治疗要点：尚无有效治疗方法。

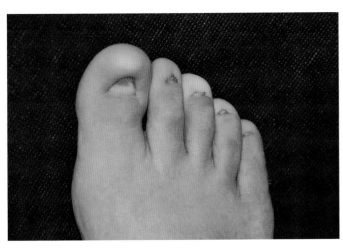

图 25-35-1　纯发-甲型外胚叶发育不良

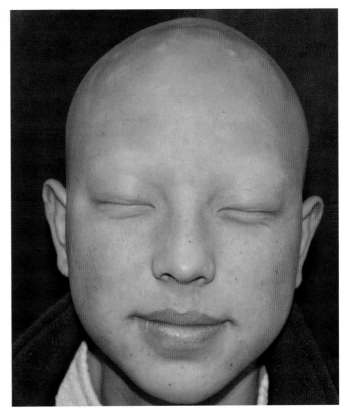

图 25-35-2　纯发-甲型外胚叶发育不良

403

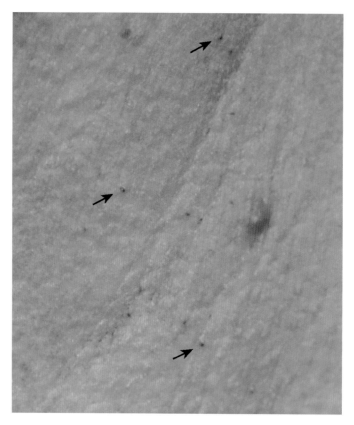

图 25-35-3　纯发-甲型外胚叶发育不良

掌跖角化-少毛-白甲综合征

Keratoderma-Hypotrichosis-Leukonychia Syndrome

是一种极罕见的常染色体显性遗传病，其致病基因为编码缝隙连接蛋白43的 *GJA1* 基因。这是我国医生首先发现其致病基因的疾病。

诊断要点：出生不久可以发现指甲呈乳白色外观，主要累及甲近端三分之二左右，同时多数患者出现臀部境界清楚角化性红色斑块，表面可有疣状凸起。成年后患者可以出现泛发性毛囊性角化、少毛、高起状鱼鳞病、白甲等表现。

治疗要点：外用润肤霜及水杨酸软膏、维 A 酸软膏等药物，口服阿维 A 或者异维 A 酸。

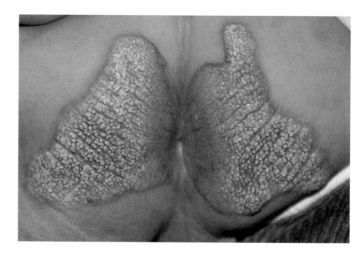

图 25-36-1　掌跖角化-少毛-白甲综合征

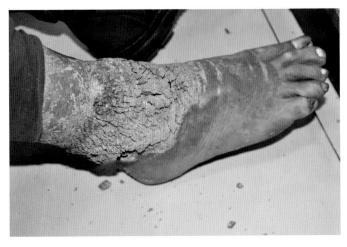

图 25-36-2 掌跖角化-少毛-白甲综合征

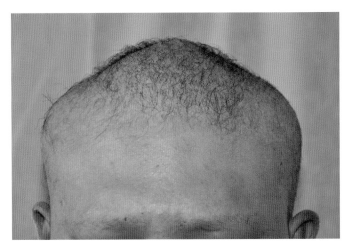

图 25-36-4 掌跖角化-少毛-白甲综合征

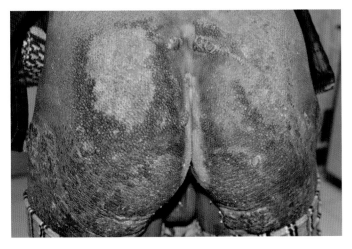

图 25-36-3 掌跖角化-少毛-白甲综合征

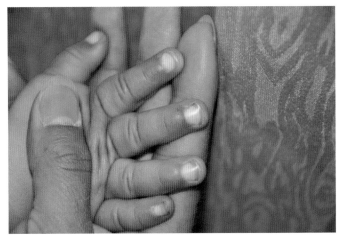

图 25-36-5 掌跖角化-少毛-白甲综合征

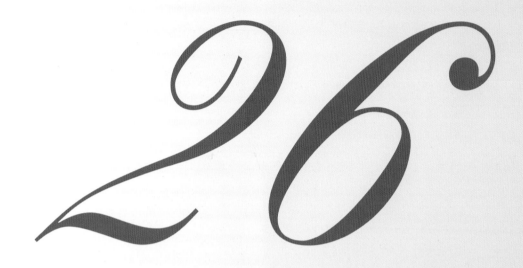

第二十六章　黏膜疾病
Diseases of the Mucous Membranes

光化性唇炎
Actinic Cheilitis

因长期日光照射而引起的口唇炎症。

诊断要点：病变多在下唇，早期为反复红斑、脱屑，之后皮损增厚、干燥、皲裂。病程慢性，夏季加重。有继发鳞状细胞癌风险。

治疗要点：避光，防晒。外用糖皮质激素制剂。怀疑恶变者应及时做病理检查。

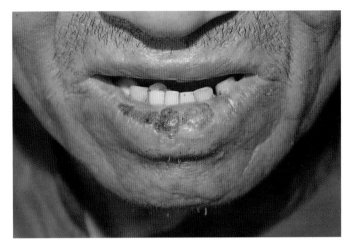

图 26-1-2　光化性唇炎

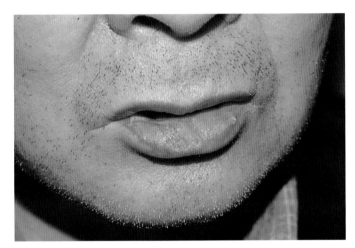

图 26-1-1　光化性唇炎

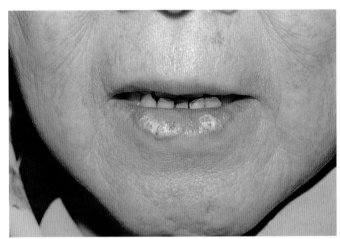

图 26-1-3　光化性唇炎

剥脱性唇炎
Exfoliative Cheilitis

口唇慢性脱屑性炎症。与接触因素如口红、唇膏、牙膏、辛辣食物、舔唇习惯等有关。多见于青年女性。唇部干裂、反复脱屑，自觉疼痛、灼热。病程慢性。治疗要点是寻找原因，避免刺激因素，可外用糖皮质激素制剂及护肤品。

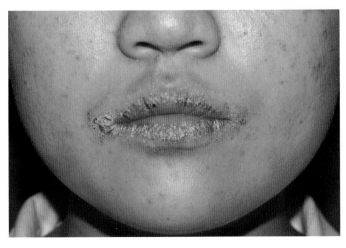

图 26-2-1　剥脱性唇炎

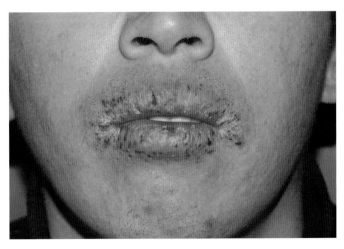

图 26-2-2　剥脱性唇炎

肉芽肿性唇炎
Cheilitis Granulomatosa

唇部慢性肿胀,病理为肉芽肿改变,原因不明。成年发病,慢性过程,多为下唇先受累,之后上下唇均受累,无明显自觉症状。临床表现主要是唇黏膜及周围软组织肿胀、肥厚、轻度炎性发红。若合并面神经麻痹及皱襞舌,称为 Rosenthal-Melkersson 综合征。本病治疗困难,可试用糖皮质激素口服或局部封闭。

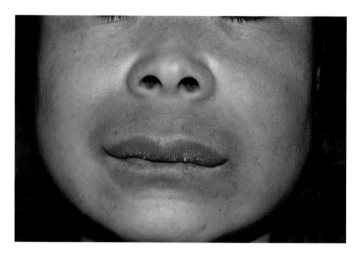

图 26-3-1 肉芽肿性唇炎

口角唇炎
Angular Cheilitis

与感染、机械刺激、维生素(特别是核黄素)缺乏等因素有关。儿童及青少年好发。常累及两侧口角。口角发红、浸渍、糜烂、结痂,易发生皲裂。治疗关键在于去除病因,加强营养。可局部外用维生素 B_6 或 E 软膏、红霉素软膏,建议口服 B 族维生素。

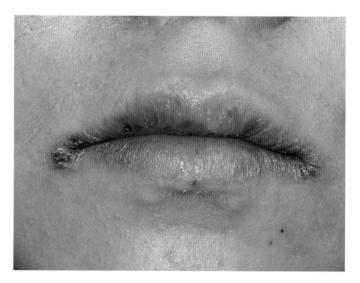

图 26-4-1 口角唇炎

异位皮脂腺
Fordyce Spot

即 Fordyce 点,是发生在口唇及颊黏膜上的异位皮脂腺。多在青春期出现,好发生于上唇、颊黏膜、包皮和小阴唇。临床表现多为针尖大小、淡黄色斑点,也可融合成小片状。不需治疗。

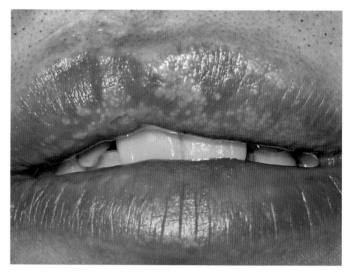

图 26-5-1 异位皮脂腺

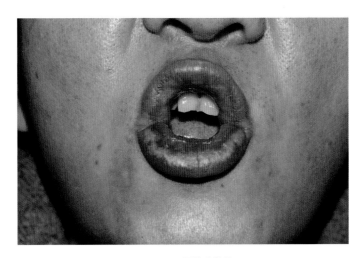

图 26-5-2　异位皮脂腺

阿弗他口炎

Aphthous Stomatitis

诊断要点：青年好发，发生在口腔黏膜，为单发或多发性浅表溃疡，直径 3~5mm，表面白色，周围有红晕，常伴明显疼痛。单一损害一般 1~2 周可自行愈合，但常复发。

治疗要点：避免刺激性物和劳累；局部使用含糖皮质激素的膜剂贴敷；顽固者可口服秋水仙碱或沙利度胺等。

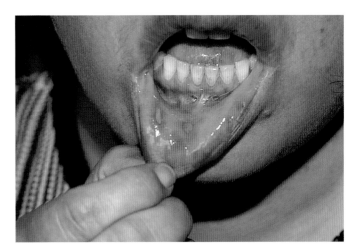

图 26-6-1　阿弗他口炎

皱襞舌

Scrotal Tongue

又称沟纹舌。常与脓疱性银屑病、Rosenthal-Melkersson 综合征等伴发。

诊断要点：舌体偏大，舌表面有纵向为主的深浅不一的沟纹，形成不规则的皱襞。

治疗要点：治疗原发疾病。注意口腔清洁，补充 B族维生素。

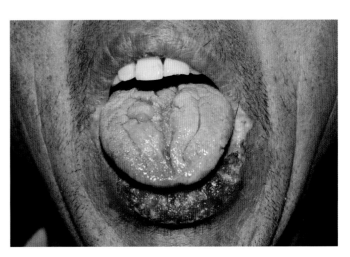

图 26-7-1　皱襞舌、唇炎

地图舌
Geographic Tongue

　　舌表面呈境界清楚的地图状或环状红斑,边缘白色、稍隆起。病程中图形可发生变化。部分病人可自行缓解,一般不必治疗。可口服 B 族维生素。

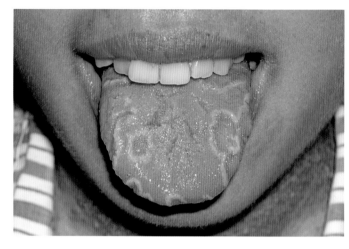

图 26-8-1　地图舌

黏膜白斑
Leukoplakia

　　指发生于口腔和女阴黏膜处的限局性白斑。口腔黏膜白斑与长期吸烟、饮酒、牙齿咬合不良有关;女阴白斑与阴道分泌物刺激、雌激素水平下降等有关。黏膜白斑多数属良性病变,极少数为癌前病变。

　　诊断要点:口腔黏膜白斑:点状或片状白斑,境界清楚,早期光滑,日久病损可增厚,易出血,溃疡。中老年发病。一般无症状。女阴白斑:限局性白斑,境界清楚,可增厚。常见于阴唇内侧。多见于绝经期妇女。多有瘙痒,病程慢性。对增生、易破溃、出血的病损需作病理检查,以除外恶变。

　　治疗要点:去除诱发因素。外用糖皮质激素制剂,维 A 酸软膏,作激光治疗。女阴白斑可外用己烯雌酚软膏。可疑癌变者可手术切除、光动力学治疗。

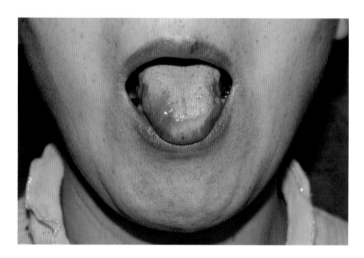

图 26-9-2　黏膜白斑

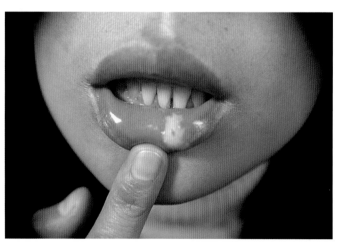

图 26-9-1　黏膜白斑

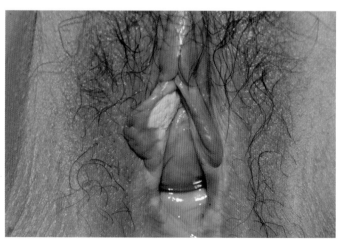

图 26-9-3　黏膜白斑

黏膜扁平苔藓

Lichen Planus Mucosa

是扁平苔藓侵犯黏膜的表现,临床常见。

诊断要点:好发于口腔颊黏膜、下唇、龟头、女阴和肛门周围。典型表现为网状白色损害,龟头病损可为暗红斑或环状损害,口腔和肛门周围可表现为溃疡或糜烂。

治疗要点:外用糖皮质激素或钙调磷酸酶抑制剂,必要时口服羟氯喹等。

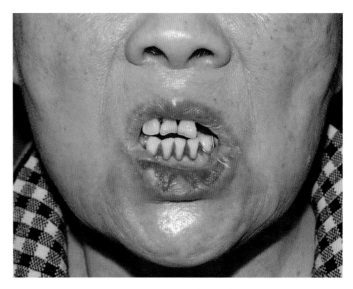

图 26-10-3 黏膜扁平苔藓

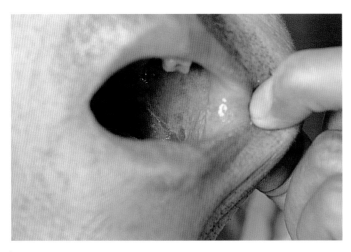

图 26-10-1 黏膜扁平苔藓

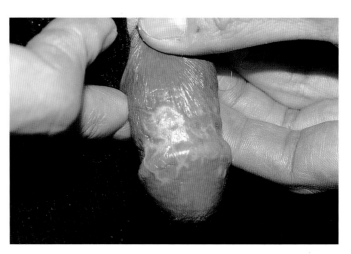

图 26-10-4 黏膜扁平苔藓

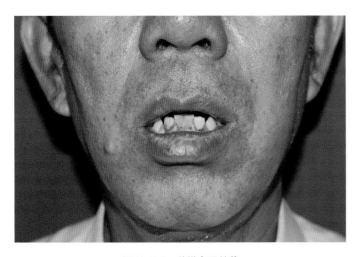

图 26-10-2 黏膜扁平苔藓

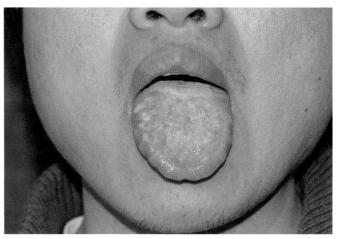

图 26-10-5 舌黏膜扁平苔藓

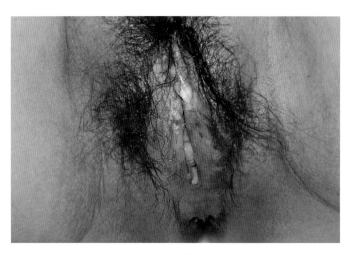

图 26-10-6　糜烂性扁平苔藓

Reiter 病

Reiter's Disease

　　又称尿道-眼-滑膜综合征,与衣原体感染有关,发病可有家族史。

　　诊断要点: 尿道炎:血尿、尿痛、尿道脓性分泌物;眼部病变:半数发生结膜炎,部分发生色素膜炎或虹膜睫状体炎,常复发;关节病变:常为急性关节炎,多见于膝、踝、趾间关节,关节腔有积液,慢性期可致关节畸形;皮肤表现:为蛎壳样银屑病样损害。患者还可伴有发热、乏力、胸膜炎、心包炎等。病程中上述症状可仅有二或三组。预后多良好。

　　治疗要点: 应给予阿奇霉素、米诺环素等。急性关节炎可内服保泰松或泼尼松,甲氨蝶呤对皮疹和关节炎治疗效果好,慢性期可内服羟氯喹。

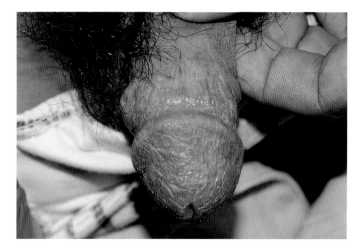

图 26-11-1　Reiter 病

环状龟头炎

Circinate Balanitis

　　诊断要点: 龟头不规则红斑,中央可有浅表糜烂,边缘为环状白色膜状物,境界清楚,没有明显不适。白色膜状物可用棉签擦掉,易复发。部分患者有 Reiter 病的其他表现。

　　治疗要点: 对因治疗。如果有 Reiter 病或衣原体感染,可进行相应治疗。原因不明者可口服或外用红霉素族药物抗炎治疗。

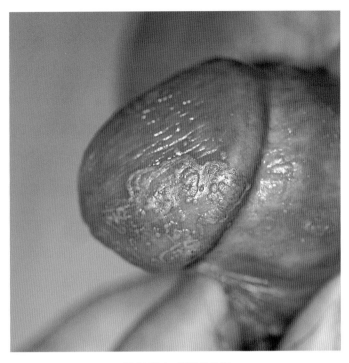

图 26-12-1 环状龟头炎

干燥闭塞性龟头炎
Balanitis Xerotica Obliterans

是发生在龟头的硬化性苔藓。常与包皮过长或包茎导致慢性包皮龟头炎有关。可在包皮切除术后才发现。

诊断要点：早期为龟头炎症，有渗出、痂屑。久之出现象牙色白斑，患处萎缩，纤维化，如损害呈环状，可引起龟头包皮硬化、缩小，甚至导致尿道狭窄、排尿困难。

治疗要点：对包皮过长、特别是包茎者应及早作包皮环切术。病变部位可外搽糖皮质激素或钙调磷酸酶抑制剂，维生素 E 乳膏等。

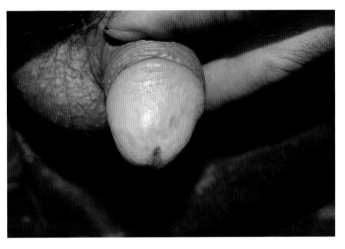

图 26-13-1　干燥闭塞性龟头炎

浆细胞性龟头炎
Plasma Cell Balanitis

少见，原因不明。好发于中老年。龟头不规则暗红斑，有浸润，境界较清，表面光滑，一般无破溃。病程慢性。无明显症状。病理示真皮浅中层弥漫性浆细胞为主炎性细胞浸润。治疗可外用糖皮质激素。

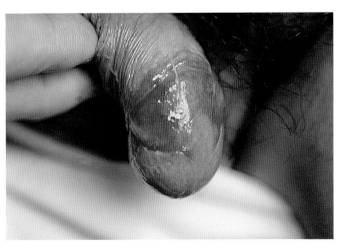

图 26-14-1　浆细胞性龟头炎

413

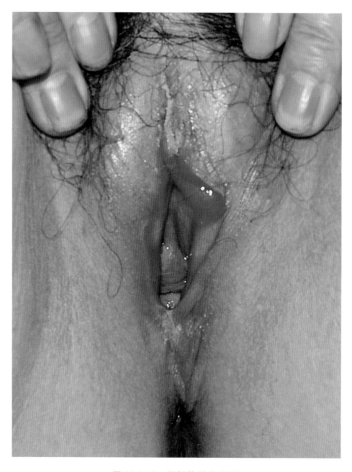

图 26-14-2　浆细胞性外阴炎

阴茎珍珠样丘疹

Pearly Penile Papules

多于青春期后出现。单个损害为 1mm 左右的丘疹，圆锥状、粉红色或皮色，皮疹多沿冠状沟近龟头侧成环状排列，互不融合。皮疹发展到一定程度即停止发展，长期不变。无自觉症状。向患者解释是正常的生理现象，不需治疗。

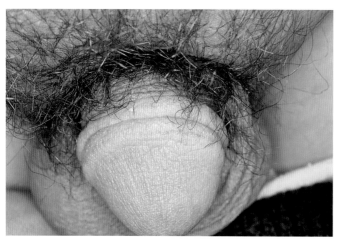

图 26-15-1　阴茎珍珠样丘疹

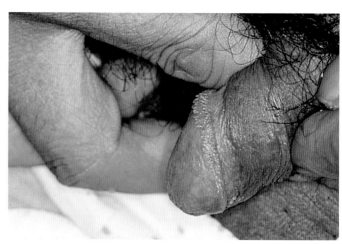

图 26-15-2　阴茎珍珠样丘疹

女性假性湿疣

Pseudocondyloma Accuminata of Female

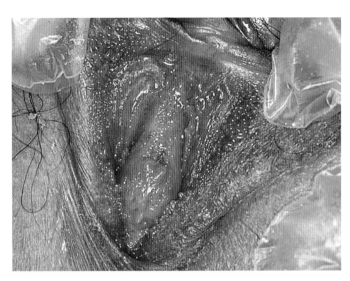

又称女性绒毛样小阴唇。发生于青壮年女性。两小阴唇内侧对称性皮疹,表现为约 1mm 大小的皮色或淡黄色丘疹或棘状突起,群集性,但不融合。皮损可长期无变化。无自觉症状。向患者解释是正常的生理现象,无需治疗。

图 26-16-1　女性假性湿疣

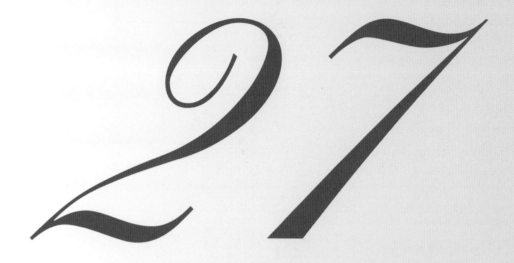

第二十七章 皮肤囊肿
Skin Cysts

表皮样囊肿

Epidermoid Cyst

　　常见，好发于头皮、面部及后背。皮损多为直径 0.5~1cm 大小的半球形隆起，皮色，中央常可见一呈黑头粉刺样的开口。单发常见，无自觉症状。病理示真皮内囊肿，囊壁由复层鳞状上皮构成，可见颗粒层，囊内充满角质。手术应完整剥离或切除囊肿。

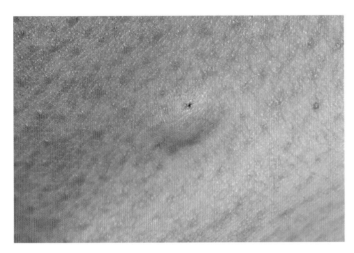

图 27-1-1　表皮样囊肿

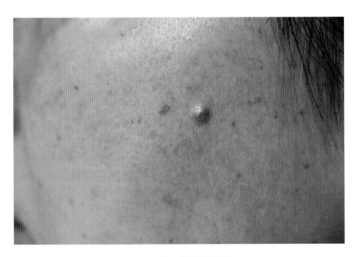

图 27-1-2　表皮样囊肿

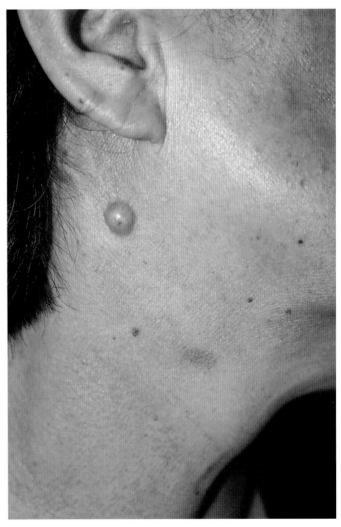

图 27-1-3　表皮样囊肿

粟丘疹

Milia

可发生于任何年龄。常见于面部，尤其是眼睑及其周围、颊和额部，也可见于皮肤破损修复后。皮损为 1～2mm 黄白色丘疹，表面光滑，常多发。无自觉症状。不需治疗，也可用消毒针头将内容物挑除。

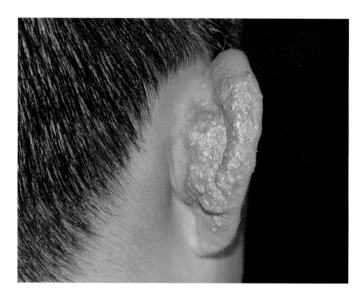

图 27-2-2　粟丘疹，聚合性

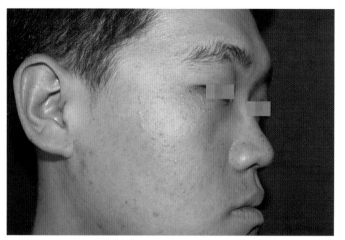

图 27-2-1　粟丘疹

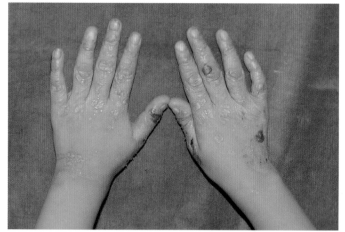

图 27-2-3　粟丘疹（大疱性表皮松解症患者）

毛鞘囊肿

Trichilemmal Cyst

即毛外根鞘囊肿，俗称粉瘤，常误称为皮脂腺囊肿。90% 发生于头皮，为半球形隆起性皮肤表面的肿物，皮色，单发。病理示囊壁由上皮细胞组成，外围的基底细胞呈栅状排列，腔内为均质化角质。需手术将肿物完整切除。

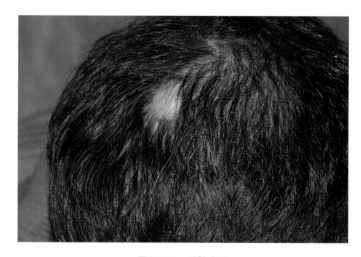

图 27-3-1　毛鞘囊肿

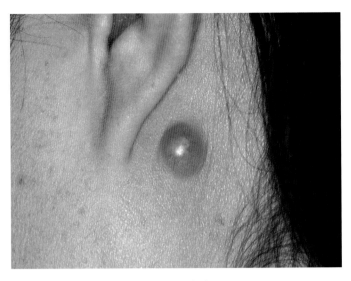

图 27-3-2 毛鞘囊肿

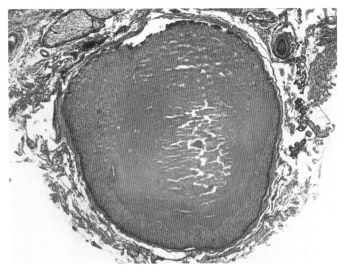

图 27-3-3 毛鞘囊肿病理

阴茎中线囊肿

Median Raphe Cyst of the Penis

胚胎发育异常所致。多始发于青年男性,位于阴茎

腹侧,为直径数毫米的囊性肿物。病理示囊肿壁为假复层上皮,通常 1~4 层,有些上皮细胞胞浆透明。可手术切除。

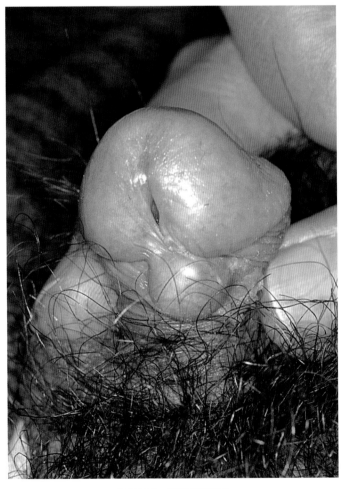

图 27-4-1 阴茎中线囊肿

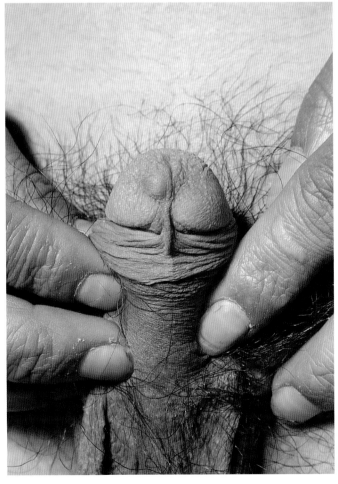

图 27-4-2 阴茎中线囊肿

发疹性毳毛囊肿
Eruptive Vellus Hair Cyst

常染色体显性遗传疾病。青春期后发病,好发于胸

部和四肢近端,为多发性黄色或棕红色小丘疹。病理囊壁为鳞状上皮,囊内有板层状角质物,并有多数毳毛。无有效治疗手段,必要时可手术切除。

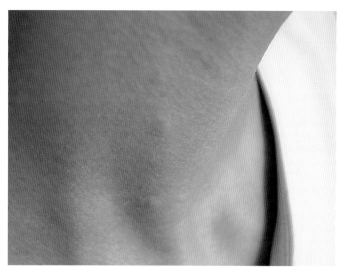

图 27-5-1　发疹性毳毛囊肿

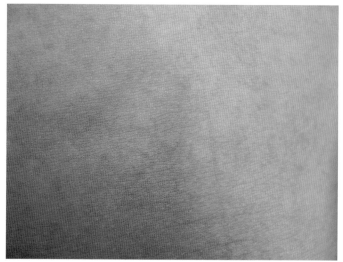

图 27-5-2　发疹性毳毛囊肿

多发性脂囊瘤
Steatocystoma Multiplex

部分患者有家族史。多在青春期后发病,男性多见。好发于胸部、上肢屈侧、阴囊及腋窝。皮损为米粒至黄豆大囊性结节,皮色或淡黄色,数目多。无自觉症状。病理

示囊肿位于真皮内,囊壁由数层上皮细胞组成,并有城垛样结构的角质内衬,可见皮脂腺小叶附于囊壁。可手术切除,因多发,实际治疗困难。

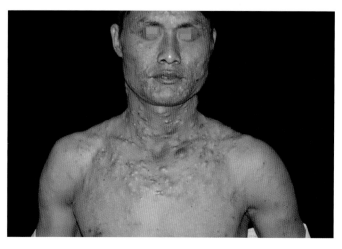

图 27-6-1　多发性脂囊瘤

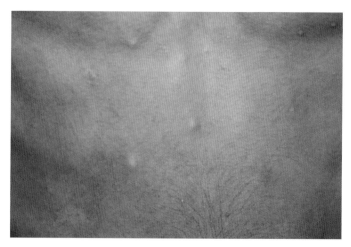

图 27-6-2　多发性脂囊瘤

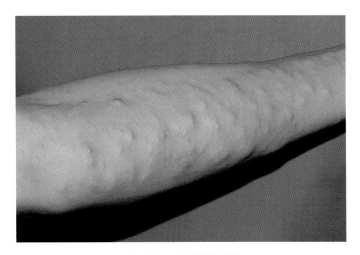

图 27-6-3 多发性脂囊瘤

黏液囊肿

Myxoid Cyst

好发于指趾末端关节伸侧。直径 5～10mm 皮色或半透明的囊肿，皮损单发。病理示真皮内黏蛋白限局性沉积，无囊壁。手术切除，复发率高。

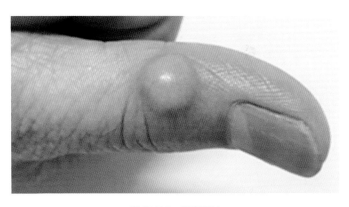

图 27-7-2 黏液囊肿

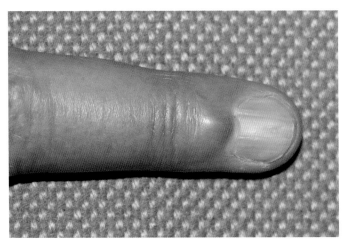

图 27-7-1 黏液囊肿

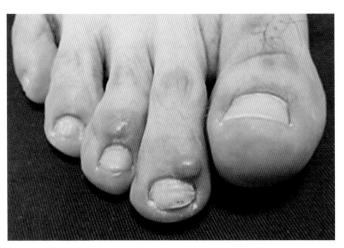

图 27-7-3 黏液囊肿

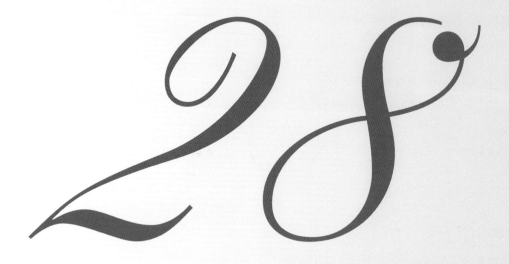

第二十八章　表皮肿瘤
Epidermal Tumors

表皮痣

Epidermal Nevus

根据皮损特点,又名线状表皮痣或疣状表皮痣等。

诊断要点:在初生时或幼儿期发病,少数也可在青春期发病。皮损为浅黄或棕褐色疣状丘疹,排列成线状、带状或斑片状,无自觉症状。依皮损分布有两个特殊类型:(1)线状型:皮损多为线状或带状,常从肢体近端向远端发展,单侧分布。若有明显炎症,则称为炎性线状表皮痣。(2)泛发型:皮损可为各种形状,为双侧性或分布于全身。皮损也可出现在黏膜、外阴等部位。临床上需与线状苔藓、线状扁平苔藓或线状银屑病区别。

治疗要点:尚无理想治疗方法,可以二氧化碳激光或液氮冷冻分次治疗。

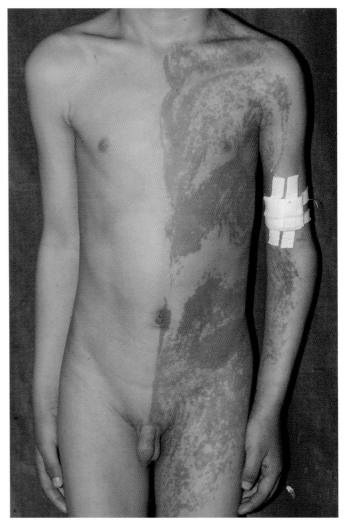

图 28-1-3　表皮痣　泛发型

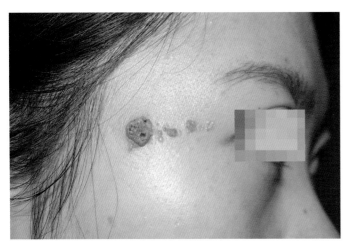

图 28-1-1　表皮痣

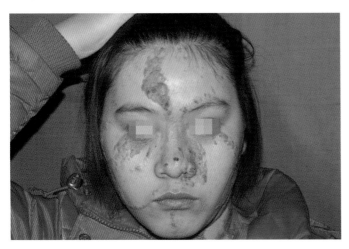

图 28-1-2　表皮痣

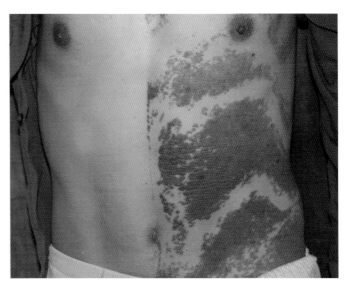

图 28-1-4　表皮痣　泛发型

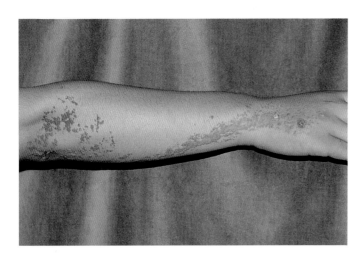

图 28-1-5　表皮痣

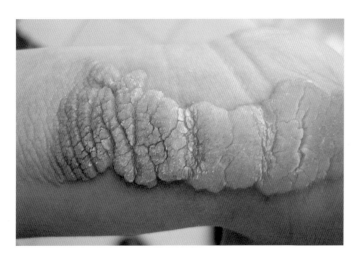

图 28-1-6　表皮痣

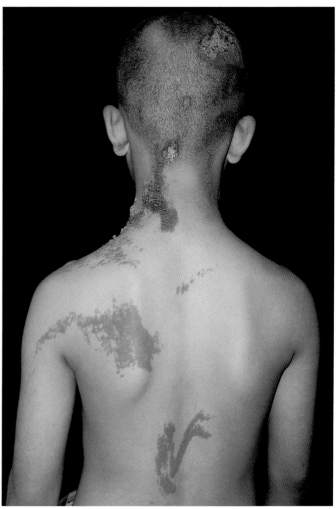

图 28-1-8　表皮痣

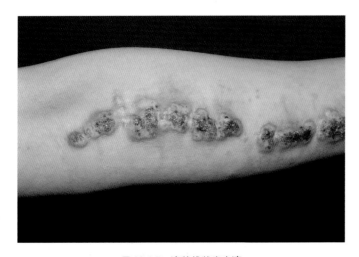

图 28-1-7　疣状线状表皮痣

黑头粉刺痣
Nevus Comedonicus

诊断要点：常于出生时或出生后不久发病。可发生于任何部位，常为单侧。通常为 20～50 个黑头粉刺样丘疹排列成线状或带状，丘疹中央有黑、硬而大的角栓，剥去后留有火山口样凹陷。无自觉症状。

治疗要点：无需治疗，可酌情行手术切除或冷冻治疗。

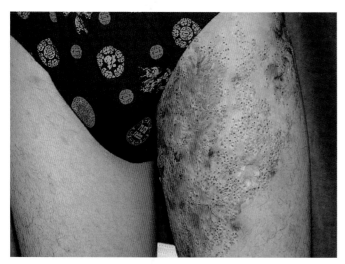

图 28-2-1　黑头粉刺痣

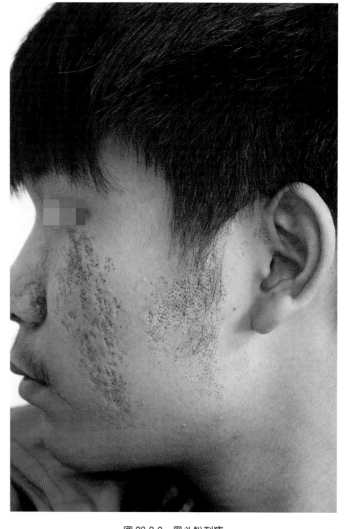

图 28-2-2　黑头粉刺痣

脂溢性角化病
Seborrheic Keratosis

又称老年疣、基底细胞乳头瘤，是老年人常见的一种良性皮肤肿瘤。

诊断要点：见于 50 岁以上。皮损单发或多发，可出现在任何部位，以头面、躯干及上肢最常见。早期损害为扁平丘疹或斑片，褐色，以后逐渐增大，形成境界清楚的斑块，表面可呈乳头瘤样增生，褐色或黑色。一般无自觉症状。组织病理示角化过度，表皮以基底样细胞为主的乳头瘤样增生。肿瘤基底部与两侧正常表皮在同一水平。

治疗要点：一般无需治疗，可采用液氮冷冻、电干燥、脉冲激光或手术刮除，也可外用维生素 A 酸软膏、5% 氟尿嘧啶软膏等。

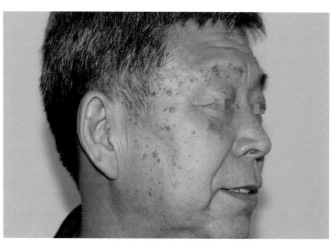

图 28-3-1　脂溢性角化病

425

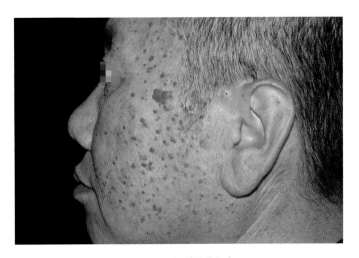

图 28-3-2　脂溢性角化病

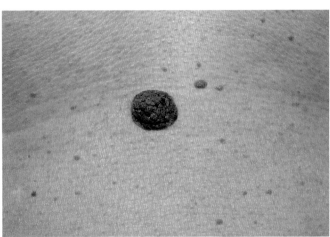

图 28-3-4　脂溢性角化病（腹部）

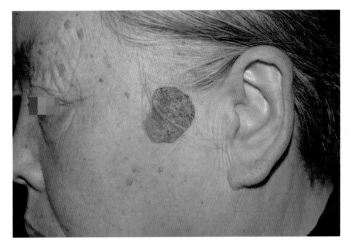

图 28-3-3　脂溢性角化病

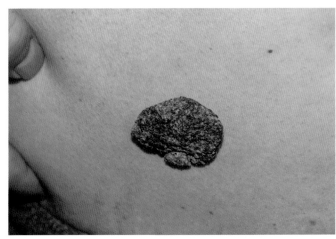

图 28-3-5　脂溢性角化病（腹部）

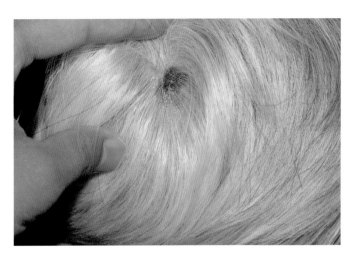

图 28-3-6　脂溢性角化病

灰泥角化病
Stucco Keratosis

　　临床表现类似脂溢性角化病的一种老年性皮肤改变。

　　诊断要点：大多发生于 40 岁以上男性。皮损好发于四肢末端，主要在下肢，尤其是跟腱附近，也可见于前臂、掌跖。皮损常为类似脂溢性角化病的丘疹，少则几个，多则数百个，直径约 3 ~ 10mm，附着不牢固，很容易刮除。组织病理改变与角化过度型脂溢性角化病相似。

　　治疗要点：一般用润肤剂，软化皮肤，使角化鳞屑脱落即可。

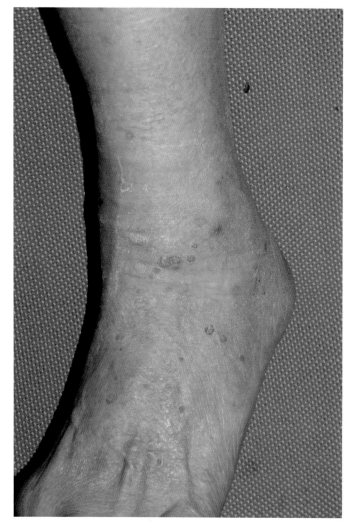

图 28-4-1 灰泥角化病

Leser-Trelat 征
Leser-Trelat Syndrome

　　患者在短期内（一般在半年左右）出现多发性脂溢性角化样皮损，可并发恶性肿瘤，大多为腹部腺瘤，也有白血病或蕈样肉芽肿。应寻找内脏的恶性肿瘤，并作相应治疗。

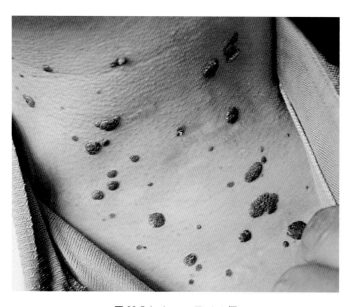

图 28-5-1 Leser-Trelat 征

皮角

Cutaneous Horn

可考虑为光线性角化病的增生型,属于癌前病变。

诊断要点: 老年人多发。常见于面部和头皮,无自觉症状。典型损害为隆起皮面的圆锥形增生性皮损,顶部明显角化,基底红,可发生癌变。组织病理示明显角化过度和乳头瘤样增生,可有角化不良,基底层细胞常有非典型性。有的病例可见鳞状细胞癌改变。

治疗要点: 应予局部切除或刮除后冷冻、光动力治疗。

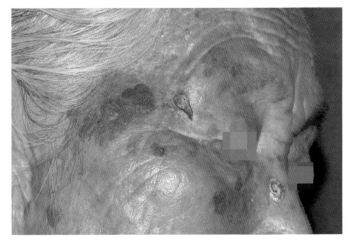

图 28-6-2 皮角

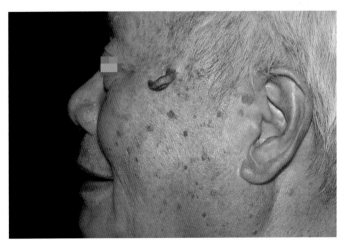

图 28-6-1 皮角

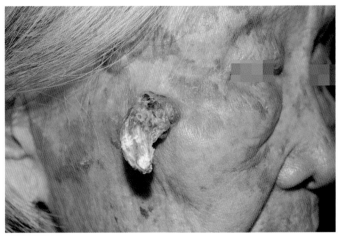

图 28-6-3 皮角,基底鳞癌变

角化棘皮瘤

Keratoacanthoma

既往有人认为它是一种良性的表皮增生,可以自愈,但是目前更倾向于它属于高分化的鳞癌。

诊断要点: 皮损为坚实圆顶形结节,皮色或淡红色,中央有角栓,除去角栓后则成火山口状。皮损大多单发,好发在暴露部位,多见于中老年人。少数可多发,男性较多见。皮损通常在数周内增到 1~2cm 或更大,偶尔可自行消退,遗留瘢痕。组织病理:充分发展的损害表现为大而不规则的表皮坑状凹陷,其中充满角质,两侧表皮呈唇状伸展于坑的两侧。有不规则的表皮向上伸入坑内。瘤体内可见细胞的异形性。

治疗要点: 确诊后手术切除,必要时可选择放射治疗。

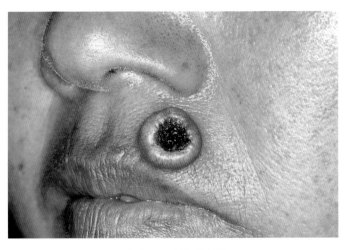

图 28-7-1 角化棘皮瘤

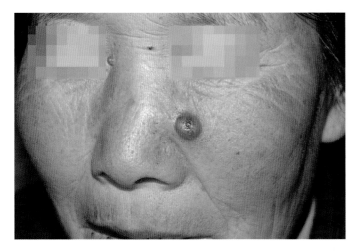

图 28-7-2　角化棘皮瘤

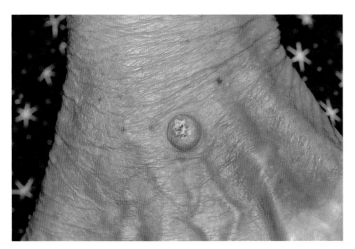

图 28-7-3　角化棘皮瘤

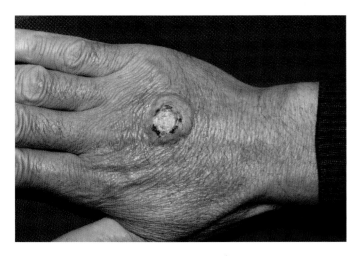

图 28-7-4　角化棘皮瘤

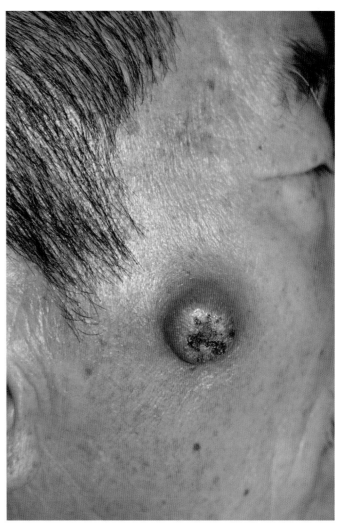

图 28-7-5　角化棘皮瘤

原位鳞状细胞癌
Squamous Cell Carcinoma in Situ

又名鲍温病（Bowen's disease），部分病例可能与长期接触或摄入含砷的药物等有关，此时要注意排查内脏肿瘤。

诊断要点：多发生于中年以上。损害可发生在任何部位，以躯干、四肢为常见。皮损为紫红褐色斑块，稍隆起皮肤表面。圆形或椭圆形，境界清楚，但外形不规则，表面常附有鳞屑。一般无自觉症状。多为单发，也有多发。组织病理示表皮全层角质形成细胞排列紊乱，核大小不等，不规则，深染。常见角化不良细胞和异常核分裂象，基底膜带完整。

治疗要点：可酌情选用手术切除、电烧灼、液氮冷冻、光动力治疗。外用5%咪喹莫特乳膏可作为治疗备选。

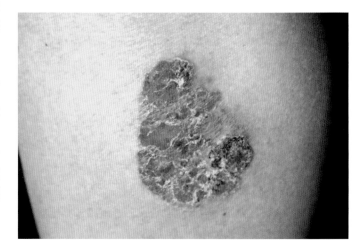

图 28-8-3　原位鳞状细胞癌

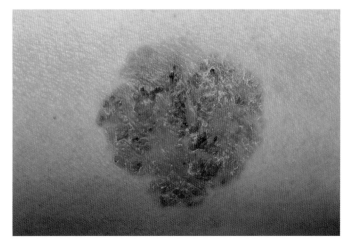

图 28-8-1　原位鳞状细胞癌

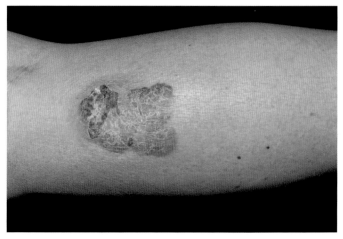

图 28-8-4　原位鳞状细胞癌

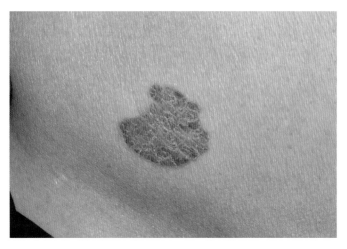

图 28-8-2　原位鳞状细胞癌

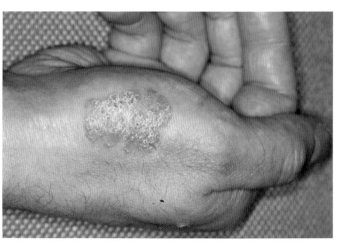

图 28-8-5　原位鳞状细胞癌

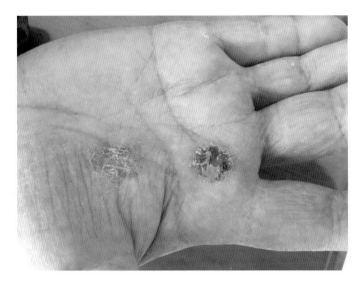

图 28-8-6　原位鳞状细胞癌，砷角化引起

红斑增生病

Erythroplasia of Queyrat

又名增殖性红斑，是一种发生于男性龟头黏膜上皮的癌前期病变。多发生于未经环切术的包皮过长者。

诊断要点：多发生在龟头，为境界清楚的浸润性红斑，表皮角化呈乳头瘤状，有时伴发糜烂、破溃。病程缓慢，可多年无变化，也可发展成为鳞癌。组织病理与鲍温病相似。

治疗要点：可选用外科局部切除、光动力学、液氮冷冻，5%～20%的5-氟脲嘧啶溶液或咪喹莫特每日外用有效疗。

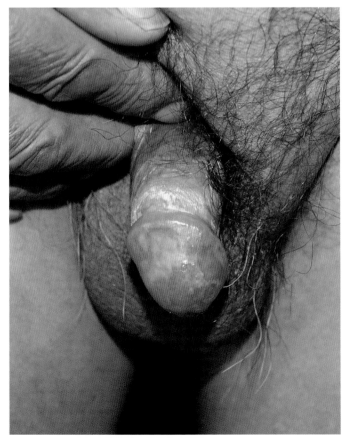

图 28-9-1　红斑增生病

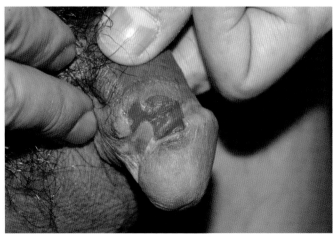

图 28-9-2　红斑增生病

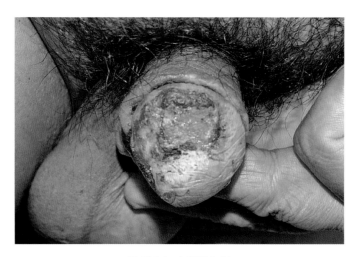

图 28-9-3 红斑增生病

湿疹样癌
Eczematoid Carcinoma

又名佩吉特病(Paget's disease),肿瘤可能来源于乳腺导管或顶泌汗腺。

诊断要点:皮损为浸润性红斑,境界不甚清楚,常伴有渗出和结痂。病程慢性,逐渐扩大。乳房佩吉特病常见于中老年女性,多为单侧乳头及乳晕受累。乳房外佩吉特病皮损见于外生殖器、肛门、脐部及腋窝等处。佩吉特病可继发于乳腺癌、直肠癌或宫颈癌。组织病理示表皮内有帕哲细胞。此种细胞大而圆,胞浆丰富,淡红染如空泡状,淀粉酶消化后 PAS 染色阳性。免疫组化染色 CEA 和 CK7 阳性。

治疗要点:乳房佩吉特病按照乳腺癌原则处置;乳房外佩吉特病首选 Mohs 显微描记手术治疗,必要时可以选择放射治疗。

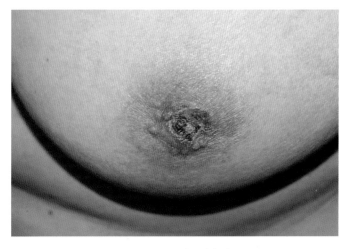

图 28-10-1 乳房湿疹样癌

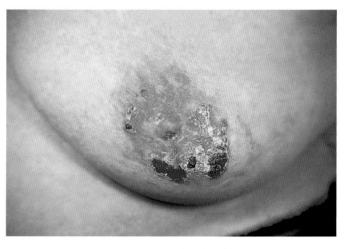

图 28-10-2 乳房湿疹样癌

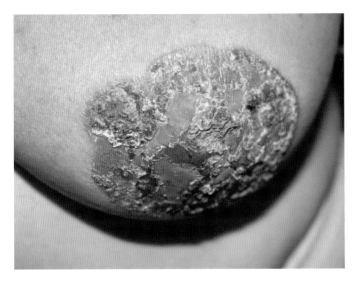

图 28-10-3　乳房湿疹样癌

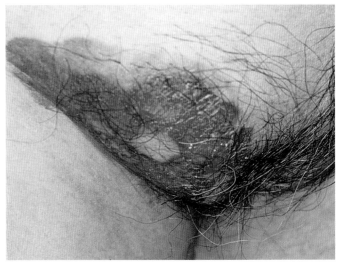

图 28-10-6　乳房外湿疹样癌

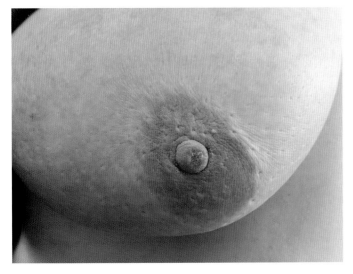

图 28-10-4　乳房湿疹样癌

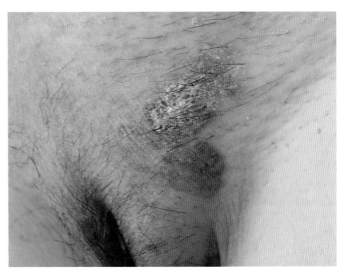

图 28-10-7　乳房外湿疹样癌

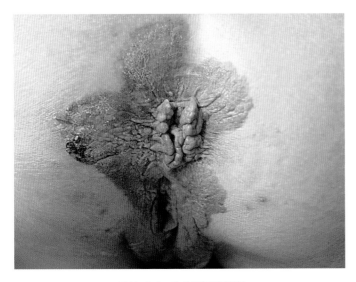

图 28-10-5　乳房外湿疹样癌

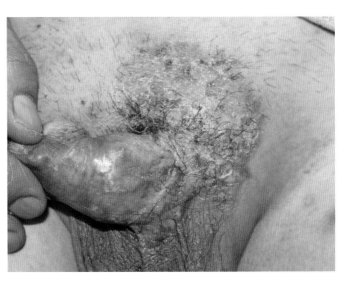

图 28-10-8　乳房外湿疹样癌

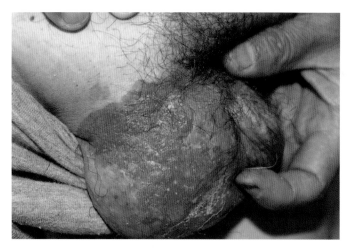

图 28-10-9　乳房外湿疹样癌

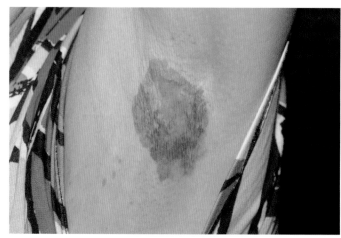

图 28-10-11　乳房外湿疹样癌

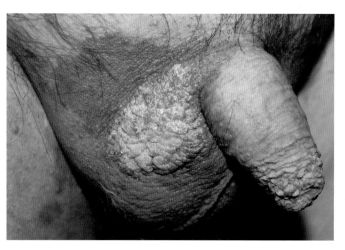

图 28-10-10　乳房外湿疹样癌

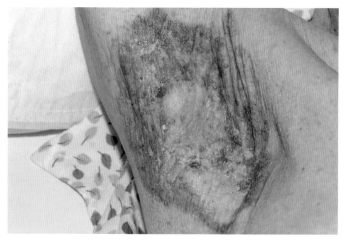

图 28-10-12　乳房外湿疹样癌

基底细胞癌
Basal Cell Carcinoma

又称基底细胞上皮瘤，是由多潜能基底样细胞异常增生而成。

诊断要点：特征性皮损为有珍珠样隆起性边缘的圆形斑块，表面常有毛细血管扩张，根据临床特点分成结节溃疡型、色素型、硬斑病样型、浅表型及纤维上皮瘤等五型，以结节溃疡型最多见，其次为色素型。好发于老年人，以头面部最常见，但浅表型则以躯干部为多。硬斑病样型为皮色或淡红色斑，境界不清，触之发硬，浸润深。基底细胞癌生长缓慢，极少发生转移。组织病理的基本特点是肿瘤细胞成大小不等的集合状，细胞形态大小较为一致，呈基底细胞样，周围细胞呈栅状排列，与周围组织间有裂隙形成。

治疗要点：Mohs 显微描记手术是首选，其他治疗方法可以选择单纯扩大切除、电干燥、激光、冷冻、光动力及放射治疗等。具体治疗方法的选择应根据肿瘤的类型、大小、部位及全身情况等综合考虑。

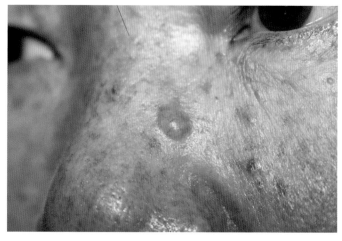

图 28-11-1　基底细胞癌　结节型

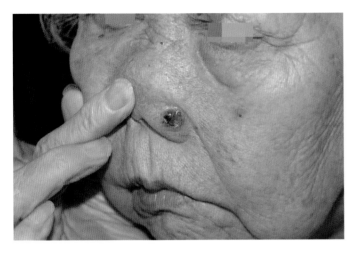

图 28-11-2 基底细胞癌 结节溃疡型

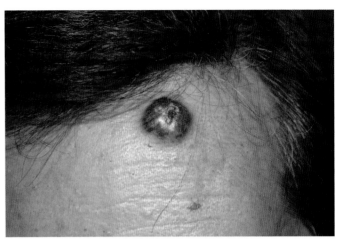

图 28-11-5 基底细胞癌 结节溃疡型

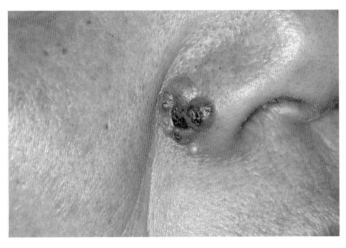

图 28-11-3 基底细胞癌 结节溃疡型

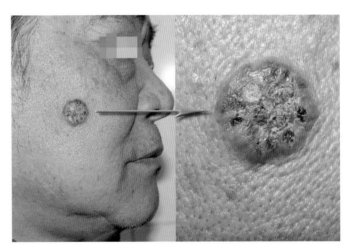

图 28-11-6 基底细胞癌 色素型

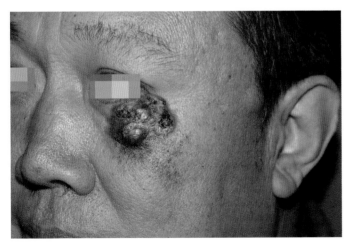

图 28-11-4 基底细胞癌 结节溃疡型

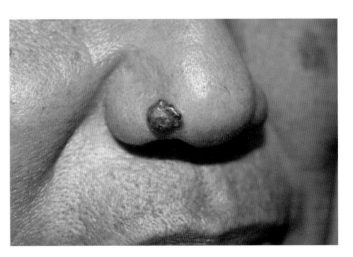

图 28-11-7 基底细胞癌 色素型

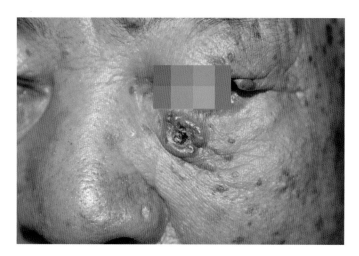

图 28-11-8　基底细胞癌　色素型

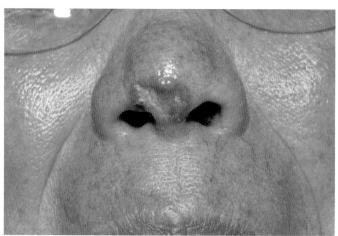

图 28-11-11　基底细胞癌　硬斑病样型

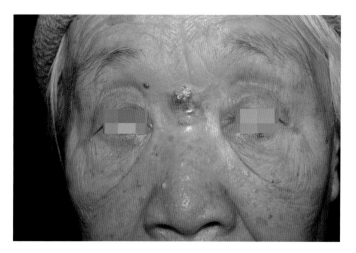

图 28-11-9　基底细胞癌　硬斑病样型

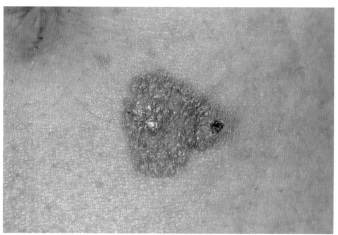

图 28-11-12　基底细胞癌　浅表型

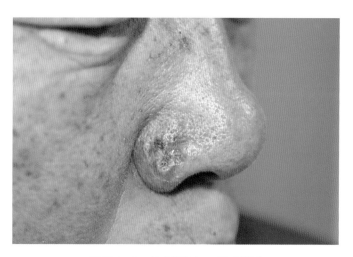

图 28-11-10　基底细胞癌　硬斑病样型

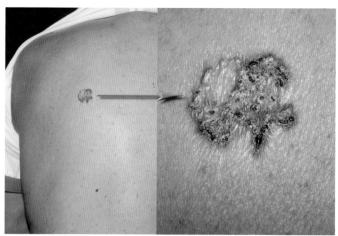

图 28-11-13　基底细胞癌　浅表型

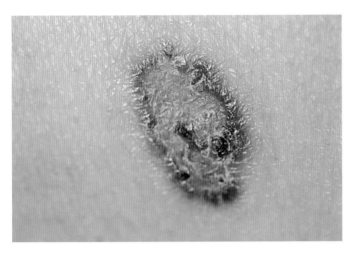

图 28-11-14 基底细胞癌 浅表型

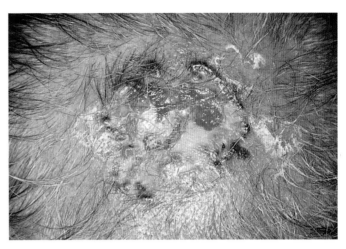

图 28-11-15 基底细胞癌 浅表型

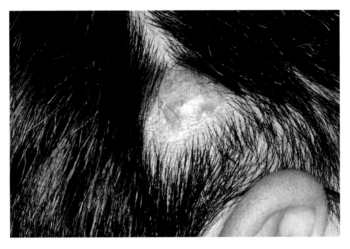

图 28-11-16 基底细胞癌

日光性角化病

Solar Keratosis

又称光化性角化病（actinic keratosis）。是长期日光照晒皮肤所引起的一种癌前期病变，可发展成鳞癌。

诊断要点： 多见于老年人。好发于面部、头顶和手背等外露部位。皮肤有光老化的改变，在此基础上出现淡红色斑丘疹，圆形或不规则形，摸之粗糙，表面有不易剥离的黏着性鳞屑。皮疹常为单发，亦可多发。若炎症显著，皮损明显隆起，表面有糜烂、溃疡，提示有可能已演变为鳞癌。应取皮损做病理学检查。组织病理为表皮基底层细胞异常增生，排列紧密，紊乱，有非典型性，表皮突可呈花蕾状向真皮内延伸。

治疗要点： 避免日光暴晒，使用防晒剂。可采用外搽 5% 咪喹莫特乳膏、维 A 酸制剂，液氮冷冻，激光，电干燥，光动力学治疗；必要时手术切除。

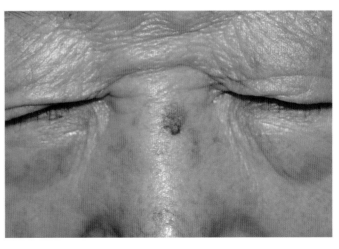

图 28-12-1 日光性角化病

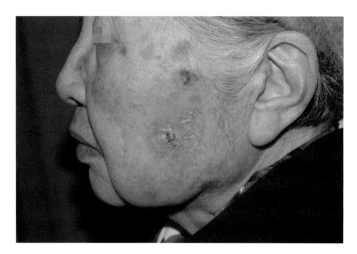

图 28-12-2 日光性角化病

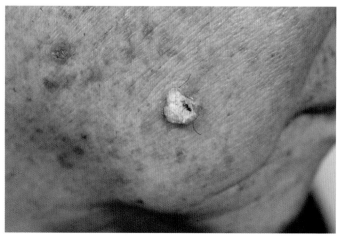

图 28-12-5 增生性日光性角化病

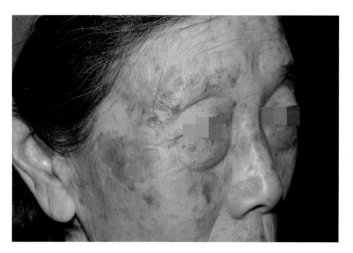

图 28-12-3 日光性角化病

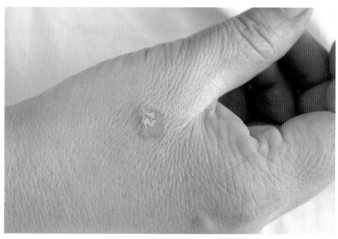

图 28-12-6 日光性角化病

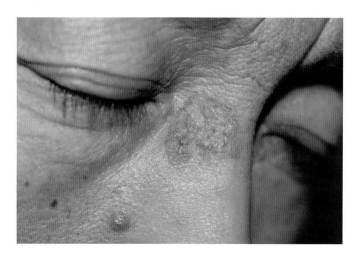

图 28-12-4 日光性角化病

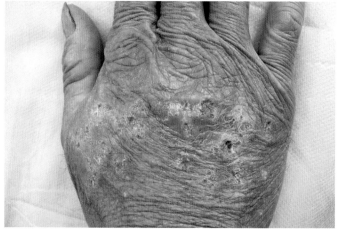

图 28-12-7 日光性角化病

鳞状细胞癌
Squamous Cell Carcinoma

常在原有瘢痕、慢性溃疡、慢性放射性皮炎及日光性角化病等基础上发生的皮肤恶性肿瘤。

诊断要点：多见于老年人，男性多于女性。以头面部、下唇黏膜、颈和手背等处较常见。早期损害为红色结节，以后逐渐发展成斑块或疣状损害，表面常有溃疡、结痂。如发生转移则相应淋巴结肿大。组织病理示真皮内浸润性生长的鳞状细胞团块，部分可与表皮相连，伴有不同比例的非典型性细胞及角化不良细胞。

治疗要点：首选 Mohs 显微描记手术，其他治疗方法可以选择扩大切除、电干燥、放射治疗、冷冻、激光等。

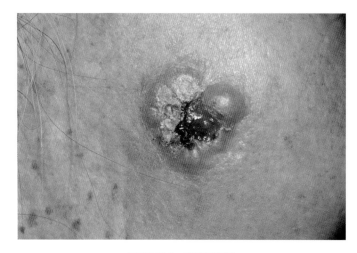

图 28-13-2 鳞状细胞癌

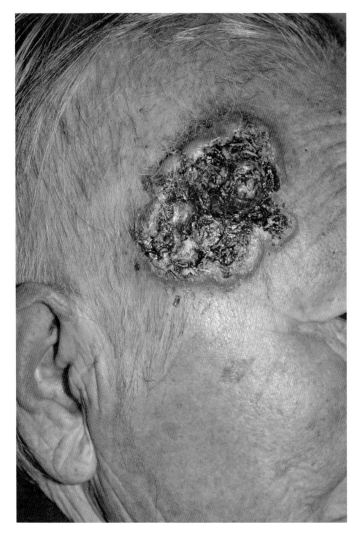

图 28-13-1 鳞状细胞癌

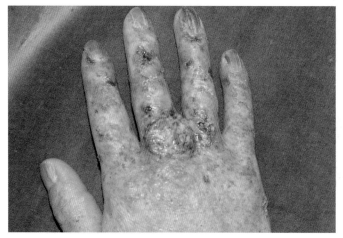

图 28-13-3 鳞状细胞癌继发于放射性皮炎

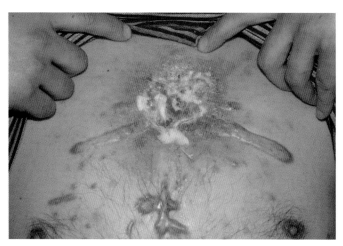

图 28-13-4 增生性瘢痕放疗后，继发鳞状细胞癌

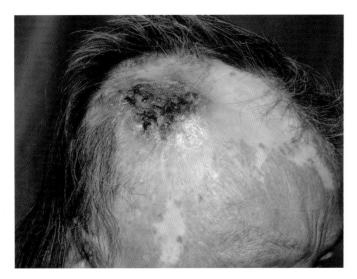

图 28-13-5　鳞状细胞癌，发生在烧伤瘢痕上

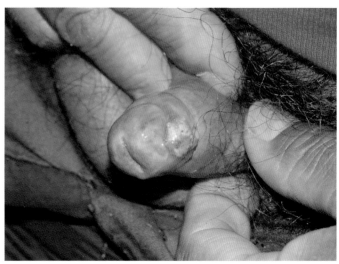

图 28-13-8　鳞状细胞癌，继发于硬化性苔藓

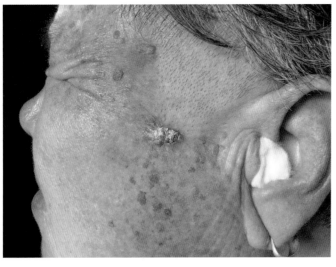

图 28-13-6　鳞状细胞癌，继发于光化性角化病

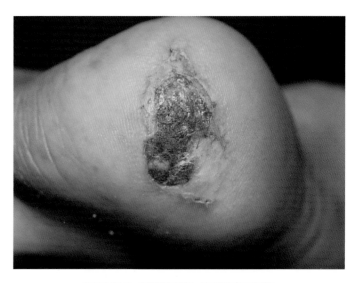

图 28-13-9　鳞状细胞癌，继发于扁平苔藓

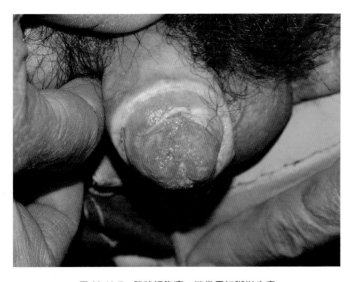

图 28-13-7　鳞状细胞癌，继发于红斑增生病

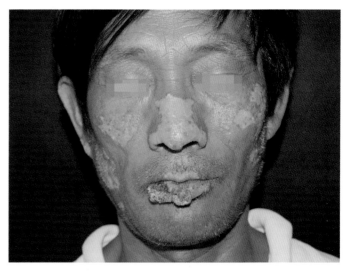

图 28-13-10　鳞状细胞癌，继发于盘状红斑狼疮

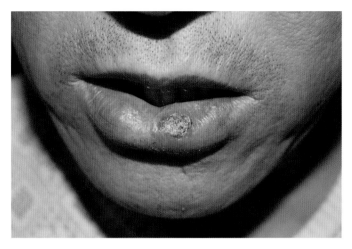

图 28-13-11 鳞状细胞癌，继发于光化性唇炎

疣状癌

Verrucous Carcinoma

是一种低度恶性的鳞状细胞癌。晚期亦可侵犯深部组织，甚至发生转移。

诊断要点：皮损主要发生在口腔、外生殖器和掌跖部位。为疣状结节或斑块，角化明显。肿瘤发展较缓慢。晚期可侵犯深部组织，甚至发生转移。组织病理为表皮高度假上皮瘤样增生，多数细胞分化良好，个别有非典型性。

治疗要点：局部彻底切除。

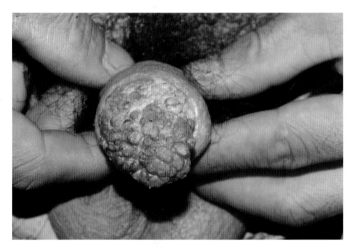

图 28-14-1 疣状癌

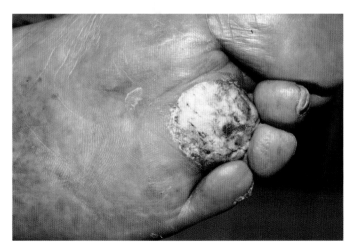

图 28-14-2 疣状癌

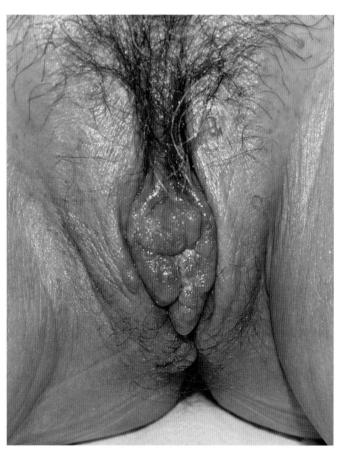

图 28-14-3 疣状癌

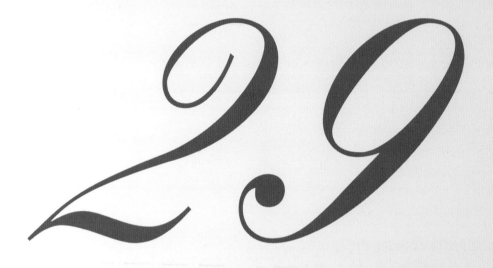

第二十九章　附属器肿瘤
Tumors of the Skin Appendages

毛发上皮瘤

Trichoepithelioma

临床上分多发和单发两型,前者与遗传有关。

诊断要点:多发型:多于 20 岁以前出现。常见于鼻唇沟及鼻周,直径 2~5mm。正常皮色,质实丘疹,有轻度毛细血管扩张。皮疹也可见于额部、上唇等,无自觉症状。单发型:在 20~30 岁时出现。大多在面部。皮疹为单发性正常皮色丘疹,质硬,直径 5mm 左右。无自觉症状。组织病理可见许多毛乳头样结构和角囊肿,周边绕以结缔组织。若间质明显增生,则称为结缔组织增生性毛发上皮瘤(图 29-1-5、图 29-1-6)。

治疗要点:单发者可手术切除。多发者尚无满意治疗方法,可试用二氧化碳激光或磨削术。

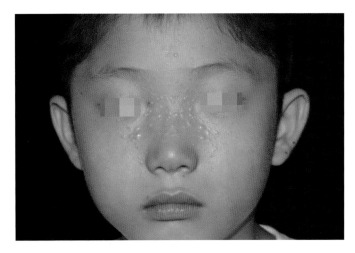

图 29-1-3　毛发上皮瘤

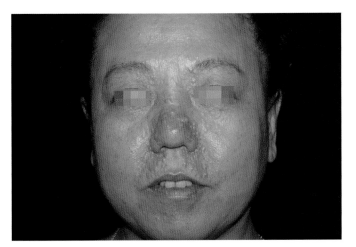

图 29-1-1　毛发上皮瘤

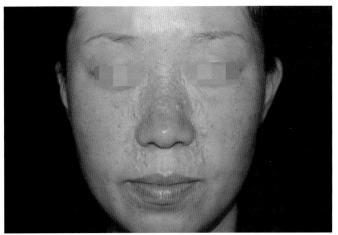

图 29-1-4　毛发上皮瘤

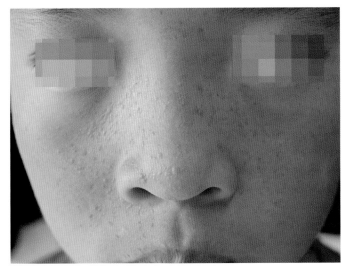

图 29-1-2　毛发上皮瘤

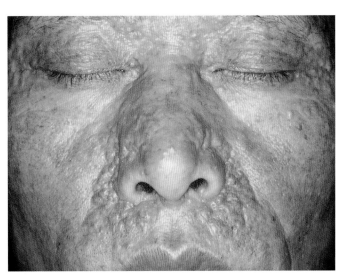

图 29-1-5　结缔组织增生性毛发上皮瘤

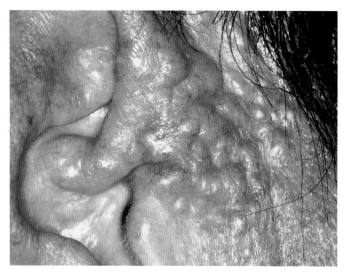

图 29-1-6 结缔组织增生性毛发上皮瘤

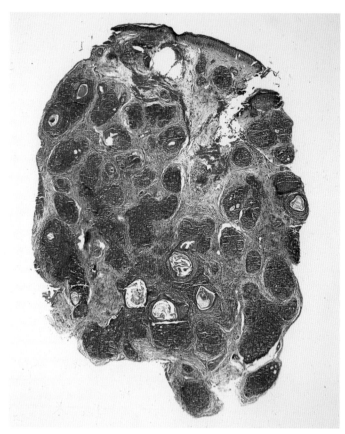

图 29-1-7 毛发上皮瘤病理

毛母质瘤

Pilomatricoma

又名钙化上皮瘤,是一种向毛母质细胞方向分化的良性上皮瘤。

诊断要点: 儿童时发病。好发于头皮、面、颈及上肢

等处。皮损为单发坚实的结节,表面淡蓝或正常色,直径常小于 3cm。无自觉症状。偶见因瘤体压迫淋巴管,使局部出现水疱(图 29-2-4、图 29-2-5)。组织病理示真皮内境界清楚、包膜完整的瘤细胞团,由嗜碱性细胞和无核的嗜酸性影细胞组成,常伴有钙沉着。

治疗要点: 手术切除肿瘤。

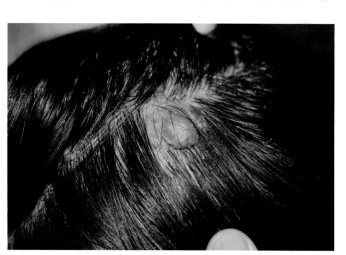

图 29-2-1 毛母质瘤

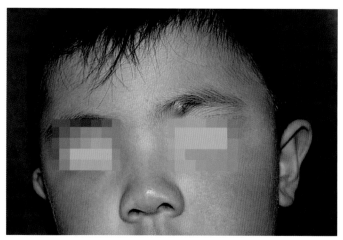

图 29-2-2 毛母质瘤

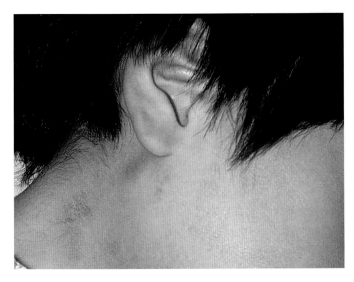

图 29-2-3 毛母质瘤

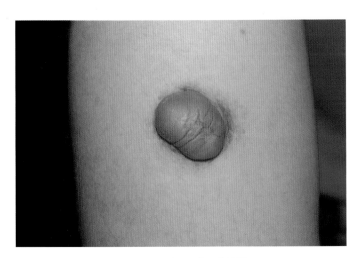

图 29-2-4 毛母质瘤 水疱型

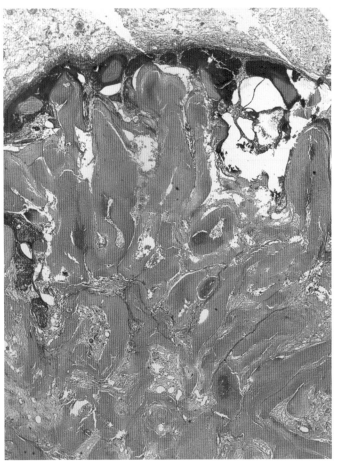

图 29-2-6 毛母质瘤病理

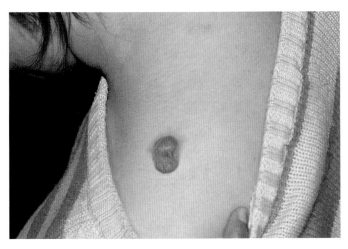

图 29-2-5 毛母质瘤 水疱型

毛鞘瘤

Trichilemmoma

又名外毛根鞘瘤。

诊断要点：多发生于老年人。好发于面部,常单发。组织病理示肿瘤细胞由鳞状细胞的小叶或团块所组成,与表皮及毛囊相连,胞浆丰富、淡染(含有糖原)。

治疗要点：手术切除。

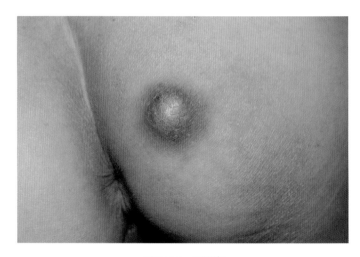

图 29-3-1 毛鞘瘤

皮脂腺痣

Sebaceous Nevus

是一种器官样痣,主要成分为皮脂腺。

诊断要点：多在出生时或生后不久发生。常见于头皮及面部。初起为淡黄的脱发斑,青春期后随皮脂腺发育,皮损渐隆起成斑块,表面呈乳头瘤状,无毛发生长。大小不定,圆形或呈带状。组织病理皮损中可见大量成熟或近乎成熟的皮脂腺,毛囊明显减少,其上表皮呈疣状或乳头瘤样增生。成年后,在皮脂腺痣基础上可发生恶性肿瘤,以基底细胞癌最为常见(图 29-4-5)。

治疗要点：可手术切除,也可在青春期前行电干燥或刮除术。

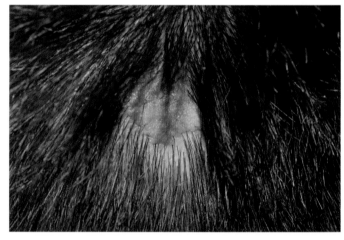

图 29-4-2 皮脂腺痣

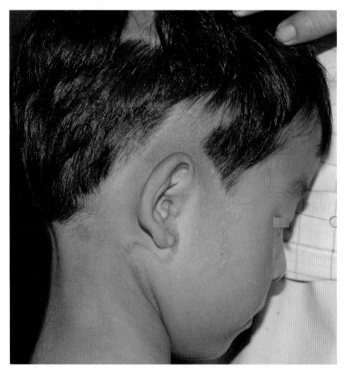

图 29-4-1 皮脂腺痣

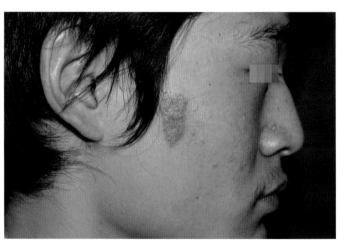

图 29-4-3 皮脂腺痣

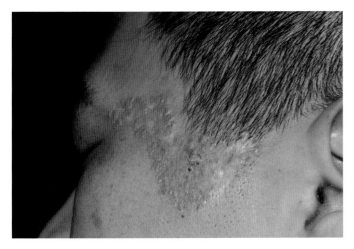

图 29-4-4 皮脂腺痣

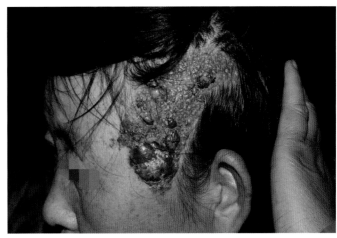

图 29-4-5 在皮脂腺痣基础上发生基底细胞癌

皮脂腺癌

Sebaceous Gland Carcinoma

是原发于皮脂腺的恶性肿瘤。

诊断要点：50 岁以上男性多见。好发于头面部，特别是眼睑。初为黄色结节，逐渐扩大，常形成溃疡。少数发生转移。组织病理示不成熟的皮脂腺小叶，有非典型的皮脂腺细胞。

治疗要点：手术切除。

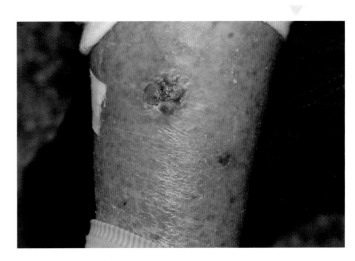

图 29-5-1 皮脂腺癌

汗腺血管错构瘤

Eccrine Angiomatous Harmatoma

诊断要点：皮损为不规则红褐色斑块，在青春期发展较快，至成年停止发展。组织病理示真皮深层及皮下成熟的外泌腺及导管增生，伴血管增多。

治疗要点：一般不需治疗，必要时可手术切除。

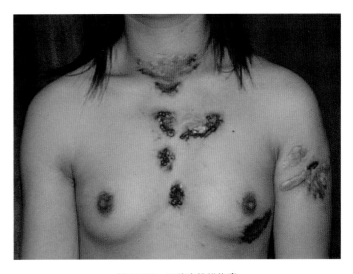

图 29-6-1 汗腺血管错构瘤

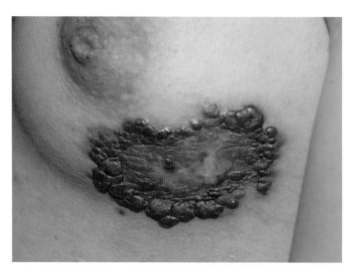

图 29-6-2 汗腺血管错构瘤

汗管瘤

Syringoma

是外泌腺的一种错构瘤,可有家族史。

诊断要点:多见于中青年女性。皮损为粟粒大小的扁平丘疹,呈皮色或淡褐色。好发于眼睑,特别是下眼睑。泛发型皮疹可见于颊部、颈部、胸、腹及外阴部。无自觉症状。组织病理示真皮浅层许多小的囊状导管,管壁由两层上皮细胞组成。有些导管一端附有上皮细胞组成的实体条索,而呈"蝌蚪"状。

治疗要点:可作电解或激光治疗。

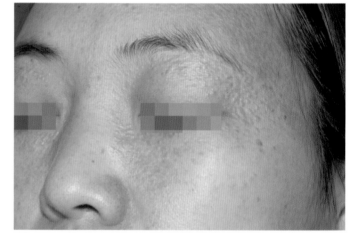

图 29-7-2 汗管瘤

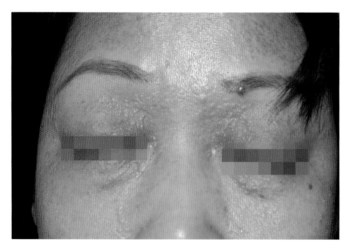

图 29-7-1 汗管瘤

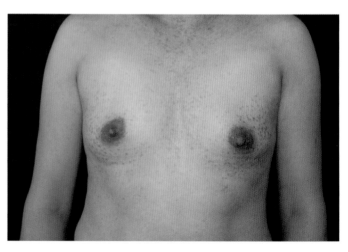

图 29-7-3 汗管瘤

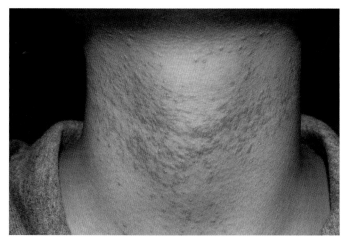

图 29-7-4 汗管瘤

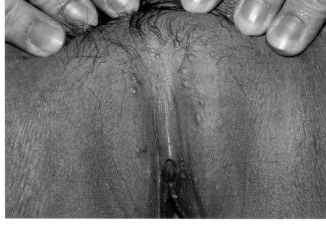

图 29-7-5 汗管瘤

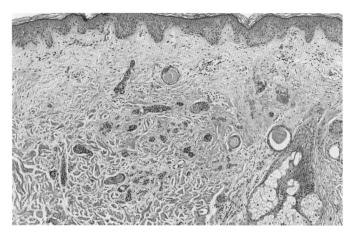

图 29-7-6 汗管瘤病理

外泌腺汗孔瘤

Eccrine Poroma

源于末端汗管的外层细胞和真皮上部的外泌腺导管。

诊断要点： 好发于足及下肢远端，也可见于身体任何部位。中老年发病。典型损害为皮色或红色结节，直径数毫米至 2cm。可有自发痛或压痛。组织病理示真皮内有与表皮相连的瘤块，有卵圆形小细胞组成，胞核嗜碱性，可见小管样结构。

治疗要点： 手术切除。

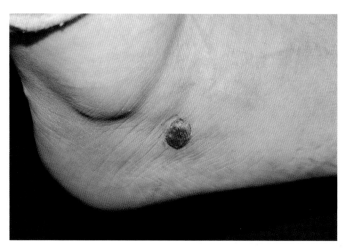

图 29-8-1 外泌腺汗孔瘤

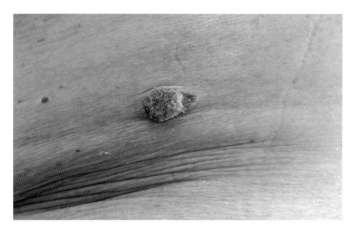

图 29-8-2 外泌腺汗孔瘤

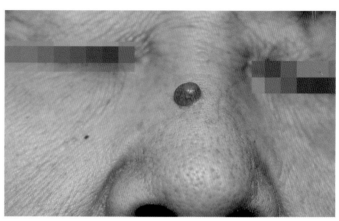

图 29-8-4 外泌腺汗孔瘤

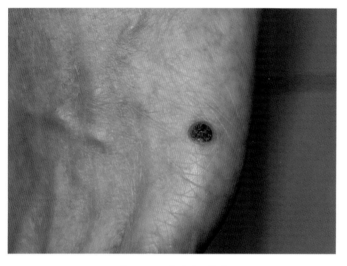

图 29-8-3 外泌腺汗孔瘤

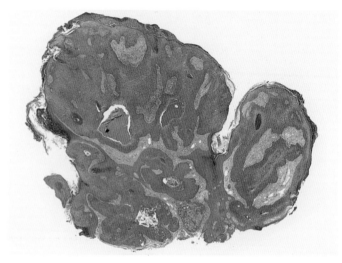

图 29-8-5 外泌腺汗孔瘤病理

外泌腺汗孔癌

Eccrine Porocarcinoma

米。可发生在任何部位,以下肢为常见。本例皮损已存在 10 年,可能是在汗孔瘤基础上癌变所致。

诊断要点: 好发于老年人。为疣状斑块,直径数厘

治疗要点: 手术切除。

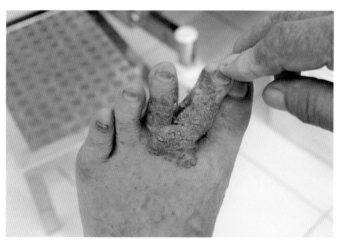

图 29-9-1 外泌腺汗孔癌

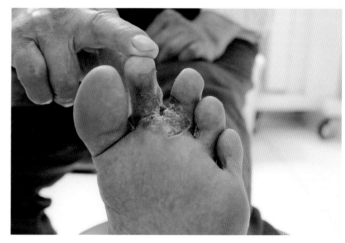

图 29-9-2 外泌腺汗孔癌

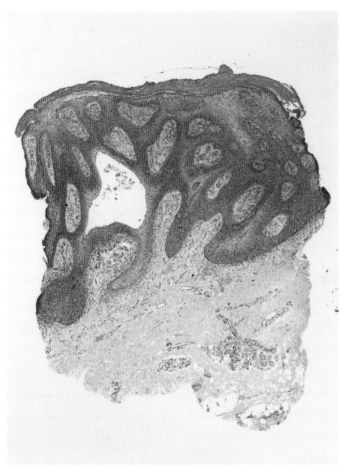

图 29-9-3　外泌腺汗孔癌病理

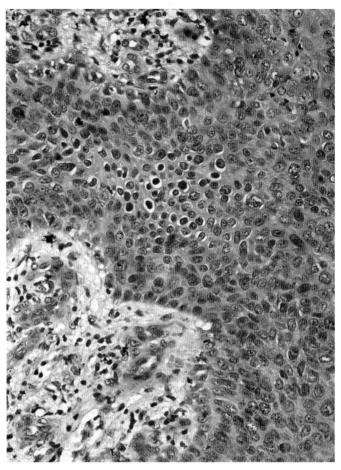

图 29-9-4　外泌腺汗孔癌病理

皮肤混合瘤

Mixed Tumor of the Skin

又名软骨样汗管腺瘤。

诊断要点：中年发病。为半球形隆起皮面的肿物，红褐色，直径 1cm 左右，瘤体坚实，常单发，无自觉不适。好发于头颈部。组织病理肿瘤位于真皮和皮下，境界清楚，主要成分呈软骨样外观，可见由立方形细胞巢或条索构成的上皮成分及导管样结构。

治疗要点：手术切除。

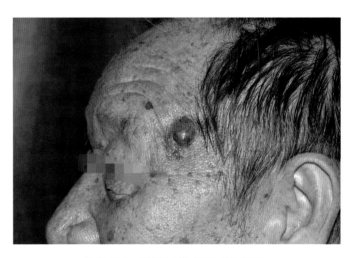

图 29-10-1　皮肤混合瘤（软骨样汗管瘤）

乳头状汗管囊腺瘤
Syringocystadenoma Papilliferum

诊断要点：常自幼发生，青春期显著，女性多见。好发于头皮，也可发生在其他部位。皮损为单发的结节或斑块，表面呈疣状隆起。组织病理示表皮呈乳头瘤样增生，并向下凹陷成一囊腔，多数乳头状突起伸向囊腔。乳头状突起有两行细胞，管腔侧呈柱状并有顶浆分泌，外周为立方形细胞。

治疗要点：可采用手术切除、电干燥或电凝固。

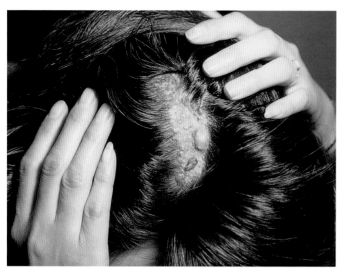

图 29-11-1　乳头状汗管囊腺瘤（发生在皮脂腺痣基础上）

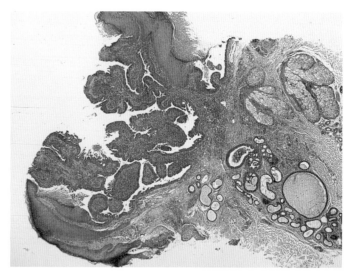

图 29-11-3　乳头状汗管囊腺瘤病理

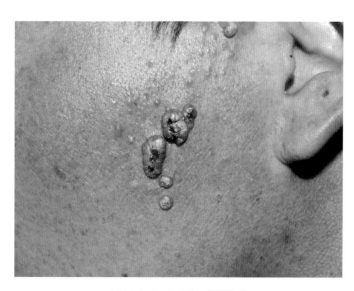

图 29-11-2　乳头状汗管囊腺瘤

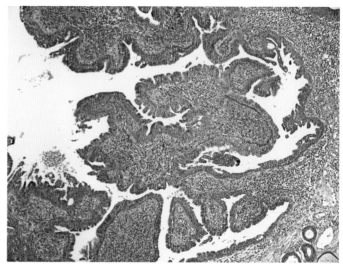

图 29-11-4　乳头状汗管囊腺瘤病理

乳头糜烂性腺瘤病
Erosive Adenomatosis of the Nipple

是乳腺导管的腺瘤。

诊断要点：皮损最初为乳头糜烂、结痂，可排出血性或浆液性液体。之后乳头表面轻度结节状增生。组织病理示表皮向下延伸，呈扩张的管状结构。导管由两层细胞组成，近腔面有顶浆分泌的柱状细胞及外层致密的立方形小细胞。靠近表皮处的导管腔衬以鳞状上皮。应与佩吉特病鉴别诊断。

治疗要点：手术切除。

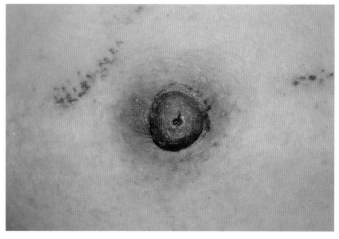

图 29-12-3　乳头糜烂性腺瘤病

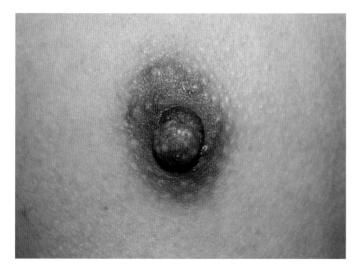

图 29-12-1　乳头糜烂性腺瘤病

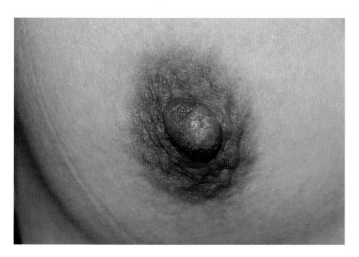

图 29-12-2　乳头糜烂性腺瘤病

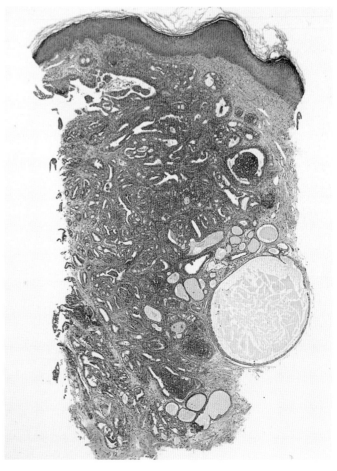

图 29-12-4　乳头糜烂性腺瘤病病理

453

微囊肿性附属器癌

Microcystic Adnexal Carcinoma

　　诊断要点：好发于面部。为局限性结节、斑块，表面皮肤正常或萎缩，生长缓慢，呈侵袭性生长。组织病理示肿瘤境界不清，浸润较深。瘤细胞呈巢状或条索状嵌于硬化的间质内。可见小的角囊肿及类似汗管瘤中所见的管状结构，细胞轻度不典型。

　　治疗要点：手术彻底切除，最好采用 Mohs 外科手术。

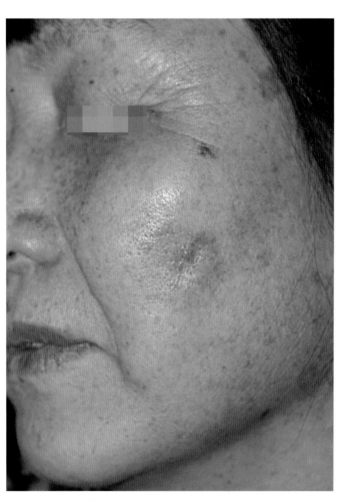

图 29-13-1　微囊肿性附属器癌

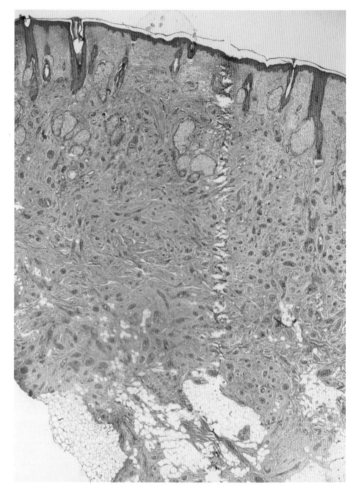

图 29-13-2　微囊肿性附属器癌病理

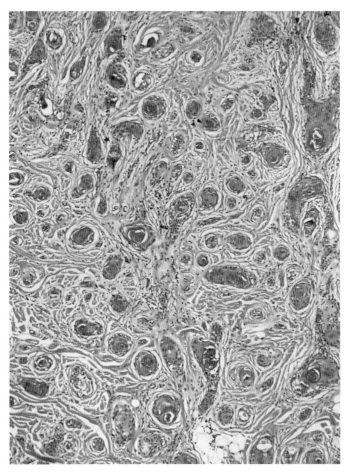

图 29-13-3　微囊肿性附属器癌病理

毛囊皮脂腺囊性错构瘤

Folliculosebaceous Cystic Harmatoma

　　由毛囊、皮脂腺及间质所构成的错构瘤,少见。本例发生在阴囊,可见多个 3~5mm 大小、皮色的囊性损害。

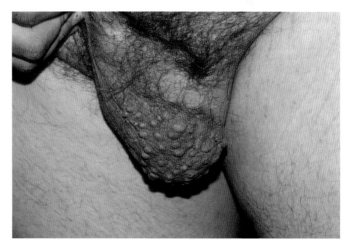

图 29-14-1　毛囊皮脂腺囊性错构瘤

外汗腺汗囊瘤

Eccrine Hidrocystoma

　　诊断要点:成人发病,患者大多为女性。好发于面部,尤眼周。皮损为张力性水疱,小如针头,大至豌豆。大多为单发,少数可多发(图 29-15-2)。组织病理真皮内囊肿,囊壁由两层扁平上皮细胞组成,胞浆嗜碱性。

　　治疗要点:单发的可手术切除,多发的可电干燥术或电解。

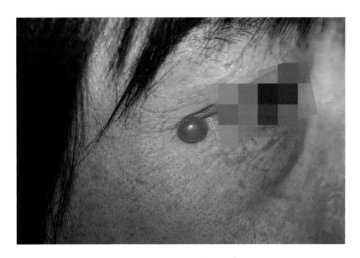

图 29-15-1　外汗腺汗囊瘤

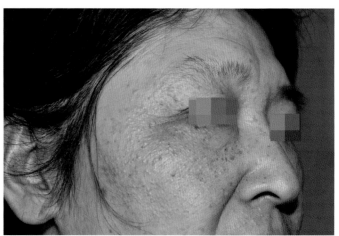

图 29-15-3　外汗腺汗囊瘤

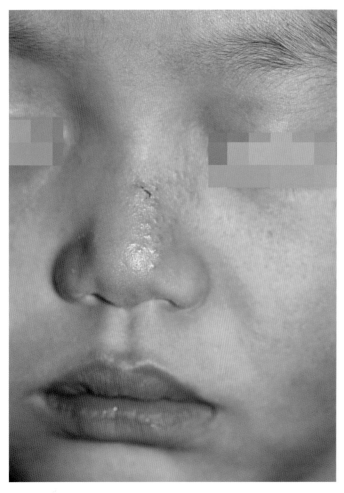

图 29-15-2　外汗腺汗囊瘤

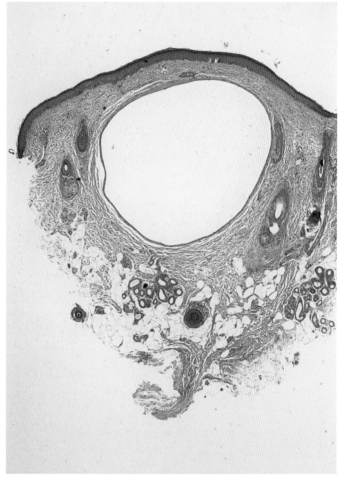

图 29-15-4　外汗腺汗囊瘤病理

单纯性汗腺棘皮瘤

Hidroacanthoma Simplex

为源于外泌腺末端的良性表皮内肿瘤。

诊断要点：患者多为老年人。好发于肢体远端,为角化性红斑或斑块,可误诊为脂溢性角化症。病理示表皮棘层增生,可见界限清楚的细胞克隆,细胞呈立方形,与汗孔瘤细胞相似。

治疗要点：外搽维 A 酸软膏、2.5%~5%的 5-氟尿嘧啶软膏。必要时手术切除。

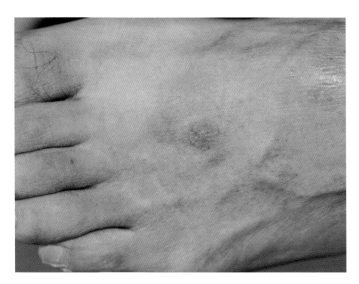

图 29-16-1 单纯性汗腺棘皮瘤

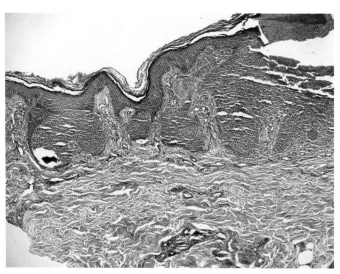

图 29-16-2 单纯性汗腺棘皮瘤病理

纤维毛囊瘤

Fibrofolliculoma

是毛囊的一种良性错构瘤。

诊断要点：青春期后发生。为皮色的圆顶丘疹,直径 2~4mm。好发于头皮、面部和颈部。组织病理示多数毛囊断面,周围有多数胶原纤维包绕。

治疗要点：可手术切除。

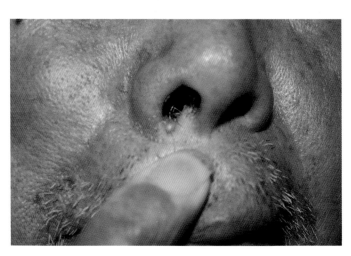

图 29-17-1 纤维毛囊瘤

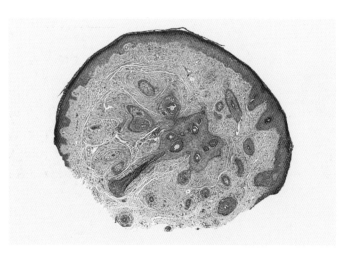

图 29-17-2 纤维毛囊瘤病理

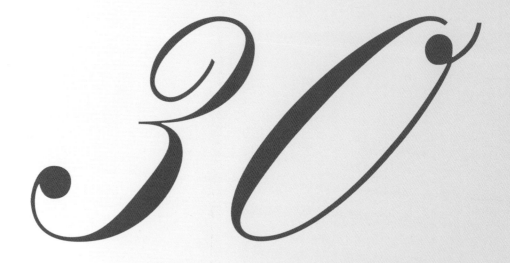

第三十章　结缔组织肿瘤
Tumors of Connective Tissue

皮肤纤维瘤

Dermatofibroma

是一种结缔组织增生性疾患。部分患者在发病前有虫咬史或局部外伤史。

诊断要点：好发于成人四肢伸侧,常为单发,也可多发。为淡褐色轻度隆起皮面的结节,0.5~1.5cm 大小,质硬。无自觉症状。组织病理示表皮皮突延伸,基底层色素增多,真皮内结节,由多数纤维母细胞和增生的胶原纤维相互交错排列。如瘤体中组织细胞为主者称组织细胞瘤,血管多时则称为硬化性血管瘤。

治疗要点：一般不需治疗,如有症状可手术切除。

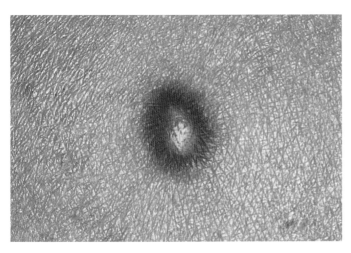

图 30-1-1　皮肤纤维瘤

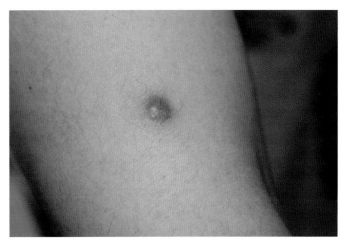

图 30-1-3　皮肤纤维瘤

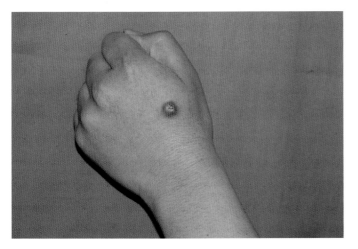

图 30-1-2　皮肤纤维瘤

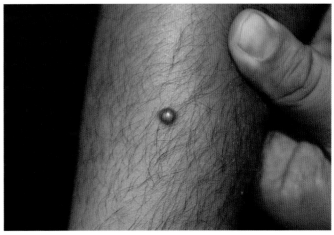

图 30-1-4　皮肤纤维瘤

纤维性丘疹
Fibrous Papule

好发于成年人面部,尤以鼻部为常见。为皮色或淡红色丘疹,0.2~0.3mm,无自觉症状。组织病理示皮损半球形隆起皮面,真皮浅层可见由梭形、星形或多核的纤维母细胞及增生的血管。可激光或手术切除。

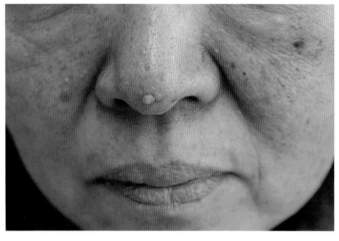

图 30-2-1 纤维性丘疹

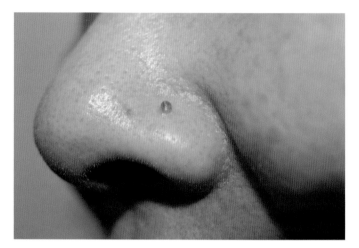

图 30-2-2 纤维性丘疹

软纤维瘤
Soft Fibroma

又名皮赘(skin tag),常见于中老年。分多发丝状及单发口袋状两型。前者主要发生于颈侧面,后者可发生于面部、胸背、腋窝及腹股沟等处。皮损为针头至绿豆大、柔软、高出皮面、细长有蒂的新生物,皮色或褐色。可用电灼或激光治疗,对丝状损害可用电解、电灼或激光去除。

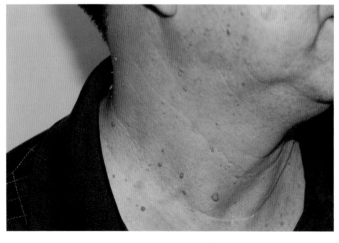

图 30-3-1 软纤维瘤

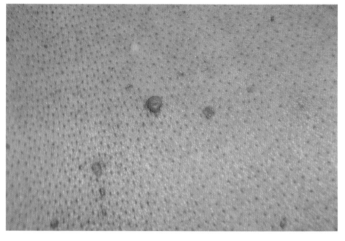

图 30-3-2 软纤维瘤

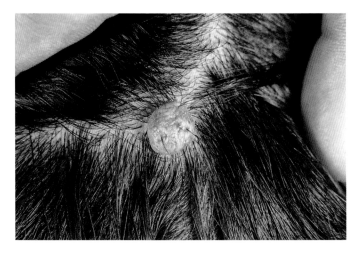

图 30-3-3　软纤维瘤

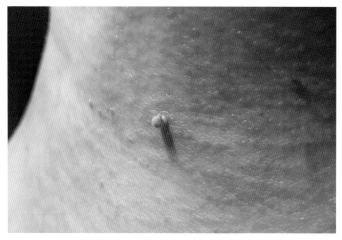

图 30-3-4　软纤维瘤

结缔组织痣

Connective Tissue Nevus

　　是胶原纤维的一种错构瘤。生后即发病,好发于腰部及臀部。典型损害为 3~5mm 左右的小结节,常为群集性或融合成斑块,皮色或淡黄色,质地较硬。组织病理示真皮胶原纤维增多、增粗,弹力纤维变化不定。一般不需治疗,必要时手术切除。

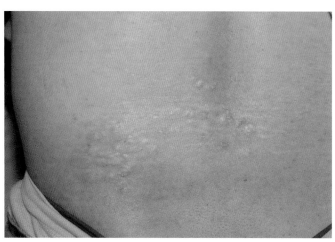

图 30-4-2　结缔组织痣

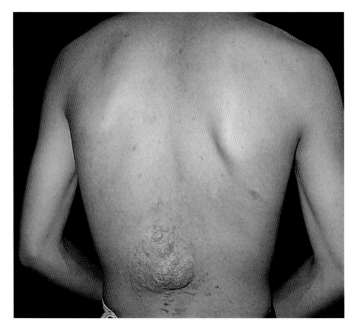

图 30-4-1　结缔组织痣

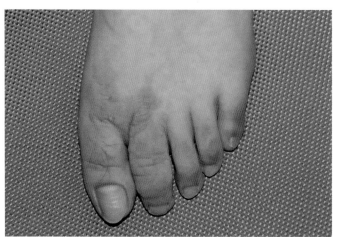

图 30-4-3　结缔组织痣

指节垫
Knuckle Pads

可有家族史。发病年龄一般在 15~30 岁。常见于近侧指间关节伸侧。损害为扁平或隆起的限局性角化斑，表面光滑，发展缓慢。无自觉症状。无需治疗。不主张手术，以免瘢痕形成影响手指功能。

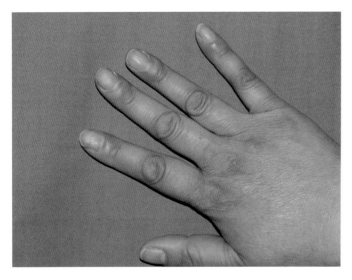

图 30-5-1　指节垫

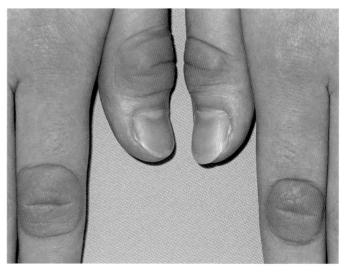

图 30-5-2　指节垫

肥厚性瘢痕
Hypertrophic Scar

系皮肤结缔组织对创伤的反应超过正常范围的表现。在创伤后 3~4 周内发生。瘢痕隆起增厚形成一境界清楚的斑块，不超过外伤部位，淡红色。经过数年可自行消退。不必治疗。必要时皮损内注射糖皮质激素制剂，外用肝素钠软膏。

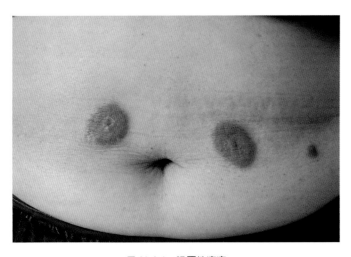

图 30-6-1　肥厚性瘢痕

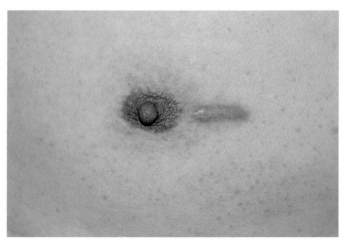

图 30-6-2　肥厚性瘢痕

瘢痕疙瘩

Keloid

是一种纤维结缔组织过度增生性疾病。

诊断要点：好发于上胸，特别是胸骨前区。皮损为暗红色隆起的斑块，边界清楚，外形不规则，有时呈蟹状，表面光滑。持续不消退，可有瘙痒或疼痛。组织病理示真皮大量纤维组织增生，特点为较原纤维束硬化，玻璃样变。

治疗要点：局部皮损内注射糖皮质激素制剂。较大者可用手术切除配合放射治疗或局部注射糖皮质激素制剂。

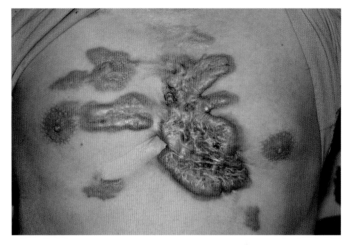

图 30-7-3 瘢痕疙瘩

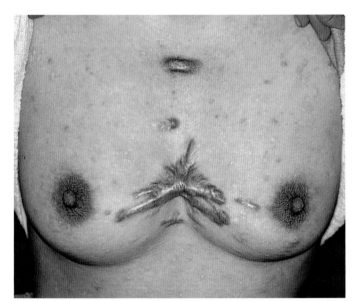

图 30-7-1 瘢痕疙瘩

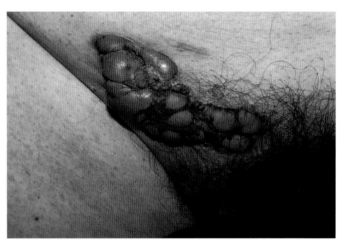

图 30-7-4 瘢痕疙瘩

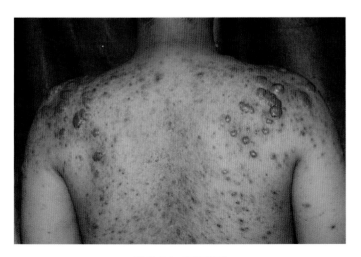

图 30-7-2 瘢痕疙瘩

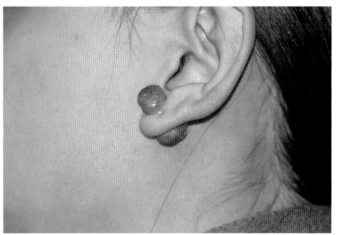

图 30-7-5 瘢痕疙瘩

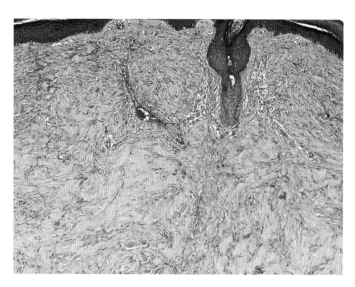

图 30-7-6　瘢痕疙瘩病理

掌部纤维瘤病

Palmar Fibromatosis

又称 Dupuytren 掌挛缩。

诊断要点：病变在手掌，最初在掌腱膜远端可及坚实结节，由纤维母细胞组成。之后纤维组织成熟，成为大量胶原，造成掌指关节，特别是小指向内呈挛缩状。

无有效方法，必要时手术治疗。

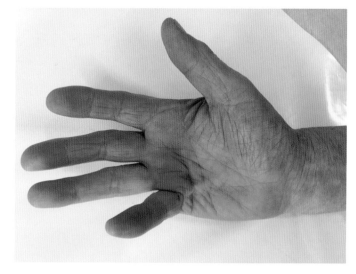

图 30-8-1　掌部纤维瘤病

隆突性皮肤纤维肉瘤

Dermatofibrosarcoma Protuberans, DFSP

是一种生长缓慢、起源于皮肤的纤维肉瘤。

诊断要点：常见于中年人，好发于躯干。损害为隆起性暗红色肿块，质硬，可呈分叶状，与皮肤粘连。生长缓慢，一般无症状，切除不彻底易复发，但很少转移。组织病理示表皮萎缩，瘤组织在真皮中、下部，由漩涡状或车轮状排列的纤维母细胞或胶原纤维组成，核有轻度异形性，肿瘤向皮下组织间隔伸展。

治疗要点：手术治疗，需广泛切除以防止复发。切除范围应包括肿瘤周边正常皮肤 3~4cm，深达皮下组织或筋膜层。复发者再次扩大切除。放射治疗无效。

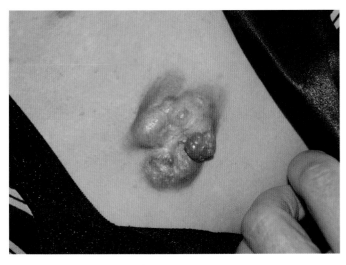

图 30-9-1　隆突性皮肤纤维肉瘤

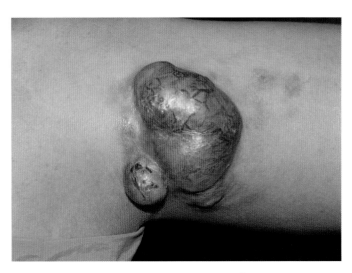

图 30-9-3　隆突性皮肤纤维肉瘤

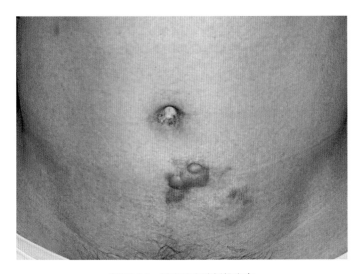

图 30-9-2　隆突性皮肤纤维肉瘤

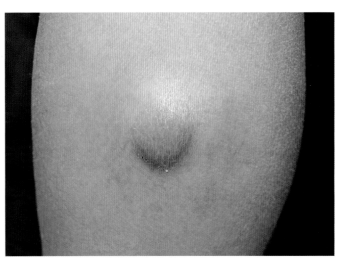

图 30-9-4　隆突性皮肤纤维肉瘤

恶性纤维组织细胞瘤

Malignant Fibrohistiocytoma

　　为见于中老年人的恶性软组织肿瘤,可向纤维母细胞和组织细胞双向分化。

　　诊断要点:好发于股、臀和肢体等深部软组织。瘤体大,深在,界限不清。预后差,易复发,可经淋巴管和血管转移。组织病理示瘤体大而深,瘤细胞丰富而多形,可见成纤维细胞样、组织细胞样、泡沫细胞样细胞和特征性的奇形单核和多核巨细胞,细胞异形性明显。

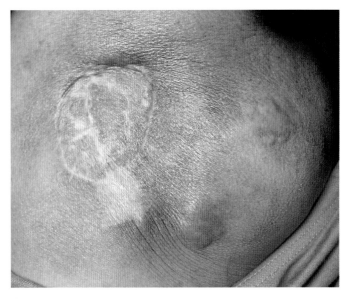

图 30-10-1　恶性纤维组织细胞瘤

465

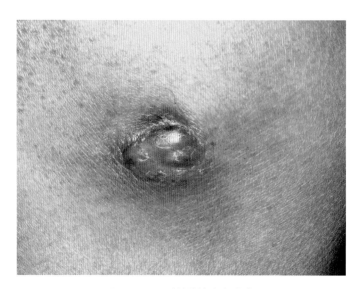

图 30-10-2 恶性纤维组织细胞瘤

上皮样肉瘤

Epithelioid Sarcoma

　　好发于中青年,四肢多见。皮损为皮内或皮下结节,逐渐破溃形成溃疡,常沿肢体向心性扩展。在临床上常易误诊为孢子丝菌病等。早期即有淋巴结转移,最终发生肺和胸膜转移。组织病理示瘤细胞主要由上皮样细胞和梭形细胞组成,呈栅栏状排列,中心可坏死,细胞异形。

　　治疗要点:广泛切除,必要时合并化疗。

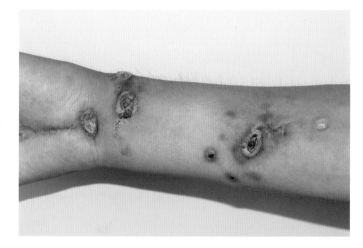

图 30-11-2 上皮样肉瘤

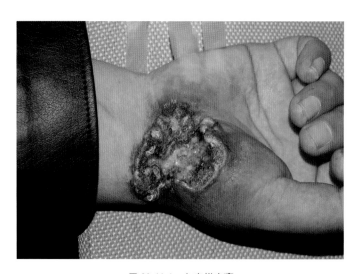

图 30-11-1 上皮样肉瘤

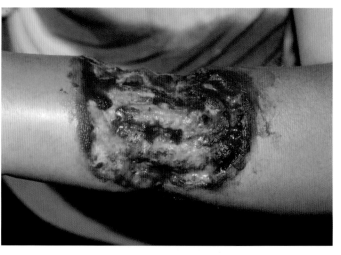

图 30-11-3 上皮样肉瘤

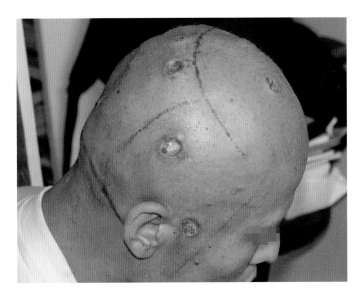

图 30-11-4　上皮样肉瘤

婴儿型系统性玻璃样变性病

Infantile Systemic Hyalinosis, ISH

是一种罕见的隐性遗传胶原形成紊乱性疾病。出生时或者出生后几个月内发病,关节肿痛,因关节挛缩活动严重受限。在骨突出部位出现紫红色的色素沉着。面部、头皮、颈部、肛周等部位可出现丘疹和结节。牙龈增生。常有骨质疏松。患者常在婴儿期由于反复的感染和腹泻而死亡。无有效治疗方法。

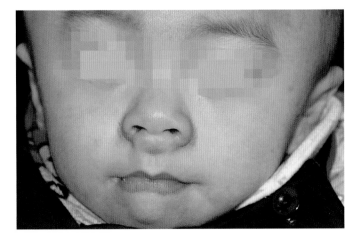

图 30-12-2　婴儿型系统性玻璃样变性病

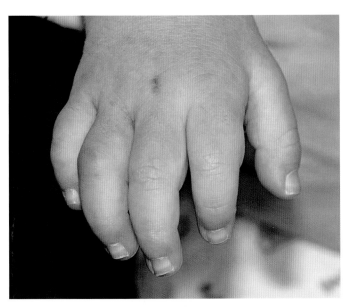

图 30-12-1　婴儿型系统性玻璃样变性病

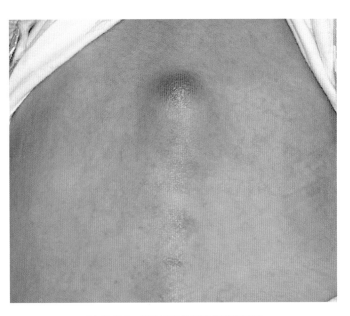

图 30-12-3　婴儿型系统性玻璃样变性病

获得性肢端纤维角皮瘤
Acquired Digital Fibrokeratoma

成年发病。为指趾端皮色或肉色坚硬结节,直径5mm左右,表面光。可手术切除。

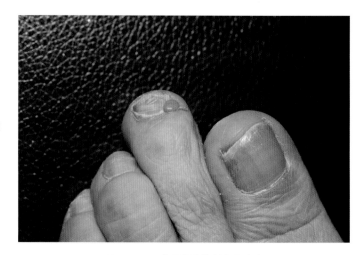

图 30-13-1　获得性肢端纤维角皮瘤

浅表脂肪瘤样痣
Nevus Lipomatosus Cutaneous Superficialis

系异位脂肪细胞聚集于真皮内引起。

诊断要点:生时即有或在儿童期发生。好发于臀部及腰骶部。皮损为正常肤色或淡黄色丘疹或结节,质地柔软,簇集成片,界限清楚,表面光滑或有皱褶。组织病理示真皮浅层胶原束间成群分布成熟脂肪细胞。在真皮深部者见脂肪细胞围绕着较大的血管。

治疗要点:一般不需治疗,必要时手术切除。

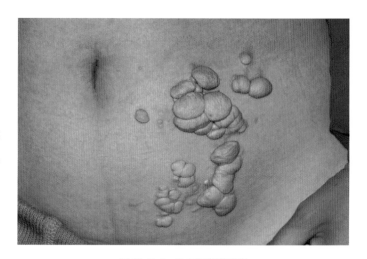

图 30-14-2　浅表脂肪瘤样痣

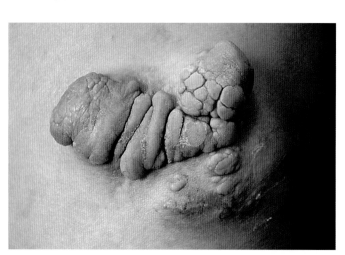

图 30-14-1　浅表脂肪瘤样痣

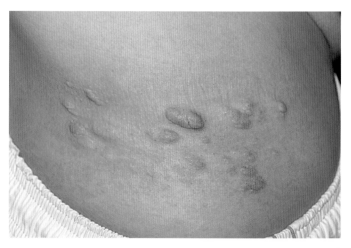

图 30-14-3　浅表脂肪瘤样痣

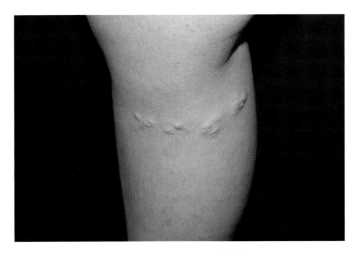

图 30-14-4　浅表脂肪瘤样痣

脂肪瘤

Lipoma

　　常见的软组织肿瘤。好发于中年人。为多发性皮下结节。表面正常肤色,境界清楚,活动度好。质地柔软或中等硬度,生长缓慢。组织病理示皮下脂肪细胞增生,周围有包膜,细胞成熟,没有明显小叶间隔。一般不需治疗。肿瘤较大影响活动或容貌时,可行手术切除。

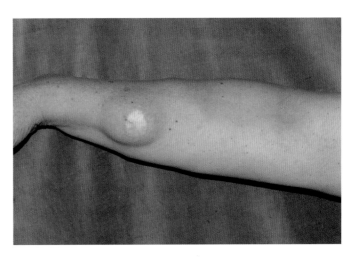

图 30-15-1　脂肪瘤

平滑肌瘤

Leiomyoma

　　是皮肤平滑肌细胞的良性肿瘤。可由血管平滑肌、立毛肌及乳房或阴囊的平滑肌发生而来。临床分多发和单发两大类。

　　诊断要点:多发生于青壮年,男性多于女性。多发者为 1~5mm 褐色或暗红色结节,质硬,成群或融合成斑块,好发于背、面及四肢伸侧。单发者 5~20mm 不等皮肤或皮下结节,多见于下肢、阴囊、阴唇及乳房。可有疼痛,在寒冷刺激时瘤体可收缩。组织病理示真皮内平滑肌束纵横交错,胞浆有空泡为其特征。

　　治疗要点:手术切除。

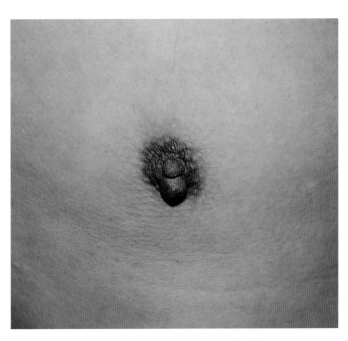

图 30-16-1　平滑肌瘤(右侧乳头下方皮损)

469

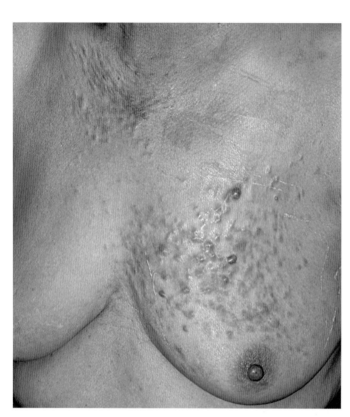

图 30-16-2　平滑肌瘤

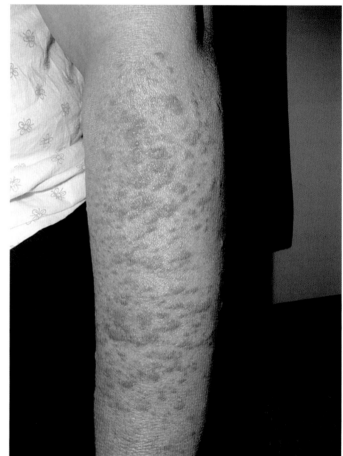

图 30-16-3　平滑肌瘤

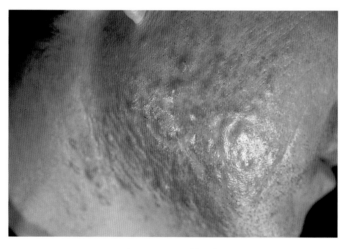

图 30-16-4　平滑肌瘤

甲下外生骨疣
Subungual Exostosis

女性多见。多发生于甲床,特别是拇趾甲缘下。单

个压痛性结节,直径一般为数毫米,指(趾)末端明显肿胀,甚至甲板畸形。X线示受侵指(趾)畸形,肿瘤处骨密度不均匀。组织病理示肿瘤为成熟骨组织,像骨刺伸入真皮内。手术切除。

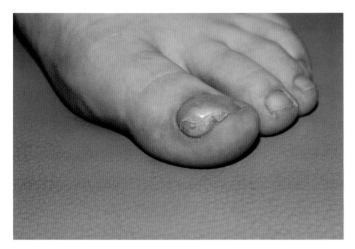

图 30-17-1 甲下外生骨疣(X线示远端趾骨内侧可见一骨性突起,其内可见骨小梁结构)

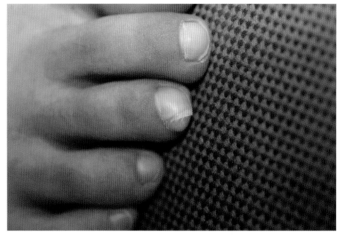

图 30-17-2 甲下外生骨疣

压力性足脂肪疝
Piezogenic Pedal Papules

足跟部单发或多发,约 5mm 大小的半球形隆起,皮色。无自觉不适。当站立时,由于压力增加,皮损变得明显。多见于足跟内侧。

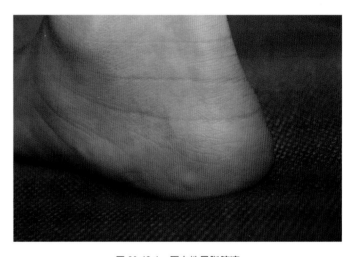

图 30-18-1 压力性足脂肪疝

神经纤维瘤
Neurofibroma

神经纤维瘤与神经纤维瘤病(见第二十五章)不同,本病无遗传性,不伴有系统症状,皮损也不泛发全身。

诊断要点:成年发病,单发或多发,为皮色结节,质软,可发生于四肢及头面部。一般无症状,部分患者有疼痛。组织病理示瘤体境界清楚,由大量波纹状梭形细胞及纤细的纤维组成,基质含丰富黏液。

治疗要点:可手术切除。

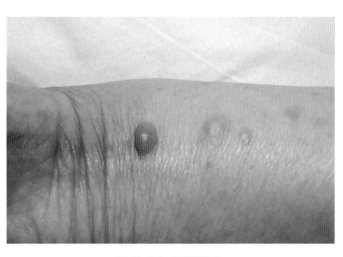

图 30-19-1 神经纤维瘤

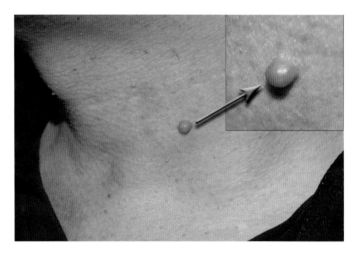

图 30-19-2　神经纤维瘤

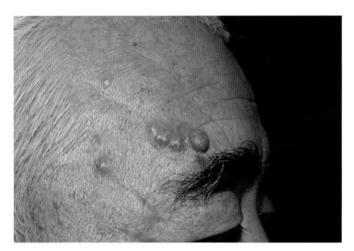

图 30-19-3　神经纤维瘤

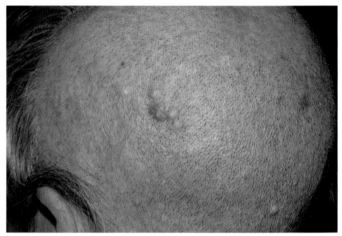

图 30-19-4　神经纤维瘤

神经鞘瘤
Neurilemmom

又名施万（Schwann）细胞瘤，是由周围神经的许旺鞘所形成的肿瘤。

诊断要点：成年发病，好发于头皮和四肢，单发或多发。柔软肿块或结节，卵圆形，大小不等，多不超过 2～5cm，沿神经干分布，可左右移动。一般无自觉症状。组织病理示肿瘤包膜完整，主要由束状型和网状型两种结构组成。前者瘤细胞核呈杆状，常呈双行栅状排列，与无核的区域相间；后者为疏松的 Schwann 细胞紊乱排列，间质水肿，结缔组织呈细网状。

治疗要点：可手术切除。

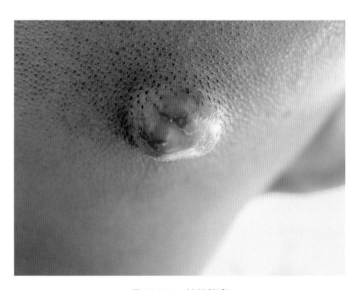

图 30-20-1　神经鞘瘤

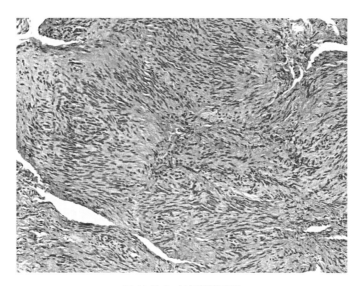

图 30-20-2　神经鞘瘤病理

丛状神经瘤

Plexiform Neuroma

　　丛状神经瘤主要由神经轴柱组成。男性多见，常发生于 21~30 岁。好发于头皮、面、颈部、舌和四肢。表现为弥漫性肿胀，界限不清楚，往往引起皮肤和皮下组织增生，极度肥厚，并起皱褶，以致臃肿下垂，皮损处色素沉着、表面粗糙。组织病理示肿瘤主要为一些神经束增生，由神经轴索神经鞘细胞、神经膜细胞、神经外膜细胞以及胶原纤维组成，并见黏液变性。尚无满意疗法。

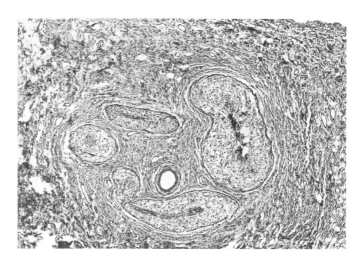

图 30-21-2　丛状神经瘤病理

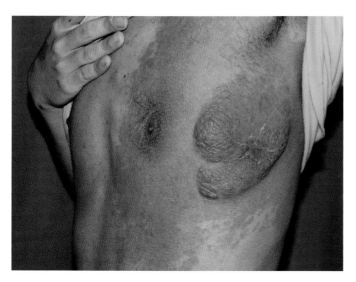

图 30-21-1　丛状神经瘤（神经纤维瘤病患者）

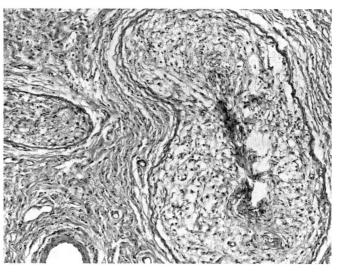

图 30-21-3　丛状神经瘤病理

创伤性（截肢性）神经瘤
Traumatic（Amputation）Neuroma

发生于外伤或截肢后 3~12 个月内。自觉疼痛、放射痛或压痛。损害为单个淡红色结节，表面光滑或呈疣状。组织病理：肿瘤位于真皮内，边界清楚，常有包膜，主要有错综交叉、不同程度肥大的有或无髓鞘的神经轴柱束组成。包膜由神经外膜细胞和胶原组成。若有明显疼痛时可用手术切除。

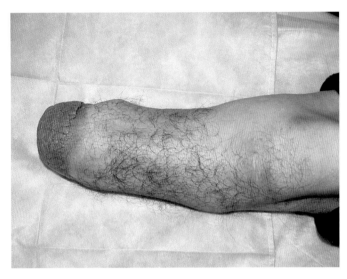

图 30-22-1　创伤性（截肢性）神经瘤

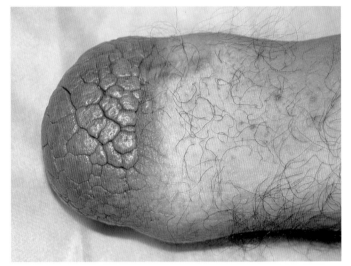

图 30-22-2　创伤性（截肢性）神经瘤

Merkel 细胞癌
Merkel Cell Carcinoma

是表皮内 Merkel 细胞的恶性肿瘤。

诊断要点：老年好发，主要发生在头颈部。为单发或多发性结节，一般不破溃。易发生局部或远距离转移。组织病理示大小一致的圆形细胞，排列成片状及带状，应与淋巴瘤及转移癌鉴别。

治疗要点：原发肿瘤手术切除，广泛转移者结合化疗。

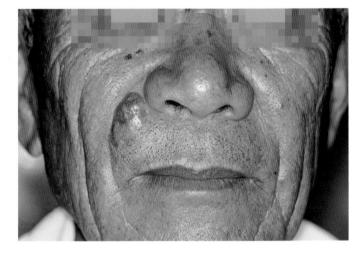

图 30-23-1　Merkel 细胞癌

皮肤黏液瘤
Cutaneous Myxoma

常见中年人，男性略多。表现为单发的囊性结节，直径 1~5cm，以头颈、躯干、下肢和外生殖器好发。多发损害常伴有 Carney 综合征。组织病理示瘤体位于真皮，可及皮下，界限不清。瘤细胞细长梭形，分布稀疏。间质黏液丰富。皮损切除后可复发，但不转移。

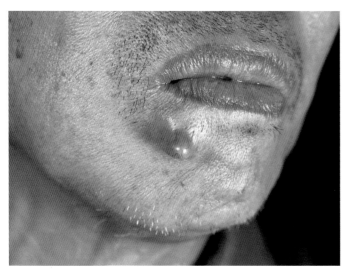

图 30-24-1 皮肤黏液瘤

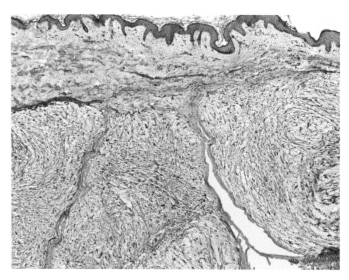

图 30-24-2 皮肤黏液瘤病理

孤立性局限性神经瘤
Solitary Circumscribed Neuroma

　　又称栅状有包膜神经瘤。成年后发病,好发于面部。单发,皮色,直径数毫米,无自觉不适。组织病理示真皮浅层内境界清楚的结节,瘤体内为淡染、波状、梭形的细胞,有的核排列成栅状,这是 Schwann 细胞。

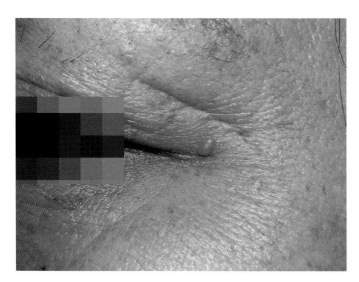

图 30-25-1 孤立性局限性神经瘤

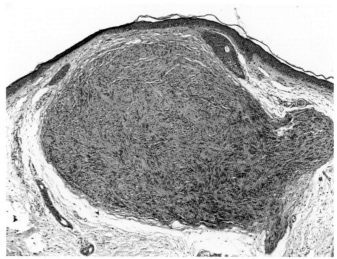

图 30-25-2 孤立性局限性神经瘤病理

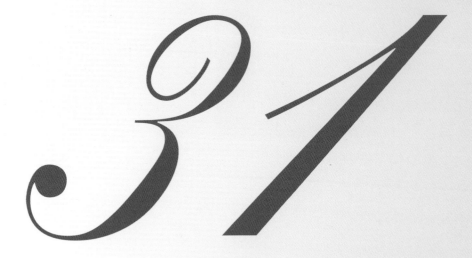

第三十一章　脉管组织肿瘤
Tumors of Vascular Tissue

鲜红斑痣

Nevus Flammeus

为最常见的血管畸形,是毛细血管的增多、扩张。多于出生时就有,不易消退。

诊断要点:好发于头面部及四肢。皮损为淡红或暗红色斑片,境界清楚。压之褪色。表面可有小结节状增生。若发生在单侧面部,三叉神经支配区域,可合并同侧脑或脑膜血管病变,称为 Sturge-Weber 综合征。若发生在单侧下肢,伴软组织肿胀、患肢粗大,称为 Klippel-Trenaunay 综合征。

治疗要点:可用激光治疗,也可用光动力学治疗。海姆勃芬静脉给药,配合激光治疗可取得理想效果。

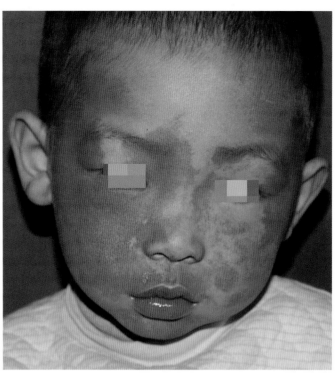

图 31-1-3　鲜红斑痣(Sturge-Weber 综合征)

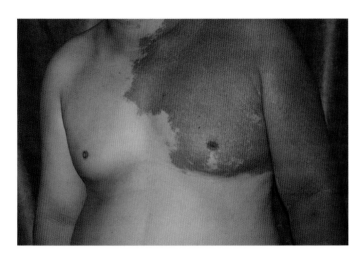

图 31-1-1　鲜红斑痣

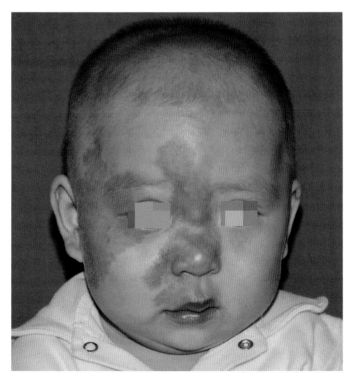

图 31-1-2　鲜红斑痣(Sturge-Weber 综合征)

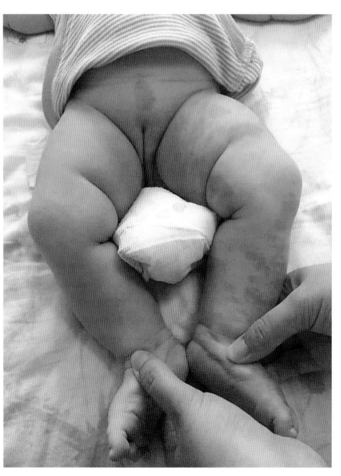

图 31-1-4a　鲜红斑痣(Klippel-Trenaunay 综合征)

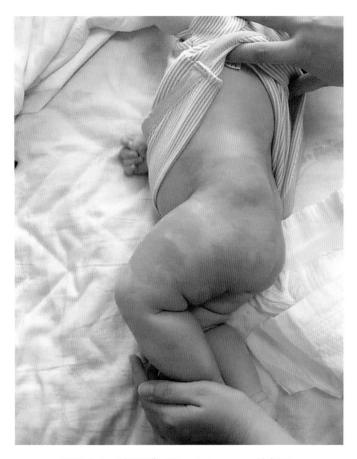

图 31-1-4b　鲜红斑痣（Klippel-Trenaunay 综合征）

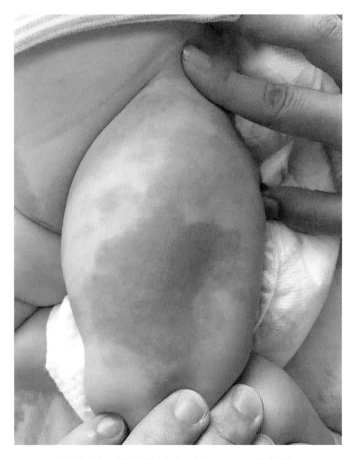

图 31-1-4c　鲜红斑痣（Klippel-Trenaunay 综合征）

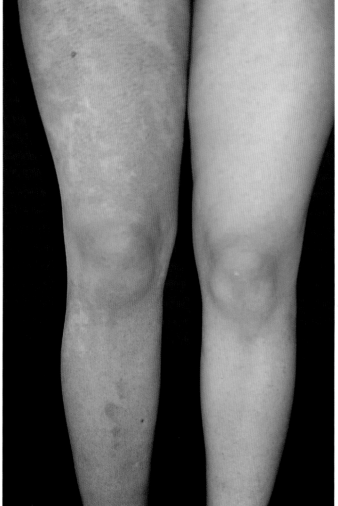

图 31-1-5　鲜红斑痣（Klippel-Trenaunay 综合征）

匐行性血管瘤
Angioma Serpiginosum

儿童发病,表现为匐行排列或带状红斑,由多数针帽大小点组成,压之褪色。好发于四肢。治疗同鲜红斑痣。

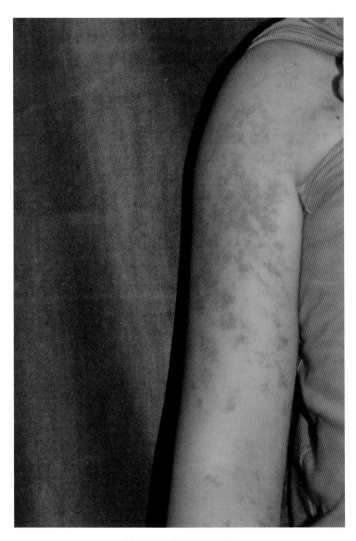

图 31-2-1 匐行性血管瘤

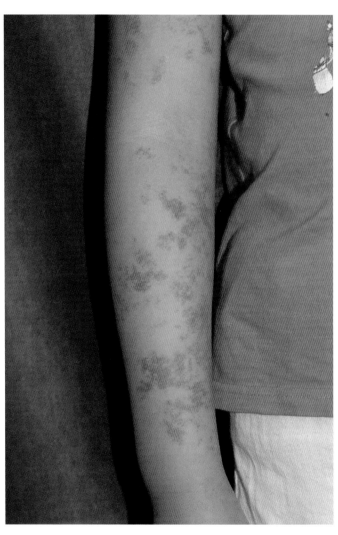

图 31-2-2 匐行性血管瘤

蓝色橡皮-大疱性痣综合征
Blue Rubber Bleb Nevus Syndrome

为皮肤和肠道血管瘤同时并存。大多为散发病例,有常染色体显性遗传的报告。

诊断要点:儿童期发病。好发于躯干和四肢。皮损为蓝色皮下结节,质软如橡皮,直径一般 1~3cm 大小,单发或多发。胃肠道损害多见于小肠,可位于黏膜下,出现黑便,可造成贫血。

治疗要点:皮损一般不影响健康,对肠道出血明显者应手术治疗。

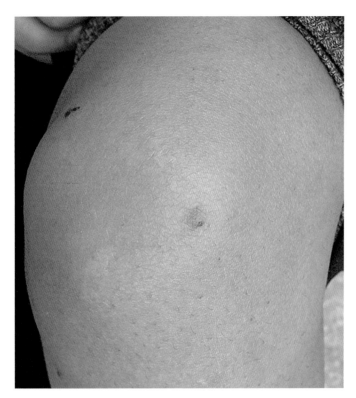

图 31-3-1　蓝色橡皮-大疱性痣综合征

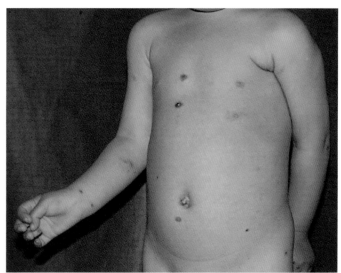

图 31-3-4　蓝色橡皮-大疱性痣综合征

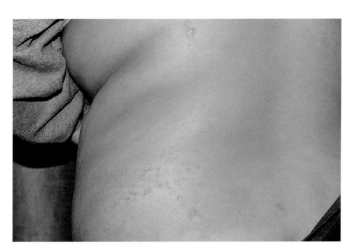

图 31-3-2　蓝色橡皮-大疱性痣综合征

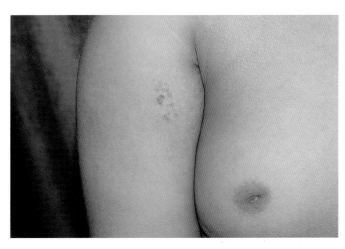

图 31-3-3　蓝色橡皮-大疱性痣综合征

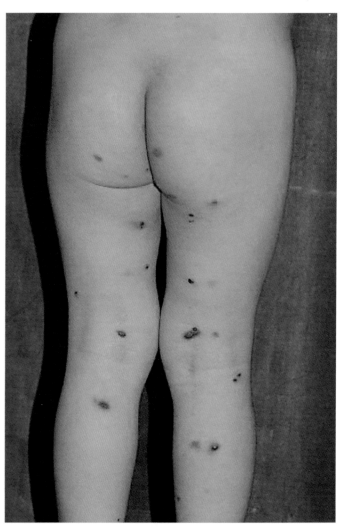

图 31-3-5　蓝色橡皮-大疱性痣综合征

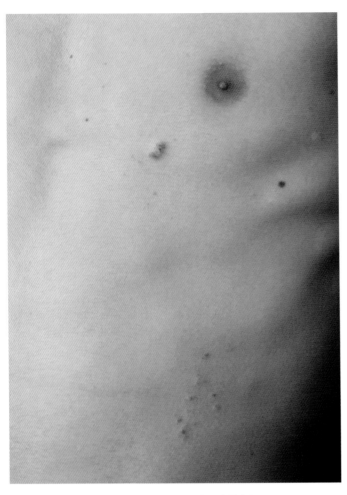

图 31-3-6　蓝色橡皮-大疱性痣综合征

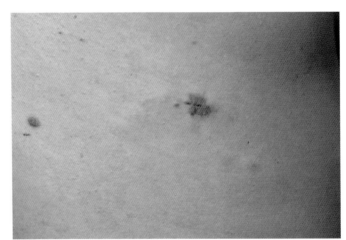

图 31-3-7　蓝色橡皮-大疱性痣综合征

淋巴管瘤
Lymphangioma

是淋巴管的过度增生,大多为发育畸形。

诊断要点: 好发于婴儿期,可发生在任何部位。典

型损害为群集的厚壁水疱,皮色或红褐色,不易破溃,有时可融合成较大水疱。淋巴瘤可与血管瘤伴发,称为血管淋巴管瘤。

治疗要点: 可不治疗,或电干燥或激光治疗,必要时可手术切除。

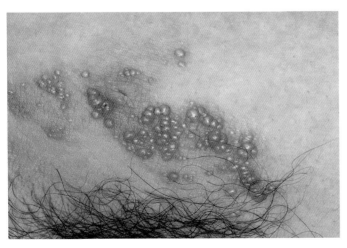

图 31-4-1　淋巴管瘤

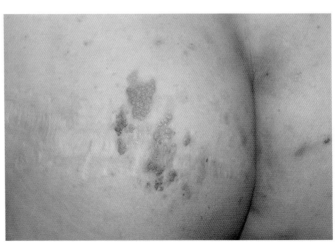

图 31-4-2　淋巴管瘤

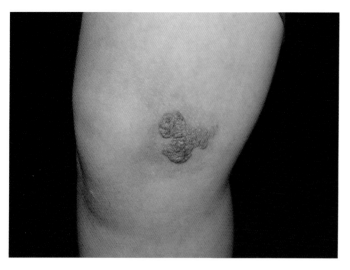

图 31-4-3　淋巴管瘤

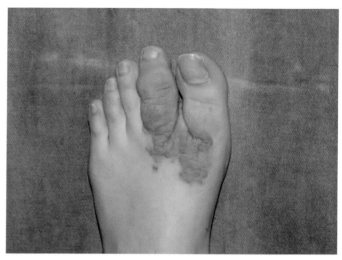

图 31-4-4　淋巴管瘤

静脉血管瘤
Venous Hemangioma

又称动静脉性血管瘤。常表现为单发或多发的暗红色、蓝色丘疹或结节,直径一般小于 1cm。病理示真皮内衬以单层内皮细胞的厚壁血管和薄壁血管紧密增多、聚集。有时血管瘤表面有明显角质增生,称为疣状血管瘤。一般不必治疗,必要时可手术切除。

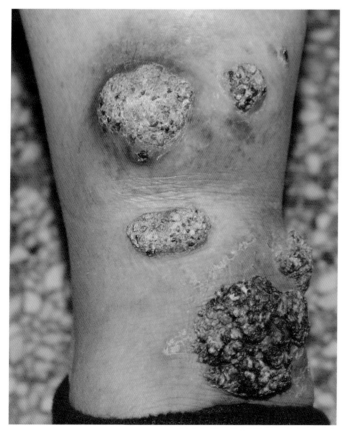

图 31-5-1　女性,60 岁,疣状血管瘤

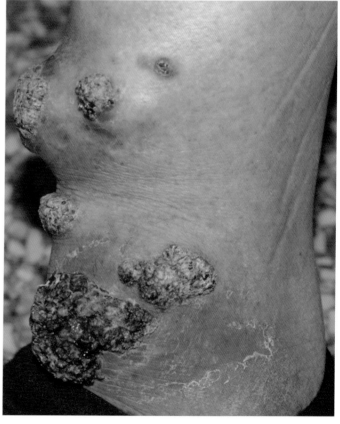

图 31-5-2　女性,60 岁,疣状血管瘤

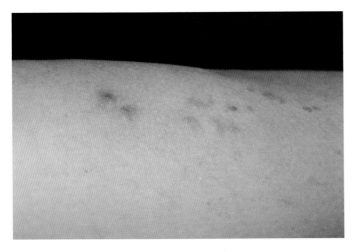

图 31-5-3　静脉血管瘤

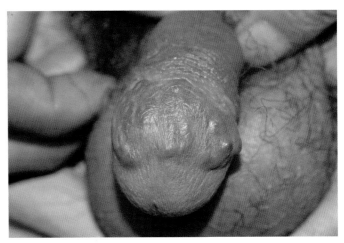

图 31-5-4　静脉血管瘤

婴儿浅表性血管瘤

Hemangioma

又称毛细血管瘤（capillary hemangioma）。

诊断要点：一般在生后数周出现，1 岁以内长到最大限度。以头面部最常见。轻度隆起皮面、呈桑椹或分叶状，质软，鲜红，境界清楚，形似草莓。大多单发。多数在 7 岁以前自行消退，图 31-6-3 为正在消退的血管瘤。

治疗原则：应先观察，对长期不退或生长快、损害较大者，可采用 X 线照射、激光或冷冻治疗。

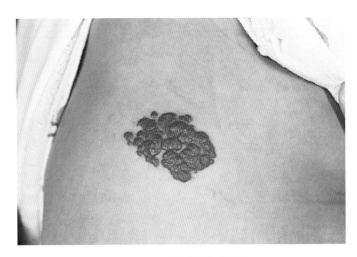

图 31-6-2　婴儿浅表性血管瘤

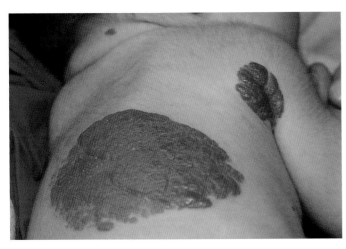

图 31-6-1　婴儿浅表性血管瘤

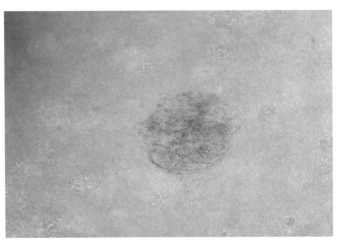

图 31-6-3　婴儿浅表血管瘤消退后

483

海绵状血管瘤
Cavernous Hemangioma

是较为深在的血管瘤。

诊断要点： 多在生后不久出现。多见于头面和四肢，也可发生在骨、肝和肌肉等。常为暗红或青紫隆起性皮下肿块，质软，易于压缩，形状不规则，大小不等。有时可与鲜红斑痣混合发生，称为混合性血管瘤。少数可在 5 岁左右自行消退。

治疗要点： 常用硬化剂局部注射治疗，对限局的肿瘤可采用手术治疗。

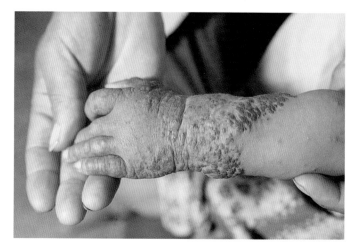

图 31-7-1　海绵状血管瘤

巨大血管瘤伴血小板减少
Giant Hemangioma with Thrombocytopenia

又称 Kasabach-Merritt 综合征，是血管瘤的一种严重类型。多见于婴儿。原有巨大海绵状血管瘤，出现大片状紫癜性损害。患者血小板减少，可降至 $100×10^9/L$ 左右，纤维蛋白原、凝血酶原等凝血因子因消耗而减少，可因消化道出血等而死亡。系统应用糖皮质激素，抗凝治疗。

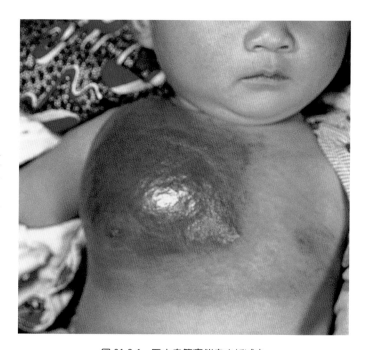

图 31-8-1　巨大血管瘤伴血小板减少

化脓性肉芽肿
Pyogenic Granuloma

常见，常在外伤后出现。

诊断要点： 好发于容易受外伤的暴露部位，如面部和四肢。皮损隆起，红色或棕红色，一般直径在 $0.5～1.0cm$，常有表浅溃疡和结痂。无自觉疼痛，轻度外伤即易出血。可误诊为血管瘤。组织病理有助于确诊。

治疗要点： 可用电凝固、冷冻、激光，也可皮损基底注射糖皮质激素。

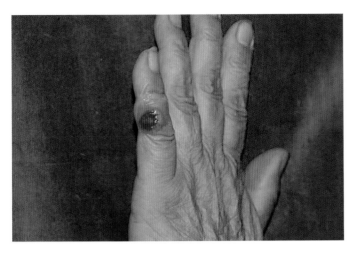

图 31-9-1 化脓性肉芽肿

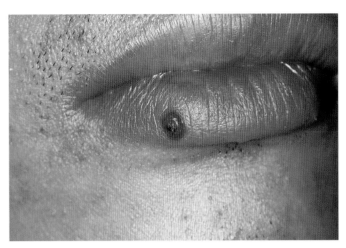

图 31-9-4 化脓性肉芽肿

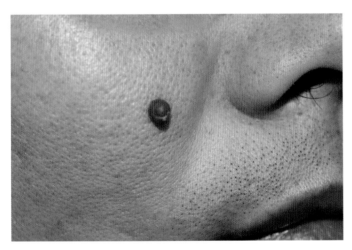

图 31-9-2 化脓性肉芽肿

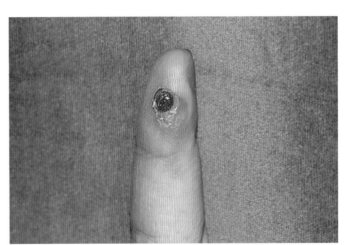

图 31-9-5 化脓性肉芽肿

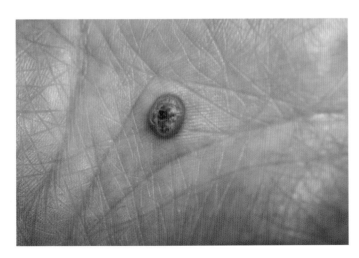

图 31-9-3 化脓性肉芽肿

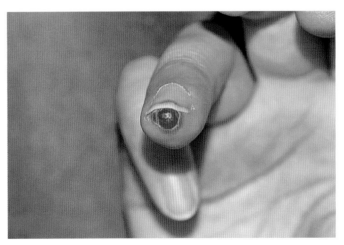

图 31-9-6 化脓性肉芽肿

丛状血管瘤

Tufted Angioma

主要发生于青年人,好发于颈部和躯干上部。表现为缓慢扩展的红色斑疹和斑块,常伴有深在皮下结节。

组织病理见真皮散在分布、界限清楚的血管瘤样聚集体,其中可见圆形或不规则形的管腔。可予手术切除。

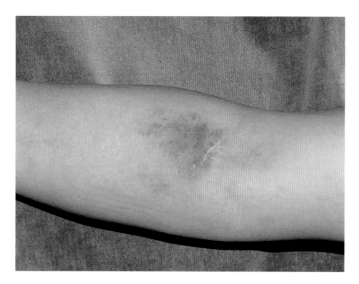

图 31-10-1　丛状血管瘤

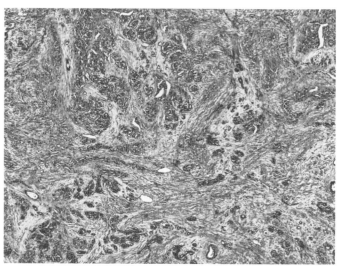

图 31-10-3　丛状血管瘤病理

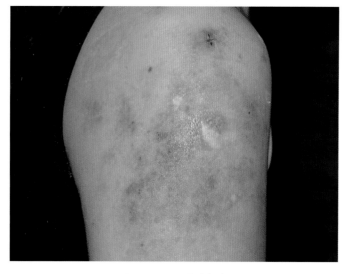

图 31-10-2　丛状血管瘤

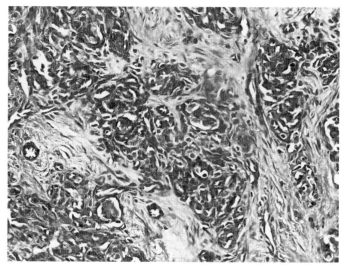

图 31-10-4　丛状血管瘤病理

梭形细胞血管内皮瘤

Spindle Cell Hemangioendothelioma

中年发病,好发于四肢远端,为皮内和皮下多发结节,病程缓慢。肿瘤由两种成分,一种为海绵状血管腔隙,另一种为梭形细胞,细胞排列紊乱和交错成束,细胞

核深染,还可见组织细胞样内皮细胞及红细胞外溢和含铁血黄素沉积。可手术切除。

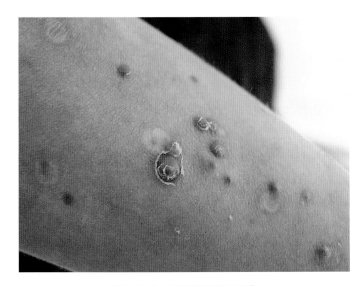

图 31-11-1　梭形细胞血管内皮瘤

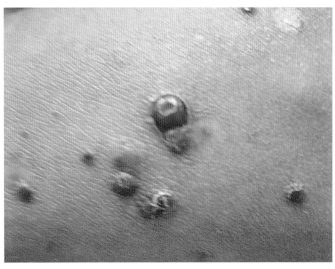

图 31-11-2　梭形细胞血管内皮瘤

鞋钉血管瘤

Hobnail Hemangioma

　　患者多为中青年,四肢好发。典型损害为中央呈红褐色或黑褐色的斑结节或斑块,周围绕以红褐色晕。病理示真皮浅层血管增生,内皮细胞的胞核轻度向管腔突出(鞋钉细胞)。

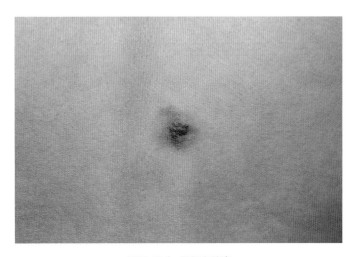

图 31-12-1　鞋钉血管瘤

血管角皮瘤

Angiokeratoma

　　常见肢端型、阴囊型和丘疹型。

　　诊断要点:典型皮损为紫红色或暗紫色丘疹或斑丘疹,表面粗糙或呈疣状。皮疹可单发、多发,成群及线状分布。组织病理示表皮角化亢进,棘层肥厚,真皮乳头层毛细血管增多,扩张,可被延伸的表皮突分隔。

　　治疗要点:可采用电解、冷冻等方法治疗。

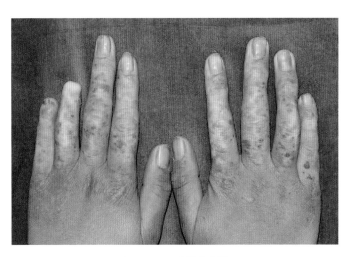

图 31-13-1　血管角皮瘤

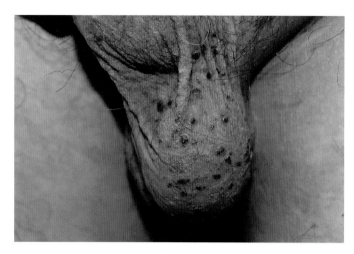

图 31-13-2 血管角皮瘤

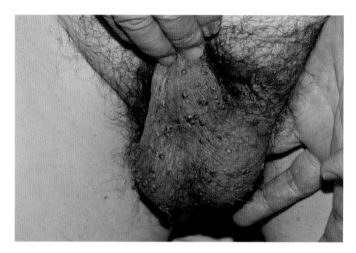

图 31-13-3 血管角皮瘤

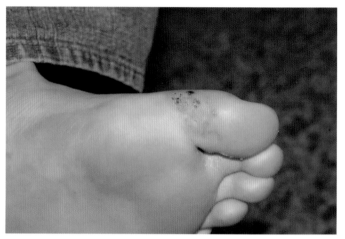

图 31-13-4 血管角皮瘤

老年性血管瘤

Senile Angiomas

又称樱桃样血管瘤(cherry angiomas)。多在成年后发生,老年人更常见。这类血管瘤在年青人,特别是女性中并不少见。对年青人的可称为樱桃样血管瘤,老年人的则称为老年性血管瘤。

好发于躯干,也可见于四肢。常多发。皮损为 3~5mm 半球状隆起皮面的丘疹、结节。随年龄增长而增多,无自觉症状。一般不需治疗,必要时用液氮冷冻、电解治疗。

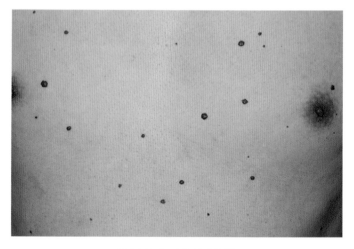

图 31-14-1 老年性血管瘤

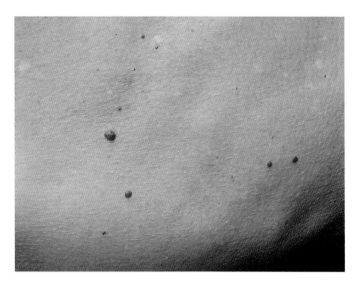

图 31-14-2　老年性血管瘤

静脉湖
Venous Lake

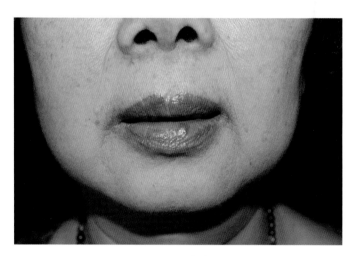

图 31-15-1　静脉湖

　　为常见于老年人下唇的蓝色斑,稍隆起皮面,质软,直径 5～10mm。病理示浅层扩张充血的静脉。无需治疗。

血管球瘤
Glomus Tumor

　　起源于血管球,这是手指和手掌特有的动静脉交通支。

　　诊断要点: 多见单发型,为蓝紫色结节,直径 3～10mm,常发生于四肢远端,以甲下最多见。有阵发性疼痛,遇冷或触摸时尤其明显。偶见多发型,分布广泛,一般无疼痛。组织病理示真皮中的瘤体主要由数层似上皮样细胞的球体细胞组成,其大小一致,核圆形,并可见衬以一层内皮细胞的小血管腔。

　　治疗要点: 可手术切除。放射治疗适于甲床损害。

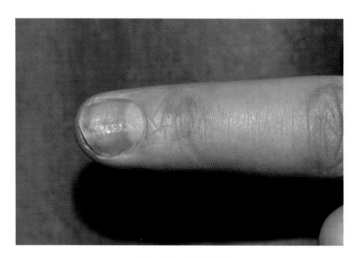

图 31-16-1　血管球瘤

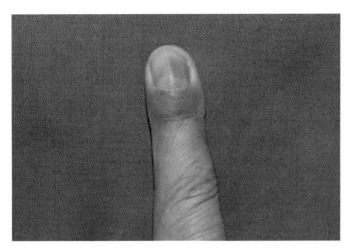

图 31-16-2　血管球瘤

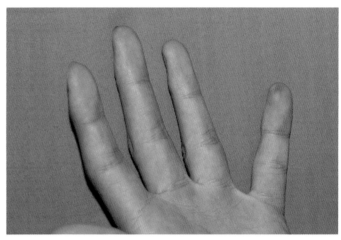

图 31-16-3　血管球瘤

上皮样血管瘤

Epithelioid Hemangioma

又称血管淋巴样增生伴嗜酸性粒细胞增多（angi-olymphoid hyperplasia with eosinophilia）。

诊断要点：中青年发病。皮损好发于头颈部，特别是耳廓及其附近，后枕部、头皮等处。典型损害为暗红色或淡红色结节，直径 3~10mm，皮损常多发。组织病理示真皮内中度淋巴细胞为主浸润，伴较多嗜酸性粒细胞和血管增生。

治疗要点：可口服羟氯喹、沙利度胺。口服或局注糖皮质激素。

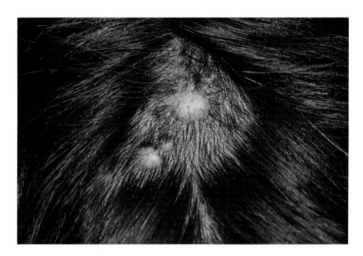

图 31-17-2　上皮样血管瘤

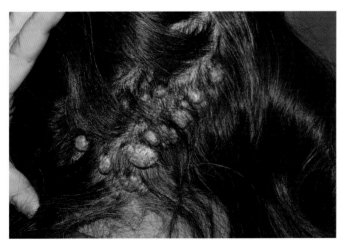

图 31-17-1　上皮样血管瘤

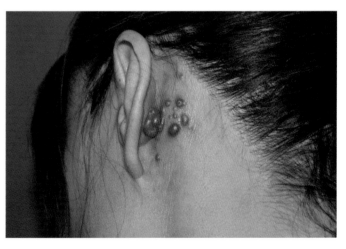

图 31-17-3　上皮样血管瘤

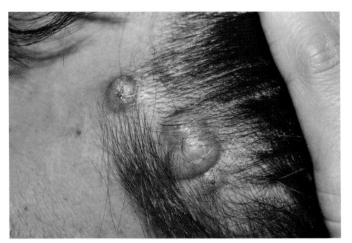

图 31-17-4 上皮样血管瘤

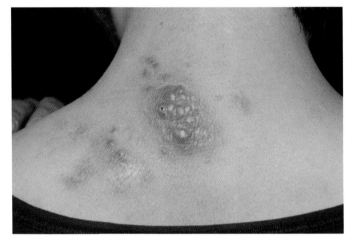

图 31-17-5 上皮样血管瘤

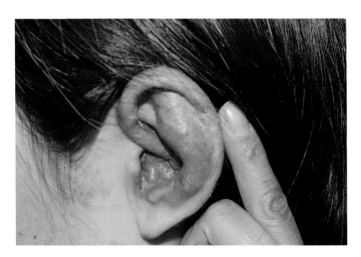

图 31-17-6 上皮样血管瘤

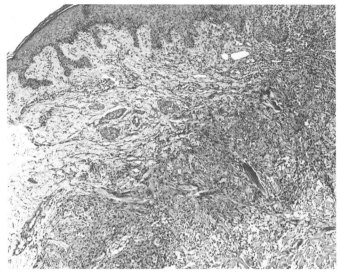

图 31-17-7 上皮样血管瘤病理

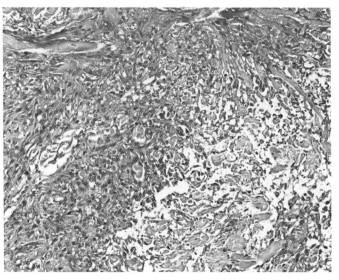

图 31-17-8 上皮样血管瘤病理

卡波西肉瘤

Kaposi's Sarcoma

为低度恶性的血管肿瘤。肿瘤中可检测到 HHV-8。

诊断要点：

经典型：主要见于犹太人种和我国维吾尔族等少数民族男性。好发于足弓、小腿、手和前臂。为多发淡红或紫红色结节和斑块。约10%可累及内脏。

艾滋病型：以青壮年艾滋病患者或男性同性恋者为多。为红色或紫红色结节和斑块。常多发，以躯干、头面和上肢为主，口腔黏膜和眼结膜亦可发生。

组织病理示真皮中可见成团的梭形细胞增生，部分细胞核大、深染、有异形性。可见多数不规则的裂隙，衬以内皮细胞，腔内外有较多红细胞。

治疗要点：主要采用放射治疗。对泛发性及内脏损害者可采用单一或联合化疗。可用干扰素治疗。单一性损害可手术切除。

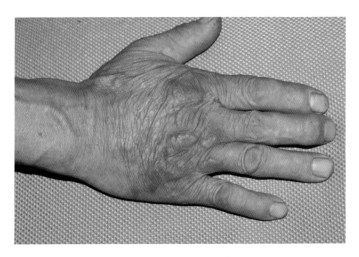

图 31-18-3　卡波西肉瘤

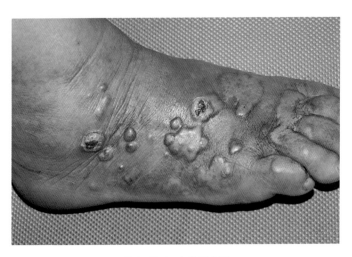

图 31-18-1　卡波西肉瘤

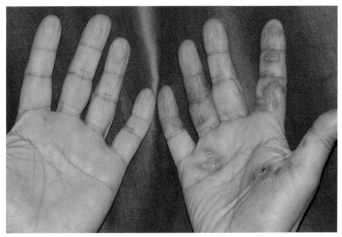

图 31-18-4　卡波西肉瘤

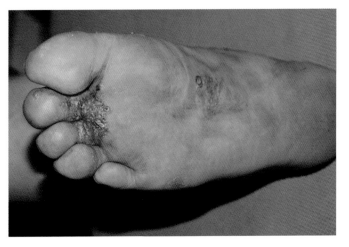

图 31-18-2　卡波西肉瘤

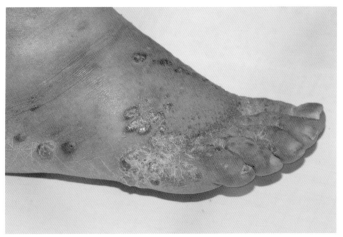

图 31-18-5　卡波西肉瘤

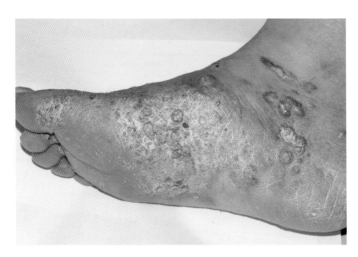

图 31-18-6 卡波西肉瘤

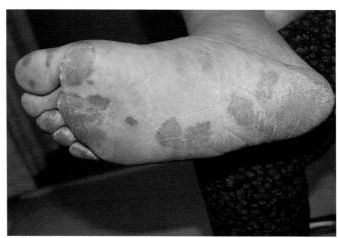

图 31-18-8 卡波西肉瘤（肾移植半年后）

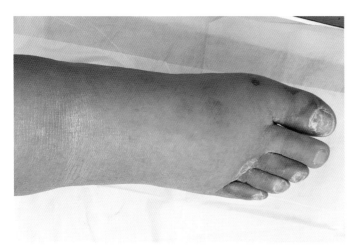

图 31-18-7 卡波西肉瘤（肾移植半年后）

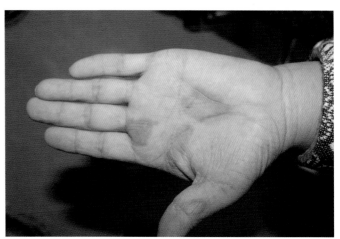

图 31-18-9 卡波西肉瘤（肾移植半年后）

血管肉瘤

Angiosarcoma

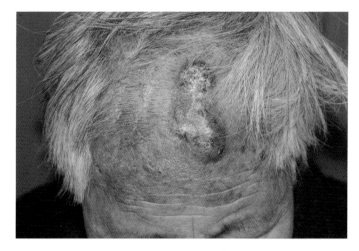

图 31-19-3　血管肉瘤

是一种高度恶性的血管肿瘤，预后不良。

　　诊断要点：好发于老年人的头面部。为暗红色斑块或结节，呈浸润性生长，可破溃出血，转移至淋巴结和内脏。组织病理示肿瘤由异形内皮细胞组成。瘤细胞可形成管腔或团块。非典型性明显。

　　治疗要点：应作广泛切除。

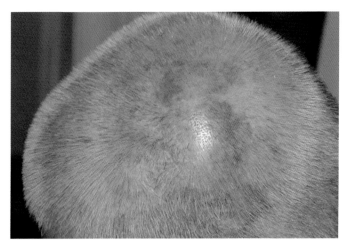

图 31-19-1　血管肉瘤

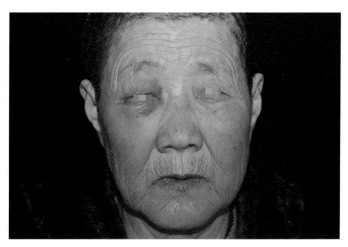

图 31-19-4　血管肉瘤

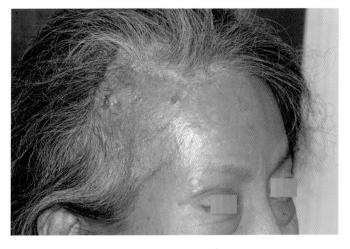

图 31-19-2　血管肉瘤

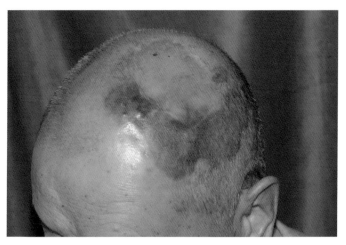

图 31-19-5　血管肉瘤（术后复发）

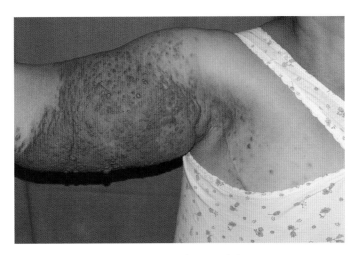

图 31-19-6 血管肉瘤（乳腺癌术后）

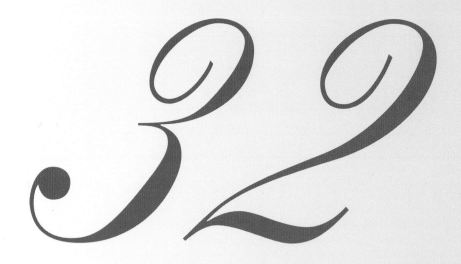

第三十二章　恶性黑素瘤
Malignant Melanoma

黑素细胞的恶性肿瘤恶性程度高,且易发生血行及淋巴转移,预后不良。临床及组织病理分为浅表扩散性黑素瘤、恶性雀斑样黑素瘤、结节性恶性黑素瘤及肢端恶性黑素瘤 4 个类型。患者年龄大多在 40 岁以上。在我国,以肢端黑素瘤最为多见。黑素瘤的诊断需要在临床基础上,取病变组织作病理检查确诊。治疗以手术切除为主,可结合化疗、放射治疗及靶向治疗。疗效及预后与肿瘤浸润深度和是否有转移有关。

浅表扩散性黑素瘤
Superficial Spreading Melanoma

诊断要点:损害边界不规则,色泽不均匀,可有黄褐色、棕色、黑色等。发展缓慢。首先在水平方向浅表扩散,如不及时治疗,逐渐向垂直方向呈侵袭性生长。肿瘤渐隆起皮肤表面。

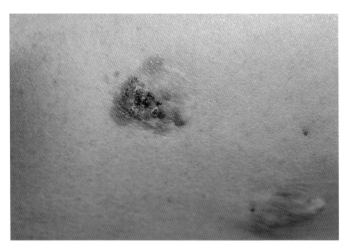

图 32-1-2 浅表扩散性黑素瘤

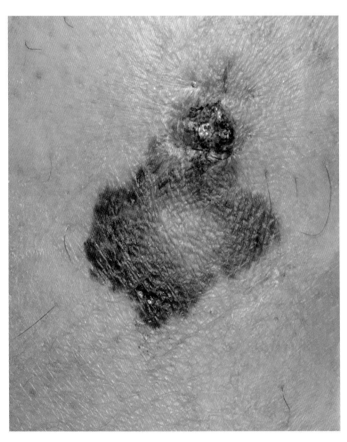

图 32-1-1 浅表扩散性黑素瘤

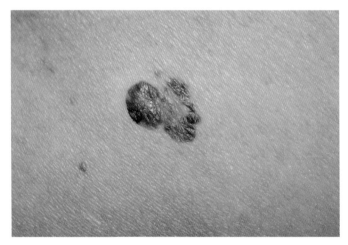

图 32-1-3 浅表扩散性黑素瘤

恶性雀斑样黑素瘤
Lentigo Malignant Melanoma

诊断要点：多发生在老年人日光暴露部位，以面部多见。初为黑褐色斑片，边界不规则，皮损缓慢发展，一边消退，一边扩展，并可出现结节。

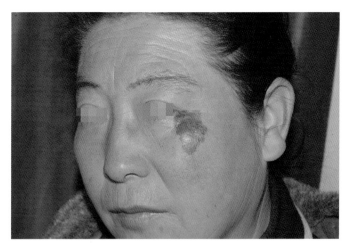

图 32-2-1 恶性雀斑样黑素瘤

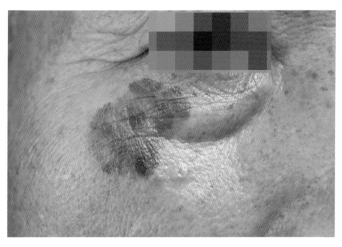

图 32-2-2 恶性雀斑样黑素瘤

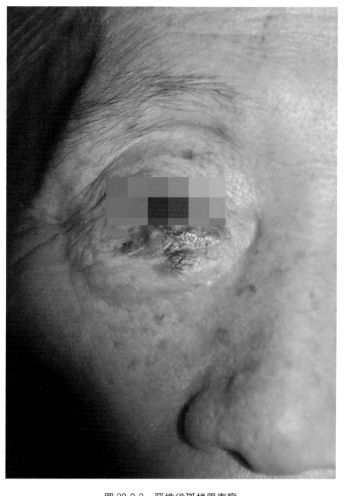

图 32-2-3 恶性雀斑样黑素瘤

结节性黑素瘤
Nodular Melanoma

诊断要点：男性多见，好发于四肢远端及头面部。为隆起结节，黑色或黑褐色，呈蕈样隆起皮肤表面，可发生溃疡，易出血。肿瘤生长迅速，由于从一开始肿瘤就以垂直方向呈侵袭性生长，早期发生转移，预后不好。

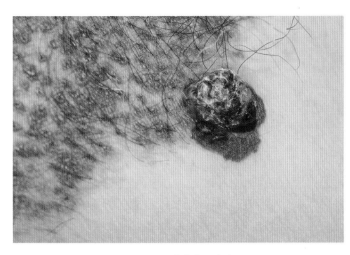

图 32-3-1　结节性黑素瘤

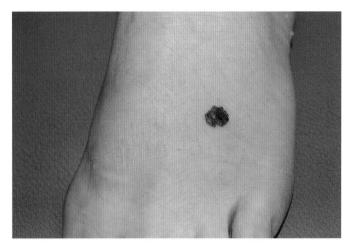

图 32-3-4　结节性黑素瘤

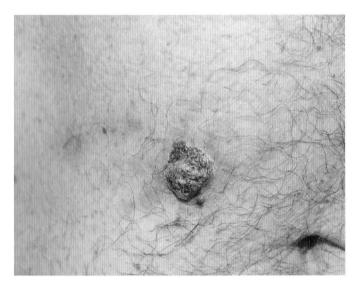

图 32-3-2　结节性黑素瘤

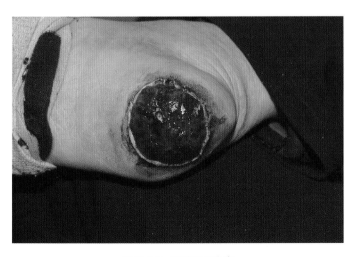

图 32-3-3　结节性黑素瘤

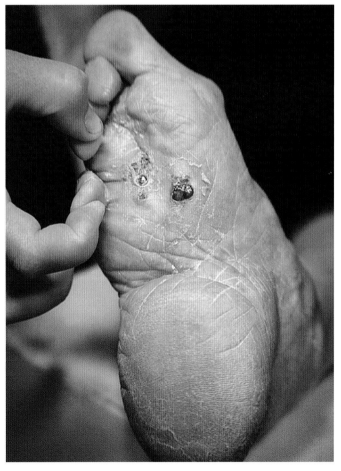

图 32-3-5　结节性黑素瘤

肢端雀斑样黑素瘤
Acral Lentiginous Melanoma

是我国最为常见的一个类型。发生在手掌、足跖及 指趾端,是缓慢发展、形状不规则的色素斑,逐渐发展,继而形成结节。

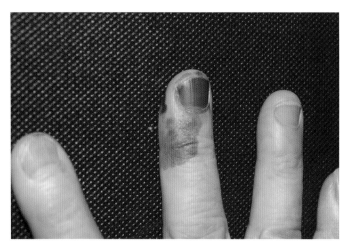

图 32-4-1a　肢端雀斑样黑素瘤

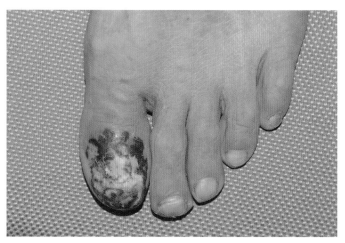

图 32-4-3　肢端雀斑样黑素瘤

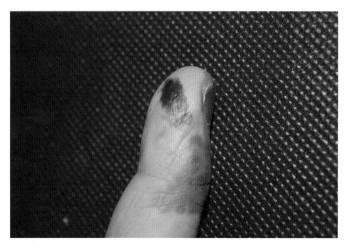

图 32-4-1b　肢端雀斑样黑素瘤

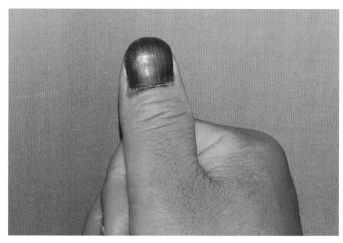

图 32-4-4　肢端雀斑样黑素瘤

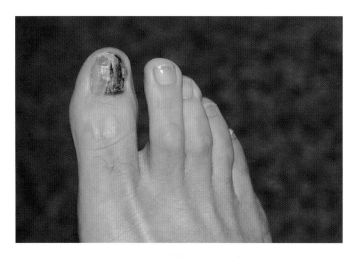

图 32-4-2　肢端雀斑样黑素瘤

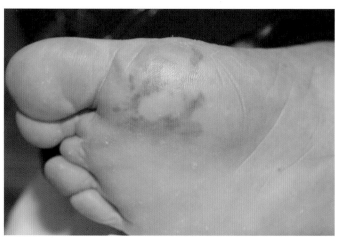

图 32-4-5　肢端雀斑样黑素瘤

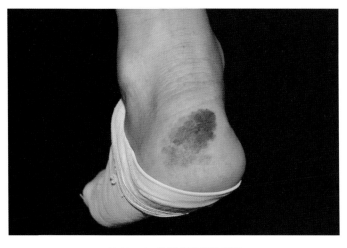

图 32-4-6　肢端雀斑样黑素瘤

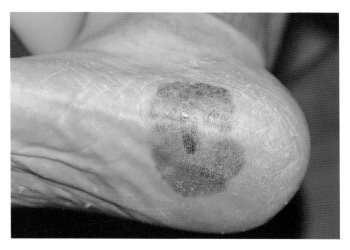

图 32-4-7　肢端雀斑样黑素瘤

肢端黑素瘤

Acral Melanoma

在我国,肢端是恶性黑素瘤最为好发的部位。需要强调的是这类黑素瘤大多数并不是在原有色素痣基础上发生的。

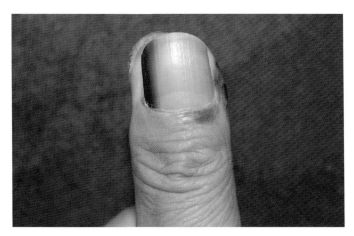

图 32-5-1a　肢端黑素瘤

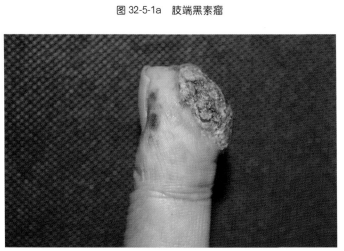

图 32-5-1b　肢端黑素瘤

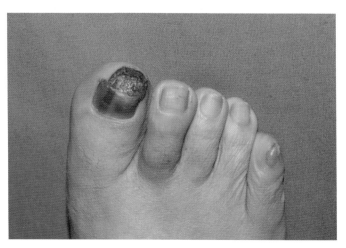

图 32-5-2　肢端黑素瘤

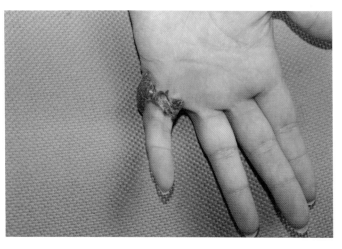

图 32-5-3　肢端黑素瘤

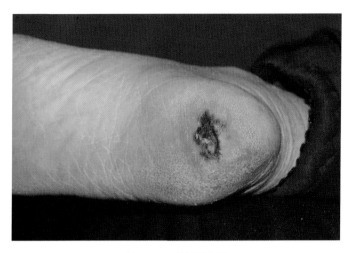

图 32-5-4　肢端黑素瘤

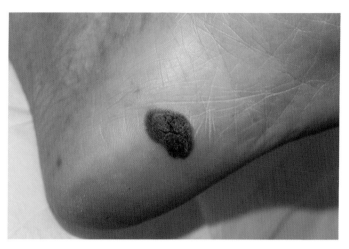

图 32-5-5　肢端黑素瘤

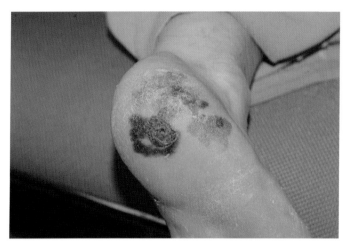

图 32-5-6　肢端黑素瘤

黏膜黑素瘤

Mucosal Melanoma

　　黑素瘤可以发生在黏膜部位,包括口腔、外阴、眼色素膜,甚至脑脊膜、食道、子宫颈等。图示两例发生在黏膜部位的黑素瘤,一例在外阴黏膜,一例在口腔黏膜。一般发生在黏膜的黑素瘤较早出现侵袭性生长,预后差。

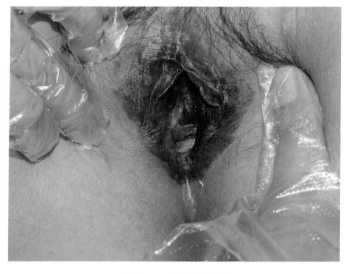

图 32-6-1　黏膜黑素瘤

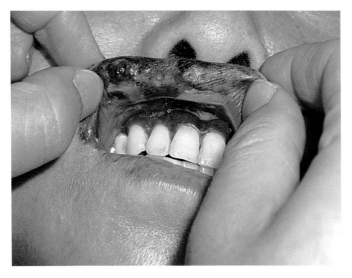

图 32-6-2　黏膜黑素瘤

无色素性黑素瘤

Amelanotic Melanoma

　　个别黑素瘤色素很少,甚至没有色素,称为无色素性黑素瘤。图示 3 例无色素性黑素瘤,2 例发生在足跖,1 例发生在躯干。此时病理所见是至关重要的。恶性黑素瘤源于表皮真皮交界处,瘤细胞部分向上,单个或成巢散布于表皮内;更多是向下呈侵袭性生长,真皮内可见大小形状不一的瘤细胞巢,瘤细胞核大,有丝状分裂相。疱浆内常见数量不等的黑素颗粒,但个别病例可无黑素。此时,免疫组化染色很重要,常用的有 S-100,HMB-45 及 melan A/MART-1。

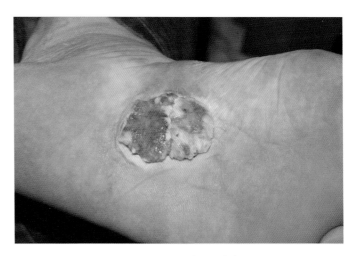

图 32-7-2　无色素性黑素瘤

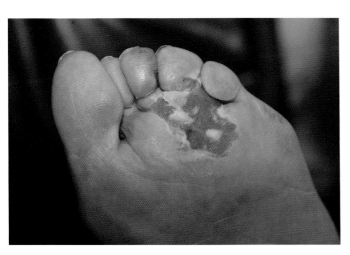

图 32-7-1　无色素性黑素瘤

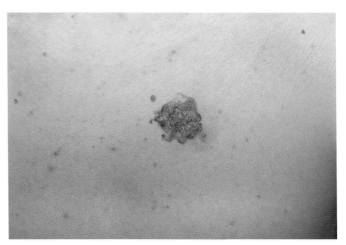

图 32-7-3　无色素性黑素瘤

转移性恶性黑素瘤
Metastatic Malignant Melanoma

由原发灶通过淋巴及血行转移至皮肤及内脏器官。

诊断要点：可发现原发肿瘤。皮肤表现为多发性黑色或红色结节。内脏广泛转移时，全身皮肤变黑，尿亦为黑色。组织病理示真皮及皮下组织内有黑素瘤细胞。

治疗要点：预后很差。结合放疗、化疗、靶向治疗等方法可延长存活时间。

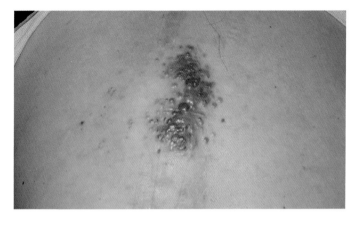

图 32-8-3 转移性恶性黑素瘤

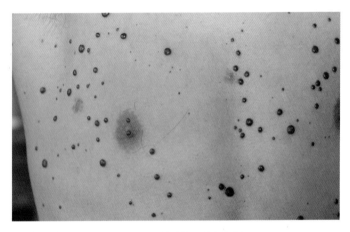

图 32-8-1 转移性恶性黑素瘤

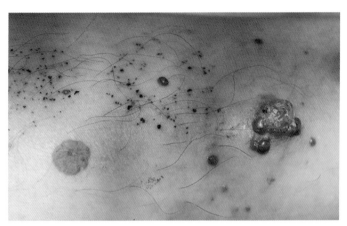

图 32-8-4 转移性恶性黑素瘤

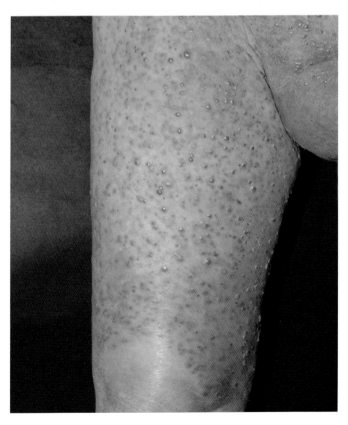

图 32-8-2 转移性恶性黑素瘤

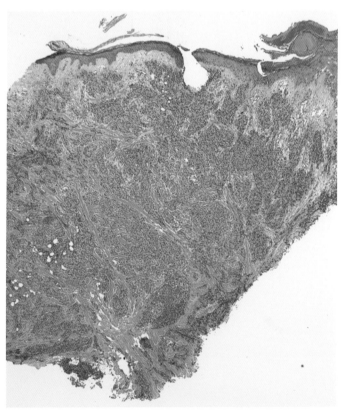

图 32-8-5 转移性恶性黑素瘤病理

先天性色素痣恶变

Melanoma Developed within a Pre-existent Congenital Melanocytic Nevus

先天性色素痣可发生恶变,尤其是直径大于20cm的巨大型先天性色素痣。表现为原有色素痣中出现结节,迅速增大,患处易破溃出血。周围有卫星状损害发生,附近淋巴结肿大。一旦恶变,应尽早手术切除。

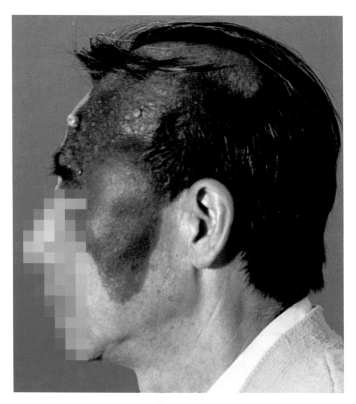

图 32-9-1　先天性色素痣恶变

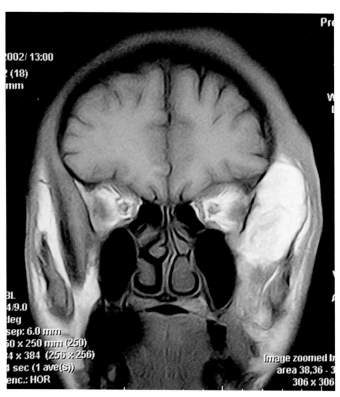

图 32-9-2　先天性色素痣恶变（MRI 图）

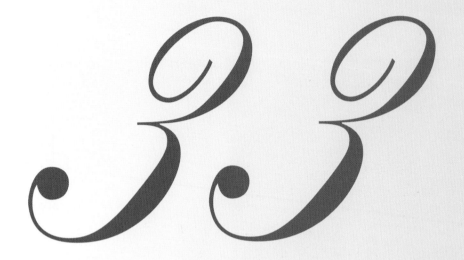

第三十三章　淋巴细胞及组织细胞肿瘤

Maligmant Lymphoma and Histiocytosis

蕈样肉芽肿

Mycosis Fungoides, MF

是一种原发于皮肤的 T 淋巴细胞恶性肿瘤,属于皮肤 T 细胞淋巴瘤的范畴。

诊断要点:

临床分为三期:

斑片期:皮疹呈多形性,可出现红斑、丘疹、斑片、苔藓样变等,但以红色或红褐色斑片最常见,表面附有鳞屑,境界清楚,椭圆或不规则,主要见于躯干,伴明显瘙痒。此期可持续数年。个别患者表现为褐色斑片,为色素沉着型。

斑块期:主要为浸润性斑块或结节。表面光亮,高低不平,红色、黄红色或褐色。瘙痒较轻。浅表淋巴结可肿大。

肿瘤期:多从斑块期发展而来。肿瘤为隆起的斑块、结节或肿块,半球状或分叶状,黄红或棕红色,可破溃。

组织病理:红斑期特征性的表现为向表皮性,即淋巴细胞侵入表皮,如其聚集形成 Pautrier 微脓肿则更具诊断价值。斑块期除向表皮性外,真皮浸润呈带状。肿瘤期真皮全层及皮下组织中大片致密淋巴细胞浸润,MF 细胞和核分裂象明显增多。

治疗要点:红斑期以止痒、润肤为主,可外用护肤霜及糖皮质激素软膏,窄波紫外线照射。对斑块期和肿瘤期可采用氮芥酒精外用,PUVA 等紫外线治疗,电子束治疗,皮下注射干扰素,口服泼尼松及全身化疗等。

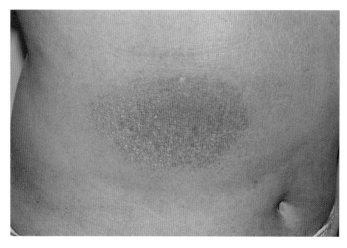

图 33-1-2　蕈样肉芽肿　斑片期

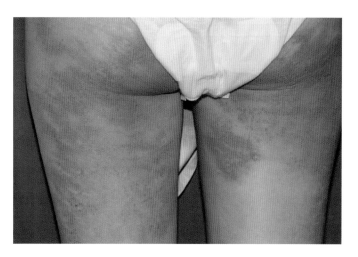

图 33-1-3　蕈样肉芽肿　斑片期

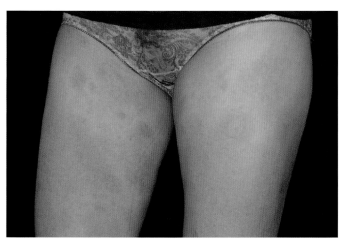

图 33-1-1　蕈样肉芽肿　斑片期

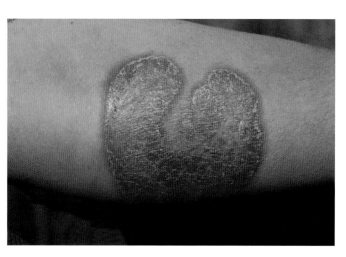

图 33-1-4　蕈样肉芽肿　斑块期

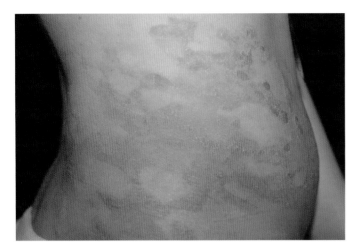

图 33-1-5 蕈样肉芽肿 斑块期

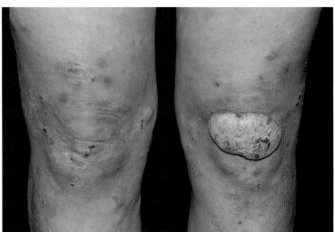

图 33-1-8 蕈样肉芽肿 肿瘤期

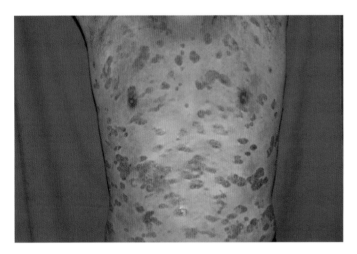

图 33-1-6 蕈样肉芽肿 斑块期

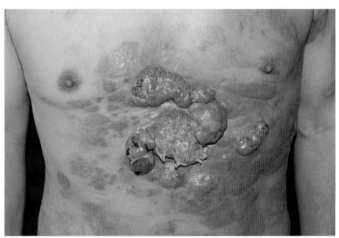

图 33-1-9 蕈样肉芽肿 肿瘤期

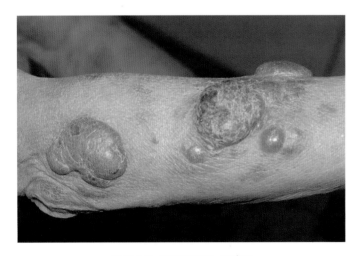

图 33-1-7 蕈样肉芽肿 肿瘤期

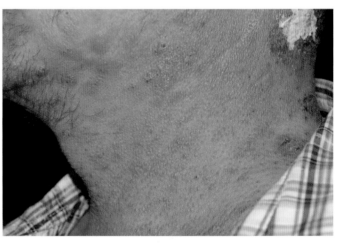

图 33-1-10 蕈样肉芽肿 亲毛囊性

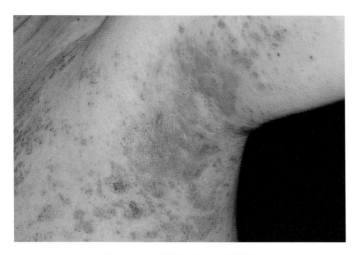

图 33-1-11 蕈样肉芽肿 亲毛囊性

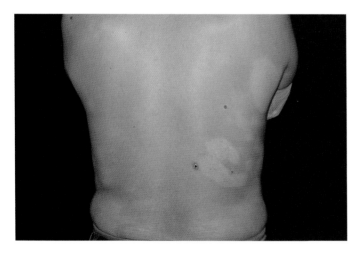

图 33-1-12 蕈样肉芽肿 色素减退型

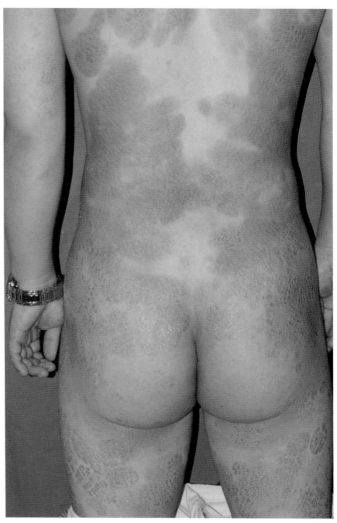

图 33-1-14 蕈样肉芽肿 继发性鱼鳞病样型

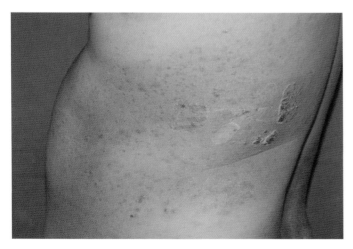

图 33-1-13 蕈样肉芽肿 丘疹型

图 33-1-15 蕈样肉芽肿 异色型

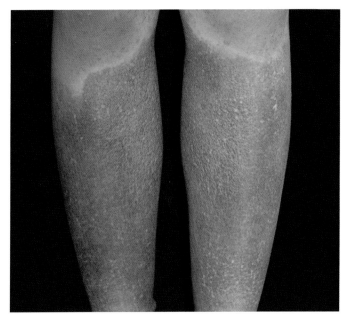

图 33-1-16 蕈样肉芽肿 色素性紫癜样皮病型

Sézary 综合征

Sézary Syndrome

又称 T 细胞红皮病,为一种原发于皮肤的 T 细胞淋巴瘤。

诊断要点:多见于 50 岁以上。皮肤损害早期为局限性红斑,有鳞屑,有时呈湿疹样变,以后发展成红皮病。皮肤干燥、肿胀,容易擦破,带棕黄色,消退时见古铜色色素沉着斑,亦可见结节或浸润性斑块。面部、下肢更为严重。形如狮面,部分患者掌跖角化过度,甲萎缩和头发稀疏。起病缓慢。自觉奇痒。浅表淋巴结及肝脾肿大,外周血白细胞升高,出现 Sézary 细胞>10% 者有诊断意义。

组织病理酷似 MF,真皮浅层血管周围有不等量 Sézary 细胞。

治疗要点:口服泼尼松,皮下注射干扰素及联合化疗。还可用免疫疗法或电子束治疗。

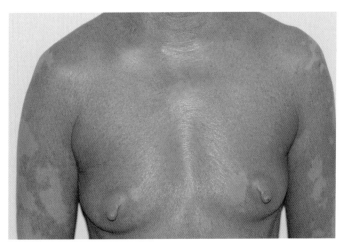

图 33-2-1 Sézary 综合征

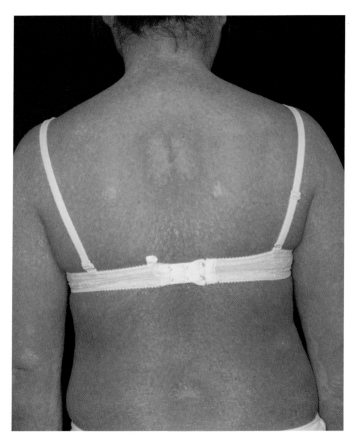

图 33-2-2 Sézary 综合征

肉芽肿性皮肤松弛症

Granulomatous Slack Skin, GSS

是一进展缓慢、皮肤松弛为特点的皮肤原发性 T 细胞淋巴瘤,是蕈样肉芽肿的变异型之一。

诊断要点:中年男性多发。好发于腋窝和腹股沟等皮肤皱折处。初发皮损多为边界清楚、质地坚实的斑丘疹和斑块,淡红至紫色。逐渐中央萎缩,变软、松弛、下垂。明显萎缩时可见皮下血管。组织病理:早期在真皮上部可见小至中等大小轻度异形的淋巴细胞带状浸润,有亲表皮性及 Pautrier's 微脓疡形成。充分发展的皮损在真皮全层甚至部分皮下组织可见显著多核的异物巨细胞和肉芽肿反应,也可见组织细胞及嗜酸性粒细胞等炎细胞反应。免疫组化:CD45RO+(100%)、CD4+(95%)、多核巨细胞 CD68+。

治疗要点:参见"蕈样肉芽肿(MF)"。

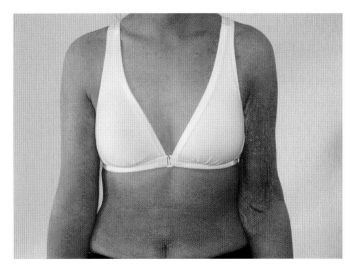

图 33-3-2　肉芽肿性皮肤松弛症

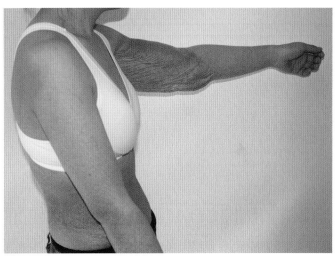

图 33-3-3　肉芽肿性皮肤松弛症

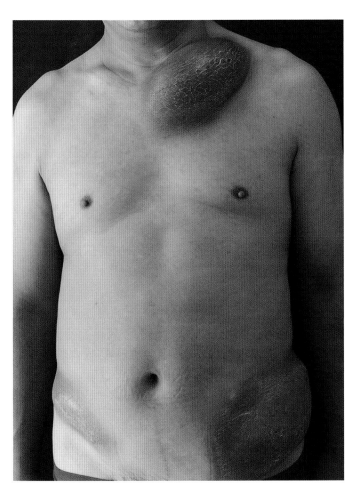

图 33-3-1　肉芽肿性皮肤松弛症

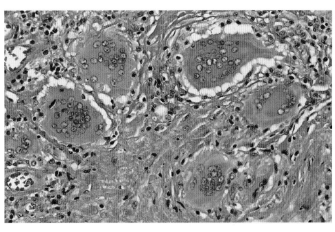

图 33-3-4　肉芽肿性皮肤松弛症组织病理中的多核巨细胞

Paget 样网状组织细胞增生症
Pagetoid Reticulosis

又称为 Woringer-Kolopp 病（Woringer-Kolopp disease），为一种限局类型的蕈样肉芽肿。

诊断要点：皮损主要见于下肢，尤其是小腿，为单发或数片暗红鳞屑性浸润性斑块。组织学上与蕈样肉芽肿斑块期类似，但常常以 CD8+T 细胞浸润为主。疾病预后较好，治疗同斑块期 MF。

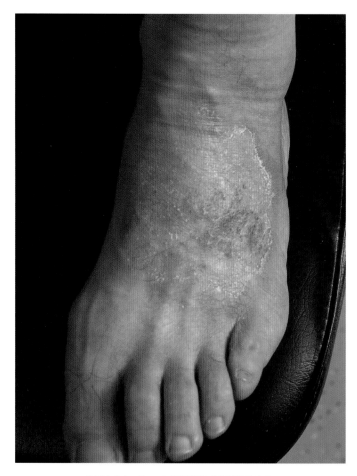

图 33-4-1 Paget 样网状组织细胞增生症

原发性皮肤 CD30+淋巴细胞增生性疾病
Primary Cutaneous CD30+ Lymphoproliferative Disorders

是皮肤 T 细胞淋巴瘤中的第二大类，以组织学中大的、间变性 CD30+的肿瘤性 T 细胞为特征。这一组疾病从生物学行为良性的淋巴瘤样丘疹病（lymphomatoid papulosis，LyP），到侵袭性的原发性皮肤间变性大细胞淋巴瘤（primary cutaneous anaplastic large-cell lymphoma，PCALCL）形成了一个病谱。

淋巴瘤样丘疹病 2005 年 WHO/EORTC 已经将其归为皮肤 T 细胞淋巴瘤。有 10%～20%的病例最终进展成间变性大细胞淋巴瘤，但多数病例预后良好。

诊断要点：基本损害为散在多发的暗红色的丘疹或结节。皮疹可逐渐出现脱屑、坏死，数周可自行消退，但容易复发。若淋巴瘤样丘疹病患者的丘疹损害演变成大的结节，甚至溃疡性结节，提示病情已经进展。

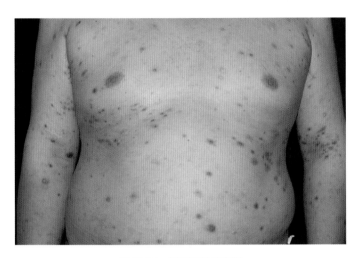

图 33-5-1　淋巴瘤样丘疹病

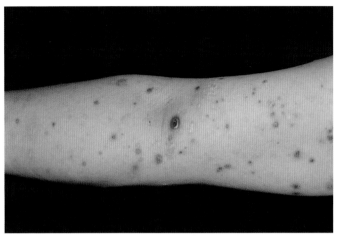

图 33-5-3　淋巴瘤样丘疹病

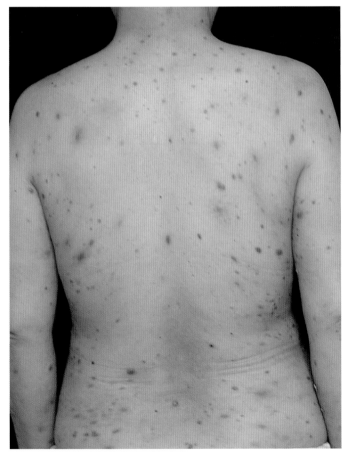

图 33-5-2　淋巴瘤样丘疹病

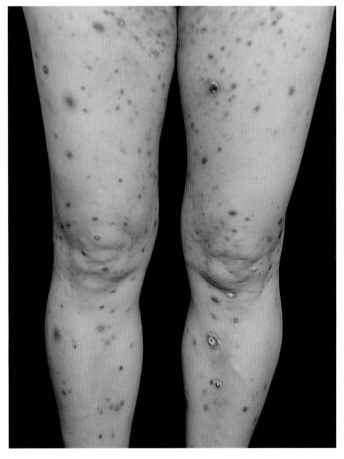

图 33-5-4　淋巴瘤样丘疹病

原发性皮肤间变性大细胞淋巴瘤
Primary Cutaneous Anaplastic Large Cell Lymphoma

诊断要点：好发于成年男性，表现为单发的或局限的结节、肿瘤，常伴溃疡。部分皮疹可自行消退并复发，易累及局部引流区域淋巴结。

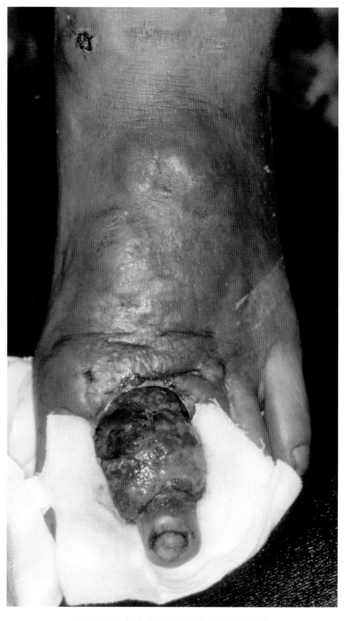

图 33-6-1　原发性皮肤间变性大细胞淋巴瘤

皮下脂膜炎样 T 细胞淋巴瘤
Subcutaneous Panniculitis-like T-cell Lymphoma, SPTL

是细胞毒性 T 细胞来源的淋巴瘤，主要侵犯皮下脂肪层。

诊断要点：患者大多为成人。好发于下肢或者面部，出现多发性结节、斑块，疼痛，可破溃。可伴发热、全身不适等表现。病程比较迁延，晚期可侵犯淋巴结、肝脾、骨髓等内脏器官。

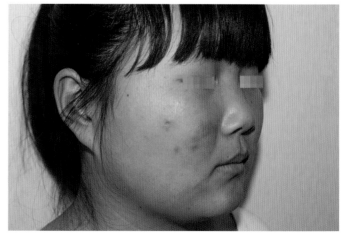

图 33-7-1　皮下脂膜炎样 T 细胞淋巴瘤

结外 NK/T 细胞淋巴瘤，鼻型

Extranodal NK/T-cell Lymphoma, Nasal Type

是一类来源于 NK 细胞或细胞毒性 T 细胞，与 EB 病毒相关的淋巴瘤。鼻腔为最常见的发病部位，其次是皮肤。

诊断要点：多见于亚洲及中南美洲，表现为面中部的肿瘤，伴鼻堵及鼻衄；亦可表现为四肢躯干多发的结节或肿瘤，常伴溃疡；可有发热、乏力和体重减轻等系统症状；预后差，易侵犯淋巴结及内脏器官，仅有皮肤损害的患者中位生存时间仅为 27 个月。病理为 CD56+的 NK 或 NK-T 细胞肿瘤性浸润，与 EB 病毒感染有关。

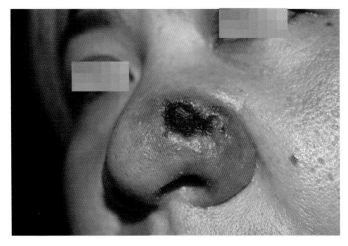

图 33-8-1 结外 NK/T 细胞淋巴瘤，鼻型

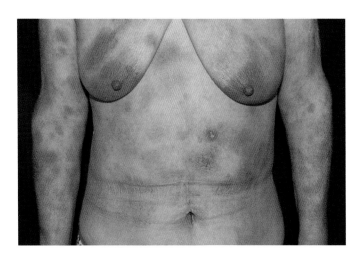

图 33-8-2 结外 NK/T 细胞淋巴瘤，鼻型

原发性皮肤外周 T 细胞淋巴瘤，非特指

Primary Cutaneous Peripheral T-cell Lymphoma, Unspecified

包括一些异质性、无法被分类的 T 细胞淋巴瘤，在目前的 WHO/EORTC 分类中，其中包括三个暂时分类的亚型：

原发性皮肤侵袭性亲表皮性 CD8+细胞毒性 T 细胞淋巴瘤

Primary Cutaneous Aggressive Epidermotropic CD8+ Cytotoxic T-cell Lymphoma

以亲表皮 CD8+细胞毒性 T 细胞浸润及侵袭性的临床表现为特点。

诊断要点：临床表现为局限或播散的结节，肿瘤伴中心溃疡及坏死；亦可以表现为多发浅表的、角化过度的斑片或斑块。疾病侵袭性强，预后差。

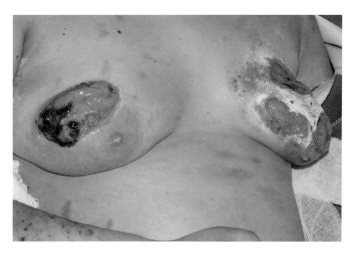

图 33-9-1　原发性皮肤侵袭性亲表皮性 CD8+T 细胞淋巴瘤

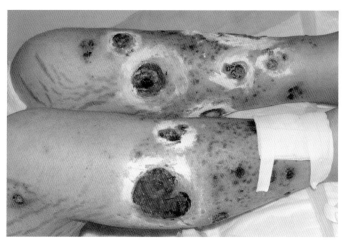

图 33-9-2　原发性皮肤侵袭性亲表皮性 CD8+T 细胞淋巴瘤

皮肤 γ/δ T 细胞淋巴瘤

Cutaneous Gamma/Delta T-cell Lymphoma

样 T 细胞淋巴瘤。

本病由成熟、活化的细胞毒性 T 细胞克隆性增生而成，包括既往分类中一部分 γ/δT 细胞表型的皮下脂膜炎

诊断要点：好发于四肢，表现为多发的溃疡坏死性的结节或肿块；皮下脂肪层侵犯的病例可伴嗜血综合征，预后差。

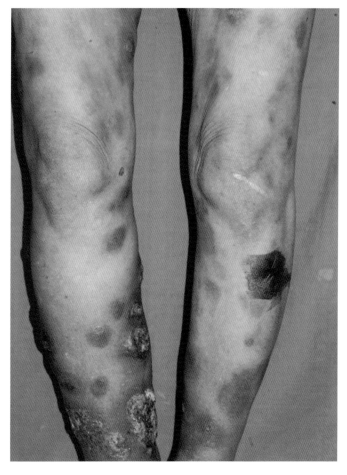

图 33-10-1　皮肤 γ/δ T 细胞淋巴瘤

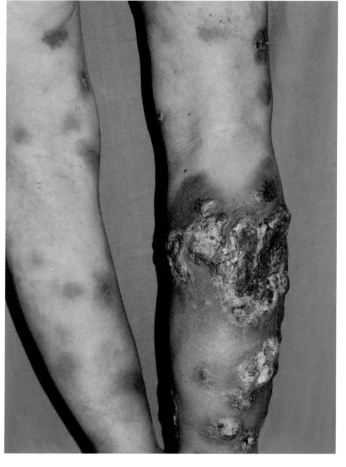

图 33-10-2　皮肤 γ/δ T 细胞淋巴瘤

原发性皮肤 CD4+小-中多形性 T 淋巴细胞增生性疾病

Primary Cutaneous CD4+Small/Medium-sized Pleomorphic T-cell Lymphoproflirative Disease

本病以与蕈样肉芽肿类似的小-中等大小多形性 CD4+T 细胞浸润为特征,但临床上并无蕈样肉芽肿的斑片、斑块期皮损。

诊断要点：为单发的斑块或结节,好发于头颈部及躯干上部,预后好。

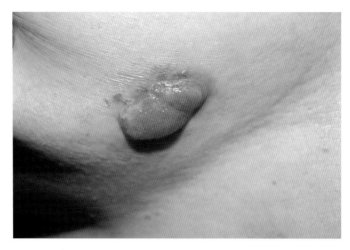

图 33-11-1　原发性皮肤 CD4+小-中多形性 T 淋巴细胞增生性疾病

皮肤 B 细胞淋巴瘤

Cutaneous B Cell Lymphoma,CBCL

也称原发性皮肤边缘带 B 细胞淋巴瘤（primary cutaneous marginal-zone B-cell lymphoma）。

本病的浸润细胞由边缘带 B 细胞、淋巴浆细胞样细胞及浆细胞组成,包括了既往定义的原发性皮肤免疫细胞瘤、皮肤髓外浆细胞瘤等。

诊断要点：好发于躯干和上肢,为紫红色丘疹、结节及斑块,发展缓慢,极少出现破溃,部分皮疹可自行消退,侵犯至皮肤外部少见。

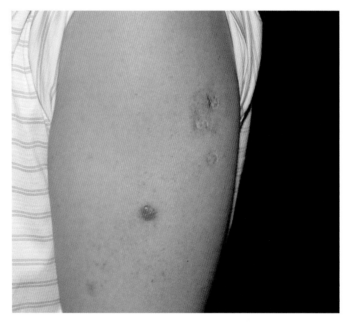

图 33-12-1　原发性皮肤边缘带 B 细胞淋巴瘤

原发性皮肤滤泡中心淋巴瘤

Primary Cutaneous Follicle-center Lymphoma

是由滤泡中心的 B 细胞肿瘤性增生形成的淋巴瘤。

诊断要点：好发于头部或躯干部,表现为单发或局限性多发的结节、斑块或肿块,发展比较缓慢,溃疡少见,皮肤外侵犯少见。

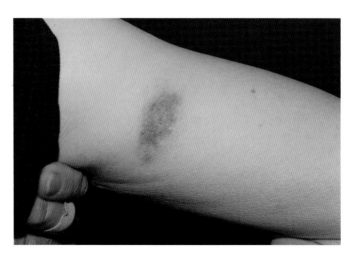

图 33-13-1　原发性皮肤滤泡中心淋巴瘤

原发性皮肤弥漫大 B 细胞淋巴瘤,腿型

Primary Cutaneous Diffuse Large B-cell Lymphoma, Leg Type

是一个以滤泡中心母细胞及免疫母细胞克隆性增生为特征的疾病。

诊断要点:好发于老年人,尤其是老年女性,表现为腿部多发的快速增长的暗红色肿瘤,较常累及淋巴结及其他器官。

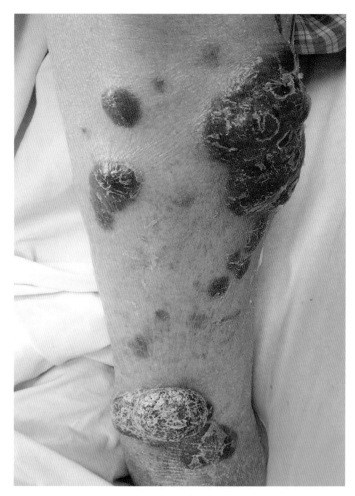

图 33-14-1 原发性皮肤弥漫大 B 细胞淋巴瘤

母细胞性浆样树突状细胞肿瘤

Blastic Plasmacytoid Dendritic Cell Neoplasm, BPDCN

由髓系来源的浆样树突状细胞肿瘤性增生导致的疾病。

诊断要点:疾病往往初发于皮肤,表现为表面光滑的、散在、多发的结节及斑块,不伴破溃。疾病可以较快的侵犯系统及骨髓。预后与髓系白血病类似,治疗需要以白血病对待,进行系统化疗。

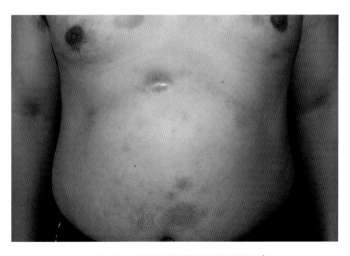

图 33-15-1 母细胞性浆样树突状细胞肿瘤

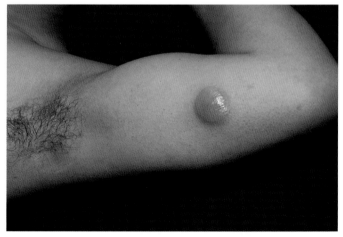

图 33-15-2 母细胞性浆样树突状细胞肿瘤

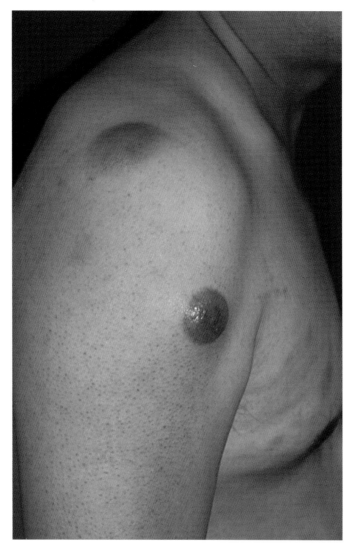

图 33-15-3　母细胞性浆样树突状细胞肿瘤

EB 病毒相关性淋巴细胞增生性疾病
EB Virus Associated Lymphoproliferative Disease

部分皮肤淋巴瘤患者中皮损部位及外周血常检测出 EB 病毒,统称为 EB 病毒相关性淋巴细胞增生性疾病,是慢性活动性 EB 病毒感染导致的皮肤中 T 细胞及 NK 细胞增生为主的疾病。

诊断要点: 主要皮肤表现有两大类。一类是结外 NK/T 细胞淋巴瘤,鼻型(见前述),另一类主要以泛发性丘疹、结节、水疱为特征,慢性病程,反复迁延不愈。临床类似种痘样水疱病。组织学真皮全层结节状异常淋巴细胞浸润。这一类疾病反复发作,也可能进展为侵袭性的结外 NK/T 细胞淋巴瘤。

治疗要点: 同各种相关的淋巴瘤治疗。

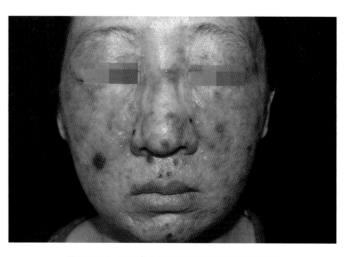

图 33-16-1　EB 病毒相关性淋巴细胞增生性疾病

组织细胞增生症

Histiocytosis

是组织细胞发生良性或恶性增生所致的一组疾病，可分为非郎格汉斯细胞型组织细胞增生病及郎格汉斯细胞型组织细胞增生病两大类。

多中心网状组织细胞增生症

Multicentric Reticulohistiocytosis

又称类脂质-皮肤-关节炎（lipoid-dermato-arthritis），是以皮肤、黏膜结节伴破坏性关节炎为特征的疾病，属于非郎格汉斯细胞型组织细胞增生病。

诊断要点：中年妇女多见。可先有发热、乏力、体重减轻和浅表淋巴结肿大。皮肤损害均可发生，为质地较硬的丘疹和结节，紫红或褐色。一半患者有黏膜损害，以唇和舌部最常见，以大小不等的丘疹和结节为主，少数患者可见黄瘤样皮损。关节炎必定发生，常累及远端指间关节，为对称性多关节炎，可致关节畸形和功能障碍。组织病理示真皮甚至皮下组织内组织细胞呈肉芽肿样增生，有多数畸形巨细胞，直径一般为 60~100mm，胞浆呈特殊的"毛玻璃"样外观。

治疗要点：尚无满意疗法。糖皮质激素有助于控制关节症状；也可选用环磷酰胺、长春新碱等免疫抑制剂；雷公藤对暂时缓解关节症状有效。对单个皮损可采用手术切除或激光治疗。

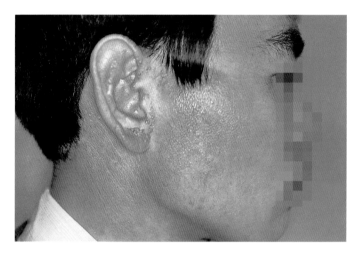

图 33-17-2 多中心网状组织细胞增生症

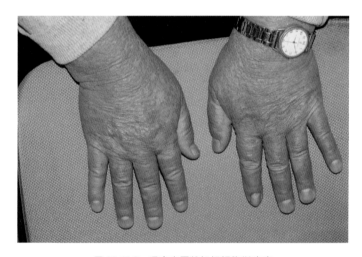

图 33-17-3 多中心网状组织细胞增生症

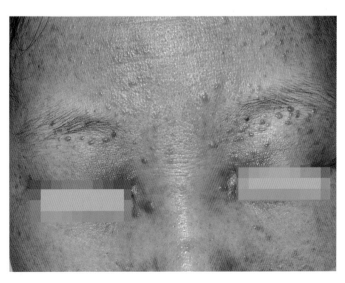

图 33-17-1 多中心网状组织细胞增生症

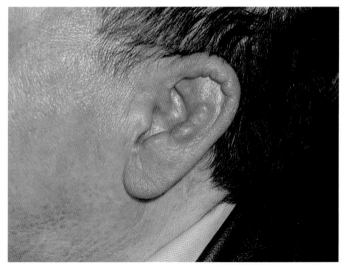

图 33-17-4 多中心网状组织细胞增生症

头部良性组织细胞增生症

Benign Cephalic Histiocytosis

是一种非常罕见的非朗格汉斯组织细胞增生病。

诊断要点：大约在 1 岁时发病。早期损害为红色圆

形或卵圆形斑丘疹或丘疹，可单发，也可出现上百个皮疹，好发于面部，尤其是颊部、眉弓和前额。可自行消退，一般不留疤痕。病理改变为真皮上部组织细胞浸润，细胞体积大，含有大量嗜酸性胞质。免疫组化 CD68 和 HAM56 阳性，S-100 与 CD1α 阴性。

治疗要点：皮疹可自然消退，不必治疗。

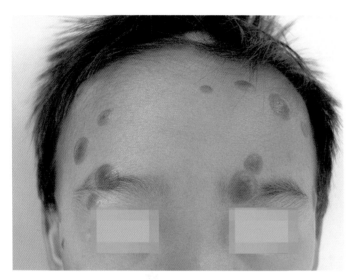

图 33-18-1　儿童头部良性组织细胞增生症

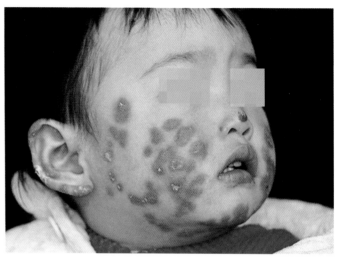

图 33-18-3　儿童头部良性组织细胞增生症

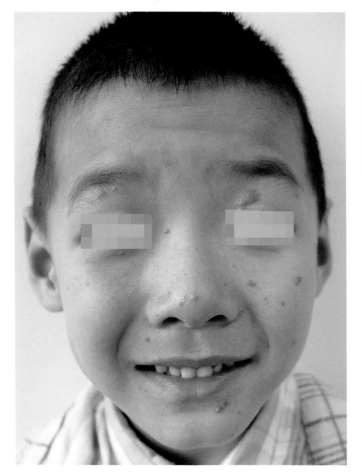

图 33-18-2　儿童头部良性组织细胞增生症

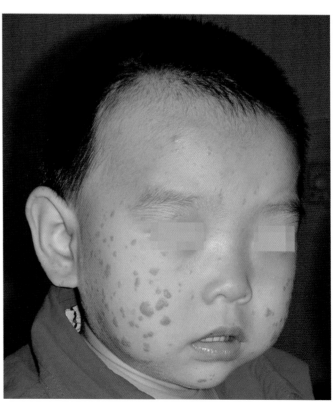

图 33-18-4　儿童头部良性组织细胞增生症

521

泛发性发疹性组织细胞瘤

Generalized Eruptive Histiocytoma

属于非朗格汉斯组织细胞增生病。

诊断要点： 好发于成人，偶见婴儿。好发于躯干和四肢近端，少数可发生于口腔黏膜。皮损为红色丘疹，直径3~10mm，成批出现，散在对称分布，无成群或融合倾向。皮疹可自然消退，但新疹不断出现，持续数月或数年。病理示真皮内见大量较单一的组织细胞浸润，特征为组织细胞内虽有大量溶酶体，但无吞噬现象，不含脂质、黏液或铁质。

治疗要点： 本病能自然消退，不必治疗。

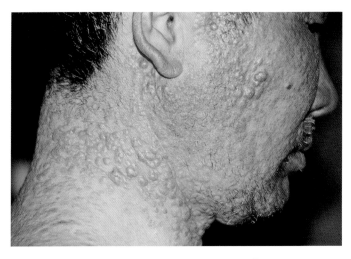

图 33-19-2　泛发性发疹性组织细胞瘤

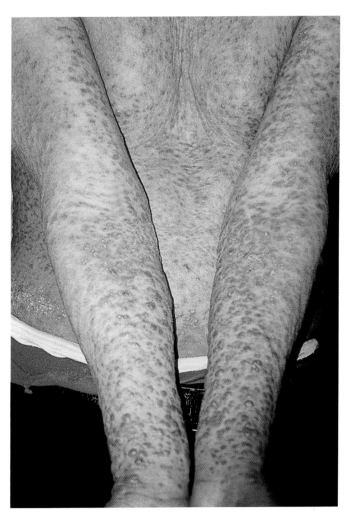

图 33-19-1　泛发性发疹性组织细胞瘤

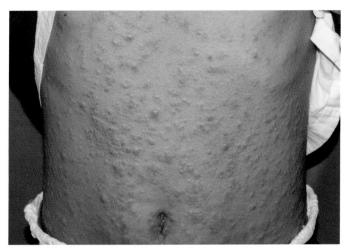

图 33-19-3　泛发性发疹性组织细胞瘤

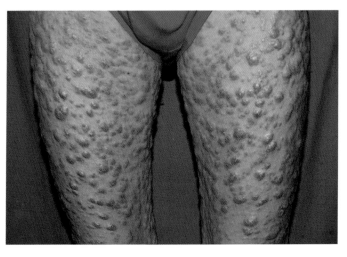

图 33-19-4　泛发性发疹性组织细胞瘤

窦性组织细胞增生症伴巨大淋巴结病

Sinus Histiocytosis with Massive Lymphadenopathy

即 Rosai-Dorfma 病,是一种非朗格汉斯组织细胞增生病。

诊断要点:好发于中年人。皮损多限局,好发于面部,少数播散。皮损多形性,结节斑块最为常见,还可表现为银屑病样、黄瘤样、痤疮样、血管炎样和假瘤样。组织病理:真皮内组织细胞、浆细胞、淋巴细胞和中性粒细胞的混合类型细胞浸润,呈结节状。增生的组织细胞常见特征性的吞噬现象。免疫组化:组织细胞 CD68(+),CD1a(-)。电镜提示组织细胞缺乏 Birbeck 颗粒(-)。

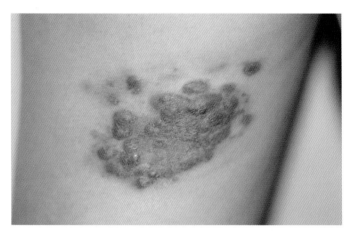

图 33-20-1 窦性组织细胞增生症伴巨大淋巴结病

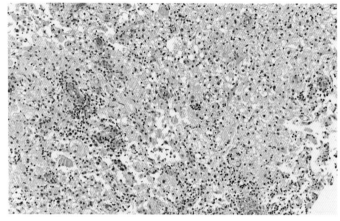

图 33-20-3 窦性组织细胞增生症伴巨大淋巴结病病理

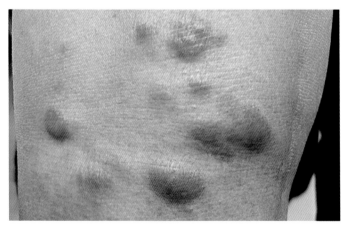

图 33-20-2 窦性组织细胞增生症伴巨大淋巴结病

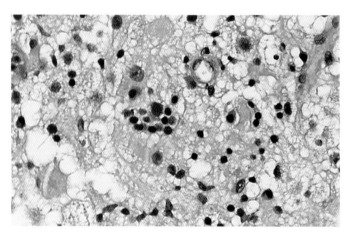

图 33-20-4 窦性组织细胞增生症伴巨大淋巴结病病理

郎格汉斯细胞组织细胞增生症

Langerhans Cell Histiocytosis, LCH

是一组以郎格汉斯细胞增生为主的疾病。

诊断要点:

急性泛发性 LCH(Letterer-Siwe 病):婴儿发病。广泛分布于头面、躯干、臀部等处。皮损为群集性棕黄色丘疹、结节,表面有鳞屑、糜烂,可似脂溢性皮炎,严重时溃疡。早期即有系统性损害,发烧、肝脾大、淋巴结大、贫血、肺损害等。病程急进性,多于数月至一年内死亡。

多灶性慢性 LCH(Hand-Schuller-Christian 病):2~6岁儿童多发。皮疹为浸润性斑块、广泛融合性丘疹、脂溢性皮炎样损害或发疹型黄瘤样皮损。颅骨缺损,眼球突出,尿崩症,肺门浸润。病程为慢性进行性。

治疗要点:部分患者有自愈倾向,无特效治疗,单发皮损小者可手术切除,皮损泛发者可试用大剂量沙利度胺。

局灶性慢性 LCH(嗜酸性肉芽肿): 儿童发病。临床主要为骨损害,单发或多发,可发生骨折,X 线表现为特征性的穿凿性破坏。皮损并不常见,表现为广泛的丘疹结痂,累及头皮、面部和躯干,类似脂溢性皮炎,或出现大小不等的孤立性或多发性皮肤结节。病理良性。

成人型的 LCH 与儿童型表现类似,但通常首先表现为外阴、肛周及牙龈的溃疡性结节,也可以累及骨骼及垂体。

组织病理的共同特点为表皮内可见单一核细胞侵入,真皮浅层带状或片状单一核细胞为主浸润,细胞大,核有异形性,胞浆丰富,红染。可伴嗜酸粒细胞。

治疗要点: 可联合化疗;局部放射治疗;手术切除,用于单发性损害。

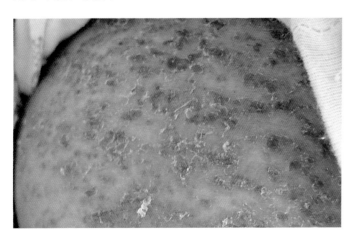

图 33-21-1 郎格汉斯细胞组织细胞增生症

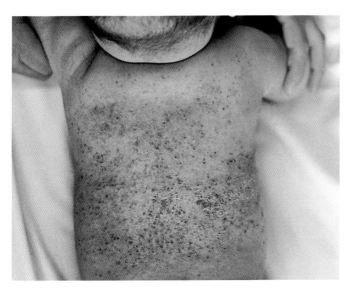

图 33-21-2 郎格汉斯细胞组织细胞增生症

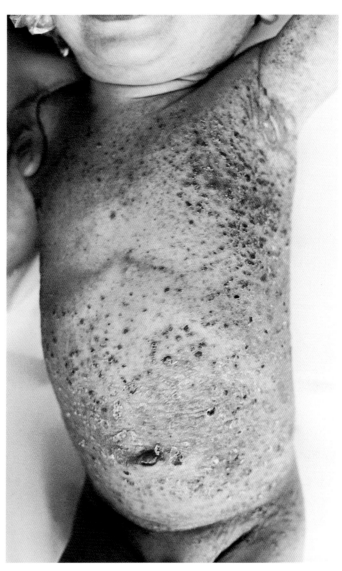

图 33-21-3 郎格汉斯细胞组织细胞增生症

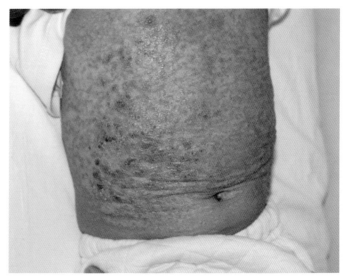

图 33-21-4 郎格汉斯细胞组织细胞增生症

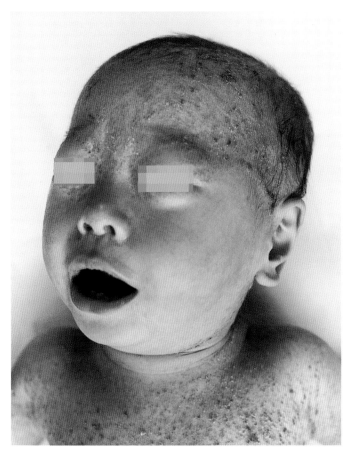

图 33-21-5　郎格汉斯细胞组织细胞增生症

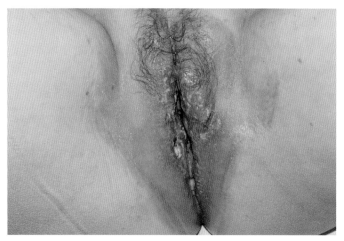

图 33-21-7　郎格汉斯细胞组织细胞增生症（成人型）

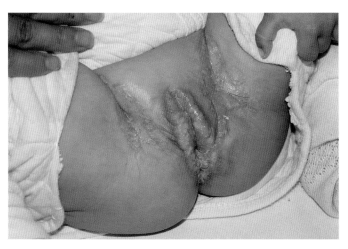

图 33-21-6　郎格汉斯细胞组织细胞增生症

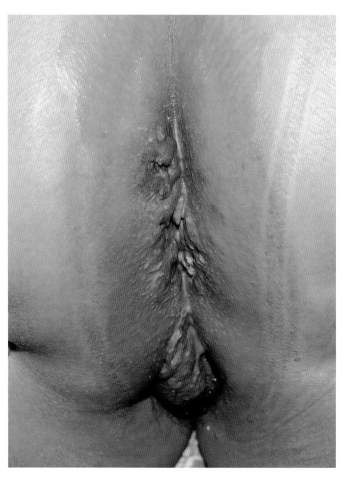

图 33-21-8　郎格汉斯细胞组织细胞增生症（成人型）

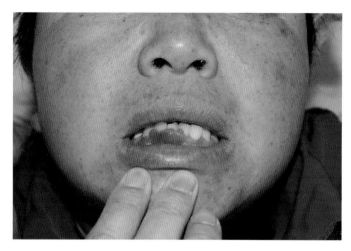

图 33-21-9　郎格汉斯细胞组织细胞增生症（成人型）

网状组织细胞肉芽肿
Reticulohistiocytic Granuloma

又称网状组织细胞瘤（reticulohistiocytoma），为棕色或黄色、半球形隆起皮面的结节，直径 0.5~2.0cm，无自觉不适。大多为单发，好发于头面部。中年患者居多。组织病理检查示在真皮内可见境界清楚的组织细胞和多核巨细胞浸润，后者胞质呈嗜酸性毛玻璃样。皮损可自然消退。必要时可手术切除。

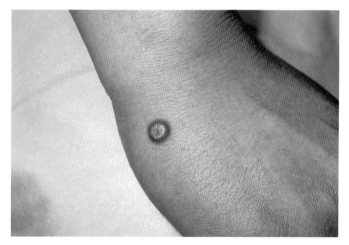

图 33-22-1　网状组织细胞肉芽肿

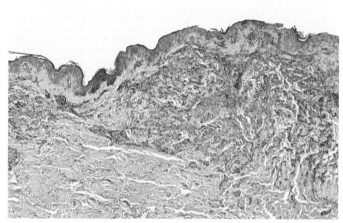

图 33-22-3　网状组织细胞肉芽肿病理

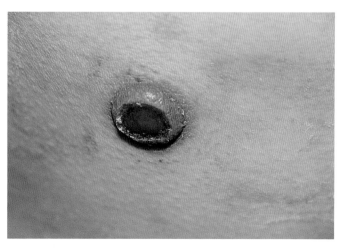

图 33-22-2　网状组织细胞肉芽肿

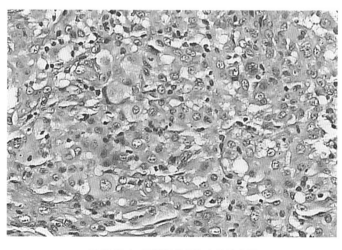

图 33-22-4　网状组织细胞肉芽肿病理

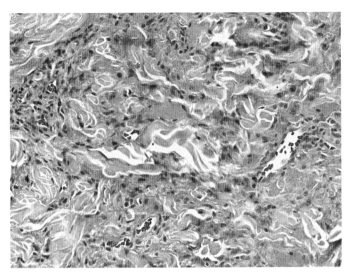

图 33-22-5　网状组织细胞肉芽肿病理

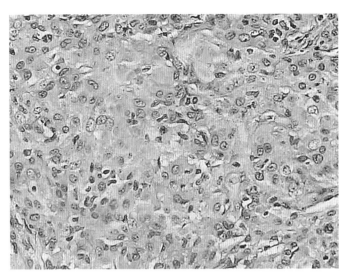

图 33-22-6　网状组织细胞肉芽肿病理

先天性自愈性网状组织细胞增生症
Congenital Self-healing Reticulohistiocytosis

　　是一种仅累及皮肤的先天性自愈性郎格汉斯细胞型组织细胞增生症。常于出生时或生后不久发病。皮损遍布全身,以颜面和头部多见。有两种类型:孤立型和多发结节型。约25%患者出生时即有单个结节,多数患儿发生数个至十余个散在的丘疹或结节。丘疹和结节质地坚实,呈淡红、红褐至深蓝色,直径一般在 0.2~2.5cm 大小,并可逐渐增大,中央可破溃或呈火山口样溃疡,颇具特征性。损害大多在一年内完全消失。因本病有自愈性,可观察随访而不必治疗。

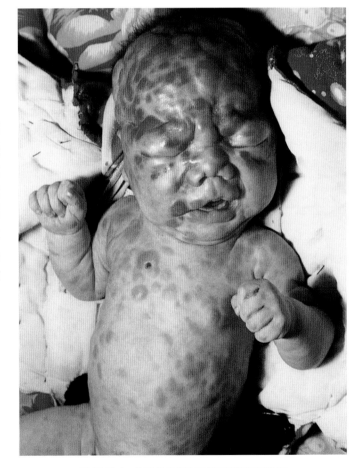

图 33-23-1　先天性自愈性网状组织细胞增生症

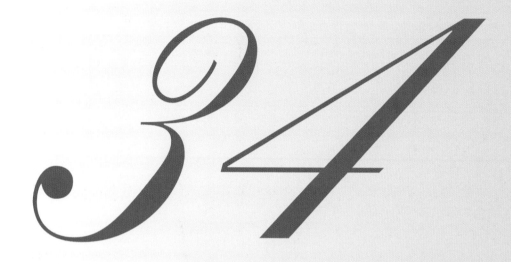

第三十四章 肥大细胞增生病、白血病及转移癌

Mastocytosis, Leukemia and Metastatic Carcinoma

肥大细胞增生病

Mastocytosis

是肥大细胞在皮肤或其他组织器官中异常增生的一种疾患。临床可分为皮肤型和系统型两大类。

诊断要点：

皮肤型：最常见为色素性荨麻疹。皮损为色素性斑、斑块、丘疹、结节，圆形或椭圆形，大小不定，有时可出现大疱、红皮病和毛细血管扩张。多有不同程度的痒感，往往在一阵潮热后出现。在皮疹上划痕或摩擦能引起风团，为色素性荨麻疹的特点。单发者称为孤立性肥大细胞瘤。系统型：除皮损外，同时内脏受累。如肝、脾、淋巴结肿大、贫血、腹痛、腹泻、关节肿痛。全身发作时可出现晕厥或休克。本病以婴儿或儿童期多发。幼年发病者多到成年后可自愈。组织病理示皮损内有大量单一核细胞浸润，胞体大核椭圆形，胞浆丰富，淡紫色或淡灰色。X线、骨髓及淋巴结穿刺活检及尿组胺测定对确定有无系统病变有价值。

治疗要点：单发或持续不退之孤立皮损可手术切除。泛发型者采用对症处理，主要是用各种药物抑制肥大细胞脱颗粒或拮抗组胺。局部可用糖皮质激素软膏，也可采用糖皮质激素局部注射。

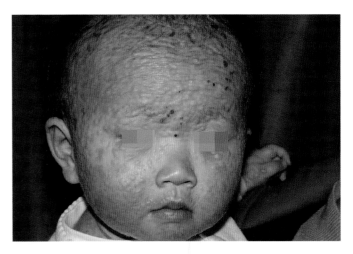

图 34-1-3 肥大细胞增生病

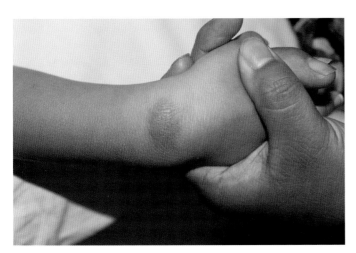

图 34-1-1 肥大细胞瘤

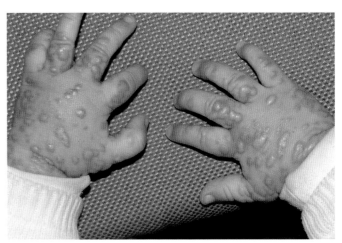

图 34-1-4 肥大细胞增生病

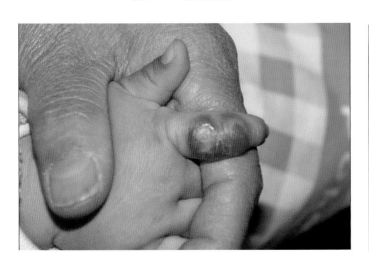

图 34-1-2 肥大细胞瘤

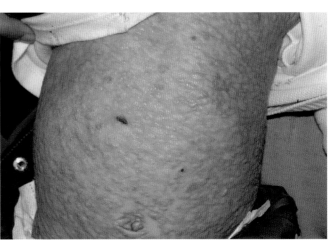

图 34-1-5 肥大细胞增生病

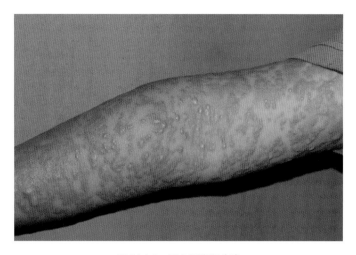

图 34-1-6　肥大细胞增生病

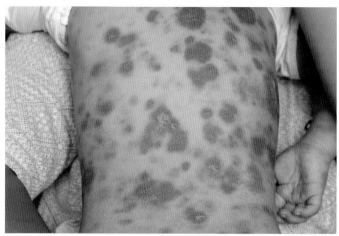

图 34-1-9　色素性荨麻疹

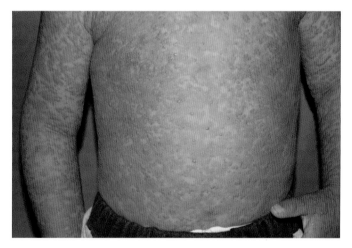

图 34-1-7　肥大细胞增生病

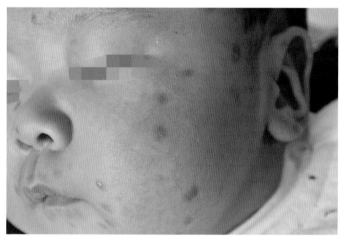

图 34-1-10　色素性荨麻疹

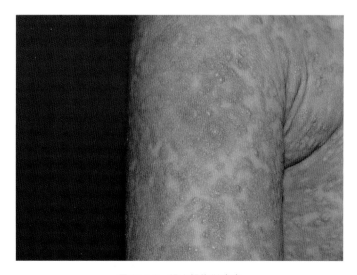

图 34-1-8　肥大细胞增生病

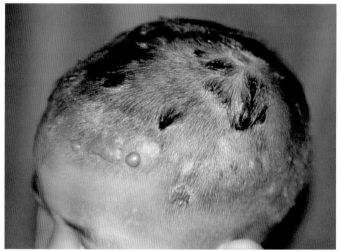

图 34-1-11　色素性荨麻疹

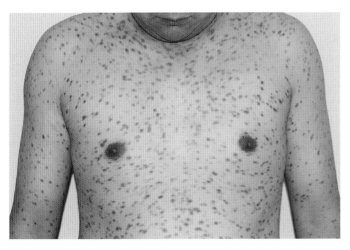

图 34-1-12 色素性荨麻疹

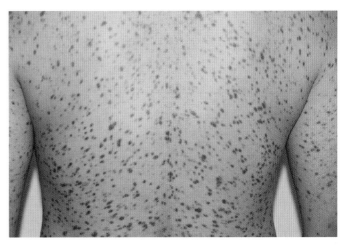

图 34-1-13 色素性荨麻疹

皮肤白血病

Leukemia Cutis

即白血病的皮肤表现,有特异性与非特异性皮疹。特异性皮疹好发于躯干、四肢,可为结节、斑块、红皮病或扁平苔藓样,呈黄棕色或紫红色,单发或多发。非特异性皮疹可表现为斑疹、丘疹、水疱、紫癜、风团等。患者常伴有白血病的系统症状,如贫血、肝脾和淋巴结肿大、发热、紫癜等。组织病理示白血病细胞在真皮和皮下组织内沿血管和胶原束间成片浸润,与表皮间常有无浸润带。髓细胞肉瘤指髓系白血病细胞侵犯了髓外器官,本例是侵犯了皮肤,白血病可在之后不久出现。治疗同白血病,对特异性皮疹可采用 X 线照射。

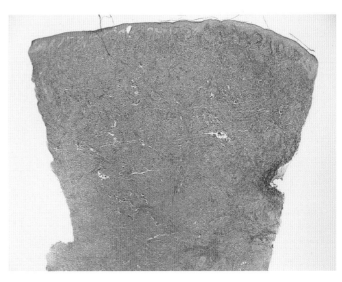

图 34-2-2 白血病皮肤病理

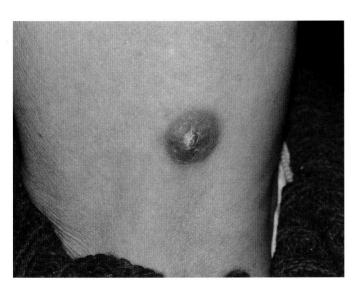

图 34-2-1 白血病皮肤表现

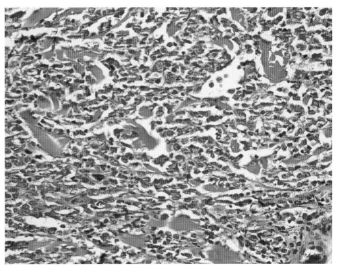

图 34-2-3 白血病皮肤病理

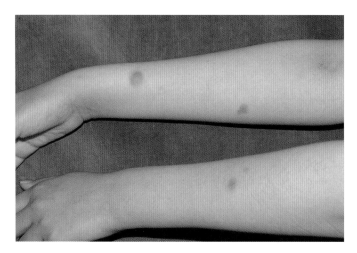

图 34-2-4　白血病皮肤表现

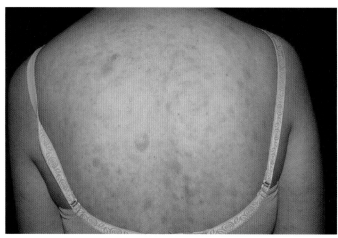

图 34-2-6　髓细胞肉瘤

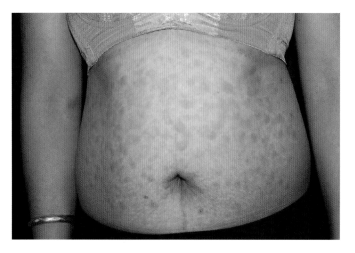

图 34-2-5　髓细胞肉瘤

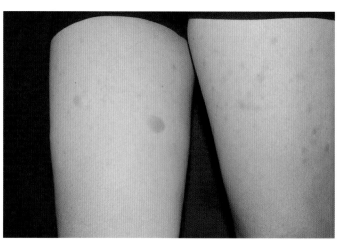

图 34-2-7　髓细胞肉瘤

皮肤转移癌

Metastatic Carcinoma of Skin

指内脏或其他部位的恶性肿瘤经不同途径传播至皮肤。恶性肿瘤中约 2.7%~4.4% 发生皮肤转移。较常见的有乳腺癌、肺癌、大肠癌、恶性黑素瘤、胃癌及肾癌等。

诊断要点：多发生于 40~60 岁间。无症状性的皮下结节或浸润性斑块，皮色或紫红色，触之坚实，呈桔皮样或盔甲样。转移癌可发生任何部位，头皮转移多见于乳腺癌、肾癌和肺癌转移；腹壁转移多见于消化道癌和肾癌。组织病理示真皮胶原束间可见癌细胞浸润，浸润癌细胞与原发癌相同，并可发现血管或淋巴管内癌栓。

治疗要点：转移癌可采用联合化疗、免疫疗法、靶向治疗等，一般预后不良。

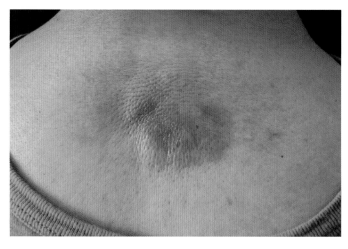

图 34-3-1　女，68 岁，转移癌

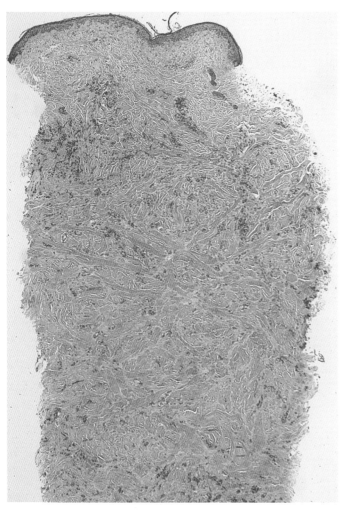

图 34-3-2　转移性腺癌病理（真皮全层胶原束间束状分布的肿瘤细胞团块，有腺腔样结构，可见核异形性）

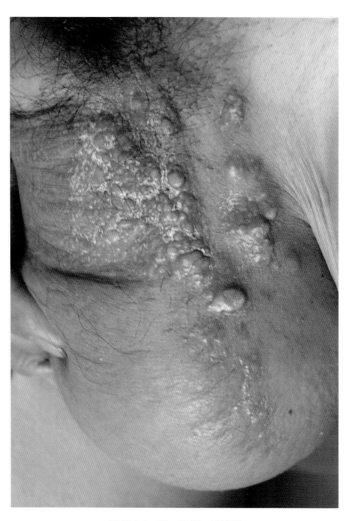

图 34-3-4　男，70 岁，转移癌

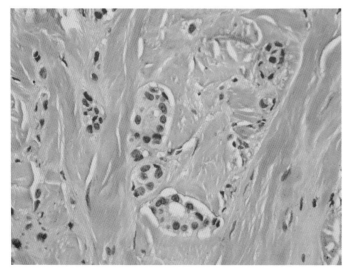

图 34-3-3　转移性腺癌病理（真皮全层胶原束间束状分布的肿瘤细胞团块，有腺腔样结构，可见核异形性）

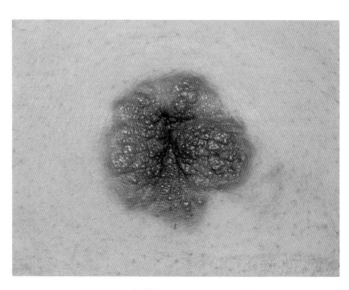

图 34-3-5　转移癌（Mary Joseph 结节）

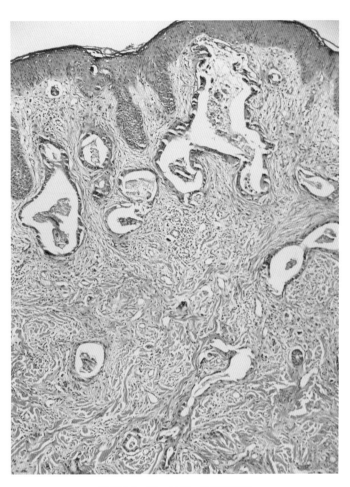

图 34-3-6　男，44 岁，转移癌病理

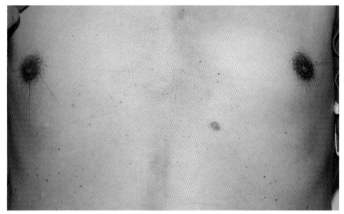

图 34-3-8　男，54 岁，转移癌

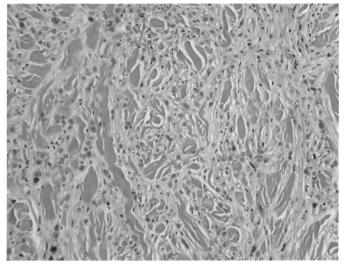

图 34-3-9　男，54 岁，转移癌病理

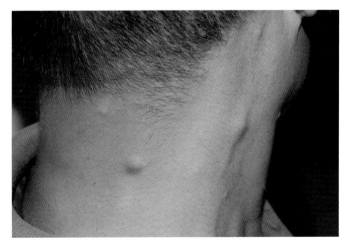

图 34-3-7　男，54 岁，转移癌

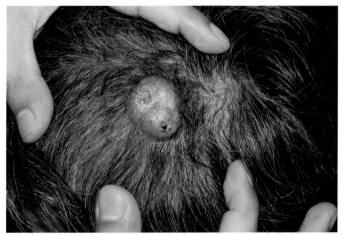

图 34-3-10　女，56 岁，转移癌

中文索引
Chinese Index

英文索引
English Index